全国中医药行业高等教育“十四五”规划教材
全国高等中医药院校规划教材（第十一版）

中医药膳学

（新世纪第四版）

（供中医学、针灸推拿学、中医养生学、中药学、护理学等专业用）

主　编　谢梦洲　朱天民

中国中医药出版社
·北　京·

图书在版编目（CIP）数据

中医药膳学 / 谢梦洲，朱天民主编 .— 4 版 .—北京：
中国中医药出版社，2021.6（2024.8 重印）
全国中医药行业高等教育“十四五”规划教材
ISBN 978-7-5132-6815-8

Ⅰ . ①中…　Ⅱ . ①谢…　②朱…　Ⅲ . ①药膳－中医学
院－教材　Ⅳ . ① R247.1

中国版本图书馆 CIP 数据核字（2021）第 054282 号

融合出版数字化资源服务说明

全国中医药行业高等教育“十四五”规划教材为融合教材，各教材相关数字化资源（电子教材、PPT 课件、视频、复习思考题等）在全国中医药行业教育云平台“医开讲”发布。

资源访问说明

扫描右方二维码下载“医开讲 APP”或到“医开讲网站”（网址：www.e-lesson.cn）注册登录，输入封底“序列号”进行账号绑定后即可访问相关数字化资源（注意：序列号只可绑定一个账号，为避免不必要的损失，请您刮开序列号立即进行账号绑定激活）。

资源下载说明

本书有配套 PPT 课件，供教师下载使用，请到“医开讲网站”（网址：www.e-lesson.cn）认证教师身份后，搜索书名进入具体图书页面实现下载。

中国中医药出版社出版
北京经济技术开发区科创十三街 31 号院二区 8 号楼
邮政编码　100176
传真　010-64405721
三河市同力彩印有限公司印刷
各地新华书店经销

开本 889 × 1194　1/16　印张 26.5　字数 719 千字
2021 年 6 月第 4 版　2024 年 8 月第 5 次印刷
书号　ISBN 978-7-5132-6815-8

定价　94.00 元
网址　www.cptcm.com

服务热线　010-64405510　　微信服务号　zgzyycbs
购书热线　010-89535836　　微商城网址　https://kdt.im/LIdUGr
维权打假　010-64405753　　天猫旗舰店网址　https://zgzyycbs.tmall.com

如有印装质量问题请与本社出版部联系（010-64405510）

《中医药膳学》编委会

主　审

谭兴贵（湖南中医药大学）

主　编

谢梦洲（湖南中医药大学）　　朱天民（成都中医药大学）

副主编

聂　宏（黑龙江中医药大学）　　史丽萍（天津中医药大学）
吴正治（深圳大学第一临床医学院）　　华碧春（福建中医药大学）
刘志勇（江西中医药大学）　　夏道宗（浙江中医药大学）
唐友明（广西中医药大学）

编　委（以姓氏笔画为序）

于少泓（山东中医药大学）　　王千怀（山西中医药大学）
王雨穠（上海中医药大学）　　王虎平（甘肃中医药大学）
刘平安（湖南中医药大学）　　刘泽萱（南京中医药大学）
李晶晶（湖北中医药大学）　　吴大梅（贵州中医药大学）
张　琳（大连医科大学）　　张　煜（北京中医药大学）
陈丽娟（黑龙江中医药大学佳木斯学院）　　金　红（湖南师范大学医学院）
徐亚静（安徽中医药大学）　　郭　彤（广东药科大学）
彭立生（广州中医药大学）　　阚俊明（长春中医药大学）
谭洪华（河北北方学院中医学院）

学术秘书

朱建平（湖南中医药大学）

主　审

谭兴贵（湖南中医药大学）

主　编

谢梦洲（湖南中医药大学）　　朱天民（成都中医药大学）

副主编

聂　宏（黑龙江中医药大学）　　史丽萍（天津中医药大学）
吴正治（深圳大学第一临床医学院）　　华碧春（福建中医药大学）
刘志勇（江西中医药大学）　　夏道宗（浙江中医药大学）
唐友明（广西中医药大学）

编　委（以姓氏笔画为序）

于少泓（山东中医药大学）　　王千怀（山西中医药大学）
王雨穠（上海中医药大学）　　王虎平（甘肃中医药大学）
刘平安（湖南中医药大学）　　刘泽萱（南京中医药大学）
李晶晶（湖北中医药大学）　　吴大梅（贵州中医药大学）
张　琳（大连医科大学）　　张　煜（北京中医药大学）
陈丽娟（黑龙江中医药大学佳木斯学院）　　金　红（湖南师范大学医学院）
徐亚静（安徽中医药大学）　　郭　彤（广东药科大学）
彭立生（广州中医药大学）　　阚俊明（长春中医药大学）
谭洪华（河北北方学院中医学院）

学术秘书

朱建平（湖南中医药大学）

专家指导委员会

匡海学（黑龙江中医药大学教授、教育部高等学校中药学类专业教学指导委员会主任委员）
吕志平（南方医科大学教授、全国名中医）
吕晓东（辽宁中医药大学党委书记）
朱卫丰（江西中医药大学校长）
朱兆云（云南中医药大学教授、中国工程院院士）
刘　良（广州中医药大学教授、中国工程院院士）
刘松林（湖北中医药大学校长）
刘叔文（南方医科大学副校长）
刘清泉（首都医科大学附属北京中医医院院长）
李可建（山东中医药大学校长）
李灿东（福建中医药大学校长）
杨　柱（贵州中医药大学党委书记）
杨晓航（陕西中医药大学校长）
肖　伟（南京中医药大学教授、中国工程院院士）
吴以岭（河北中医药大学名誉校长、中国工程院院士）
余曙光（成都中医药大学校长）
谷晓红（北京中医药大学教授、教育部高等学校中医学类专业教学指导委员会主任委员）
冷向阳（长春中医药大学校长）
张忠德（广东省中医院院长）
陆付耳（华中科技大学同济医学院教授）
阿吉艾克拜尔·艾萨（新疆医科大学校长）
陈　忠（浙江中医药大学校长）
陈凯先（中国科学院上海药物研究所研究员、中国科学院院士）
陈香美（解放军总医院教授、中国工程院院士）
易刚强（湖南中医药大学校长）
季　光（上海中医药大学校长）
周建军（重庆中医药学院院长）
赵继荣（甘肃中医药大学校长）
郝慧琴（山西中医药大学党委书记）
胡　刚（江苏省政协副主席、南京中医药大学教授）
侯卫伟（中国中医药出版社有限公司董事长）
姚　春（广西中医药大学校长）
徐安龙（北京中医药大学校长、教育部高等学校中西医结合类专业教学指导委员会主任委员）
高秀梅（天津中医药大学校长）
高维娟（河北中医药大学校长）
郭宏伟（黑龙江中医药大学校长）
唐志书（中国中医科学院副院长、研究生院院长）

编审专家组

全国中医药行业高等教育“十四五”规划教材
全国高等中医药院校规划教材（第十一版）

前 言

为全面贯彻《中共中央 国务院关于促进中医药传承创新发展的意见》和全国中医药大会精神，落实《国务院办公厅关于加快医学教育创新发展的指导意见》《教育部 国家卫生健康委 国家中医药管理局关于深化医教协同进一步推动中医药教育改革与高质量发展的实施意见》，紧密对接新医科建设对中医药教育改革的新要求和中医药传承创新发展对人才培养的新需求，国家中医药管理局教材办公室（以下简称“教材办”）、中国中医药出版社在国家中医药管理局领导下，在教育部高等学校中医学类、中药学类、中西医结合类专业教学指导委员会及全国中医药行业高等教育规划教材专家指导委员会指导下，对全国中医药行业高等教育“十三五”规划教材进行综合评价，研究制定《全国中医药行业高等教育“十四五”规划教材建设方案》，并全面组织实施。鉴于全国中医药行业主管部门主持编写的全国高等中医药院校规划教材目前已出版十版，为体现其系统性和传承性，本套教材称为第十一版。

本套教材建设，坚持问题导向、目标导向、需求导向，结合“十三五”规划教材综合评价中发现的问题和收集的意见建议，对教材建设知识体系、结构安排等进行系统整体优化，进一步加强顶层设计和组织管理，坚持立德树人根本任务，力求构建适应中医药教育教学改革需求的教材体系，更好地服务院校人才培养和学科专业建设，促进中医药教育创新发展。

本套教材建设过程中，教材办聘请中医学、中药学、针灸推拿学三个专业的权威专家组成编审专家组，参与主编确定，提出指导意见，审查编写质量。特别是对核心示范教材建设加强了组织管理，成立了专门评价专家组，全程指导教材建设，确保教材质量。

本套教材具有以下特点：

1.坚持立德树人，融入课程思政内容

将党的二十大精神进教材，把立德树人贯穿教材建设全过程、各方面，体现课程思政建设新要求，发挥中医药文化育人优势，促进中医药人文教育与专业教育有机融合，指导学生树立正确世界观、人生观、价值观，帮助学生立大志、明大德、成大才、担大任，坚定信念信心，努力成为堪当民族复兴重任的时代新人。

2.优化知识结构，强化中医思维培养

在“十三五”规划教材知识架构基础上，进一步整合优化学科知识结构体系，减少不同学科教材间相同知识内容交叉重复，增强教材知识结构的系统性、完整性。强化中医思维培养，突出中医思维在教材编写中的主导作用，注重中医经典内容编写，在《内经》《伤寒论》等经典课程中更加突出重点，同时更加强化经典与临床的融合，增强中医经典的临床运用，帮助学生筑牢中医经典基础，逐步形成中医思维。

3.突出“三基五性”，注重内容严谨准确

坚持“以本为本”，更加突出教材的“三基五性”，即基本知识、基本理论、基本技能，思想性、科学性、先进性、启发性、适用性。注重名词术语统一，概念准确，表述科学严谨，知识点结合完备，内容精炼完整。教材编写综合考虑学科的分化、交叉，既充分体现不同学科自身特点，又注意各学科之间的有机衔接；注重理论与临床实践结合，与医师规范化培训、医师资格考试接轨。

4.强化精品意识，建设行业示范教材

遴选行业权威专家，吸纳一线优秀教师，组建经验丰富、专业精湛、治学严谨、作风扎实的高水平编写团队，将精品意识和质量意识贯穿教材建设始终，严格编审把关，确保教材编写质量。特别是对32门核心示范教材建设，更加强调知识体系架构建设，紧密结合国家精品课程、一流学科、一流专业建设，提高编写标准和要求，着力推出一批高质量的核心示范教材。

5.加强数字化建设，丰富拓展教材内容

为适应新型出版业态，充分借助现代信息技术，在纸质教材基础上，强化数字化教材开发建设，对全国中医药行业教育云平台“医开讲”进行了升级改造，融入了更多更实用的数字化教学素材，如精品视频、复习思考题、AR/VR等，对纸质教材内容进行拓展和延伸，更好地服务教师线上教学和学生线下自主学习，满足中医药教育教学需要。

本套教材的建设，凝聚了全国中医药行业高等教育工作者的集体智慧，体现了中医药行业齐心协力、求真务实、精益求精的工作作风，谨此向有关单位和个人致以衷心的感谢！

尽管所有组织者与编写者竭尽心智，精益求精，本套教材仍有进一步提升空间，敬请广大师生提出宝贵意见和建议，以便不断修订完善。

国家中医药管理局教材办公室
中国中医药出版社有限公司
2023年6月

编写说明

本教材是全国中医药行业高等教育“十四五”规划教材之一，经过前三版的编写和使用，逐渐得到各高等中医药院校师生认可，此次编写是在上一版《中医药膳学》基础上进行修订和完善。

中医药膳学是在中医学理论指导下，研究中医药膳的起源、发展、理论、应用及开发的一门学科。为中医养生康复专业主干课程之一，是中医药院校各类其他专业的限选课，应用范围广泛。主要向学生讲授中医药膳学的基本理论、基本知识与基本技能，为其他专业基础课和后期临床课奠定中医药膳方面的理论及临床应用知识技能的基础。

本教材的编写融入课程思政，始终贯彻立德树人，以能力培养为本位，以素质提高为中心的教育思想，以实际应用为主旨和特征，使教学内容与职业需求密切结合，以强化学生职业能力的训练为目的。本次修订在上一版教材基础上进行了食物原料和药膳方精减，将本学科最新的研究进展体现在教材相关内容中。比如，为适应需求、方便实践，药物类原料上一版根据形态分类现改为根据功效分类，并以药食两用类中药为主。教材中所涉及药膳方的制作步骤统一体例，条目清晰。通过本课程的教学，要求掌握中医药膳的基础知识，药膳的性能、分类及常用的药膳配方的制法等基本知识和应用技能；了解中医药膳与健康的关系，培养学生应用药膳维护健康、防治疾病的能力，适应社会需求。

教材内容分为上、中、下三篇。上篇为总论，主要介绍中医药膳学的概念、研究内容及发展简史，中医药膳的特点、分类和应用原则，中医药膳学的理论基础及中医药膳制作的基本技能等内容；中篇为药膳原料，主要介绍常用药膳食物、药物的出处、异名、基原、性味归经、功效、应用、用法用量、成分、药理作用和使用注意等；下篇为药膳配方，主要介绍常用的药膳方，阐述有关药膳方的来源、组成、制法用法、功效、应用、方解、使用注意、附方等。本教材所涉及食物的正名录自《中华本草》，出处以《中华本草》记载本名的有关文献为依据，中药名称以2020年版的《中华人民共和国药典》或《中药志》《中药大辞典》为准，药膳方主要参考和采纳古今食疗的经验方，做到了书之有据。由于古今度量衡有异，原料的剂量在具体使用过程中根据实际情况可酌情予以加减。

本次教材编写共有来自全国25所院校的专家和一线教师参加，具体分工（以编写内容前后为序）：上篇由谢梦洲、吴正治、刘平安、于少泓、彭立生编写；中篇：食物类原料由朱天民、刘志勇、王千怀、阚俊明、陈丽娟、郭彤编写；药物类原料由李晶晶、夏道宗、谭洪华、华碧春编写；下篇由金红、张煜、唐友明、聂宏、王虎平、史丽萍、徐亚静、王千怀、阚俊明、王雨穠、吴大梅、张琳、刘泽萱编写。

本次教材的数字化工作专门成立了数字化编创委员会，在主编领导下，由聂宏总体负

责，全体编委会成员共同完成。在上一版基础上，除教学大纲和PPT以外，每个章节都增加了大量复习思考题和教学视频，丰富了教学内容，更加方便老师教学和学生自主学习。

本教材引用了数百篇有关研究文献，在此谨向原作者表示真诚的谢意，向上一版《中医药膳学》教材全体编委表示衷心感谢！敬请广大师生在教材使用过程中提出宝贵意见，以便再版时进一步修订提高。

《中医药膳学》编委会

2021年5月

目 录

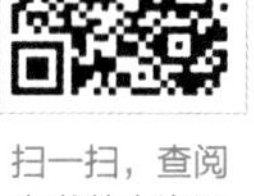
扫一扫，查阅本书数字资源

上篇 总 论

中篇 药膳原料

下篇 药膳配方

上篇

总　论

绪 论

一、中医药膳学的基本概念

（一）中医药膳与中医药膳学

中医药膳是在中医学理论指导下，将不同药物与食物进行合理组方配伍，采用传统和现代科学技术加工制作，具有独特的色、香、味、形、效，且有保健、防病、治病等作用的特殊膳食。它既能果腹及满足人们对美味食品的追求，同时又能发挥保持人体健康、调节生理功能、增强机体素质、预防疾病发生、辅助疾病治疗及促进机体康复等重要作用。

中医药膳学是在中医学理论指导下，研究中医药膳的起源、发展、理论、应用及开发研究的一门学科。

近些年来，随着人们生活水平的普遍提高，出于对自身健康的高度关注，以及对绿色食物和药物的浓厚兴趣，出现了回归自然、偏爱自然疗法的群体趋向。中医药膳的研究和运用顺应和推动了这一潮流。中医药膳的应用随着“药食同源”的观念，与中医学共同起源和同步发展，到近年来才形成一门相对独立的学科。中医药膳学的形成，预示着中华民族的药膳文化将得到深入的研究、发掘、发展、传播，进而对人类的健康作出有益的贡献。

（二）中医药膳与食疗的关系

“药膳”的名称，最早见于《后汉书·烈女传》记载“母亲调药膳思情笃密”，随后《宋史·张观传》有“蚤起奉药膳”。药膳与食疗最早混称为食养、食治、食疗，没有严格区分。从现代概念上说，药膳与食疗有一定的差异：药膳是指包含有传统中药成分、具有保健防病作用的特殊膳食，从膳食的内容和形式阐述膳食的特性，表达膳食的形态概念；食疗是指膳食产生的治疗功效，即以膳食作为手段进行治疗，从膳食的效能作用阐述这种疗法的属性，表达膳食的功能概念。药膳发挥防病治病的作用，即是食疗。食疗中“食”的概念远比药膳广泛，它包含药膳在内的所有饮食。故食疗不一定是药膳，但药膳必定具备食疗功效。

二、中医药膳学的研究内容

中医药膳学的研究对象包括提供营养的“食物原料”、具有治疗作用的“中药原料”、食物与中药结合形成的特殊膳饮——“药膳方”。由于中医药膳应用的时间跨度长，传播范围广，与中医学密不可分，而又有其自身特点，因此中医药膳学的研究内容非常广泛，主要有以下几个方面：

（一）药膳的发展简史

研究药膳的起源、形成及发展的过程。通过对药膳史的研究，使我们能在继承的基础上发展提高。

（二）药膳学的理论研究

药膳学以中医学理论为指导，但既是膳而非全是药，故它有药食结合的理论体系。

（三）药膳原料的性能功效研究

药膳原料包含药物和食物两类物质，这些原料既有食的特性，又有药的特征，必须认识它们作为药膳原料的性能功效。

（四）药膳的配伍及机理研究

药膳的配伍理论是以中药配伍理论为基础的，但仍有其特殊性，特别是中药与食物如何配伍才能发挥最佳作用的问题仍值得进一步研究。另外，对药膳配伍的禁忌问题及药膳作用机理的研究基础仍较薄弱，通过进一步的研究，可揭示药膳的作用机制，从而更好地指导药膳的临床运用。

（五）药膳的制作方法研究

药膳首先是一种食品，除了要具备药物的调养作用外，还必须具有食物的色、香、味、形，因此好的药膳首先必须是一种受人欢迎的美食，能寓治疗、调养于享受之中。所以药膳的制作方法研究就显得尤为重要，特别是药膳要走向世界，实现工业化、现代化，更要求在保持传统烹调特色的基础上进一步改革和创新，并与现代烹调方法接轨。

三、中医药膳学发展简史

中医药膳的发展经历了漫长的历史时期，大致可分为起源阶段、理论奠基阶段、发展阶段等几个重要阶段。

（一）药膳的起源阶段——远古时期

中医药膳源于远古时期“药食同源”，或“医食同源”的认识，说明在中医学起源时，已伴随着药膳的萌芽。这一时期应在殷商之前。

人类在最早的“茹毛饮血”时期，为了生存而摄取食物的过程中，偶然发现某些食物在果腹的同时，还具有增强体力、减轻疾病症状或治疗疾病的作用。这使得人类从偶然发现转为主动寻求，经过相当长一段时期的经验积累，逐步得出了一些经验。这种寻求的本能和经验的积累，就是药膳食疗的起源。至今仍在民间广泛流传的生饮鹿血可壮阳，生吞蛇胆可明目，就保留有上古时代食疗的痕迹。但是，在火的使用之前，人类仍然是疾病多而寿短。《韩非子·五蠹》云：“上古之世，人民少而禽兽众，人民不胜禽兽虫蛇。有圣人作，构木为巢以避群害，而民悦之，使王天下，号曰有巢氏。民食果蓏蚌蛤，腥臊恶臭而伤害腹胃，民多疾病。有圣人作，钻燧取火以化腥臊，而民说之，使王天下，号之曰燧人氏。”自燧人氏钻燧取火之后，人类进入了熟食时代，疾病减少，体质得到了增强。火的使用，使人类的饮食谱得到了根本变革，开始创制食物的各种

烹饪方法，这为中医药膳奠定了烹饪制作的重要基础，也为药膳的形成开辟了全新的途径。

神农尝百草的传说，则表明远古时代的人们已经在有意识、有目的地寻求可食与治病的原料。《淮南子》描写了神农"尝百草之滋味，水泉之甘苦，令民知所避就。当此之时，一日而遇七十毒"。知所避就，就是懂得百草的基本性能及毒性，为后世本草学打下基础；同时也是"药食同源"的最早缘起，为后世药膳食疗的发展奠定了基础。

除火之外，与药膳有密切关系的还有酒。酒既是饮料，也是治病的药品。酒起源于上古禹的时代，《战国策》谓"帝女令仪狄作酒醪，禹尝之而美"，《素问·汤液醪醴论》也说"上古圣人作汤液醪醴"。"禹尝之而美"是指饮料而言，《素问》所言则是作药物用。这种汤液醪醴，"中古之世，道德稍衰，邪气时至，服之万全"。当"治病工"作为职业出现时，最早的依托就是酒。故《说文解字》说"酒，所以治病也"，"医之性，然得酒而使"。从酒的发明到使用，自开始就是医与食的混合体。

原始人类的茹毛饮血及至酒的发明，药食一家、药食同源的概念已经形成，并从酒的应用，可以说明药膳已经有了真正的发端。

（二）药膳的理论奠基阶段——先秦时期

自西周至春秋战国时期，药膳已经形成了基本的理论概貌。

《黄帝内经》论证了五脏与五味相关。《素问·六节藏象论》指出："地食人以五味……五味入口，藏于肠胃，味有所藏，以养五气，气和而生，津液相成，神乃自生。"五味，这里主要是指饮食。食物也如药物一样，具有辛、酸、甘、苦、咸五种味，它们与五脏有着相应的关系。这种相关性，在《素问·金匮真言论》中有详细的记载："东方青色，入通于肝，开窍于目，藏精于肝，其病发惊骇。其味酸，其类草木，其畜鸡，其谷麦。"类似的论述还有"南方赤色，入通于心，开窍于耳，藏精于心，故病在五脏，其味苦，其类火，其畜羊，其谷黍"；"中央黄色，入通于脾，开窍于口，藏精于脾，故病在舌本，其味甘，其类土，其畜牛，其谷稷"；"西方白色，入通于肺，开窍于鼻，藏精于肺，故病在背，其味辛，其类金，其畜马，其谷稻"；"北方黑色，入通黑色，入通于肾，开窍于二阴，藏精于肾，故病在溪，其味咸，其类水，其畜彘，其谷豆"。五谷与五畜均有其性味特点，分别与五脏功能相关，这在《素问·五脏生成》描述得很清楚，称为"五味之所合"，即心欲苦，肺欲辛，肝欲酸，脾欲甘，肾欲咸。相应性味的畜、谷与脏腑具有促进和维护作用。这一理论论证了五畜、五谷不仅是食物，同时又具有治疗作用，这是药膳运用的理论基础。

由于五脏之间存在相辅相成的关系，五味合于五脏，也必然有发生损伤、损害的可能。《素问·五脏生成》又论述了"五味之所伤"："多食咸，则脉凝泣而变色"（伤心）；"多食苦，则皮槁而毛拔"（伤肺）；"多食辛，则筋急而爪枯"（伤肝）；"多食酸，则肉胝而唇揭"（伤脾）；"多食甘，则骨痛而发落"（伤肾）。这是由于偏食、嗜食，因五味的过摄而伤及五脏功能（循五行相胜的途径损伤五脏），导致发生疾病。由于五行五味的相应，又可以通过五味之间的生克制化来治疗调整疾病状态。《素问·脏气法时论》论述了膳食疗法的原则："肝苦急，急食甘以缓之""心苦缓，急食酸以收之""脾苦湿，急食苦以燥之"等。针对五脏功能特性，食疗的原则也在于顺应这些特点以施食治："肝欲散，急食辛以散之，用辛补之，酸泻之""心欲软，急食咸以软之，用咸补之，甘泻之"等。同篇还论述了各种食物的味："小豆犬肉李韭皆酸""大豆豕肉栗藿皆咸""黄黍鸡肉桃葱皆辛""粳米牛肉枣葵皆甘""麦羊肉杏薤皆苦"，为药膳的运用确定了选用基料的原则。

五味的不同，必然具有各自不同的作用。《素问·脏气法时论》总结了五味的主要功效“辛散，酸收，甘缓，苦坚，咸软”。显然，不同味的食物，其作用也不同，运用时须扬其长而避其短，过用、偏用、错用，不仅无益，还可能贻害。因此，《素问·宣明五气》又对五味运用列出了“五味所禁”：“辛走气，气病无多食辛；咸走血，血病无多食咸；苦走骨，骨病无多食苦；甘走肉，肉病无多食甘；酸走筋，筋病无多食酸。是谓五禁，无令多食。”

《黄帝内经》不仅是中医学理论的典籍，同时也是药膳理论的奠基，它创立了食物五味的概念、与五脏相关的理论、食物五类的划分原则，以及药食配制的原则与禁忌，确立了药膳理论的基本轮廓。

这一时期，中医药膳也得到了广泛应用，并受到人们的高度重视。首先，在帝王宫廷中设置了“食医”的官职，《周礼·天官》明确规定食医的职责是调配帝王的“六饮、六膳、百馐、百酱”，即须运用具有治疗预防作用的膳食为帝王调摄健康。《周礼》所强调的“以五味、五谷、五药养其病”则指出药与食结合是当时治病养生的重要流派。《礼记》指出五味的运用应为“春多酸，夏多苦，秋多辛，冬多咸”，记载了药食调配的四时运用原则。

关于药膳的具体使用，先秦时期即有专书论及，《汉书·艺文志》收有《神农食经》，但已亡佚，后世无从知其内容。但既名“食经”，显然是药膳食疗的专书。至于散见于其他著作中的相关内容，则比比皆是。《诗经》中记载了一些既是食物，又是药物的物品。《山海经》则有一些更加详细的描述，如“嘉果，其实如桃，其叶如枣，黄华而赤柎，食之不劳”“梨，其叶状如荻而赤华，可以已疽”“幼鸟，其状如凫，赤身而朱目，赤尾，食之宜子”“狌狌，其状如禺而白耳，伏行人走，食之善走”等。这说明该时期已对膳食用于保健防病、改善体质等有了很多实际运用的经验。

在医学专著中，这一时期亦出现了很多药膳运用的范例。《素问·经脉别论》提到治病要“调食和药”。《素问·脏气法时论》指出：“毒药攻邪，五谷为养，五果为助，五畜为益，五菜为充，气味合而服之，以补精益气。此五者，有辛酸甘苦咸，各有所利，或散，或收，或缓，或急，或坚，或软，四时五脏，病随五味所宜也。”由此言之，《黄帝内经》治病已明显地强调必须药与食结合，才能达到“补益精气”、治疗疾病的目的。《素问·五常政大论》谓：“大毒治病，十去其六，常毒治病，十去其七，小毒治病，十去其八，无毒治病，十去其九；谷肉果菜，食养尽之，无使过之，伤其正也。”强调疾病的治疗必须药食结合，特别是预后康复更需要药食结合以调理。

长沙马王堆医书被公认是先秦时期医学实践的记载，其中涉及大量药食结合的药膳方。如治性功能障碍，用犬肝置蜂房内，令蜂螫之，与陵藁共浸美醯中五宿后用。另方用春鸟卵入桑枝中蒸食；雀卵合麦粥服食等。

尽管这一时期流传下来的文献极少，但从《黄帝内经》与长沙马王堆出土医书看，当时治疗疾病的主流似乎是药食相结合的方法。这说明药膳在春秋战国时期应用已相当普遍，只是在汉代以后中药方剂的运用才取代药膳而成主要治病手段。

（三）药膳的发展阶段——汉代至清代

从汉唐直至明清，药膳处于不间断而又缓慢的发展期。

中医学在汉代得到了较大发展，成书于秦汉时期的《神农本草经》奠定了中药学基础，汉末张仲景撰《伤寒杂病论》确立了临床运用中药方剂辨证治疗疾病的典范，使疾病的治疗由药食结合为主演变为中药方剂为主。但药膳始终作为中医学的一个重要内容在缓慢发展。

1. 中医药专著中的药膳内容 在中医学的发展中，始终伴随着药膳学的发展。第一部药学专著《神农本草经》载药365味，属于五谷六畜、菜蔬、果品就有数十味之多。而其他草本类药品中，也有很多可作食用，如茯苓、芡实、枸杞子、人参、灵芝等，均属久服延年的药品，故该书应属药食同功的药学著作。《伤寒杂病论》被称为“方书之祖”，其中很多方剂的使用仍然是药食相配，也可称药膳。如白虎汤用粳米，百合鸡子黄汤用鸡蛋，黄芪建中汤用饴糖，猪膏发煎，瓜蒌薤白白酒汤等，都是药食同用的范例。

在药膳发展中作出过重大贡献的是唐代孙思邈及其所著《备急千金要方》和《千金翼方》。五代时期炼丹服石盛行，很多人因此丧生损体，至唐代流弊越发显露。为了纠正这一陋习，人们又开始重视膳食调理。孙思邈生逢当时，深知这种炼丹流弊的危害，力主食养。其《备急千金要方·卷二十六》专门论述食养食治，涉及食治原料162种，其中果实类30种、蔬菜类63种、谷米类24种、鸟兽类45种，奠定了食治原料学的基础。他创制了很多药膳名方，提出了很多食养食治原则。《千金翼方·养老食疗第四》说：“扁鹊云：安身之本，必须于食，救疾之道，惟在于药，君父有疾，期先命食以疗之，食疗不愈，然后命药。”食治与药治同样重要，而且推荐首选食疗。显然，孙氏对食治的推崇，大大推进了药膳的发展。在宋代很多综合性文献中，药膳内容得到了保存与推广。大型方书《太平圣惠方》《圣济总录》等收载了大量的药膳方，如“芪婆汤”“乏力气方”等名方，并对药膳食疗给予了足够的重视。

金元时期很多著名医学家都十分重视食养食疗。“补土派”李杲主张补脾胃养元气，论病识证多强调饮食不当引起脾胃受伤，饮食不节是致病的重要原因，从另一角度深化了食养的重要性。“攻下派”的张子和更直接强调食养，说“养生当论食补”“精血不足当补之以食”，认为食养与药治处于同等重要的位置。明代中药学巨著《本草纲目》作者李时珍不仅在药学方面作出了前无古人的巨大贡献，同时在药膳学方面也做了集历代大成的工作。在谷、菜、果实、介、禽各部收集了大量药膳物品，在其他部类中也记载了大量药物的食治功能，几乎集历代药膳的各种成就，成为药膳食品大全，为药膳的发展运用提供了极为广博的资料。

元代开国之初，即十分注意宫廷饮食卫生措施，元世祖忽必烈（1215—1294）仿古代食医之制，设置执掌饮膳的太医四人，其职责是讲究“补养调护之术，饮食百味之宜”。当时还制订了详细的规章制度：饮膳太医须将“每日所用标注于历”，详加记录，保存下来，“以验后效”。具体工作是“于本草内选无毒、无相反、可久食补益药味，与饮食相宜，调和五味，及每日所造珍品御膳，必须精制。所职何人，所用何物。进酒之时，必用沉香木、沙金、水晶等盏，斟酌适中，执事务合称职……至于汤煎琼玉、黄精、天门冬、苍术等膏，牛髓、枸杞等煎，诸珍异馔，咸得其宜”。

2. 药膳专著 各种药膳专著更是药膳学发展的标志。孙思邈弟子孟诜继承和发扬了孙氏食治学思想，汇集药膳名方撰成《补养方》，后由其门人增补更名为《食疗本草》，这是现存最早的一部药膳学专著。该书推崇食物的营养价值，重视食物的加工、烹调，对药膳的发展起了较大的推动作用。其后，昝殷的《食医心鉴》、杨晔的《膳夫经手录》、陈士良的《食性本草》均为药膳专著，载有唐代以前的各种食疗药膳养生防病的内容。从这些成就看，唐代的药膳食疗已经具有相当的专科化程度，在药膳的发展进程中起到了承前启后的作用。

到了宋代，国家对医药文献高度重视，成立了国家的校正医书局，对医药学文献进行了空前规模的整理校勘、注释，对医药文献的保存传播起到了重大作用。药膳学也因这一有利形势，得到了更多更快的发展。陈直，又名陈真，曾为泰州兴化（今江苏兴化）县令。陈直前究《黄帝内经》，下追唐宋，对各时期的养生特别是食养食治方面的成就进行了研究与集成，撰成《养老奉

亲书》。全书分上、下两籍，其中上籍介绍食养食治内容，将药膳食疗放在养老奉亲、防治老年病的首位。全书载方 323 首，药膳方即占 162 首之众。在保存药膳方的同时，他对药膳学的另一重大贡献，是对药膳食疗的养生原理进行了理论上的探索，认为食养在调节人体阴阳及五行生克上具有重要作用："一身之中，阴阳运用，五行相生，莫不由于饮食也。"力图从理论上阐明食治食养的重要作用。又如对牛乳的食治作用，他在"益气牛乳方"中说："牛乳最宜老人，性平，补血脉，养心长肌肉，令人身体康强润泽，面目光悦，老不衰……此物胜肉远矣。"西医学也认为牛乳是长寿食品之一，具有抗衰老、强身美容的作用。陈直对牛乳的适应范围、作用机理、不同剂型等有详细说明，对普及牛乳的食治食养作用有很大贡献。

其后元代的饮膳太医忽思慧在药膳学方面作出了划时代的贡献，所著《饮膳正要》为我国第一部营养学专著，也是元代以前药膳食疗之集大成者。书中对药膳疗法、制作、饮食宜忌、饮食卫生及服药食忌、食物相反、食物中毒和解毒、过食危害等均有详细记载；同时，也收载和创制了不少优秀的药膳方，其中抗衰老药膳方 29 首，治疗其他疾病的药膳方 129 首，对保健药膳的发展起到了极大的推动作用。元代另一养生家贾铭以"慎饮食"为养生要旨，寿至百余岁，明初进《饮食须知》8 卷给明太祖，书内选饮食物 325 种，简述性味宜忌，亦对食治的推广卓有殊劳。

明代卓有功绩的药膳专著当推《食物本草》，其内容极为丰富。其特点之一是对全国各地的著名泉水进行了较详细的考证介绍。明代食治药膳发展的另一特点是救荒野菜类的著作。或因兵祸天灾，为了指导人们度荒，以防误食中毒，遂出现了有关专著。发端者为周定王朱橚撰《救荒本草》，收各种可食植物 414 种，并附真实图形，注明可食部分。后由徐光启收入《农政全书》以广其传。其后王磐撰《野菜谱》，又名《救荒野谱》，收载 60 种可食植物，后由姚可成增辑为 120 种。鲍山撰《野菜博录》3 卷，收 435 种，除附图说明外，还对各种植物的性味进行了解说。虽未言及治病功用，但对食养选料具有指导作用。

至清代，药膳得到进一步发展与应用，诸多各具特色的药膳专著相继问世。1691 年沈李龙编《食物本草会纂》8 卷，载药 220 种，采辑《本草纲目》及有关食疗本草著作，详述药物的性味、主治及附方。所附《日用家钞》载有救荒方、食物宜忌、解毒、食物调摄等内容。《食鉴本草》4 卷本为柴裔撰，刊于 1741 年；1 卷本为费伯雄撰，约刊于 1883 年。本书首论各种食物的功用、主治、宜忌，次分风、寒、暑、湿、燥、气、血、痰、虚、实 10 类病因引起的病证，详述其食物与治法。成书于 1813 年的《调疾饮食辨》6 卷为章穆所撰，宗《本草纲目》所载食物，详加考订，共论举大类 653 种，针砭时弊，颇多新意。1850 年文晟撰《本草饮食谱》1 卷，载食物分 10 类，共收 200 种。1861 年王士雄撰《随息居饮食谱》虽仅 1 卷，但因其颇重食养，收载很多药膳方。袁枚的《随园食单》、费伯雄的《食养疗法》亦各有特点。在药膳粥食方面，黄鹄的《粥谱》则可称为药粥方集大成者。

纵观几千年的药膳学发展进程，从药膳食疗的理论奠基，到药膳食物的广泛运用、实用理论的不断发展，终使药膳得以在现代发展为一门相对独立的分支学科。

四、中医药膳的现代研究与应用

中医药膳学经过了漫长的发展历程，学术理论和应用经验得到不断丰富。进入 21 世纪以来，随着后基因组时代生命科学的迅猛发展，中医药膳学的科学内涵与作用机理研究日益深入，现代药膳制备技术不断创新，给古老的中医药膳学插上了腾飞的翅膀。

（一）药膳的理论研究

中医药膳学因其具有相对独立的理论特点而成为中医学的重要分支学科。近些年专家学者们对历代中医典籍在药膳理论上的贡献进行了较广泛的研究，从《黄帝内经》《伤寒论》《备急千金要方》等到明清时期的大量医药学典籍，探讨了药膳理论的形成、发展和系统化历程，使药膳理论日臻完善。以《黄帝内经》而言，在很大程度上是从药食两方面探讨中医学理论。

早在20世纪70年代初，叶橘泉就编著了《食物中药与便方》。20世纪80年代以后，药膳著作层出不穷。其中较有影响的是由春湖养生研究所编纂、王者悦主编的药膳研究大型工具书《中国药膳大辞典》，窦国祥的《中华食物疗法大全》、顾绍年等著的《中医食疗药膳》丛书、姚海洋的《中国食疗大典》、谭兴贵主编的第一版《中医药膳学》、何清湖与潘远根主编的国家中医药高校统编教材《中医药膳学》、彭铭泉的《中国药膳大全》、谢梦洲主编的全国中医药行业高等教育规划教材《中医药膳学》及刘昭纯、鲁明源与张令德的《实用药膳学》等著作，也都是药膳食疗学科领域的精品佳作。此外，还出版了大量的药膳食疗的实用性书籍，分别从中医、西医的病名列述药膳方药，以指导应用。还有一些专病、专法的药膳著作和大量的药膳食疗科普读物。1985年，中医药膳学被国家中医药管理局列为中医研究范畴，并确立为中医药学一门新的分支学科。2016年底，中华中医药学会发布了由湖南中医药大学为主要起草单位编制的《药食同源药膳标准通则》，通则明确了相关定义，规范了药食同源药膳调理的使用原则、配伍原则、禁忌及适用范围，也对现有部分标准进行了整合和提升，推出了87种“药食同源”药膳原料的体质匹配建议，以指导药食同源药膳的临床应用。2018年，中国药膳研究会组织药膳学、中医药学、食品学、标准学等领域专家对《高血压人群食养药膳技术指南》《糖尿病人群食养药膳技术指南》《妇女产后食养药膳原则和临床应用规范》《产褥期妇女食养药膳技术指南》《恶性肿瘤人群药膳技术指南》《节气养生药膳制作技术指南》《食养药膳机构服务规范》《药膳标准涉及知识产权的处置规则》等8项药膳团体标准研制项目进行了论证立项。

同时，中医药膳文化也得到了其他国家的广泛认可，近些年世界中医药学会联合会药膳食疗研究会组织召开了各类大规模的国际药膳食疗学术研讨会，促进了中医药膳理论的多方面深入探讨。

（二）药膳的现代实验与临床研究

1. 国内外研究概况 近年来，国家对药膳食疗研究逐渐重视，在国家星火计划、教育部人文社会科学研究基金项目和国家自然科学基金面上项目中都对药膳食疗项目给予了支持。国务院《关于促进健康服务业发展的若干意见》（国发〔2013〕40号）的8项主要任务中有3项涉及中医药及其药膳产业，如“加强药食同用中药材的种植及产品研发与应用，开发适合当地环境和生活习惯的保健养生产品”。国家自然科学基金委员会、国家医药卫生管理部门及地方政府立项支持了大批药膳食疗研究项目，使药膳食疗研究有了长足的进展，取得了一些较好的成果。

药膳食疗实验研究日益增多。以往主要是研究单味药的食疗，目前有效部位、有效单体正成为单味药膳食疗药理研究的主要对象；以往主要以探讨药效学为主，目前已开始向药膳的作用机理、方剂组成、配伍规律等多方位发展，药效研究指标也由过去单一指标向多元或复合指标发展。在临床研究方面相较以前亦有所增多，诸如高脂低碳水化合物饮食与糖耐量减低、糖尿病关系的研究，膳食纤维干预改善便秘的研究，黄芪及不同蛋白饮食对肾病综合征大鼠蛋白代谢及疗效作用研究等。另外还有观察药膳方对肾病综合征、高血压、高血脂、贫血的改善等。还有很

多诸如对骨骼肌细胞、防护视网膜的研究等。虽然目前临床研究增多，但是观察指标及病种依然有限。

国外的药膳食疗研究主要集中在以日本和韩国为主的周边国家。日本在单味药膳食疗有效成分、方剂学、方法学、药膳食疗动物模型、药膳食疗资源的引种和药材提取及浓缩干燥的GMP工艺等方面，均取得了突出的进展。药膳食疗基础研究的深入，为日本产品占领世界药膳食疗市场打下了良好的基础，并由此带来巨大的经济效益。近年来，海外一些医药学术机构也开始重视药膳食疗研究。1992年美国全国卫生研究所(National Institutes of Health，NIH)设立了替代医学(alternative medicine)研究办公室，对包括药膳食疗在内的传统药物进行评估，药膳食疗的疗效获得了越来越多美国人的关注与认可。

2. 药膳的实验研究

（1）*药膳活性成分及药效机制研究*　药膳有效成分的物质基础研究和作用机制研究是药膳安全、有效和质量控制的重要基础，为中医药膳现代研究的核心环节。药膳活性成分众多，根据结构特征可分为多糖类、多肽类、黄酮、皂苷、生物碱、有机酸等。

（2）*药膳产品制备技术研究进展*　随着近年全球食品工业的发展，使用现代工艺技术，如超微粉碎、超临界流体萃取、膜分离、喷雾干燥等，把传统的汤、粥、糕、饼做成更易保存、食用和运输的产品形式，如压片糖果、固体饮料、餐粉等。

3. 中医药膳的临床研究

广义药膳包含了食疗、食养、食药、食治等。目前高血压、高血脂、糖尿病、冠心病等已经成为威胁人类健康的主要疾病。这些疾病的发生大都与不良的生活习惯有关，同时这类疾病大都久治不愈。要想治愈需从其基本的病因入手，即改变不良的生活习惯，养成良好的饮食起居、适当体力活动和合理膳食的习惯，其中饮食治疗是行之有效的一个手段。因此，中医药膳食疗的临床研究主要集中在高血糖、高血脂、高尿酸、高血压等疾病和亚健康状态及其相关代谢性疾病。

4. 现代新型精准药膳食疗产品开发

人类社会进入20世纪下半叶以后，慢性非传染性疾病已成为主要的医疗卫生问题。西医学三大法宝——抗生素、手术刀和化学药物在诸多重大慢病面前日益相形见绌，“千人一面”的用药模式和化学药物的毒副作用使得西医学对慢病的防治效果差、副作用多，西医学模式面临严峻挑战。而近年来精准医学的迅速崛起为西医学突破慢病治疗困局带来了希望和曙光。精准医学的本质特征，即是基于精准诊断分型的个性化治疗，与中医学辨证论治理论在思维模式上殊途同归，可谓有异曲同工之妙。中医辨证论治体系可以说是世界上最早的个体化医学模式。因此，基于精准医学前沿理论和先进技术，创新发展中医辨证论治学科体系无疑是中医药现代化的一条捷径。

立足中医药膳食疗传统理论与现代精准医学学术前沿，深入开展精准药膳食疗研究，开发新一代精准药膳食疗系列产品，已成为本学科领域学术研究和产业发展的必然趋势。运用现代精准医学的前沿理论和技术方法，遵循中医辨证施膳原则，基于古今临床经验特别是中医药现代临床疗效与药理药化基础研究大数据挖掘成果，结合中药化学、中药药理、活性成分分子靶点对接等现代先进技术开展深入研究，研发系列主要活性成分与药效分子靶点明确、作用分子机制清晰、产品临床疗效确切的系列精准药食同源药膳食疗专利产品，可望为中医药膳学的创新发展和产业升级开辟了新模式、新思路。

（三）中医药膳相关产业概况与发展策略

1. 中医药膳的产业发展 科学技术的飞速发展，也为药膳产品的现代开发研究带来了生机与商机，中医药膳产业市场规模日益扩大。据统计，目前中药消耗量用于滋补药膳和饮食作料的大约占 50%，药膳产品，以保健酒和凉茶饮料份额最大，2012 年保健酒市场规模已达 130 亿元左右，总销量超出 100 万吨，并以年均 30% 的增速高速发展；广东凉茶历史悠久，品种较多，产销量从 2004 年的 3 亿元飙升到如今的上千亿元。

由于药膳食品能防病治病，增强体质，有利于健康，又能丰富饮食品种，为日常生活增加新的内容，因而受到人们的广泛喜爱，并对药膳产品的质量、品种有了更多的期求。这些社会需求不断促使药膳食疗研究者们采用新技术、新方法，改进产品质量，增加品种。多种新技术的应用，使药膳由传统的菜肴饮食类、面点类、酒类，发展为新型饮料类、冲剂类、胶囊类、浓缩剂类等，如药膳皮蛋开发、香蕉粉及香蕉皮膳食纤维产业化开发、米糠营养素及其膳食纤维系列产品开发、杨梅果渣加工功能性膳食纤维，以及五汁饮新型饮料的研究、黄精酸奶、归蜜膏、参山舞茸、百合鸡子汤颗粒剂的研究等。

在现代生活中，人们越来越重视食疗养生，一些健康美味的药膳的需求量快速增长，可以说药膳已经成为食品工业中具有极大潜力的一个门类，实现药膳工业化具有重大的意义。药膳制品工业化生产，必然要做到烹调工业化、药膳商品化并能够全球性营销，对产品品质和安全性的长期保持方面的研究至关重要。要长期保持产品品质和安全性，延长其货架期，做好杀菌和包装，把减菌化技术、气调保鲜技术、温和杀菌技术、速冻保鲜技术等现代化的杀菌保鲜技术合理运用到药膳加工生产中，运用高阻隔包装技术，无菌包装技术等现代化的包装技术和包装材料来保证产品品质的长期保持和货架期的延长。促进药膳工业化不仅是弘扬我国传统文化，促进世界健康饮食文化交流的需要，更是我国民族食品工业振兴的重要组成部分。

2. 中医药膳的产业形态

（1）传统药膳产业 该药膳形式富有传统特色，历史悠久，经久不衰，如茯苓饼、山楂片（糕、饼）、陈皮梅、绿豆糕及各种药酒。新开发的药膳保健产品也如雨后春笋般涌现，20 世纪八九十年代即达数千种之多，市面上常见的有蜂产品系列、鳖产品系列、人参产品系列等。

（2）药膳餐饮产业 中医药膳应用的另一个形式是药膳餐馆。1980 年建成的成都同仁堂滋补餐厅成为我国第一个药膳餐厅，目前几乎全国各地均有各具特色的药膳餐厅。2012 年甘肃省卫生厅、商务厅、食品药品监督管理局联合颁布《关于加强药膳推广应用工作的通知》指出："在全省医疗机构、餐饮服务单位和家庭中推广应用药膳。"受中医药膳的影响，世界各地也极推崇中医药膳，东南亚地区，如韩国、日本、马来西亚、新加坡，以及我国台湾、香港地区等均有各自的药膳饮食业。在欧美等发达国家，药膳也正在渗入。

（3）现代药膳产业 随着经济的发展，以健康养生、精准营养为主的大健康产业受到了政府、科学界和大众的重视。随着近年全球食品工业的发展，特膳食品产业横空出世并展现出极其广阔的市场前景。面对庞大的食品产业需求和规模，中医药膳与特膳食品产业融合发展是药膳发展的必然。特别是随着科学技术及生物医药科技进步，融传统中医辨证施膳和现代精准医学前沿理论和先进技术于一体的现代精准药膳食疗产品应运而生，必将推动传统中医药膳产品的升级换代，促进中医药膳学创新发展，最终实现中医药膳食疗产业革命和现代化。

（4）药膳养生文化传媒产业 为了更好地传播药膳知识，世界中医药学会联合会药膳食疗研究专业委员会在北京开通了"世界药膳养生网"，同时开办《东方药膳》与《东方食疗与保健》

杂志，是药膳食疗专刊，在海内外公开发行。其以丰富的内容，从理论研究、实验研究及临床应用等方面向人们传播了大量的药膳食疗信息，为普及药膳与食疗知识作出了重大贡献。此外，《中国烹饪》《中国食品》《东方美食》《中国食品报》《中国中医药报》等报刊开辟了药膳食疗专栏以介绍药膳知识，为增强人民体质、普及药膳食疗起到了良好的作用。

3. 中医药膳产业发展策略

（1）加强科学研究　创新是发展的原动力，加强药膳食疗科学研究是推动中医药膳学学科发展和产业进步的根本举措。目前全国各地均成立了药膳食疗的研究机构，为中医药膳开展深入系统、有组织、多方合作的研究工作奠定了良好的基础。

（2）生产标准化、规模化　①原料标准化：根据市场的需要、药膳食品的功能及作用，通过品种的选育建立规格化的原料基地。②工艺标准化：药膳在生产过程中要求每一道加工工序所用原材料的称取，生产中所涉及的时间、温度等过程参数都要严格规范，保证产品的无差别性。③产品质量标准化：将GMP认证、HACCP管理模式引入药膳食品行业。加强食品安全管理，采取必要措施更好地同世界惯例接轨。④生产设备机械化：根据所生产的产品特征及其生产工艺来选择适合生产加工的流水线，改进现有的旧设备，研制新设备，引进国外先进设备。⑤产品形式多样化：在工作和生活节奏不断加快的今天，药膳企业应以生产方便产品为突破口，如胶囊类、粉末颗粒类、液体饮料类速冻食品、微波食品、罐头等多样化产品。

（3）经营连锁化　①零售连锁以经营速冻药膳、微波药膳、罐头药膳等产品为主。②餐饮连锁应以快餐形式为主，快餐以其迎合人们日益加快的生活节奏而受年轻一代的青睐。③药膳连锁应以统一管理、统一形象、统一经营理念、统一技术支持、统一订货、统一价格、统一信息管理、统一配送作为经营的原则。

（4）专业人才队伍建设　药膳学综合人才知识结构综合了高等教育的食品工程专业、中医学专业和职业教育的烹饪专业等专业，需要设置涵盖以上3门专业的新专业，培养专门的药膳学人才，以此达到利用现代科技手段挖掘并创新传统保健食品，将药膳推向国际市场的目的。

（5）市场拓展与国际化　药膳食疗产业市场拓展，首先要做好市场定位，中老年人、孕妇、儿童是药膳产品的消费重点，因此应重点发展适宜这部分人群食用的药膳；其次，创新的营销策略也可吸引消费，有助于打开国内外市场。此外，加强国际交流与合作也是拓展国际市场的重要手段。

综上所述，随着社会经济和科学技术的快速发展，中医药膳学从理论研究、实验研究、临床研究、产品开发、产业发展各个领域的新技术、新方法、新成果不断涌现，推动着传统中医药膳学科和药膳产业不断创新发展，必将在人类养生保健和防病治病中发挥日益重要的作用，并为推动健康中国国家战略作出应有的贡献。

第一章
中医药膳的特点、分类和应用原则

扫一扫，查阅本章数字资源，含PPT、音视频、图片等

第一节 中医药膳的特点

中医药膳主要由两大类原料组成，即中药与食料。中药与食料按一定的理论与原则有机组合，产生食养、食治的作用，既是食物，又不同于普通食物。其悠远的历史，独具特色的原则与方法，以及在人类社会发展中做出的贡献，都成为药膳的重要特点。

一、历史悠久

中医药膳起源于数千年前，历史悠久，在历史的长河中一直未被湮灭、未被淘汰，可见诸文字记载的最早医官——食医，就已存在于周代帝王宫廷中。在现存医药文献及药膳的专科文献中，可以看到药膳原料在不断地增多，临床适应证在不断扩大，药膳理论在不断完善，药膳疗效在不断增强。伴随中医学的不断发展兴盛，在中医理论指导下的这种饮食文化不但未被淘汰，反而随着历史进程愈加完善和系统，成为一门具有独特体系的学科。也正由于历史的验证，中医药膳在科学发达的今天，仍能展示出它对人类健康的卓越功绩，反映出其具有独特的本质。

二、隐药于食

膳食是人体营养物质的主要来源，用以保证人体生长发育及生命活动；药物的重要作用，在于药品的不同性能和功效，能用于调节生命体的各种生理功能、防病治病、促进机体健康。就一般概念说，用药是治疗疾病的手段，是在疾病状态下使用的方法。将药物的保健、治疗、预防及增强体质的这些作用融入日常膳食，使人们能在必需的膳食中享受到食物营养和药物防治调节两方面的作用。中华民族的先人们很早就认识到了“药食同源”“食养”“食治”的道理，把膳食与药治有效地结合在一起，形成独具特色的“药膳”。这一方法的显著特点是融药物的治疗特性于日常膳饮中，既具有膳食提供机体营养的基本功能，也具有一般食物的色、香、味、形特征，独特处即在于同时拥有防治疾病、保持健康、改善体质的重要作用。

三、辨证配伍

辨证论治一直是中医学的重要特点之一，它强调治疗的目的是调节机体整体的阴阳气血，改善整体功能状态，而不是仅仅针对个别的病证。这一原则毫无疑问地更符合21世纪人们关于健康与疾病的新观念。药膳的配伍，始终遵循中医学辨证论治、辨证组方的理论原则与方法，在辨

证的基础上配伍组方。始终注重机体阴阳气血、脏腑经脉的偏盛偏衰，用药膳以补偏救弊，使其达到平衡协调的目的。中医药膳有别于现代营养学，它不仅提供机体所需的营养物质，同时还能起到调理机体与辅助治疗的作用。它也有别于单纯药物疗法，创造了以饮食为主治疗疾病的新途径，避免了人们对药物治疗的紧张心理，于日常餐饮中即可获得疗效。这种双效作用在理论上的依托就是辨证施膳。

四、注重调理

药物治疗的特点，一般是在机体具有疾病表现，存在不健康状态时所采取的应对措施，具有很强的针对性。药品的应用虽有补养滋润的方面，但总以保养正气、祛除病邪为目的。从总的原则上说，是调节阴阳气血，但其重点是治疗疾病，一旦正复邪除，原则上即不再施药，而代之以饮食调理。《黄帝内经》中已确立了这一原则。药膳固然对某些疾病具有治疗作用，而其基本立足点，则是通过药物与食物的结合，对机体进行缓渐调理，尤其适用于药物治疗后的康复调理、某些慢性病的缓渐治疗、机体衰弱时的逐步改善、平常状态下的滋补强壮；它不以急功近利为务，而以持久的、日常的调理获得康复、强壮。因而药膳既可以是药治后的补充，同时更是慢性病症，或体弱之人，或机体阴阳气血偏颇时适宜的调理方法。

五、影响广泛

药膳是在日常膳饮中对机体进行调治，且随着饮食形式的变化，又衍变出不同的药膳形式，成为一类养生防病的特殊食品。它具有普通食物所不能达到的疗效，又具有一般治疗性药物所不具备的膳饮方式，成为适用于各种年龄性别、疾病状态、生活习惯人群的养生防病方法，适应证极其广泛。在中华民族的繁衍中起到了重要作用，广泛流传于我国各民族中。即使在国外其他民族中亦具有深远影响，如今意大利仍盛行的“大黄酒”“杜松子酒”就是700年前马可·波罗从我国带回的药膳方。目前在东南亚如日本、韩国，乃至欧美等国家和地区，愈来愈多的人开始青睐中医药膳。

第二节　中医药膳的分类

由于人体有脏腑气血之别，药食有四性五味之异，制膳有煎炒浸炸之殊，药膳也根据人体的不同需要、原料的不同性质、药膳的不同功效，区分为不同类别。

药膳的分类方法很多，古代有关药膳的文献中有多种不同的分类方法。如《食医心鉴》根据疾病类分为15类，每病类又各分粥、菜、酒等不同膳型。《太平圣惠方·食治类》按病分28类，各类亦含粥羹、饼、酒各种。《遵生八笺》根据药膳加工工艺分为10余类，如花泉类、汤品类、熟水类、果实面粉类等。《饮食辨录》按膳食原料属性分类，如谷类、茶类等。根据不同需要，一般常从以下两个方面来分。

一、根据功效分类

由于药膳原料中有中药的成分，并且是根据中医理论进行组方配伍，因此药膳也具有功效特点和对疾病的防治作用。

1. 解表类　用于六淫之邪侵入肌表，或麻疹、疮疡初起，浮肿兼见表证者，如生姜粥、银花茶、淡豉葱白煲豆腐等。

2. 清热类　用于各种里热证，如邪热内盛，或暑热中人，或阴虚内热等证，以清解热毒，或滋阴除热，如石膏粳米汤、绿豆粥、鱼腥草饮、菊苗粥、青蒿粥等。

3. 泻下类　用于里有热结，或肠燥便结证，以攻下、峻下或润下，如蜂蜜决明茶、苏子麻仁粥等。

4. 温里祛寒类　用于里寒证，如寒邪内盛，或阳虚寒邪内生，或寒滞经脉，以温中祛寒，或温阳救逆，或温经散寒，如干姜粥、艾叶生姜煮鸡蛋等。

5. 祛风散邪类　用于风寒湿诸邪留滞肌肉、经络、筋骨等处诸证，以祛风散寒化湿、通络止痛，如五加皮酒、独活壮骨鸡等。

6. 利水渗湿类　用于各种水湿证、湿热蕴结诸证，以渗利水湿，或通淋利水，或利湿退黄，如茯苓粥、滑石粥、茵陈粥等。

7. 化痰止咳类　用于各种咳喘证，以化痰消饮、止咳除嗽，如瓜蒌饼、蜜蒸百合、杏仁粥等。

8. 消食解酒类　用于伤食、食积或饮酒酒醉病证，以健脾和胃、导滞消食，或解酒醒醉，如山楂麦芽茶、健脾消食蛋羹、葛根枳椇子饮等。

9. 理气类　用于气滞或气逆诸证，以理气疏肝，或降气行气，如姜橘饮、良姜鸡肉炒饭等。

10. 理血类　用于瘀血阻滞，或出血诸证，以活血化瘀、止血，如三七蒸鸡、艾叶炖母鸡等。

11. 安神类　用于各种因素导致的心神不安、烦躁失眠诸症，以养心安神，或重镇安神，如人参炖乌骨鸡、朱砂煮猪心等。

12. 平肝潜阳类　用于肝阳上亢、肝风内动诸证，以滋阴养肝、潜阳息风，如天麻鱼头、菊花绿茶饮等。

13. 固涩类　用于气、血、精、津耗散或滑脱不禁诸证，以固表止汗、固肠止泻、涩精止遗、固崩止带，如浮小麦饮、乌梅粥、金樱子粥、菟丝子粥等。

14. 补益类　用于气血阴阳虚衰诸证，以补养气血阴阳，如四君蒸鸭、当归生姜羊肉汤、十全大补汤、鹿角粥、清蒸人参元鱼等。

15. 养生保健类　本类包含各种保健药膳，如减肥降脂，有荷叶减肥茶等；美发乌发，有乌发鸡蛋等；润肤养颜，有真珠拌平菇等；延年益寿，有长生固本酒、补虚正气粥等；明目增视，有芝麻羊肝、首乌肝片等；聪耳助听，有磁石粥、法制黑豆等；益智健脑，有金髓煎等；增力耐劳，有芪燕鹌鹑等。

二、根据形态分类

膳食具有多样化的特点，人们不仅需要各种不同的食物以满足机体营养成分的需要，也需要不同形式、不同形态的膳食以满足视觉、嗅觉和口味的需要。药膳作为特殊的膳食，同样也需不同的形态，以体现药膳的色、香、味、形。

1. 菜肴类　这是东方民族每日膳食不可或缺的种类。本类药膳主要以肉类、蛋类、水产类、蔬菜等为基本原料，配合一定的药物，以煨、炖、炒、蒸、炸、烤等制作方法加工的食物，如天麻鱼头、紫苏鳝鱼、香椿鸡蛋等。

2. 粥食类　常以大米、小米、玉米、大麦、小麦等富含淀粉的原料，配以适合的药物，经熬煮等工艺制作的半流质状食品，如山楂粥、人参粥、杜仲粥等。本类食品尤宜于老年人、病后调理、产后特殊状态的“糜粥浆养”。

3. 糖点类　这类食品属非主要膳食的点心类、零食类。常以糖为原料，加入熬制后的固体或

半固体状食物，配以药物粉末或药汁与糖拌熬，或掺入熬就的糖料中；或者选用某些食物与药物，经药液或糖、蜜等煎煮制作而成，如丁香姜糖、糖渍陈皮、茯苓饼等。

4. 饮料类 属佐餐类或日常饮用的液体类食物。是将药物与食物经浸泡、绞榨、煎煮、蒸馏等方法加工制作而成。包括鲜汁，如鲜藕汁、荷叶汁；茶，如菊花茶、决明子茶；露汁，如银花露、菊花露；药酒，如木瓜酒、枸杞酒；浓缩精汁，如虫草鸡精、人参精等。

5. 其他 能归入上述各类之外的一些品类，如葛粉、藕粉、怀山药泥、桃杞鸡卷、芝麻核桃糊、虫草鸭子罐头等。

第三节 中医药膳的应用原则

中医药膳必须包含传统中药的成分，具有药物的性能与功效，因而有辅助治疗作用。这种有功效类食品，一般都必须具有较明确的适应证方能施用，这与药物治疗是一致的。因此药膳不同于一般膳食，施用必须遵循一定的原则。这些原则包括平衡阴阳、调理脏腑、扶正祛邪、三因制宜、勿犯禁忌等。

一、平衡阴阳

阴阳是概括人体生理、病理的基础理论，代表相互对立统一的因素。阴阳在正常状态下处于平衡状态，即所谓“阴平阳秘”；一旦发生偏盛或偏衰的变化，出现了不平衡，就成为病理状态，表现为不同程度的病证。如阴盛则阳衰、阳盛则阴虚、阴虚则阳亢、阳虚则阴盛，分别表现为实寒证、实热证、虚热证、虚寒证等。调治的途径，须遵循《黄帝内经》所说“谨察阴阳所在而调之，以平为期”。即审清阴阳的虚实盛衰所在，恰当地施用药食，以恢复阴阳的平衡。具体原则是：“有余者损之”，如阴盛的实寒证必须驱寒以泻阴，阳盛的实热证必须泄热以救阴；“不足者补之”，如阴虚的虚热证当补阴以除虚热，阳虚的虚寒证当温补阳气以祛内外之寒等。当阴阳恢复到平衡状态时，机体即表现为康复。寒热反映阴阳的基本特性，能正确审别寒热，也就能在相应的程度上辨明阴阳。因此，平衡阴阳是施膳的重要原则。

二、调理脏腑

人体各组织器官的功能，表现为五脏为中心的功能系统。通过相合、开窍、在体、其华等联系，把全部人体功能概括为五大系统。每一脏都代表一个功能系统。如胆、筋、爪甲、眼、肝胆经脉均属于肝系统。临床的多种病证，均以脏腑功能失调为其主要机理，表现为各脏的或虚或实，或此虚彼实，或虚实兼见。五脏之间又存在相互资生、相互制约的生理状态及相互影响的病理变化，对脏腑功能的调治，就是消除病理状态，恢复人体的生理功能。

这种调治，可能是对某一脏的或补或泻，也可能是对多个相关脏腑的调理，药膳也同样按照辨证论治理论，调治脏腑以恢复正常生理机能。药膳中以脏补脏的方法，如肝病夜盲用羊肝、鸡肝等治疗，肾虚腰痛用杜仲炒腰花，肝阳上亢头晕头痛用天麻蒸鱼头等，是临床调治脏腑功能的常见方法。

三、扶正祛邪

中医学认为，人体所以生病，是由于病邪的侵袭，制约或损伤了正气，扰乱了人体的脏腑气血阴阳，治疗的目的就是祛除邪气，扶助正气，以正胜邪却，恢复健康。正邪的相争可能出现多

种情况，表现出不同病证，基本观点是“正气内存，邪不可干”，“邪之所凑，其气必虚”。故病证总与正虚邪犯相关。邪气有外来和内生的区别，正虚有虚甚和被制约的不同。施膳必须认识是正虚为主还是邪盛为主，是内生病邪还是外侵病邪，然后决定施膳方法。其基本原则是，邪气盛必须先祛邪，使邪去正复；正气虚甚者宜以扶正为主，使正气复而邪自却。如果邪盛而补正，或正虚而攻邪，都会使病证进一步发展，甚或恶化。

四、三因制宜

“三因”制宜是指“因人、因时、因地”制宜。人有男妇、老幼、壮衰的不同，对病邪的抵抗力、病后恢复的能力等均存在明显差异。时序有四时寒暑的变更，在时序的这些变化中，人体的阴阳气血随之变化，在病理过程中对病邪的抗御能力亦不同。地理的南北高下，环境的燥湿温凉，也对人体正气产生很多变数。由于这些差异的存在，对同一病证的施膳就不能千篇一律，必须根据各自的不同状态，制订相应的适宜措施，才能达到良好的调治效果。

五、勿犯禁忌

禁忌，是药治与药膳应用时均需注意的问题。禁忌表现在几个方面：一是有些药相互之间不能一起配伍应用，如中药配伍的传统说法“十八反”“十九畏”。二是某些特殊状态时的禁忌，如妇女妊娠时各种生理状态都发生了变化，胎儿的生长发育易受外界影响，因而有妊娠禁忌，主要禁用一些性能峻猛或毒性剧烈类药，如大戟、芫花、巴豆等；破血逐瘀类药，如水蛭、三棱、莪术等；催吐类药，如瓜蒂、常山、藜芦等；通窍攻窜类药，如麝香、穿山甲等，以防伤胎、动胎。三是用膳禁忌，俗称忌口，指在应用某些药或药膳时不宜进食某些药、食。如服用治疗感冒的药膳时，不宜进食过分油腻的食物，以防滞邪；用常山时忌葱，用地黄、首乌忌葱、蒜、萝卜。四是病症禁忌，某些病症也须禁忌某些食物，如高血压禁辛辣，糖尿病忌高糖饮食，体质易过敏者当忌鱼、虾等。

第二章
中医药膳学的理论基础

扫一扫，查阅本章数字资源，含PPT、音视频、图片等

第一节　中医药膳学的基础理论

中医药膳学是中医学的一个分支学科，其理论体系根植于中医学理论。中医学研究人的生命状态，以及人在自然环境中的生存状态，当这些状态出现异常变化时，便成为疾病状态的病证。针对病证采取相对应的药物、食物等不同的手段给予调理，恢复人体的阴阳平衡。药膳就是运用药物与食物达到平衡人体阴阳的一种食疗方法。因此，药膳学是在中医学理论基础之上，不断发展所形成的独具特色的理论体系。

一、以五脏为中心的整体观

以五脏为中心的整体观念是中医学理论最突出的特点。这一观念的基本核心是强调人体是一个有机整体，构成人体的各脏腑组织在结构上不可分割，在生理上相互协调、相互制约、相互为用，在病理上相互影响。而生理、病理的变化又与自然环境的变化密切相关。因此，中医学的整体观强调了人体自身所具有的统一性、完整性、自稳性和与自然界的协调性，这也是中医学区别于其他医学的重要特点。整体观念始终贯穿于中医学的生理、病理、诊断、治疗及养生的各个环节中。中医药膳学在这一观念的基础上，认识到药与膳食结合既可以调理整个机体的异常变化，又可协调机体与自然环境的关系，并指导辨证施膳，形成了药膳学的基础理论。

（一）人体以五脏为中心的统一完整性

人体是一个统一的、不可分割的有机整体。在中医学理论中，整体观包括以下几个方面。

1. 五脏生理上相互联系　人体以五脏为中心，形体官窍、精神情志、脏腑经络均由五脏统摄。心、肝、脾、肺、肾五脏生理上相互关联，这种关联与影响，可通过五行的生、克、制、化来实现，如肝能制约脾，资助心，但又受到肾的资生和肺的制约。人体五脏之间既相互资生，又相互制约，不可分割，具有自我完善的整体性。

2. 五脏与形体官窍相互联系　中医学以“合”“主”“开窍”“华”等表达方式，说明五脏与形体、官窍、六腑直接相关。如脾合胃，主肌肉、四肢，开窍于口，其华在唇。这种有机联系，是对组织器官与五脏之间不可分割性的认识，把不同的组织器官通过以上联系构成统一的整体。这不仅有助于认识人体生理功能，同时也指导疾病的治疗。根据肝开窍于目，眼病可从肝论治，结合意象思维，可采用羊肝、鸡肝等治疗夜盲症。

3. 五脏在病理上相互影响　中医学认为，疾病发生是致病因素伤及五脏及其所属形体官窍、

精神情志，导致五脏功能活动紊乱的整体反应。换而言之，是人体功能不协调，出现“失衡”的状态，这即是病证之所在。可将错综复杂的病证归于五脏有余或不足、五脏系统内外相互影响。如腹泻，表现在胃肠主要为脾运化失职，但也与肝气不舒克伐脾土有关，与肾阳不足不能温煦脾土有关。因此，腹泻治疗可能需要健脾和胃、疏肝理气、温肾利尿等多系统功能的调节配合。

4. 五脏与自然环境的协调统一　人生存于不同自然环境中，机体的五脏功能与环境始终保持着协调。表现在五脏与环境的方位、季节、气象、物候、气味等的相关性。如肝与东方、春季、平旦、温和、风气、生发、酸味等相关；心与南方、夏季、日中、炎热、火气、万物盛长、苦味等相关。因而，人体通过五脏功能与环境条件的适应，反映了机体与自然的息息相关。一旦这一相关性遭到破坏，就能影响人体的阴阳平衡而发生疾病。

（二）药膳是协调机体整体统一的重要方法

中医药膳根据中医整体观念确定施膳原则。药膳的施用，体现中医辨证施治的观念和方药的系统观，目的是调理脏腑气血，协调机体阴阳。

1. 药膳通过五脏对机体进行调理　五脏生理功能的维持是以五味化生的气血为基础。《素问·六节藏象论》说：“五味入口，藏于肠胃。味有所藏，以养五气，气和而生，津液相成，神乃自生。”五脏受五味的滋养，才能使气血津液充盛，发挥正常的生命活动，即“神”才能“自生”。五味与五脏相关，无论饮食、药物，都具有五味的特性，因而不同的味与不同的脏密切相关，即酸入肝，苦入心，甘入脾，辛入肺，咸入肾。某一种味对相应脏的功能活动具有特殊的促进作用，所谓“久而增气，物化之常也”（《素问·至真要大论》）。

2. 药食偏嗜损伤五脏　《素问·生气通天论》谓：“阴之所生，本在五味；阴之五宫，伤在五味。”说明五味对五脏具有养和伤的双重作用，若五味过用或偏嗜，则可导致脏腑阴阳的失调，引起各种不同的病证。即《素问·至真要大论》谓“气增而久，夭之由也”。损伤途径也基本上循五味与五脏的亲和关系，即多食苦能损伤心气，多食咸能损伤肾气等。既然是由五味引起的病证，首先就需杜绝这种损伤的途径，《素问·宣明五气》指出“气病无多食辛，血病无多食咸，骨病无多食苦，肉病无多食甘，筋病无多食酸”。

3. 药膳调治原则根据五脏五味的相关及五脏之间的关系确定　《周礼》的食医就提出“春多酸，夏多苦，秋多辛，冬多咸，调以滑甘”。如肝病，《素问·脏气法时论》指出，“肝色青，宜食甘”，“肝苦急，急食甘以缓之”，“肝欲散，急食辛以散之，用辛补之，酸泻之”。《素问·至真要大论》提示，“木位之主，其泻以酸，其补以辛”，“厥阴之客，以辛补之，以酸泻之，以甘缓之”等，均指出病在肝脏时，根据病情的需要，需用散、缓、泻、补诸法，药食的配伍需采用辛、甘、酸等味的物品。

4. 药膳维护人与环境的协调　机体与环境的关系，除了五脏与五味的关系外，与自然界阴阳时令气候的变动也有关。如自然界阴阳的变动，表现为“阳之动，始于温，盛于暑；阴之动，始于清，盛于寒”（《素问·至真要大论》），四时寒来暑往变化是阴阳在自然界变动的征兆，顺应四时以调配药食也就是调理阴阳。《素问·四气调神大论》提出“春夏养阳，秋冬养阴”的养生原则，民间也有食谚，谓“冬吃萝卜夏吃姜，不用医生开药方”，即是对“春夏养阳，秋冬养阴”的恰当运用。《素问·六元正纪大论》指出治疗要“用热远热，用温远温，用凉远凉，用寒远寒”，要求治疗疾病的药食要避开自然界的主气，以防药食的性能与自然界的阴阳属性相合而加重病情。

可见，运用药与食调节机体功能，治疗疾病，《黄帝内经》就已经确立了基本原则，它们有

效地指导着药膳学的发展与运用。

二、三因制宜的辨证论治观

辨证论治是中医学认识和调治疾病的基本原则，是运用中医理论辨析疾病资料，判断证候并确立治则治法方药的临床实践过程。辨证，是指运用四诊获得患者各种症状和体征资料，运用中医学理论进行综合分析，辨清病因、病位、病性、转归，概括判断为某种证候的过程，证是疾病某一阶段的病变本质。论治，即根据辨证的结果，确定治疗原则和方法。辨证是论治的依据和前提，论治是辨证的延续和验证，是依据辨证的结果确立治法。辨证论治的过程，就是认识和消除疾病的过程，它是中医理法方药的有机结合和具体运用。辨证论治不仅是中医临床药物治疗理论，同时也是药膳运用的指导原则。

无论是药物治疗还是药膳治疗，首先都必须着眼于对证的整体性认识，只有辨证准确，才能正确施治或施膳。如咳嗽一症，多见于肺病，但从证的分析看，咳嗽具有多个证型，也可见于多脏病变。《素问·咳论》指出："五脏六腑皆令人咳，非独肺也。"那么治疗咳嗽就应当根据与咳相伴的各种症状和体征，结合五脏六腑与肺的关系进行辨证。除肺的风寒、风热等证以外，肝火可犯肺，脾湿可蕴肺，寒水可射肺，腑气不通可气逆壅肺，痰浊可阻肺等，论治当然也就不可局限于"咳为肺病"，而应当依据所辨的"证"来施治。如贝母蒸梨润肺咳，承气汤通腑止咳，五仁丸润肠止咳等。所以，辨证论治与辨证施膳，都强调必须在中医整体观念的前提下，注重"证"的特征，采取联系的、系统的、整体的思维方式进行调理。并不是仅局限于"病"的"见痰治痰，见血止血，头痛医头，脚痛医脚"的机械对抗治疗。

同病异治与异病同治是辨证论治在临床运用中的基本类型。同病异治，是指同一疾病因发病时间、致病因素、体质类型、所处地域、发展阶段不同，反映出的证候不同，其病机不同，因而必须"异治"。如"五脏六腑皆令人咳"，显然治咳病必然要清楚引起"咳"的脏腑证候，用不同的药膳去治疗。异病同治，是指不同疾病在其发展变化过程中出现了大致相同的发病机理，出现了大致相同的证，可用同一治法和方药来治疗。如消渴、眩晕、心悸、咳嗽、失眠等不同的病变，在其发展过程中，均可能出现阴血不足、虚热内生的病机，表现为"阴虚内热证"，都可以采用滋阴清热的方法治疗。

"因人、因时、因地"的三因制宜，也可作为辨证施膳（治）的差异性原则。人有老幼、强弱、性别的差异，时令有四季寒暑的更迭，地域有高下燥湿的不同，这些都可能成为影响疾病发生、发展变化的因素。辨证施膳（治），就必须"辨"清这些差异，方能准确施治或施膳。如同属感冒，年轻者体实邪盛，当专务祛邪；老年人体弱正虚，达邪须兼扶正；寒凉季节不妨辛温，盛夏暑热难耐温热；北方干燥解表当注意养阴，南方潮湿施治当不忘化湿。总而言之，辨证就是在认识、诊断疾病时充分了解及考虑这些差异的因素，然后才可能"辨"清客观的"证"，而予以正确施治施膳。

由此可见，临床中辨证论治与辨证论膳，不是着眼于"病"的异同，而是重视"证"的各种差异，明辨"证"的机理、"证"的本质。论治与施膳是以"证"为依据，调理的目标是脏腑协调、气血通畅、阴平阳秘，恢复机体的正常功能。

三、阴阳自和与五行制化的平衡观

阴阳学说和五行学说原本是古代哲学理论。阴阳学说从阴阳的对立制约、互根互用、交感互藏、消长转化、自和平衡等方面，来说明自然界万事万物的基本属性和产生变化的原因。认为自然事物和现象均可分为阴阳对立统一的两个方面，如天与地、上与下、左与右、水与火、升与降、动与静、出与入、寒与热、昼与夜、明与暗等，万事万物的发生发展变化都是阴阳相互作用的结果。五行则归纳了木、火、土、金、水五类事物的本质特性及其运动变化，五行的生克制化是事物变化、发展、维持自然界平衡的基本条件。如木生火，火生土，土生金，金生水，水生木，促进自然界事物的发展；同时木克土，土克水，水克火，火克金，金克木，又制约事物的偏亢。这种生中有克、克中有生的制化平衡，维系自然的平衡力量与变化因素。古人基于"道法自然，天人合一"的观念，采用取类比象的方法，将阴阳五行学说引入中医学中，用以解释人体复杂的生理功能、病理变化、疾病诊断治疗、养生保健各个方面，同样也指导药膳理论与应用。

（一）阴阳平衡是中医药膳调治的总则

中医学对机体异常状态的阐述，在总体上是以阴阳为纲，任何疾病都属阴阳失调的范围。"阴盛则阳病，阳盛则阴病""阴盛则寒，阳盛则热""阴虚生内热，阳虚生外寒"等，概括了疾病的基本属性。因此诊断和治疗疾病，首先也强调分辨阴阳。《素问·阴阳应象大论》提出："善诊者，察色按脉，先别阴阳……审其阴阳，以别柔刚，阳病治阴，阴病治阳。""谨察阴阳所在而调之，以平为期"，以达到"阴平阳秘，精神乃治"的境界。从这一总体原则看，它既是药物治疗原则，同时也指导药膳实践。如"寒者热之，热者寒之"，是对阴阳偏盛的治法，阴盛生寒，寒病为阴，阴病治阳，寒者热之，用辛热或辛甘药食助阳散寒以治阴寒病证。阳盛生热，热病为阳，阳病治阴，热者寒之，可用苦寒或酸甘药食清热养阴以治阳热病证。在药膳运用中也普遍遵循这一原则，如热盛于内，用石膏粳米汤、生地黄粥、五汁饮等寒凉药膳以清解；寒盛于内者，用生姜粥、川乌粥、姜附烧狗肉等以温热药膳以祛寒。阴虚而阳亢者，用天麻鱼头、芹菜肉丝等以平之潜之。阳虚而阴盛者，以鹿角粥、狗肉壮阳汤以温之益之。

（二）五行制化是辨证施膳的重要方法

五行的变化有正常的相生相克、异常的相乘相侮，这种生克乘侮就成为解释自然界与人体正常及异常变化的基本原理。"生""克"是自然界的正常发展，"乘""侮"是异常的变动，在人体即成为疾病。五行与五脏相应，某脏的病证就常与这种异常乘侮变化有关。如肝病影响心，脾病影响肺，称为"母病及子"，按相生顺序传变；若肺病影响到脾，则称为"子病及母"，这些病机都从五行变化来认识。治疗也遵循这种五行生克原理，如培土生金（肺病治脾），滋水涵木（肝病治肾）等，就是五行学说在临床实践中的运用。在药膳食疗中，这一原理在《黄帝内经》中就有论述，如"脾苦湿，急食苦以燥之"（《素问·藏气法时论》）。脾属土，苦入心，心属火，火能生土，故脾病用入心的苦味食物疗之。药膳实践中，也必须注意疾病的相互关联，施膳应当在辨证的基础上，按五行的生克关系调配药膳原料。如水肿为肾不化气所致时，不仅用补肾利尿药食，也应考虑培土制水药食，如人参、白术、茯苓、大枣之类。

第二节　中医药膳学的药性理论

药性理论是以阴阳、脏腑、经络学说为依据，根据药食的各种属性及表现出来的作用，总结出来的用药规律。在中华民族的传统文化中，一直强调"民以食为天"和"药食同源"的说法，《周礼》中的王室饮食结构就是以阴阳五行理论为依据，将五行与五味、五谷、五畜、五脏相对应，并根据四时变化规律，通过调节食用的谷、肉、果、菜来达到饮食保健、食疗养生的目的。

可以说，医药是从食物中分化出来，作为食物的各种原料，其绝大多数以中药的形式出现在历代本草学著作中。《黄帝内经》中多处论及药食的气味性能，与五脏的关系，并指导食疗与养生。

从现存最早的本草学专著《神农本草经》看，谷肉果蔬都是中药的种类。明代本草学专著《本草纲目》中，几乎各种食物都具药物的性味和类别。如谷部的小麦、大麦、荞麦、稻、粳、稷、黍、玉蜀黍、粱、粟、大豆、赤小豆、绿豆、豌豆、豇豆、扁豆、刀豆、豆腐、饭、粥、糕、粽等，差不多囊括了人类的主食类。菜部的韭、葱、蒜、莱菔、胡萝卜、菠菜、蕹菜、东风菜、苋、莴苣、落葵、芋、甘薯、竹笋、茄、冬瓜、南瓜、丝瓜、苦瓜、紫菜、龙须菜等包含了主要蔬菜。果部的李、杏、梅、桃、枣、梨、柿、柑、橙、柚、金橘、枇杷、樱桃、胡桃、荔枝、龙眼、甜瓜、西瓜、葡萄、猕猴桃、甘蔗、莲藕等，包括了主要果类。至于虫、鳞、禽、兽部，几乎包罗了所有动物肉类食物。可以看出，所有古代的药物（本草）学专著，在某种意义上是食物学的扩展和延伸，食疗学著作则专门论述食物的治疗作用。

一、四气

四气，又称四性，是指药食具有寒、热、温、凉四种不同的特性。实际上分寒凉和温热两大类，寒与凉、温与热，性质相同，只是在程度上差异而已。“热者寒之，温者清之”，寒凉类药食是针对温热性病证或体质而言，具有清热、泻火、凉血、解毒等作用，用于阳热、火邪、毒邪所致热证，如生地黄、金银花、菊花、荸荠、梨等。“寒者热之，凉者温之”，指寒凉性的病证或体质，需用温热性药食来调治，温热药食具有温中祛寒、温经通络、温阳化瘀、温化痰饮水湿等作用，用于阴寒病证。另外，寒热属性均不明显，介于二类之间者称之为平性。平性药食其药性多无峻猛之气，性质平和，多用于养生和调养，在药膳中应用广泛。

二、五味

五味，指酸、苦、甘、辛、咸五种气味，另有气味不明显者为淡味。早在《黄帝内经》中就叙述了五味的功能特性，《素问·至真要大论》谓“辛甘发散为阳，酸苦涌泄为阴，咸味涌泄为阴，淡味渗泄为阳。六者或收或散，或缓或急，或燥或润，或软或坚”。无论食物还是药物，均有五味性能：一是具有阴阳属性，辛甘淡属阳，酸苦咸属阴。二是五味具有不同的作用趋势与效能，辛甘能发散，淡味能渗泄，酸苦咸能涌泄。其功能表现如《素问·脏气法时论》所云“辛散、酸收、甘缓、苦坚、咸软”。在漫长的历史发展过程中，这些性能得到充分的发挥与完善。辛味药食“散”的作用表现为发散、行气、行血、健胃等，用于外邪束表、气血不畅及邪毒郁结诸证，如生姜散邪、芫荽透疹、陈皮行气、薤白通阳、川芎活血。甘味的药食具有和中、补脾、缓急、润燥等作用，用于机体虚弱病证，如怀山药、大枣调理脾胃虚弱，饴糖、甘草调理中阳不足之拘急腹痛。酸味的药食具有收敛、固涩、止泻的作用，多用于虚汗、久泻、遗精、咳嗽，如乌梅涩肠止泻、五味子敛肺止咳、覆盆子止遗精滑泄。苦味的药食具有清热、降泄、燥湿、和胃作用，多用于素体偏热或热邪为患的病证，如苦瓜常用于清解热毒，夏天热郁成痱时多有效，黄芩、栀子用于清热，治疗热病。咸味的药食具有软坚、润燥、补肾、养血、滋阴作用，如海带、昆布等软坚散结，用于瘰疬、痰核、痞块；海蜇、淡盐水能通便，用于大便燥结；淡菜、鸭肉补肾；乌贼、猪蹄补血养阴等。五味之外，味淡的药食有渗湿利尿功效，用于水肿、小便癃闭，如冬瓜、薏苡仁、茯苓。味涩的药食具有收敛固涩的功能，如禹余粮等。

三、升降浮沉

升、降、浮、沉是指药食作用人体后的四种趋向。在正常情况下，人体的气血阴阳、脏腑气机均存在升、降、出、入的不同运动方式；在病理状态下，气机表现为不同的逆、陷、闭、脱的异常运动方式。如呕吐、头昏头痛，是气机上逆，而脱肛、泄泻等则属于气机下陷。

药食的升降浮沉，其中升是药效上行，浮指药效的发散，降是药效的降下，沉指药效的内行泻下。一般来说，凡升浮的药食大多性属温热，味属辛甘，如麻黄、桂枝、生姜、葱、花椒之类，具有升阳、发表、祛风、散寒、开窍、涌吐、引药上行的作用，常用于阳虚气陷，邪郁肌表，正气不能宣发；风寒之邪郁阻经脉，气血不能畅通；痰浊瘀血上逆，蒙闭心神；邪停胸膈胃脘，当上越而不能上越，或者病本在上焦者，均需性升的药食升发阳气，发散邪气，使药力上行以扶正和祛邪。凡沉降的药食大多性属寒凉，味多酸苦或涩，如杏子、大黄、莲子心等，多主下行向内，有清热、泻下、利水渗湿、潜阳镇逆、止咳平喘、消积导滞、安神镇惊、引药下行等作用，常用于病势上逆，不能下降的各种病证，如邪热内盛的热证，胃肠热结的腑实证，水湿蓄积的肿满证，肝阳上亢、肺气上逆、胃肠气逆、积滞不化等证，均需沉降类药食以清化驱下。

影响药食升降浮沉特性的因素，主要与原料的四气五味属性、药食本身的质地轻重、炮制方法及配伍等有关。如王好古从自然界阴阳升降的规律来认识药食的特性，《汤液本草》曰："夫气者天也，温热天之阳，寒凉天之阴，阳则升，阴则降。味者地也，辛甘淡地之阳，酸苦咸地之阴，阳则浮，阴则沉。"李时珍《本草纲目》提出"酸咸无升，辛甘无降，寒无浮，热无沉"，更指出升降浮沉的特性与药食的四性属性是密切相关的。

药食本身的质地轻重，是归纳升降浮沉的又一依据。一般而言，质轻者常具升浮特性，质重者多有沉降功能。如荷叶、辛夷、金银花等能升浮，苏子、熟地黄、枳实等多沉降。这属于认识药性的一般原则，也有特殊情况，如"诸花皆升，惟旋覆花独降"。

升降浮沉的特性也可因加工炮制而改变，如酒炒则升，醋炒则敛，盐浸或炒则下行，姜汁炒则发散。

升降浮沉理论可指导临证药食的选择。因为病变部位有上下表里的不同，病势有上逆下陷的差异。病位在胸膈者属上，不能用沉降药食以防引邪深入，只能用升浮药食以上越发散；病势为上逆者，不能用升浮药食以助邪势，只可用潜镇药食以导邪下行。一旦违反这一原理，就可能导致病情加重，非但不能愈病，反助纣为虐。

四、归经

经，虽然是以经脉为名，实际上是指以脏腑为主的功能系统。归经，指药食对某一脏腑经络的特殊或选择性亲和作用。药食归经不同，其作用也不同，同为寒性药食，都具有清热作用，但黄芩偏于清肺热，黄连偏于清心热，栀子可泻三焦之火。同为补益药食，又有偏于补脾、补肾、补肺的区别。归经使药食系统化，针对性更强，有助于提高用药的准确性。

归经理论的形成是在中医阴阳五行等基本理论指导下，以脏腑经络学说为基础，以药食所调治的具体病证为依据，结合药食自身的特性，按五行、五脏、五味、五色、五臭的关联，确定药食的归经。在五味中，酸味入肝，苦味入心，甘味入脾，辛味入肺，咸味入肾。在五色中，白色药食入肺经，青色药食入肝经，黑色药食入肾经。如黑芝麻、黑豆入肾经，具有补肾作用。五臭中，则是焦味药食入心经，腥味药食入肺经，香味药食入脾经等，如鱼腥草味腥，入肺经。但是，药食的五味、五色、五臭入五脏的归经，是通过五行理论推衍而出，它在一定程度上表达了

人们对各种药食归经的原则性、理论性认识特征。

但由于药食的色、味、臭与功能往往不统一，如色白者未必味辛、臭腥，不一定能治肺病。例如山药色白，但味甘入脾；莲心色青，而味苦归心。因而色、味、臭只能是确定药物归经的一个方面，由于药食的成分复杂，功能是多方面的，归经的最后判定主要还是在长期的临床实践中，根据疗效概括和确立。如石膏色白入肺，但清胃热的疗效也颇好，故能入肺亦能入胃经。梨能止咳，故入肺经；山药能止泻，故入脾经。

归经理论揭示选用药食的一般原则，对指导药膳的配方具有重要意义。但病证是复杂而多变的，一个病证往往与多个脏腑相互关联，某一脏腑病证的发展转归，必受到其他脏腑的影响。因此针对某一脏腑病证选用药食，不能仅选用归该经者，还必须根据与其他脏腑的关联性选择。如脾胃病证不仅需要归脾经、胃经者，还需考虑肝对脾的影响，而选用适量的肝经药。肝阳上亢要滋肾水以涵肝木，肺病咳喘需培脾土而生肺金。因而，归经理论是认识药食性能的前提，而临证选材，还必须与四气五味、升降浮沉学说相结合，根据辨证论治理论灵活应用，才能做到全面准确。

五、毒性

关于“毒”的概念，古今认识不一。古代把毒药看作是一切药物的总称，而把药物的偏性看作是药物的毒性。如《素问・脏气法时论》所说“毒药攻邪，五谷为养，五果为助”，《周礼・天官》所说“医师聚毒药以共医事”等，对凡作用较强的药效统称为“毒”。《素问・五常政大论》把药食分为“大毒”“常毒”“小毒”“无毒”，《神农本草经》也以药物的有毒无毒，分为上、中、下三品。《景岳全书》说：“药以治病，因毒为能，所谓毒药，是以气味之有偏也。盖气味之正者，谷食之属是也，所以养人之正气；气味之偏者，药饵之属是也，所以去人之邪气。其为故也，正以人之为病，病在阴阳偏胜耳。”现代毒性是指药食对机体产生的不良反应及损害性。由于一些药物具有毒性作用，在运用时必须充分认识其毒性大小、产生的原因及解毒的方法。

“毒性”具有双重性。一方面对人体可能产生损伤，这应尽量避免。另一方面，则是借助这种“毒性”治疗疾病，运用得当，常可收到很好的疗效。如蜂毒虽能造成损伤，但对关节、肌肉疼痛效果却很好；附子有毒，但温阳配伍却常少不了运用。因此，对具有毒性的原料，应用时应掌握几条基本原则：一是应充分掌握原料的毒性毒理，不能乱用；二是应熟悉导致毒性作用产生的量，如白果量小时可定喘止带，过量才可能引起中毒；三是掌握减毒方法，如半夏用生姜制，附片通过久炖久煮，均可减轻其毒性作用。

一般来说，药膳终究是膳食，所选原料应尽量避免毒性较强的原料，以避免用膳者的畏怯心理，增强其对药膳的良好印象，通过较长时间的服食而达到调理的目的。

第三节　中医药膳学的配伍理论

药膳的配伍，是指运用中医基础理论和方药学理论，在对机体状态清楚认识的前提下，将两种以上的药膳原料按一定原则配合运用，以达到增强效能的目的。药膳的配伍是辨证施膳的最终表现，其效能决定于药膳辨证的正确与否。

一、药膳配伍原则

在辨证的前提下，各种药膳原料经恰当的配伍组合，能够起到相互协同、增强疗效、限制偏性等作用，使药膳能发挥更好的功效。

不同的药膳原料有不同的性味功效，配伍是将不同原料进行有机组合，而不是各种原料的堆集、杂合，以达到施膳的作用。因此，这种配伍必须遵循一定的原则。《素问・至真要大论》谓：“主病之谓君，佐君之谓臣，应臣之谓使。”这成为中医组方的“君、臣、佐、使”配伍原则，也同样是药膳配伍原则。

主要原料：即方中必须有主料，针对用膳者身体情况的主要状态而设，即方中“君”药。如大便秘结是由于津亏肠燥所致时，润肠通便是首要治法，用苏子麻仁粥或郁李仁粥，麻仁、郁李仁即为方中的主料。

辅助原料：辅助主料发挥作用的原料，针对主要状态相关的表现而设，称“臣”药。如津亏肠燥型便秘可能伴随津液枯涸，肺胃之气不降，或内热消灼等病机，就需要选用能生津润肠，降气通腑，或滋阴清热等功效的原料，如苏子麻仁粥之用苏子，可降气通腑，以辅助麻仁通便。

佐使原料：用于针对次要状态或引经的原料。

必须注意的是，药膳作为特殊的膳食，与平常膳食相似处多，而与专用于治疗的中药方剂有很多不同点。一是大多数情况下，药膳方都必须与传统的食物相配，以成为“膳食”，因而与方剂主要用药物组方不同；其二，因为是“膳食”，故其药物相对而言品味数少而量重。除酒剂和少数膳方配伍药物量多以外，大部分药膳方的药物用法多半在几味或一二味间，就配伍的君、臣、佐、使原则相对而言，不如方剂的药物配伍那样繁杂，这是药膳配伍与药物配伍的区别，也是药膳的特点之一。

二、药膳配伍的选料方法

药膳作为膳食，其配伍具体方法涉及两个方面，一是药物的选用，一是传统食物的选用。

作为主食或点心的选料，大米、小麦类是用膳者均适应的食物，用作煮粥或制作点心，都具备健脾和胃的基本功能。菜肴的肉、禽、蛋等原料，在中医学中已被作为“血肉有情之品”而用于调补方中。由于这些传统的“主菜”类品种多，性味功能各别，需要根据其性味选用，如偏阴虚者多用甲鱼、猪肉、海产类，偏阳虚者用狗肉、羊肉。蔬菜类，用作药膳原料，则需考虑其性味差别。

药物原料的选用，必须遵循药物方剂的组成变化规律，选用原则有以下几方面。

单行：即单独用一味药物制作药膳，不存在配伍关系，如独参汤、参须茶。

相须：与相似性味功效的食物或药物配合运用，以相互增强作用。如怀山药配母鸡，能增强滋补作用；附片炖狗肉，能增强壮阳功能。

相使：与相似功效的药食相配，明确君臣作用，有主有辅，如石膏竹叶粥用治中暑，石膏清热为主，辅以竹叶清心、大米养阴。

相畏、相杀：用不同性味功效的药食相配，用一味减轻另一味的副作用或毒性。如生姜与螃蟹相配，生姜能减轻蟹的寒性。

三、药膳配伍禁忌

由于药膳是具有功效的食品，因而一种药膳多半只能适应与辨证相应的机体状态，应正确辨证与施膳。因此，配伍就必须注意其禁忌，应在辨证指导下运用，不可混同寻常餐食随意长期进食。如附片炖狗肉为补阳药膳，适用于肾阳不足、四肢欠温的病证，若心烦失眠、目赤眼胀、虚热盗汗等具有阴虚特点的人则不宜进食。

尽量避免相恶、相反。相恶、相反是药物配伍中的“七情”内容。一种药物能降低另一种药物的功效称“相恶”，两种药物相配合能产生毒性或副作用为“相反”。由于每款药膳所用药物本就不多，常两三味，故必须十分强调药物所承担的主要功效，不能允许相恶、相反的原料配伍，从而使药膳功能丧失。如人参恶萝卜，萝卜能耗气降气而减弱人参补气功效，不能将这两种原料同时配伍组合。至于作用相反的药物，则更不容许在药膳中出现，因此中药的“十八反”“十九畏”应当列为药膳的禁忌。还有一些传统的药膳禁忌，如猪肉反乌梅、桔梗，狗肉恶葱，羊肉忌南瓜，鳖肉忌苋菜，鸡蛋、螃蟹忌柿、荆芥，蜂蜜忌葱等；现代科学的认识，如胡萝卜、黄瓜等含分解维生素 C 的成分不宜与白萝卜、旱芹等富含维生素 C 的食物配伍，牛奶等含钙高的食物不宜与菠菜、紫草等含草酸多的食物配伍，这些都可作为药膳配伍禁忌的参考。

身体状态特殊时要注意药食宜忌。不同的体质应用不同的药膳，这属于辨证范围，如阴虚内热者不宜温阳助火。某些特殊的身体状态，如女性的经期、孕期，属于正常的生理变化，此时要注意中药的“妊娠禁忌”及经期用药原则。至于一些基本原则，如“产前不宜热，产后不宜凉”，在疾病状态下可以治病为主，不必十分顾及这一训诫；但在正常状态下，这种原则应尽量遵循，以避免不必要的误伤。

第四节　中医药膳学的治法理论

中医药膳治法是针对不同体质状态的人所确定的具体施膳方法，源于中医治法。尽管药膳疗法与中医治法略有不同，中医着重对病证的治疗，而药膳则关注于日常的调理。但它们的基本目标都是防病治病、增强体质，所以药膳仍然沿用了中医治法，只在用药选料方面不完全相同。故药膳常用治法有汗、下、温、清、消、补、理气、理血、祛湿等法。

一、汗法

凡具有开泄腠理、疏散外邪、宣发里邪、解除表证的治法，称为汗法，又称解表法。当外感邪气出现表证时，用本法可以疏解表邪，治疗外感表证。但表证有感受风寒与风热的不同，所以解表药膳又分为辛温解表和辛凉解表两类。辛温解表方如生姜粥、葱豉粥等，辛凉解表方如银花茶、薄荷粥等。若热毒在里，欲透发外出而解，也需汗法治疗。如麻疹疹毒将出未出或出而不透时，助疹毒外透常用芫荽菜之类，方如芫荽发疹饮。

二、下法

凡通过荡涤肠胃，泻下大便或瘀积，使停留于胃肠的宿食、燥粪、实热、冷积、瘀血、痰结、水饮等能从下而去的方法，称为下法。由于积滞的不同，下的方法也有区别。因津液不足，肠道枯涸所致的便秘，需用润下法，如苏子麻仁粥以滋阴润燥；热结胃肠，便结不下，需用芒硝莱菔汤以泻下热结等。

三、温法

凡具有温阳、祛寒作用，针对里寒证的治法，称为温法。由于寒邪所在病位不同，温法也各异。寒束经脉者宜温经散寒，寒滞肝脉者宜温肝降逆，脾胃虚寒者宜温中散寒，肾阳衰惫者宜温肾助阳等。寒证常与虚证并见，祛寒常多兼温补。药膳温法用于脾胃虚寒者，有干姜粥、良姜炖鸡块等以温中祛寒；用于寒滞经脉者，有附子粥、白胡椒炖猪肚等以温经散寒。

四、清法

凡用寒凉药清解火热证的治法，称为清法，也称清热法。适用于热性病和其他热证的治疗及阳热体质的调理。因热所在部位和性质不同，可分为清卫分热、清气分热、清营分热、清血分热、清脏腑热、清热解毒、清热解暑、清退虚热等。如石膏乌梅饮可清气凉营，荷叶冬瓜汤能清热解暑，公英地丁绿豆粥能清热解毒，枸杞叶粥可退虚热，天花粉粥能清肺胃热等。

清热法有苦寒伤阳之弊，不宜久用，中病即止，病后体虚及产后虚弱慎用，同时注意与其他方法的配合使用。

五、消法

凡通过消导散结作用，以祛除水、血、痰、食等有形之邪所致积滞结聚，使之渐消缓散的方法称为消法。有形之邪种类较多，消的范围也较广，如祛痰、祛湿、驱虫、活血消瘀、消食导滞、消坚散结等均具有“消”的含义，但消法主要指消食导滞、消癥瘕积聚，多用于饮食积滞、痞块类病证。药膳方如山楂麦芽茶、白术猪肚粥、荸荠内金饼等。

六、补法

凡具有增强体质、改善机体虚弱状态、治疗虚弱性病证的方法，均称补法。人体气血阴阳、五脏六腑，均有出现“虚”的可能，因此，凡虚证皆宜补，但主要为补气血调阴阳。

补阴药膳：具有滋补阴液作用的药膳，称补阴药膳。凡阴液亏耗的阴虚证，见口燥咽干，虚烦不眠，便燥溲赤，骨蒸盗汗，五心烦热，脉象细数等症均可施用，如生地黄鸡、清蒸人参元鱼等。

补阳药膳：具有温补阳气作用的药膳，称温阳药膳。凡各种原因引起的阳虚证，见畏寒怕冷，腰膝酸软，小便清长或频数，阳痿早泄，脉象细弱等症均可施用，如枸杞羊肾粥、杜仲腰花等。

补气药膳：具有补益正气作用的药膳，称补气药膳。症见倦怠乏力，少气懒言，动则气喘，面色白，食欲不振，大便稀溏，虚热自汗，脉弱或虚大等，均可施用，如黄芪猴头汤、人参粥等。

补血药膳：具有补养血液的药膳，称补血药膳。症见头昏眼花，神疲心悸，失眠多梦，肢体麻木，面色少华，唇舌淡白，脉细数或细涩等症均可施用，如红杞田七鸡、当归生姜羊肉汤等。

气血双补药膳：凡气血两虚证，宜用气血双补药膳，既有气虚又有血虚表现时施用，如归芪蒸鸡、十全大补汤等。

七、理气法

凡具有调理气机、疏通经络、调中解郁、促进气血运行的治法，称为理气法。多用于气机阻滞，气机逆乱所引起的病证。气源出中焦，为肺所主、脾所生、肝所调，三焦为气机升降出入的通道，是生命活动的内在体现，对健康至为重要。如朱丹溪谓：“气血冲和，百病不生，一有怫郁，诸病生焉。”气机“怫郁”，可表现为气郁、气滞、气逆、气陷、气乱、气虚等。气虚、气陷应当补气，气郁、气滞、气逆、气乱应当理气，理气药膳以行气、降气两法为主。

行气药膳：凡具有疏通气机、促进气血运行、消除郁滞作用的药膳，均称行气药膳。症见胸脘痞满，胁腹胀痛，或胁肋刺痛，嗳气不舒等宜用，如姜橘饮、柚皮醪糟等。

降气药膳：凡具有降逆作用，用于气逆呕吐、呃逆、喘急病症者，称降气药膳。如良姜鸡肉炒饭、竹茹芦根茶等。

八、理血法

凡具有活血、止血、凉血、温血、补血作用，以调理血分病变为主的治法，称理血法。血为后天水谷所化，主于心、藏于肝、统于脾、宣于肺，是五脏六腑生理活动的能量来源。血液运行失常主要表现为郁滞致瘀，或溢于脉外而出血、瘀肿。故理血主要为活血与止血。

活血药膳：凡以消除或攻逐停滞于体内的瘀血为主要作用，能运行血液、消散瘀滞者，称活血药膳。用于血行不畅或瘀血内阻的各种状态，如闭经，痛经，恶露不行，积聚包块，跌打瘀肿，瘀阻经脉的肢体疼痛，气虚血瘀的半身不遂，瘀血内停的胸胁疼痛等，药膳常用红花当归酒、三七蒸鸡等。

止血药膳：凡用于制止体内或体外各种出血，防止血液进一步损失的一类药膳，称为止血药膳。出血有多种情况，凡血液离经上溢者，多为衄血、咳血、呕血；血从下溢者为便血、崩漏、尿血。损伤有血出于外或血积于内两种情况。无论何种情况，必须尽快止血。药膳常用白及肺、双耳海螺、苎麻根粥等。

九、祛湿法

凡具有化除湿邪、蠲除水饮、通淋泄浊等作用的治法，称为祛湿法。湿与水异名同类，湿为水之渐，水为湿之积，弥漫者多以湿名，聚留者常以水称。感于外者，如淋雨涉水等所致称外湿；滞于内者，如嗜酒饮冷等伤脾而致内湿；流散于经脉肢体常与风、寒相合为风湿、寒湿；停于胸腹者为水饮、痰浊。水湿聚于体内常引起水肿、腹胀、小便不利、咳嗽、胸痞腹满、呕恶泄利、黄疸等症，故湿在体内宜化、宜祛、宜渗利。

燥湿化浊药膳：用于湿阻中焦，症见胸脘痞闷、食欲不振、呕恶泄泻等，如陈皮鸡块。

利水渗湿药膳：用于水湿壅聚所致腹胁胀满、面身浮肿、小便不利等症，如薏苡仁粥、赤小豆鲤鱼汤。

利水通淋药膳：用于小便癃闭，淋沥点滴作痛，如滑石粥、车前叶粥。

利湿退黄药膳：用于湿郁化热，湿热熏蒸引起的面目俱黄、胸痞腹满等黄疸病症，如茵陈粥、栀子仁粥。

第三章
中医药膳制作的基本技能

扫一扫，查阅本章数字资源，含PPT、音视频、图片等

第一节　中医药膳原料的炮制

几千年来，炮制是传统中药制药技术的集中体现和核心，“饮片入药，生熟异治”是中药的鲜明特点和一大优势。传统的中药炮制方法和制作技艺，体现了工匠精神的深刻意义，如九蒸九晒何首乌。炮制工艺虽然不复杂，但却需要炮制人有耐心、专注、一丝不苟及精雕细琢、精益求精的“工匠精神”。

此外，中药炮制与生产实际和临床用药密切相关，是联结中医与中药的桥梁与纽带。中药炮制的产品是饮片，饮片的质量直接关系中医临床用药的安全和疗效。因此炮制不能偷工减料、以次充好，要秉持“修合无人见，存心有天知”的自律理念，做良心药，坚守诚信。

药膳的炮制，是指药膳原材料的加工准备，需要采用一些较为特殊的制备工艺。具体地说，是结合了中药的炮制工艺和食物的准备过程，但与中药加工亦有不同。

一、炮制目的

药膳所用药物和食物在制作及烹调前，必须对所用原料进行加工炮制，使其符合食用、防病治病及烹调、制作的需要。

1. 除去杂质和异物　未经炮制的原料多带有一定的泥沙杂质、皮筋、毛桩等非食用部分，制作药膳前必须经过严格地分离、清洗，达到洁净的要求。

2. 矫味矫臭　某些原料有特殊的不良气味，为人所厌，如羊肉之膻味，紫河车之血腥，狗肾之腥臭，鲜笋之苦涩。必须经过炮制以消除，方能制作出美味的药膳。

3. 选取效能部位　很多原料的不同部位具有不同作用，如莲子补脾止泻，莲心清心之热邪，莲房用之止血等。选取与药膳功效最相宜的部位，减少“药”对食物的影响，更好地发挥药膳的功效。

4. 增强原料功效　未经炮制的某些原料作用不强，须经炮制以增强作用。如茯苓经乳制后可增强滋补作用，香附醋制后易入肝散邪，雪梨去皮用白矾水浸制能增强祛痰作用。

5. 减轻原料毒性　为防止毒性影响，必须对有毒原料进行炮制加工以消除或减轻毒性。如生半夏能使人呕吐、咽喉肿痛，炮制后可消除这些毒性作用，保证食用安全。

6. 有选择性地发挥作用　如生地黄性寒，善于清热凉血、养阴生津；炮制成熟地黄后则性温，长于补血滋阴。花生生则性平，炒熟后则性温。

7. 保持原料成分和利于工业化生产　为了避免某些原料的有效成分损失，或适应工业化生产

的需要，对某些原料采用科学技术提取有效成分，可保持有效成分含量，稳定质量，或便于批量制作。如金银花制取银花露、冬虫夏草提汁、鸡提取鸡精。

二、炮制方法

（一）净选

选取原料的应用部分，除去杂质与非药用部分，以适应药膳的要求，常根据不同原料选用下述方法。

1. 筛选 拣或筛除泥沙杂质，除去虫蛀、霉变部分。

2. 刮 刮去原料表面的附生物与粗皮。如杜仲、肉桂去粗皮，鱼去鳞。

3. 火燎 在急火上快速烧燎，除去原料表面绒毛或须根，但不能使原料内质受损。如狗脊、鹿茸燎后刮去茸毛，禽肉燎去细毛。

4. 去壳 硬壳果类原料须除去硬壳，便于准确投料与食用，如白果、核桃、板栗等。动物类原料去蹄爪或去皮。

5. 碾 除去原料表面非食用部分，如刺蒺藜、苍耳碾去刺。或将原料碾细备用。

（二）浸润

用液体对原料进行加工处理。有些原料的有效成分溶于水，处理不当则容易丢失，故应根据原料的不同特性选用相应的处理方法。

1. 洗 除去原料表面的泥沙、异物。绝大多数原料都必须清洗。

2. 泡 质地坚硬的原料经浸泡后能软化，便于进一步加工。蔬菜类经浸泡可除去部分残留农药。

3. 润 不宜水泡的原料需用液体浸润，使其软化而又不致丢失有效成分。浸润常有下列各种方法。

（1）水润 如清水润燕窝、贝母、冬虫夏草、银耳、蘑菇等。

（2）奶汁润 多用牛、羊乳，如润茯苓、人参等。

（3）米泔水润 常用于消除原料的燥性，如润苍术、天麻等。

（4）药汁润 常用于使原料具有某些药性，如山楂汁浸牛肉干、吴茱萸汁浸黄连等。

（5）碱水润 常使用5%碳酸钠溶液或石灰水，润发鱿鱼、海参、鹿筋、鹿鞭等。

（三）漂制

为减低某些原料的毒性和异味，常采用在水中较长时间和多次换水的漂洗法，如漂半夏。

漂洗时间长短和换水次数需根据原料性质、季节气候的不同来决定。冬季每日换一次水，夏季则宜换2～3次，一般漂3～10天。

（四）焯制

用沸水对原料进行处理。将原料微煮，易搓去皮，杏仁、扁豆等去皮常用；氽去血水，使食品味鲜汤清，鸡鸭等肉类去血水常用；除腥膻味，熊掌、牛鞭等多加葱叶、生姜、料酒同煮等。

（五）切制

对干品原料经净选、软化后，或新鲜原料经洗净后，根据性质的不同、膳肴的差异，切制成一定规格的片、块、丁、节、丝等不同形状，以备制膳需要。切制要注意刀工技巧，其厚薄、大小、长短、粗细尽量均匀，方能保证美观的膳形。

药膳原料经过上述各准备过程后，尚须按要求进行炮制，以获药膳良好的味与效。

（六）炒制

将原料在热锅内翻动加热，炒至所需要的程度。一般有下述方法。

1. 清炒法　不加任何辅料，将原料炒至黄、香、焦的方法。

（1）*炒黄*　将原料在锅内文火加热，不断翻动，炒至表面呈淡黄色，使原料松脆，便于粉碎或煎出有效成分，并可矫正异味。如鸡内金炒至酥泡卷曲，使腥气溢出。

（2）*炒焦*　将原料在锅内翻动，炒至外黑存性为度，如焦山楂。

（3）*炒香*　将原料在锅内文火炒出爆裂声或香气，如炒芝麻、花生、黄豆等。

2. 加辅料炒法　净制或切制后的原料与辅料同炒的方法。

（1）*麸炒法*　先将麦麸在锅内翻炒至微微冒烟，再加入药物或食物，炒至表面微黄或较原色深为度，筛去麸后冷却保存。此法可健脾益胃，去掉原料中油脂，如炒川芎、白术等。

（2）*米炒法*　将大米或糯米与原料在锅内同炒，使均匀受热，以米炒至黄色为度。主要为增强健脾和胃功效，如米炒党参。

（3）*盐炒或砂炒法*　先将油制过的盐或砂在锅内炒热，加入原料，炒至表面酥脆为度，筛去盐砂即成。本法能使骨质、甲壳、蹄筋、干肉或质地坚硬的原料去腥、松酥，易于烹调，如盐酥蹄筋、砂酥鱼皮。

（七）煮制

清除原料的毒性、刺激性或涩味，减少其副作用。根据不同性质，将原料与辅料置锅内加水没过药共煮。煮制时限应据原料情况定，一般煮至无白色或刚透心为度。如加工鱼翅、鱼皮。

（八）蒸制

将原料置适当容器内蒸至透心或特殊程度。如熊掌经漂刮后加酒、葱、姜，蒸 2 小时后进一步加工。

（九）炙制

将原料与液体辅料如蜂蜜或酒，或盐水、药汁、醋等共同加热翻炒，使辅料渗进原料内部。用蜜炒为蜜炙，可增加润肺作用，如蜜炙黄芪。酒与原料同炒为酒炙，如酒炙白芍。原料与盐水拌过，晾微干后炒为盐炙，如盐炙杜仲。原料与植物油同炒为油炙。加醋炒为醋炙，如醋炙元胡。

三、药液制备法

药液指烹制药膳所用的特殊液体类原料。通过一定的提取方法，把原料中的有效成分析出备用。原则是使用不同溶剂将所需成分尽可能提出，不提或少提其他成分。要求溶剂有良好的稳定

性，不与原料起化学反应，对人体无毒无害。

常用溶剂有水、乙醇、苯、氯仿、乙醚等。水最常用，提取率高，但选择性不强。乙醇是常用有机溶剂，选择性好，易回收，防腐作用强，但成本较高，易燃。苯、氯仿、乙醚等选择性强，不易提出亲水性杂质，但挥发性大，有毒，价格高，提取时间较长。

（一）提取

1. 煎煮法 多用水作溶剂，煮沸提出有效成分。提取率高，多数有效成分可提出。

2. 渗漉法 采用溶剂通过渗漉筒浸出原料的有效成分。常用乙醇、酸性或碱性溶液。

3. 蒸馏法 利用水蒸气加热原料，使所含有效成分随水蒸气蒸馏出来。常用于挥发油的提取和芳香水的制备。

4. 回流法 采用有机溶剂进行加热，提取原料中的有效成分，防止溶剂挥发。如提取川贝母、冬虫夏草的有效成分。

（二）过滤

滤除沉淀，获取澄明药液的方法，主要有以下方法。

1. 常压过滤法 多用于原料提取液首次过滤，滤过层多用纱布，滤器常用漏斗。

2. 减压过滤法 减小滤液下面的压力，以增加滤液上下之间的压力差，使过滤速度加快。可用抽气机或其他抽气装置。

3. 瓷质漏斗抽滤法 将瓷质漏斗与抽滤瓶连接，塞紧橡皮塞；以2～3层滤纸平铺于漏斗内，加入少量去离子水，抽紧滤纸，加入适量药液，即可开始抽滤。

4. 自然减压法 增加漏斗体长度，加长漏斗出口管，并于漏斗下盘绕一圈，使液体在整个过滤过程中充满出口管，以增加滤器上下压力差，提高滤速。

5. 助滤法 药液不易过滤澄清，或滤速过慢时，加助滤剂助滤的过滤方法。常用助滤剂有滑石粉、纸浆。用去离子水将助滤剂调成糊状，安装好抽滤装置，助滤剂加入瓷质漏斗内，加去离子水抽滤，至洗出液澄明，不含助滤剂后，再正式过滤药液。

（三）浓缩

从原料中提取的溶液，一般单位容积内有效成分含量低，需提高浓度，以便精制。常用浓缩方法有蒸发浓缩和蒸馏浓缩。

1. 蒸发浓缩法 通过加热使溶液中水分挥发的方法。适用于有效成分不挥发，加热不被破坏的提取液。有直火蒸发与水浴蒸发。直火蒸发是将提取液先用武火煮沸，后改文火保持沸腾，不断搅拌，浓缩到一定量和稠度。此法温度高，蒸发快，但锅底易发生焦煳与炭化。水浴蒸发是间接加热，将装提取液的小容器置于装水的大容器内，加热大容器，使提取液浓缩。此法克服了直火时的焦煳与炭化，但速度慢。故可先用直火，后改水浴蒸发。

2. 蒸馏浓缩法 将原料液在蒸馏器内加热到汽化，通过冷凝回收剂回收溶剂，同时浓缩原料液。常用于有机溶剂溶液，以便回收溶剂，降低成本。其中常压蒸馏在正常气压下进行，适用于有效成分受热不易被破坏的提取液。减压蒸馏在降低蒸馏器内液面压力下浓缩。压力降低，沸点也降低，蒸发速度加快，故溶液受热温度低，受热时间短，效率高。适用于沸点较高，有效成分遇高温易破坏的提取液。

第二节　中医药膳制作工艺

药膳制作是按膳食加工的基本技能，根据药膳的特殊要求加工、烹饪，调制膳饮的过程。制作工艺既需要相应的熟练加工技能，又具有药膳制作的特点。

一、药膳制作特点

药膳不同于普通膳食，除具有一般膳食所具有的色、香、味、形以外，它还具有治病强身、美容保健、延缓衰老等疗效，因此在选料、配伍、制作方面有其自身的特殊性。

（一）原料的选用特点

一般膳食的功能是提供能量与营养，需保持一定的质与量，同时为适应"胃口"的不同而需要不断改变膳食原料与烹调方法。药膳则是根据不同病证、不同体质状态，针对性地选取原料，如附子、狗肉、鹿鞭等具有温肾壮阳的功能，针对体质偏于阳虚，具有畏寒怕冷，腰膝冷痛或酸软，甚或阳痿早泄等情况选用。尽管这些食品也营养丰富，但并不适宜于所有人群。因此药膳原料的选用与组合，强调的是科学配伍，在中医理论指导下选料与配方。如体弱多病的调理，须视用膳者体质所属而选用或补气血，或调阴阳，或理脏腑的药膳；年老体弱的调理，须根据不同状态，选用或调补脾胃，或滋养阴血的药膳，以达到强壮体魄、延缓衰老的目的。

（二）药膳的烹调特点

由于药膳含传统的中药，即起主要调理作用的原料。对这一部分原料的烹饪，除了需要在原料准备过程中科学的加工以外，在烹饪过程中，也要尽可能地避免药物有效成分的丧失，以更好地发挥药效，因而必须讲究烹饪形式与方法。传统的药膳加工以炖、煮、蒸、焖为主，可以使药物最大限度地溶解出有效成分。药膳形式常以汤为主，通过炖、煮，使有效成分溶解并保存于汤中，以保持良好的疗效。如十全大补汤、鹿鞭壮阳汤、八宝鸡汤等，汤类约占药膳品类的一半以上。

（三）药膳的调味特点

膳食的调味是为获得良好的口感，以满足用膳者对美味的追求。但很多调味品味感浓烈，它们本身就具有相应的药用性味功能。在药膳烹调过程中，调味品的运用要讲究原则与方法。

一般而言，各种药膳原料经烹调后都具有其自身的鲜美口味，不宜用调味剂改变其本味。因为各种药品的味就是其功能组成的一部分，所以应当尽量地保持药膳的原汁原味。有些需经过调味才能为人们乐于食用，一般的调味品如油、盐、味精等，在药膳中也为常用品。但胡椒、茴香、八角茴、川椒、桂皮等，由于本身具有浓烈的香味，且性多为辛甘温热类，在药膳烹调中应根据情况选用。一些具有腥、膻味的原料，如龟、鳖、鱼、羊肉、动物鞭等，可用一定的调味品矫正异味。温阳类、活血养颜类药膳，可选用辛香类调味品。如果药膳功效以养血滋阴为主，用于偏阴虚燥热的用膳者，则辛香类调味品应少用。

由于辛香类调味品本身的性味特点，多具有行气活血、辛香发散的功效，在药膳的配伍中可作为一个方面的药效成分考虑，视为药膳原料的组成部分。如用于风寒感冒的药膳，生姜既是矫味剂，又是药物；在活血类药膳中使用辛香调料，可增强药膳行气活血的功效；在滋阴类药膳

中，配伍辛香类调味剂，又可达到滋而不腻，补中兼行的作用；调补脾胃类药膳配伍辛香调味，本身又具有芳香醒脾的作用。因此，在药膳烹调过程中，调味品既有矫味的作用，又有药理功效，运用方法应在辨证施膳理论指导下灵活掌握。

二、药膳制作要求

作为特殊的膳食，药膳的制作除必须具备一般烹调的良好技能外，尚须掌握药膳烹调的特殊要求。

（一）精于烹调并具备中医药知识

由于药膳原料必须有药物，药物的性能功效与药物的准备、加工过程常常有着密切的关系。如难于溶解的药宜久煮才能更好地发挥药效，易于挥发的药物则不宜久熬，以防有效成分损失。气虚类药膳不宜多加芳香类调味品，以防耗气伤气；阴虚类药膳不宜多用辛热类调味品，以防伤阴助热等。如果对中药的性能不熟悉，或不懂中医理论，只讲究口味，便会导致药效的减低，甚或引起相反的作用，失去药膳的基本功能。

（二）注意疗效并讲究色香味形

药膳不同于普通膳食，就在于药膳具有保健防病、抗衰美容等作用。首先应尽最大可能保持和发挥药食的这一功能。作为药膳，它又具有普通膳饮的作用。而普通膳食必须在色、香、味、形诸方面制作加工出特点，才能激发用膳者的食欲。如果药膳体现出来的全是“药味”，不讲究膳食的基本功能，影响食欲，不仅不能起到药膳的功能，反而连膳食的作用也不能达到。因此，药膳的烹制，其功效与色泽、口味、香味、形态必须并重，才能达到药膳的基本要求。

（三）配料必须严谨

药物的选用与配伍，必须遵循中医理法方药的原则，注意药物与药物、药物与食物、药物与配料、调味品之间的性效组合。任何食物和药物都有其四气或四性、五味，对人体五脏六腑功能都有相应的促进或制约关系，只是常用药物的性味更为人们所强调。因此，选料应当注意药与药、药与食之间的性味组合，尽量应用相互促进的协同作用，避免相互制约的配伍，更须避开配伍禁忌的药食搭配，以免导致副作用的产生。

（四）隐药于食

由于药膳以药物与食物为原料，药膳烹调的感官感觉很重要。如果药膳表现为以药物为主体，用膳者会感觉到是在“用药”而不是“用膳”，势必影响胃口，达不到膳食营养的要求。因此，药膳的制作在某些情况下还要求必须将药物“隐藏”于食物中，在感官上保持膳食特点。

大多数的单味药或较名贵的药物，或本身形质色气很好的药物不必隐藏，它们可以给用膳者以良好的感官刺激，如天麻、枸杞子、人参、黄芪、冬虫夏草、田七等，可直接与食物共同烹调，作为“膳”的一部分展现于用膳者面前。这属于见药的药膳。

某些药物由于形色气味的原因，或者药味较多的药膳，则不宜将药物本身呈现于药膳中。或由于药味太重，或由于色泽不良而影响食欲，必须药食分制，取药物制作后的有效部分与一定的食物混合，这属于不见药的药膳。这类药膳的分制可有不同方法，或将药物煎后取汁，用药汁与食物混合制作；或将药食共烹后去除药渣，仅留食物供食用；或将药物制成粉末，再与食料共同烹制。这种隐药于食的方法可使用膳者免受不良形质气味药物的影响，达到药膳的作用。

至于普通膳食制作必须遵循的原则，如必须符合卫生法规的要求，选料必须精细，制作务必卫生，烹调讲究技艺，调味适当可口等，更是烹调药膳的基本要求。

三、药膳制作方法

药膳的品类繁多，根据不同的方法可制作出不同的药膳，以适应人们的不同嗜好及变换口味。常用膳饮可分为热菜类、凉菜类、饮料类、面点类和药酒类。

（一）热菜类药膳的制作方法

热菜类是药膳运用最多的品种，尤其对东方民族来说，热菜是必备菜肴。热菜的制作主要有炖、蒸、煨、煮、熬、炒等法。

1. 炖　炖是将药物与食物加清水，放入调料，先置武火上烧开，再改文火熬煮至熟烂，一般需文火 2～3 小时。特点是质地软烂，原汁原味，如雪花鸡汤、十全大补汤的制作法。

2. 煮　将药物与食物同置较多量的清水或汤汁中，先用武火烧开，再用文火煮至熟，时间比炖宜短。特点是味道清鲜，能突出主料滋味，色泽亦美观。

3. 熬　将药物与食物置于锅中，注入清水，武火煮沸后改用文火，熬至汤汁稠浓。烹制时间较炖更长，多需 3 小时以上。适用于含胶质重的原料，特点是汁稠味浓。

4. 煨　将药物与食物置煨锅内，加入清水、调料，用文火或余热进行较长时间的烹制，慢慢煨至软烂。特点是汤汁稠浓，口味醇厚。如川椒煨梨。

5. 蒸　利用水蒸气加热烹制。将原料置于盛器内，加入水或汤汁、调味品，或不加汤水，置蒸笼内蒸至熟或熟烂。因原料不同，又有粉蒸、清蒸、包蒸的不同。

6. 炒　将油锅烧热，药膳原料直接入锅，于急火上快速翻炒至熟，或断生。特点是烹制时间短，汤汁少，成菜迅速，鲜香入味，或滑嫩，或脆生。有生煸、回锅（熟炒）、滑炒、软炒、干煸的不同。芳香性的药物大多采用在临时起锅时勾汁加入，以保持其气味芬芳。

7. 爆　多用于动物性原料。将原料经初步热处理后，先用热油锅煸炒辅料，再放入主料，倒入芡汁快速翻炒至熟。特点是急火旺油，短时间内加热，迅速出锅，成菜脆嫩鲜香。

8. 熘　原料调味后经炸、煮、蒸或上浆滑油等初步加热后，再以热油煸炒辅料，加入主料，然后倒入兑好的芡汁快速翻炒至熟。熘法必须勾芡，特点是成菜清亮透明，质地鲜嫩可口。有炸熘、滑溜、软溜的不同。

9. 炸　将锅中置入较多量的油加热，药膳原料直接投入热油中加热至熟或黄脆。可单独烹制，也是多种烹调法的半成品准备方法。是武火多油的烹调方法，一般用油量比要炸的原料多几倍。特点是清香酥脆。有清炸、干炸、软炸、酥炸、松炸、包炸等不同。

10. 烧　一般是先把食物经过煸、煎、炸的处理后，进行调味调色，然后再加入药物和汤或清水，用武火烧开，文火焖透，烧至汤汁浓稠。其特点是汁稠味鲜。注意掌握好汤或清水的用量，一次加足，避免烧干或汁多。

其他如烩、扒、卤、拔丝等烹调法也是药膳热菜的常用加工方法。

（二）凉菜类药膳的制作方法

凉菜类药膳是将药膳原料或经制熟处理，或生用原料，经加工后冷食的药膳菜类。有拌、炝、腌、卤、蒸、冻等方法。

1. 拌 将药膳原料的生料或已凉后的熟料加工切制成一定形状，再加入调味品拌和制成。拌法简便灵活，用料广泛，易调口味。特点是清凉爽口，能理气开胃。有生拌、熟拌、温拌、凉拌的不同。

2. 炝 将原料切制成所需形状，经加热处理后，加入各种调味品拌渍，或再加热花椒炝成药膳。特点是口味或清淡，或鲜咸麻香，有普通炝与滑炝的不同制法。

3. 腌 将原料浸入调味卤汁中，或以调味品拌匀，腌制一定时间排除原料内部的水分，使原料入味。特点是清脆鲜嫩，浓郁不腻。有盐腌、酒腌、糟腌的不同制法。

4. 冻 将含胶质较多的原料投入调味品后，加热煮制达一定程度后停止加热，待其冷凝后食用。特点是晶莹剔透，清香爽口。但原料必须是含胶汁多者，否则难以成冻。

很多凉菜必须要前期加工后方能制作，卤、蒸、煮为常用前期制作方法。通常用于动物类药膳原料，如凉菜卤猪心、筒子鸡等即需先卤熟、蒸熟后再制成凉菜。

（三）药粥的制作方法

药粥是药物与米谷类食物共同煮熬而成。具有制法简单，服用方便，易于消化吸收的特点。药粥被古人推崇为益寿防病的重要膳食。如南宋陆游《食粥》说“世人个个学长年……只将食粥致神仙”。药粥须根据药物与米谷不同特点制作。

1. 生药饮片与米谷同煮 将形、色、味均佳，且能食用的生药与米共同煮制。如红枣、百合、怀山药、薏苡仁等，既使粥增加形色的美观，又使味道鲜美，增强疗效。如薏米莲子粥。

2. 中药研末与米谷同煮 较大的中药块或质地较硬的药物难以煮烂时，将其粉碎为细末后与米同煮。如茯苓、贝母、天花粉等，多宜研末做粥。

3. 药物提汁与米谷同煮 不能食用或感官刺激太强的药物，如川芎、当归等，不宜与米谷同煮，需煎煮取汁与米谷共煮制粥。如麦门冬粥、参苓粥。

4. 汤汁类与米谷同煮 将动物乳汁，或肉类汤汁与米谷同煮制粥。如鸡汁粥、乳粥。

（四）药膳饮料的制作方法

药膳饮料包括药酒、保健饮料、药茶等。它们以药物、水或酒为主要原料加工制作成饮料，具有保健或治疗作用。

1. 药酒配制法 以白酒、黄酒为基料，浸泡或煎煮相应的药物，滤去渣后所获得的饮料。酒是最早加工而成药品和饮料的两用品。酒有“通血脉，行药力，温肠胃，御风寒”作用，酒与药合，可起到促进药力的作用，所以药酒是常用的保健治疗性饮料。制作有冷浸法、热浸法、煎煮法、酿造法等不同工艺。

2. 保健饮料制作法 以药物、水、糖为原料，用浸泡、煎煮、蒸馏等方法提取药液，再经沉淀、过滤、澄清，加入冰糖、蜂蜜等兑制而成。特点是能生津养阴，润燥止渴。

3. 药茶制作法 将药物与茶叶相配，置于杯内，冲以沸水，盖闷 15 分钟左右即可饮用。也可根据习惯加白糖、蜂蜜等；或将药物加水煎煮后滤汁当茶饮；或将药物加工成细末或粗末，分袋包装，临饮时以开水冲泡。特点是清香醒神，养阴润燥，生津止渴。

（五）药膳面点的制作方法

将药物加入面点中制成的保健治疗食品。这类食品可作主食，也可作点心类零食。多是将药

物制成粉末，或将药物提取液与面点共同和揉，按面点制作方法加工而成。主要制作工艺包括和面、揉面、下药、上馅等工艺流程，可以大概分为十多类，如包类、饺类、糕类、团类、卷类、饼类、酥类、条类、其他类等。

中篇
药膳原料

第四章
食物类原料

食物类原料包括粮食类、蔬菜类、野菜类、食用菌类、果品类、禽肉类、畜肉类、奶蛋类、水产类、调味品及其他佐料等，是中医药膳必不可少的重要原料。“五谷为养，五果为助，五畜为益，五菜为充，气味合而服之，以补精益气。”（《素问·脏气法时论》）食物既是人体生存的需求，亦是促进人体健康的物质保证，其功效大致可以概括为：协调阴阳、调理气血、调整脏腑、祛邪除病。根据药食同源原理，食物在性能的表达、功效的归纳、药理及使用注意上与中药类似，可按性味、归经、功效、药理及使用注意等来指导应用。

食物的偏性（即性能）不如中药显著。中药的偏性强，用药正确时效果突出，而用药不当时，也容易出现一些毒副反应。食物除供给人体必需的营养物质外，也会因食物的性能作用不同程度地对机体的阴阳平衡和生理功能产生有利或不利的影响。因食物需经常食用，日积月累，量变到质变，一些不利的影响日渐显现，因此，常人应对食物的性味、功效等进行了解，并辨识体质后选择性食用，而对患者则应按其病情辨证施膳。

第一节　粮食类

粮食类多为植物的种仁，中医常以“五谷”概称。对“五谷”解释古代有不同之意，《周礼·职方氏》曰“黍、稷、菽、麦、稻”，《素问·金匮真言论》中“五谷”指“麦、麻、稷、稻、豆”，现代认为“五谷”为谷物豆类粮食作物的总称。

谷物类主要是指粳米、糯米、小麦、荞麦、粟米等，是我国人民的主食，我国北方居民以小麦为主，南方以粳米为主。谷物类在我国居民膳食构成比为 49.7%，在食物供给中占有重要的地位，是人体热量和蛋白质的主要来源，供应人体 50%～70% 的热量，50%～55% 的蛋白质，谷物类还富含碳水化合物，B 族维生素，矿物质钙、磷、铁、铜等。

谷物类大多数性平、味甘，具有和胃健脾、扶助正气之功效；少数性偏寒（如荞麦）或偏温（如糯米、高粱）。

豆类品种繁多，根据其营养成分的含量，大致分为两类：一类是大豆类：黄大豆、黑大豆、绿豆等；另一类是其他豆类：豌豆、蚕豆、豇豆等。大豆及其他豆类为原料生产的豆类食物称为豆制品，如豆腐等。大豆含有 35%～40% 蛋白质，是植物性食品中含蛋白质最多的食品，它们的必需氨基酸组成除含硫氨基酸略偏低外，其他与动物蛋白相似。氨基酸组成接近人体需要，具有较高的营养价值，故大豆蛋白为优质蛋白，且大豆蛋白富含谷物类蛋白质较缺乏的赖氨酸，其含量是谷物类的 2.5 倍，是与谷类蛋白质互补的天然理想食品；其他豆类蛋白质含量虽低于大豆类，一般也在 20%～30%。大豆含有较多的不饱和脂肪酸，有降低机体胆固醇和软化血管的作

用，且含有丰富的卵磷脂，可增进和改善大脑功能。大豆油是我国居民重要的食用油，其他豆类脂肪含量仅为1%左右。

多数豆类性平、味甘，具有补益气血、利水解毒之功效。

一、谷物类

粳米

《名医别录》

【异名】白米，粳粟米，稻米，大米。

【基原】为禾本科植物粳稻的成熟去壳种仁。

【性味归经】甘，平。归脾、胃、肺经。

【功效】调中和胃，渗湿止泻，除烦。

【应用】用于脾胃气虚、食少纳呆、心烦口渴、泻痢。

1. 病后体弱，食少纳差 大米100g，人参3g。将大米、人参加清水共煮为稠粥，日1～2次温服。（《食鉴本草》人参粥）

2. 脾虚泄泻，纳差食少 白粳米100g。将粳米炒焦，加水煮作粥食用。（《粥谱》）

3. 泄泻，痢疾 粳米100g，马齿苋500g。将马齿苋榨成汁，加粳米加水煮作粥食用。（《粥谱》）

4. 心烦口渴 粳米20g，淡竹沥20mL。粳米炒黄，以水同研，去渣取汁，与淡竹沥和匀顿服。（《圣济总录》粳米竹沥饮）

5. 脾胃蕴热，耗伤津液，口干咽燥 粳米100g，生石膏100g，竹叶、麦门冬各20g，白糖适量。生石膏洗净敲碎，注入清水1.4L，烧开后，加竹叶、麦门冬同煎半小时，去渣留汁于锅中，再将粳米淘净放入，慢熬成粥，下白糖，调匀，分2次空腹食用。（《中国食疗本草新编》竹叶粥）

【用法用量】内服：50～200g，煎汤、煮饭、熬粥均可；亦可做成膏饼或将米煮熟后以文火烧成锅巴研粉用。

【成分】约含75%以上的淀粉，8%蛋白质，0.5%～1%脂肪，另含少量维生素B_1、维生素B_2、维生素B_6、维生素E等，尚含有机酸、葡萄糖、果糖、麦芽糖、碳水化合物、纤维素、钙、磷、铁及人体必需氨基酸等。

【药理作用】

1. 补充机体能量及维生素B族。
2. 所含膳食纤维促进肠道有益菌群增殖，预防便秘。
3. 增强机体免疫功能。

【使用注意】粳米营养丰富，且营养大多存在于谷皮中，故平时不宜多食细粮，以免由于谷皮的丢失而减少无机盐和维生素的摄入。

糯米

《备急千金要方》

【异名】稻米，江米，元米。

【基原】为禾本科植物糯稻的去壳种仁。

【性味归经】甘，温。归脾、胃、肺经。

【功效】补中益气，健脾止泻，缩尿，敛汗。

【应用】用于脾胃虚寒泄泻，消渴尿多，气虚自汗，痘疮。

1. 脾胃虚弱，纳差　糯米 60g，曲末 15g。先将糯米蒸至熟，入曲末拌和，瓷器盛，经宿，每食半盏，空腹时服食。(《圣济总录》)

2. 脾虚久泻，饮食少进　糯米 1kg，山药、芡实、莲肉各 30g，胡椒末 3g，砂糖 2 匙。糯米水浸 1 宿，沥干，慢火炒令极干，研细末，与山药、芡实、莲肉、胡椒末和匀，每日清晨用半盏，再入砂糖，滚汤调服。(《红炉点雪》)

3. 虚劳不足，神疲乏力　糯米适量，人参 3g，干姜 3g，花椒 3g，葱白 7 茎，猪肚 1 具。将上述食、药材入猪肚内蒸干，捣作丸子，日日服之。(《寿亲养老新书》法制猪肚方)

4. 自汗不止　陈糯米、麦麸适量。将陈糯米、麦麸同炒令黄色，研为细末，米饮调下 15g，或熟猪肉蘸末食之亦可。(《古今医统》)

【用法用量】内服：煎汤，30 ～ 60g；煮粥或入丸、散。外用：研末调敷。

【成分】含蛋白质、脂肪、糖类、磷、铁、钙、维生素 B_1、维生素 B_2、烟酸、多量淀粉等。

【药理作用】

补充机体能量及维生素 B 族。

【使用注意】湿热痰火及脾滞者禁服。糯米黏腻，若做糕饼，更难消化，故婴幼儿及老年人和病后消化功能弱者忌食糯米糕饼。

小　麦

《名医别录》

【异名】麳，淮小麦。

【基原】为禾本科植物小麦的种仁。

【性味归经】甘，凉。归心、脾、肾经。

【功效】养心，益肾，除热，止渴。

【应用】用于脏躁，消渴烦热，心悸，泄泻，痈肿，外伤，烫伤。

1. 妇人脏躁，喜悲伤欲哭　小麦 1kg，甘草 90g，大枣 10 枚。将小麦、甘草、大枣以水 6L，煮取 3L，分 3 次温服。(《金匮要略》甘麦大枣汤)

2. 心悸，怔忡不安，失眠，自汗盗汗　小麦 30 ～ 60g，粳米 90g，大枣 5 枚。将小麦洗净煮熟，捞出小麦取汁，再放粳米、大枣同煮；或先将小麦捣碎，同枣、米煮粥食用，3～5 天为 1 个疗程，每天温服 2～3 次。(《饮食辨录》)

3. 烦热消渴　小麦 30～60g。小麦加水煮成稀粥，分 2～3 次食。(《食医心镜》)

4. 泻痢肠胃不固　小麦 500g。将小麦磨成面，炒令焦黄，每日空心温水调服 1 汤匙。(《饮膳正要》)

5. 老人小便淋沥，滞涩不通　小麦 30g，通草 10g。小麦、通草加水煎汤服。(《养老奉亲书》)

【用法用量】内服：煎汤，50 ～100g；或煮粥。小麦面炒黄，温水调服。外用：适量，小麦炒黑研末调敷。

【成分】小麦种仁含53%～70%淀粉，约11%蛋白质，2%～7%糖类，2%～10%糊精，脂肪约1.6%，粗纤维约2%。尚含少量谷甾醇、卵磷脂、尿囊素、精氨酸、淀粉酶、麦芽糖酶、蛋白酶及微量维生素B族等。麦胚含植物凝集素。

【药理作用】

1. 小麦麸皮膳食纤维可抑制葡萄糖的吸收，降低血糖浓度。

2. 吸附肠道钠离子，降低胆固醇的吸收，防治高血压心脏病和动脉硬化。

3. 对小鼠肝脏自发性脂质过氧化作用有明显的抑制效果，具抗氧化抑菌作用。

4. 增加大鼠盲肠内短链脂肪酸含量，降低盲肠内pH值，抑制结肠肠道腐生菌的生长，减少致癌物质生成。

【使用注意】多食致壅气作渴，故气滞、口渴、湿热者宜少食。

荞　麦

《备急千金要方》

【异名】花麦，花荞，甜荞，荞子，三角麦。

【基原】为蓼科植物荞麦的种仁。

【性味归经】甘、微酸，寒。归脾、胃、大肠经。

【功效】健脾消积，下气宽肠，解毒敛疮。

【应用】用于胃肠积滞，泄泻，男子白浊，女子赤白带下。

1. 慢性泄泻，肠胃积滞　煮食荞麦面，连食3～4次。(《家庭自疗简便方》)

2. 咳嗽上气　荞麦粉120g，茶末6g，生蜜60g，水1碗。将荞麦粉、茶末、生蜜共入水1碗，顺手搅千下，饮之，良久下气不止即愈。(《儒门事亲》)

3. 男子白浊，女子赤白带下　荞麦适量。荞麦炒焦为末，鸡子白和，丸如梧桐子大。每服50丸，盐汤下，日3服。(《本草纲目》引《摄生众妙方》)

4. 糖尿病　苦荞麦面条每日200g左右分次煮食，连食用3个月为1个疗程。(《中华内分泌代谢杂志》)

【用法用量】内服：入丸、散或制面食服。外用：适量，研末掺或调敷。

【成分】瘦果中含水杨酸，4-羟基苯甲胺，N-亚水杨基水杨胺。种子含槲皮素、槲皮苷、金丝桃苷、芦丁、邻-和对-β-D-葡萄糖氧基苄基胺、油酸、亚麻酸及类胡萝卜素和叶绿素。另外还含三种胰蛋白酶抑制剂TI_1、TI_2和TI_4。

【药理作用】

1. 有降血压、降血脂作用。

2. 对胰蛋白酶和糜蛋白酶尚有一定抑制作用。

3. 荞麦花粉的水提取液具有和硫酸亚铁相似的抗缺铁性贫血作用。

【使用注意】不宜久服；脾胃虚寒者忌服；不可与平胃散及白矾同食(《品汇精要》)。

粟　米

《名医别录》

【异名】白粱粟，粢米，粟谷，小米，籼粟。

【基原】为禾本科植物粱或粟的成熟种仁。

【性味归经】甘、咸，凉；陈粟米：苦，寒。归肾、脾、胃经。

【功效】和中，益肾，除热，解毒。

【应用】用于脾胃虚弱，反胃呕逆，消渴，烦热，泄泻，烫伤。

1. 脾胃气弱，呕逆反胃　粟米500g，杵如粉，水和丸如梧子大，煮令熟点少盐，空心和汁吞下。(《食医心镜》)

2. 胃热消渴　粟米煮饭。(《食医心镜》)

3. 水火烫伤　粟米炒焦，投水，澄取汁，煎稠如糖，频涂之，能止痛，消瘢痕。另可半生半炒，研末，酒调敷之。(《崔氏纂要方》)

【用法用量】内服：15～30g，煎汤或煮粥。外用：适量，研末敷；或熬汁涂。

【成分】本品脱壳种仁和带壳种仁的干品均含脂肪、蛋白质、灰分、淀粉、还原糖。另有报道种子含3%油，及α-淀粉酶抑制剂。还从本品中分得α-粟素和β-粟素、甘油单葡萄糖酯、甘油二葡萄糖酯、非淀粉多糖及蔗糖、棉籽糖、葡萄糖、果糖和半乳糖。此外本品还含无机元素钼。

【药理作用】

1. 维生素 B_1 含量较高，有较好的维护神经功能的作用。
2. 粟米草乙醇提取物具有抗实验性心律失常作用。
3. 其茎含白瑞香苷，苷元有抗菌作用。

【使用注意】粟米不宜与杏仁同食，食则令人呕吐腹泻。

番　薯

《本草纲目拾遗》

【异名】朱薯，甘薯，红山药，红薯，甜薯。

【基原】为旋花科植物番薯的块根。

【性味归经】甘，平。归脾、肾经。

【功效】补中和血，益气生津，宽肠胃，通便。

【应用】用于脾虚水肿，湿热黄疸，便秘。

1. 酒湿入脾，飧泄者　番薯煨熟食。(《金薯传习录》)

2. 维生素缺乏症，夜盲症　新鲜红薯500g，粳米60～90g，白糖适量。将红薯（以红紫皮、黄心者为最好）洗净，连皮切成小块，加水与粳米同煮稀粥，待粥将成时，加入白糖适量再煮2～3沸即可，趁热服食。(《粥谱》)

3. 酒食内伤，因湿成热，因热成黄者　番薯500g，红糖60g。番薯加水适量煮至熟透，加红糖，食薯喝汤。(《金薯传习录》)

【用法用量】内服：适量，生食或煮食。外用：适量，捣敷。

【成分】含并没食子酸和3,5-二咖啡酰奎宁酸。

【药理作用】

1. 膳食纤维、维生素B族促进胃肠蠕动，防便秘。
2. 促进胆固醇排泄，防止动脉硬化。
3. 番薯热水提取物对眼晶体醛糖还原酶有较强的抑制作用。

【使用注意】“中满者不宜多食，能壅气。”（《本草纲目拾遗》）胃酸多者亦不宜多食，多食令人反酸。素体脾胃虚寒者，不宜生食。

马铃薯

《广西药用植物名录》

【异名】山药蛋，洋番薯，土豆，洋芋，薯仔。

【基原】为茄科植物马铃薯的块茎。

【性味归经】甘，平。归胃、大肠经。

【功效】益气健脾，调中和胃，消肿解毒。

【应用】用于脾胃虚寒，疮毒痈肿，烫伤。

1. 病后脾胃虚寒，气短乏力 牛腹筋 150g，马铃薯 100g，酱油 15mL，糖 5g，葱、姜各 2.5g。将上述食物用文火煮烂，至肉、土豆都酥而入味。（《传统膳食宜忌》）

2. 胃、十二指肠溃疡疼痛 新鲜马铃薯适量。新鲜马铃薯洗净（不去皮）切碎，捣烂，用纱布包挤汁，酌加蜂蜜适量，每日早晨空腹服 1～2 匙，连服 2～3 周。服药期间，禁忌刺激性食物。（《食物中药与便方》）

3. 腮腺炎 马铃薯 1 个。将马铃薯以醋磨汁，擦患处，干了再擦，不间断。（《湖南药物志》）

【用法用量】内服：适量，煮食或煎汤。外用：适量，磨汁涂。

【成分】块根含生物碱糖苷、胡萝卜素类、多种氨基酸和多种有机酸。此外，还含丙烯酰胺，植物凝集素。从马铃薯块根线粒体中分离出内源性 ATP 酶抑制蛋白，一种蛋白酶抑制物（POT Ⅱ）和组织蛋白酶 D 抑制剂。

【药理作用】

1. 含蛋白酶抑制物（POT Ⅱ）可增加缩胆囊素（CCK）释放，减少食物吸收。
2. 含组织蛋白酶 D 抑制剂外用可使蛋白水解活性恢复正常，胶原生物合成加快。
3. 含大量的黏体蛋白，可保持动脉血管的弹性，防止动脉粥样硬化过早发生。
4. 含维生素 C、维生素 B 族，有抗衰老、抗氧化作用。

【使用注意】脾胃虚寒易腹泻者应少食。发芽的马铃薯因含有大量龙葵碱，食用可致中毒。

二、豆类

黄大豆

《食鉴本草》

【异名】黄豆，大豆。

【基原】为豆科植物大豆的黄色种仁。

【性味归经】甘，平。归脾、胃、大肠经。

【功效】健脾利水，宽中导滞，解毒消肿。

【应用】用于脾虚水肿，腹胀纳呆，疮痈肿毒。

1. 脾气虚弱 黄大豆 30g，粳米 60g。先将黄大豆用清水浸泡过夜，淘洗干净，再与洗净的粳米一同下锅，加水煮粥。（《食疗粥谱》）

2. 黄疸 黄大豆 120g，青矾 60g，海金沙（炒）150g。将黄大豆、青矾、海金沙共研为末，

米汤泛为丸，每日服9～15g，分21天服完。(《湖南药物志》)

3. 肝肾精血亏虚引起的须发早白等症　黄豆50g，何首乌15g，猪肝250g，黄酒、姜、精盐、白糖、味精适量。将何首乌加沸水煮20分钟，滤汁去渣。起油锅，待油热后下黄豆煸炒至出香味，加首乌汁，煮沸后下猪肝，并用文火煮至豆酥烂，调味起锅。(《膳食保健》)

【用法用量】内服：煎汤30～90g；或研末。外用：捣敷；或炒焦研末调敷。

【成分】本品含蛋白质、脂肪、碳水化合物、钙、磷、铁、胡萝卜素、维生素B_1、维生素B_2及烟酸，并含异黄酮类、皂苷、胆碱、叶酸、亚叶酸、泛酸和生物素等物质。大豆皂苷主要有五种，分别是大豆皂苷A1、A2和大豆皂苷Ⅰ、Ⅱ、Ⅲ。

【药理作用】

1. 大豆皂苷具抗氧化、降血脂、抗血栓、抗病毒、调节糖代谢等多种生物活性。
2. 含异黄酮，有类似雌激素样作用。
3. 黄豆苷元具保护神经作用。

【使用注意】黄大豆较难消化，不宜过量食。生黄豆中的皂角素刺激胃肠道后引起恶心、呕吐、腹泻，须煮熟后食用。

黑大豆

《本草图经》

【异名】大豆，乌豆，黑豆，菽，冬豆子。

【基原】为豆科植物大豆的黑色种仁。

【性味归经】甘，平。归脾、肾经。

【功效】健脾益肾，活血利水，祛风解毒。

【应用】用于肾虚腰痛、耳聋、遗尿、水肿胀满，黄疸浮肿，风湿痹痛，痈肿疮毒。

1. 急、慢性肾炎　黑大豆60～95g，鲫鱼125～155g。黑大豆、鲫鱼加清水共炖后服用。(《福建药物志》)

2. 肾虚腰痛，夜尿次数多　黑大豆100g，猪小肚1副。将黑大豆洗净置猪小肚内炖服。(《湖南药物志》)

3. 妊娠水肿　黑大豆95g，大蒜1粒，红糖适量。黑大豆、大蒜共水煎，调红糖服。(《福建药物志》)

4. 风湿痹痛　黑豆500g，炒至焦香，趁热投入2L白酒中，浸3天后饮用，每日30～50mL。(《食品与生活》)

【用法用量】内服：煎汤，9～30g；或入丸、散。外用：适量，研末掺；或煮汁涂。

【成分】含较丰富的蛋白质、脂肪和碳水化合物、胡萝卜素、维生素B_1、维生素B_2、烟酸等。并含异黄酮类、皂苷类。尚含胆碱、叶酸、亚叶酸、泛酸、生物素、唾液酸、维生素B_{12}，水解产物中含乙酸、丙酸。

【药理作用】

1. 降血脂，有助于减肥，抗动脉粥样硬化，扩张冠状动脉等作用。
2. 抗氧化，抗衰老，抗肿瘤和抗病毒等作用。
3. 有保肝和预防脂肪肝等作用。

【使用注意】脾虚腹胀、肠滑泄泻者慎服。小儿不宜多食。

绿　豆

《开宝本草》

【异名】青小豆。

【基原】为豆科植物绿豆的成熟种仁。

【性味归经】甘，寒。归心、肝、胃经。

【功效】清热，消暑，利水，解毒。

【应用】用于暑热烦渴，头痛目赤，风热感冒，疮疡痈肿。

1. 暑热烦渴　绿豆25g，粳米100g，冰糖适量。将绿豆和粳米一同放入砂锅内，加水适量煮成粥，将冰糖汁兑入粥内，搅拌均匀即成。(《普济方》)

2. 消渴，小便如常　绿豆2kg。绿豆洗净，用水10L，煮烂研细，澄滤取汁，早、晚食前各服1小盏。(《圣济总录》)

3. 淋证，小便涩痛　绿豆250g，冬麻子300g，陈橘皮100g。将冬麻子捣碎，以水2L，绞取汁，再以冬麻子汁煮橘皮及豆，熟后食之。(《太平圣惠方》)

4. 亚急性皮疹及皮肤瘙痒　绿豆30g，水发海带50g，红糖适量，糯米适量。水煮绿豆、糯米成粥，调入切碎的海带末，再煮3分钟后加入红糖即可。(《中国药膳大观》)

【用法用量】内服：煎汤，15～30g，大剂量120g；外用：适量，研末调敷。

【成分】绿豆种子中含胡萝卜素、核黄素、蛋白质和糖类等。蛋白质以球蛋白类为主，尚含蛋氨酸、色氨酸和酪氨酸。糖类主要有果糖、葡萄糖、麦芽糖。绿豆的磷脂成分中有磷脂酰胆碱、磷脂酰乙醇胺、磷脂酸肌胺、磷脂酰甘油、磷脂酸丝氨酸、磷脂酸。

【药理作用】

1. 降脂，抗动脉粥样硬化和抗肿瘤等作用。

2. 含胰蛋白酶抑制剂，保护肝脏，减少蛋白分解，减少氮质血症，从而保护肾脏。

3. 解毒、抗菌抑菌、补充无机盐及维生素等。

【使用注意】药用不可去皮。脾胃虚寒滑泄者慎服。

豆　腐

《本草图经》

【异名】寒浆，菽乳，豆乳，脂酥，豆脯。

【基原】为豆科植物大豆的种仁加工品。

【性味归经】甘，凉。归脾、胃、大肠经。

【功效】泻火解毒，生津润燥，和中益气。豆腐渣（为制豆腐时，滤去浆汁后所剩下的渣）：解毒消肿，止血。

【应用】用于肺热咳嗽，消渴，目赤肿痛，脾虚腹胀，休息痢等。

1. 咸哮，痰火吼喘（包括急性支气管哮喘等）　豆腐1碗，饴糖60g，生萝卜汁半酒杯。将豆腐、饴糖、生萝卜汁混合煮一沸，每日2次分服。(《食物中药与便方》)

2. 小儿夏季发热不退，口渴多饮　豆腐500g，黄瓜250g。豆腐、黄瓜煮汤代茶饮。(《食物与治病》)

3. 下痢　醋煎白豆腐食之。(《普济方》)

4. 产后乳少　豆腐 500g，炒王不留行 20g。豆腐、炒王不留行煮汤，喝汤吃豆腐。(《食物与治病》)

5. 大便下血　豆腐渣炒黄，清茶调服。(《古今良方》)

【用法用量】内服：煮食，适量。外用：适量，切片敷贴。

【成分】豆腐内含蛋白质、脂肪、碳水化合物、粗纤维、钙、磷、铁。尚含硫胺素、核黄素、烟酸等。

【药理作用】

1. 使体内乙酰胆碱增加，对预防老年性痴呆具有一定效果。

2. 降低血铅浓度，保护肝脏、促进机体代谢。

3. 补充机体能量及植物蛋白等作用。

【使用注意】豆腐中因含较多嘌呤，故痛风患者慎食。

第二节　蔬菜类

蔬菜，是可作为副食品的草本植物的总称。《尔雅》云："凡草菜可食者，通名为蔬。"《辞海》称"菜"为"蔬类植物的总称"。《本草纲目·菜部》云："凡草木之可茹者谓之菜，韭、薤、葵、葱、藿，五菜也。"可分为陆生植物和水生植物。

蔬菜的种类很多，可分为瓜茄类：冬瓜、丝瓜、南瓜、黄瓜、苦瓜、番茄、茄子、辣椒等；根茎类：萝卜、胡萝卜、藕等；茎叶类：芹菜（旱芹、水芹）、黄芽白菜、芸薹、菠菜、蕹菜、韭菜、金针菜、莴苣、洋葱、葱白、毛笋、芦笋等。

蔬菜类食物主要有和中健脾、消食开胃、清热生津、通利二便的作用，适用于脾胃健运功能失常所致食少、食积、胀满、四肢倦怠等症。

大多数蔬菜性寒凉（如苦瓜、芹菜、藕等），以清热除烦、通利二便、化痰止咳等功能为多见。少数蔬菜性温热（如辣椒等），能起到温中散寒、开胃消食的作用。

蔬菜在我国人民膳食中的食物构成比为 33.7%，是膳食的重要组成部分。新鲜的蔬菜水分含量大都在 90% 以上，蔬菜中碳水化合物、无机盐和维生素（维生素 C 和胡萝卜素）的含量很丰富，而蛋白质和脂类的含量却很低。蔬菜的最终代谢产物呈碱性，可保持人体内的酸碱平衡，使血液的 pH 值稳定在 7.35～7.45。

一、瓜茄类

冬　瓜

《本草经集注》

【异名】白瓜，水芝，白冬瓜，地芝，东瓜，枕瓜。

【基原】为葫芦科植物冬瓜的果实。

【性味归经】甘、淡，微寒。归肺、大肠、小肠、膀胱经。

【功效】利尿，清热，化痰，生津，解毒。

【应用】用于热毒痈肿，小便不利，心胸烦热，痰热咳喘，口渴面赤等。

1. 热淋，小便涩痛，壮热，腹内气壅　冬瓜 500g，葱白 1 握，去须细切，冬麻子 500mL。上捣麻子，以水 2 大盏绞取汁，煮冬瓜、葱白做羹，空腹食之。(《太平圣惠方》冬瓜羹)

2. 痔疮肿痛 冬瓜煎汤洗之。(《袖珍方》)

3. 出汗不畅、烦闷 鲜荷叶1块，鲜冬瓜500g，食盐适量。将荷叶和冬瓜片一同放入锅内，加水适量煲汤。临熟时弃荷叶，加食盐调味即成，饮汤食冬瓜。(《饮食疗法》)

【用法用量】内服：煎汤60～120g；或煨熟；或捣汁。外用：适量，捣敷；或煎水洗。

【成分】含蛋白质、糖、粗纤维、钙、磷、锌、铁、胡萝卜素、硫胺素、核黄素、烟酸、维生素C、维生素B族等。

【药理作用】

1. 有助于新陈代谢，可加快人体消耗热量的速度。

2. 能除去人体内多余的水分及脂肪，有助于减肥。

3. 可减缓糖类吸收，对缓解糖尿病有益处。

【使用注意】脾胃虚寒者不宜过食。

丝 瓜

《救荒本草》

【异名】绵瓜，布瓜，天罗瓜，天吊瓜，菜瓜。

【基原】为葫芦科植物丝瓜的果实。

【性味归经】甘，凉。归肺、肝、胃、大肠经。

【功效】清热化痰，凉血解毒。

【应用】用于热病身热烦渴，痰喘咳嗽，肠风痔漏，崩漏，带下，血淋，疔疮痈肿，妇女乳汁不下等。

1. 痔漏，脱肛 丝瓜（烧灰）、多年石灰、雄黄各15g，为末，以猪胆、鸡子清及香油和调，贴之，收上乃止。(《本草纲目》引《孙天仁集效方》)

2. 疮毒脓疱 嫩丝瓜适量捣烂，敷患处。(《湖南药物志》)

3. 手足冻疮 老丝瓜适量烧存性，和腊猪脂涂之。(《本草纲目》引《海上方》)

【用法用量】内服：煎汤，9～15g，鲜品60～120g；或烧存性为散，每次3～9g。外用：适量，捣汁涂，或捣敷，或研末调敷。

【成分】丝瓜果实含三萜皂苷成分，还含丙二酸、枸橼酸等脂肪酸，甲氨甲酸萘酯，瓜氨酸等。此外，在丝瓜组织培养液中还提取到一种具抗过敏的活性物质泻根醇酸。

【药理作用】

1. 鲜嫩丝瓜提取物（LO43）对刚断奶的小鼠有抗病毒的作用。

2. 丝瓜组织培养细胞中的泻根醇酸（BA）有抗过敏的作用。

3. 木聚糖能结合大量水分，增加消化道内容物的体积，延长食糜肠道停留的时间，延缓食物中碳水化合物的摄取，利于血糖控制。

4. 黄酮类化合物具有很好的保健作用，可增强人体对外环境的耐受，减少动脉粥样硬化斑块的形成。

5. 维生素B、维生素C等含量高，有利于小儿大脑发育及中老年人保持大脑健康，还具有美肤抗衰的功效。

【使用注意】脾胃虚寒或肾阳虚弱者不宜多服。

南 瓜

《滇南本草》

【异名】番瓜，倭瓜，阴瓜，北瓜，金冬瓜。

【基原】为葫芦科植物南瓜的果实。

【性味归经】甘，平。归肺、脾、胃经。

【功效】解毒消肿，健脾和胃。

【应用】用于身肿，小便不利，疮痈肿毒，消化不良，胃溃疡等。

1. 胸膜炎、肋间神经痛 南瓜肉适量煮熟，摊干布上，敷贴患部。(《食物中药与便方》)

2. 糖尿病 将南瓜干燥后制成粉剂，每次50g，每日2次，用开水调服，连服2～3个月。(《家庭中医药》)

3. 周身浮肿 南瓜瓤适量煎汤，频频饮服。(《妙药奇方》)

【用法用量】内服：适量，蒸煮或生捣汁。外用：适量，捣敷。

【成分】含瓜氨酸、精氨酸、天冬酰胺、葫芦巴碱、腺嘌呤、维生素B族、维生素C、葡萄糖、蔗糖、戊聚糖、甘露醇等。还含α-胡萝卜素、β-胡萝卜素、5,6-环氧化物、β-隐黄质、叶黄素、蒲公英黄素、玉蜀黍黄质、黄体呋喃素、异堇黄质、葫芦苦素B等。

【药理作用】

1. 能增强胰岛素受体的敏感性，促进胰岛素的分泌，能抑制葡萄糖的吸收，降低血糖。
2. 果糖还能与人体内多余的胆固醇结合，起到降血脂作用。
3. 果胶有很好的吸附性，能黏和、消除体内毒素，起到解毒作用。

【使用注意】气滞湿阻者禁服。

黄 瓜

《本草拾遗》

【异名】胡瓜，王瓜，刺瓜。

【基原】为葫芦科植物黄瓜的果实。

【性味归经】甘，凉。归肺、脾、胃经。

【功效】清热，利水，解毒。

【应用】用于身热烦渴，咽喉肿痛，小便短赤，风热眼疾，水肿尿少，水火烫伤，汗斑，痱疮等。

1. 火眼赤痛 五月取老黄瓜1条，上开小孔，去瓤，入芒硝令满，悬阴处，待硝透出刮下，点眼甚效。(《寿域神方》)

2. 跌打疮疡 六月取黄瓜适量入瓷瓶中，水浸之，每以水扫于疮上。(《医林集要》)

3. 四肢浮肿 老黄瓜皮30g，加水2碗，煎至1碗。每日2～3次，连续服用；或黄瓜1个破开，以醋煮一半，水煎一半，至烂，合并一处，空心食下。(《千金翼方》)

【用法用量】内服：煮熟或生啖；或绞汁服，10～50g。外用：适量，生擦或捣汁涂。

【成分】含苷类、糖类成分。又含咖啡酸、绿原酸及天冬氨酸、组氨酸、缬氨酸、亮氨酸等氨基酸。尚含维生素B_2、维生素C。另含挥发成分（E、Z）-2,6-壬二烯醇、2,6-壬二烯醛、（Z）-2-壬烯醛、（E）-2-壬烯醛。黄瓜头部的苦味成分是葫芦苦素A、B、C、D。

【药理作用】

1. 有抑制糖类物质转化为脂肪作用，有助于减肥。

2. 有促进胃肠蠕动，加速体内腐败物质的排泄，并有降低胆固醇的作用。

3. 抗肿瘤、抗衰老和美容等作用。

【使用注意】中寒吐泻及病后体弱者禁服。

苦　瓜

《滇南本草》

【异名】锦荔枝，癞葡萄，红姑娘，凉瓜，癞瓜。

【基原】为葫芦科植物苦瓜的果实。

【性味归经】苦，寒。归心、脾、肺经。

【功效】祛暑涤热，明目，解毒。

【应用】用于暑热烦渴，目赤肿痛，疮痈肿毒，痢疾等。

1. 消渴　苦瓜晒干碾粉压片，每片含生药 0.5g，每日服 3 次，每次服用 15～25 片，餐前 1 小时服用。或取鲜苦瓜炒食亦可。(《简明家庭中医百科全书》)

2. 中暑发热，心烦口渴，小便不利，小儿热痱疮毒　苦瓜 1 个，绿豆 150g，白糖适量。先将绿豆加水 500mL，小火煮至开裂后，加入苦瓜片，煮至酥烂，下白糖，调溶，代茶饮。(《中国食疗本草新编》)

3. 痢疾　鲜苦瓜捣绞汁 50mL 泡蜂蜜服。(《泉州本草》)

【用法用量】内服：煎汤 6～15g，鲜品 30～60g；或煅存性研末。外用：适量，鲜品捣敷，或取汁涂。

【成分】含苦瓜混苷，是 β－谷甾醇－β－D－葡萄糖苷和 5,25－豆甾二烯醇－3－葡萄糖苷的等分子混合物。还含 5－羟色胺和谷氨酸、丙氨酸、β－丙氨酸、苯丙氨酸、脯氨酸、α－氨基丁酸、瓜氨酸等多种氨基酸，以及半乳糖醛酸、果胶。又含类脂，其中脂肪酸为棕榈酸、硬脂酸、油酸、亚油酸、亚麻酸、桐酸。

【药理作用】

1. 苦瓜苷有类胰岛素作用，还有刺激胰岛素释放的功能。

2. 苦瓜水提取物具有抗病毒、抗肿瘤、提高机体免疫能力的作用。

3. 有助于加速伤口愈合，多食有助于皮肤细嫩柔滑。

【使用注意】脾胃虚寒者慎服。

番　茄

《植物名实图考》

【异名】小金瓜，西红柿，洋柿子，番柿。

【基原】为茄科植物番茄的果实。

【性味归经】酸、甘，微寒。归肝、脾、胃经。

【功效】生津止渴，健胃消食。

【应用】用于口渴、食积、食欲不振、高血压、白内障、夜盲症等。

1. 高血压，眼底出血　鲜西红柿每日早晨空腹时生吃 1～2 个，15 天为一个疗程。(《食物中药与便方》)

2. 贫血　取西红柿 2 个，熟鸡蛋 1 个，同时吃下，每日 1～2 次。(《上海中医药报》)

3. 消化性溃疡　西红柿汁和马铃薯汁各半杯，混合食用，每天早晨各 1 次，连服 10 次。(《上海中医药报》)

【用法用量】内服：煎汤或生食，1～2 个。

【成分】本品含蛋白质、脂肪、碳水化合物、粗纤维、灰分、钙、铁、磷、钠、胡萝卜素、镁、钾、维生素 A、维生素 B_1、维生素 B_2、维生素 C、烟酸。另还含苹果酸、柠檬酸、腺嘌呤、葫芦巴碱、胆碱和少量番茄碱。

【药理作用】

1. 所含柠檬酸和苹果酸能促进唾液和胃液的分泌，帮助消化。

2. 所含谷胱甘肽具有抗癌功能，并可使色素减退和消失，防止细胞老化，故有延缓衰老和美容的作用。

3. 可降低实验性高胆固醇血症，可使猫的血压降低，平滑肌兴奋。

4. 具有抗真菌和抗炎的作用。

【使用注意】番茄性寒，素有胃寒者忌食生冷番茄。

茄　子

《本草拾遗》

【异名】落苏，昆仑瓜，白茄，紫茄，黄茄。

【基原】为茄科植物茄子的果实。

【性味归经】甘，凉。归脾、胃、大肠经。

【功效】清热，活血，消肿。

【应用】用于热毒疮痈，皮肤溃疡，肠风下血，高血压，乳痈等。

1. 动脉硬化，高血压　茄子适量煎汤频服。(《妙药奇方》)

2. 乳腺炎，疔疮痈疽　将茄子细末适量撒于凡士林纱布上，外敷包扎。(《中药大辞典·上册》)

3. 肿瘤患者发烧或化疗、放疗后出现热证　野菊花 30g 煮水，取汁蒸茄子，用芝麻油、米醋拌蒸熟的茄子食用。(《医学文选》)

4. 皮肤溃疡　茄子煨煅存性，研成细末，加入少量冰片混匀，撒创面上，纱布包扎。(《中药大辞典·上册》)

【用法用量】内服：煎汤 15～30g。外用：适量，捣敷。

【成分】含葫芦巴碱、水苏碱、胆碱、龙葵碱等多种生物碱。果皮含色素茄色苷、紫苏苷及飞燕草素 -3- 葡萄糖苷、飞燕草素 -3-5- 二葡萄糖苷等。茄子中还含 7 种必需氨基酸，另还含有苹果酸和少量枸橼酸。

【药理作用】

1. 有防止毛细血管破裂、硬化及预防高血压的作用。

2. 能降低人和兔胆固醇，并有利尿作用。

3. 所含的龙葵碱对小鼠 H22 腹水癌、胃癌、肺癌、子宫颈癌的抑制率达 80%。

【使用注意】 茄子性寒，食时往往配以温热的葱、姜、蒜、胡荽等。体质虚冷之人、慢性腹泻者不宜多食。

辣 椒

《植物名实图考》

【异名】 番椒，辣茄，海椒，辣子，牛角椒。

【基原】 为茄科植物辣椒或其栽培变种的干燥成熟果实。

【性味归经】 辛，热。归脾、胃经。

【功效】 温中散寒，下气消食。

【应用】 用于脘腹冷痛，呕吐，泻痢，冻疮，风湿冷痛等。

1. 风湿性关节炎 辣椒 20 个，花椒 30g，先将花椒煎水，数沸后放入辣椒煮软，取出撕开，贴患处，再用水热敷。(《全国中草药汇编》)

2. 腮腺炎，蜂窝织炎，多发性疖肿 取老红辣椒焙焦研末，撒于患处，每日 1 次，或用油调成糊剂局部外敷，每日 1～2 次。(《中药大辞典·下册》)

3. 冻疮未疡者 辣椒粉 30g，加水 250mL，煮沸，擦冻疮患部。(《中国食疗大全》)

4. 胃脘冷痛 辣椒 1 个，生姜 5 片，加红糖煎水服。(《医药与保健》)

【用法用量】 内服：入丸、散，1～3g。外用：适量，煎水熏洗或捣敷。

【成分】 含辛辣成分为辣椒碱、二氢辣椒碱、降二氢辣椒碱、高辣椒碱、高二氢辣椒碱，壬酰香荚兰胺、辛酰香荚兰胺。色素为隐黄素、辣椒红素、微量辣椒玉红素、胡萝卜素；尚含维生素 C、柠檬酸、酒石酸、苹果酸等。

【药理作用】

1. 能增加唾液分泌及淀粉酶活性，小剂量可作健胃剂，但大剂量则对胃有损害。
2. 对癌症具有双重效应，食入过多可引起癌症，而少量食用又有预防癌症的作用。
3. 能扩张局部血管，促进血液循环，并刺激感觉神经末梢，引起温暖感。

【使用注意】 阴虚火旺及诸出血者禁服。

二、根茎类

萝 卜

《新修本草》

【异名】 芦菔，萝卜，地灯笼，寿星头。

【基原】 为十字花科植物莱菔的新鲜根。

【性味归经】 辛、甘，凉；熟煮甘、平。归脾、胃、肺、大肠经。

【功效】 消食，下气，化痰，止血，解渴，利尿。

【应用】 用于食积胀满，消化不良，反胃吞酸，肺热咳嗽，咯血，衄血等。

1. 反胃吐食 萝卜捶碎，蜜煎，细细嚼咽。(《普济方》)

2. 痢疾，不拘红白久近 萝卜（捶取自然汁）2 酒杯，生老姜（自然汁）半酒杯，生蜂蜜 1 酒杯，细茶（陈者佳）浓煎 1 杯，和匀服。(《验方新编》)

3. 脾胃虚弱，消化不良，脘腹胀痛，呕吐，泄泻 粳米 50g，水 1L，大火烧开，再将萝卜

250g 洗净切碎，山药 250g 用水洗净黏液切碎，鸡内金 10g 焙干研末一起放入，转用小火慢熬成粥，下食盐、味精，淋麻油，调匀。分 2～3 次空腹服。(《中国食疗本草新编》)

4. 消渴，舌焦口干，小便数　大萝卜 5 个，煮熟，绞取汁，用粳米 300g，同水煎汁，煮粥食之。(《饮膳正要》萝卜粥)

【用法用量】内服：生食，捣汁饮，30～100g；或煎汤、煮食。

【成分】根所含糖分主要是葡萄糖、蔗糖和果糖。各部分还测得香豆酸、咖啡酸、阿魏酸、苯丙酮酸、龙胆酸、羟基苯甲酸和多种氨基酸。每 100g 鲜根含甲硫醇 7.75mg、维生素 C 20mg，因不含草酸，是钙的良好来源。含锰 0.41mg、硼 7mg，又含莱菔苷。

【药理作用】

1. 醇提取物有抗革兰阳性细菌、抗真菌作用。
2. 对感染流感病毒小鼠有治疗作用。

【使用注意】脾胃虚弱，大便溏薄者不宜多食、生食。

胡萝卜

《绍兴本草》

【异名】黄萝卜，葫芦菔，红芦菔，金笋，红萝卜。

【基原】为伞形科植物胡萝卜的肉质根。

【性味归经】甘、辛，平。归脾、肝、肺经。

【功效】健脾和中，滋肝明目，化痰止咳，清热解毒。

【应用】用于气血不足，食欲不振，夜盲症，小儿百日咳，小儿消化不良，痔瘘等。

1. 小儿消化不良　胡萝卜 250g，加盐 3g，煮烂，去渣取汁，每天 3 次服完，连服 2 天。(《家庭食疗手册》)

2. 夜盲症，角膜干燥症　胡萝卜 6 根，水煎服；或用胡萝卜每次 3 根，用凉开水洗净，生食，连续 10 天；或胡萝卜与猪肝同炒食。(《家庭食疗手册》)

3. 小儿百日咳　红萝卜 125g，红枣 12 枚（连核）。以水 3 碗煎成 1 碗，随意分服。(《岭南采药录》)

4. 痔疮，脱肛　胡萝卜切片，用慢火烧热，趁热敷患处。凉了再换，每回轮换 6～7 次。(《吉林中草药》)

【用法用量】内服：煎汤，30～120g；或生吃；或捣汁；或煮食。外用：适量，煮熟捣烂敷；或切片烧热敷。

【成分】含 α-胡萝卜素、β-胡萝卜素、γ-胡萝卜素和 δ-胡萝卜素、番茄烃、六氢番茄烃等多种类胡萝卜素；每 100g 中含维生素 B_1 0.1mg，维生素 B_2 0.3mg 和花色素。还含糖 3～5g，脂肪酸 0.1～0.7mg，挥发油 0.014mg，伞形花内酯等。根中挥发油的含量随生长而减少，胡萝卜素含量则随生长而增多。

【药理作用】

1. 降血糖、血脂、血压、胆固醇等作用。
2. 预防便秘、美容养颜。
3. 促进儿童生长发育，增强免疫力。
4. 抗癌、防癌、抗氧化作用。

【使用注意】胡萝卜忌与过多的醋酸同食，否则容易破坏其中的胡萝卜素。胡萝卜素为脂溶性维生素，大量食用会贮藏于人体内，使皮肤的黄色素增加。停食2～3个月后会自行消退。

藕

《本草经集注》

【异名】光旁。

【基原】为睡莲科植物莲的肥大根茎。

【性味归经】甘，寒。归心、肝、脾、胃经。

【功效】清热生津，凉血，散瘀，止血。

【应用】用于热病口渴，衄血，咯血，下血，热淋等。

1. 消渴，口干，心中烦热 生藕汁半盏，生地黄汁半盏。上2味相合，温服，分为3服。(《圣济总录》生藕汁饮)

2. 热淋 生藕汁、地黄汁、葡萄汁各等份。每服半盏，入蜜温服。(《本草纲目》)

3. 上焦痰热 藕汁、梨汁各半盏，和服。(《简便单方》)

4. 迫血妄行所致之各种出血 新鲜鸡冠花500g，鲜藕汁500mL，白糖500g。将成膏时加入鲜藕汁，继续文火炖至膏状，离火，拌入白糖，吸收煎液中水分使之混合均匀，放阴凉干燥通风处阴干。(《药膳食谱集锦》)

【用法用量】内服：生食，捣汁或煮食，适量。外用：适量，捣敷。

【成分】含淀粉、蛋白质、天门冬素、维生素C。还含焦性儿茶酚，右旋没食子儿茶精，新氯原酸，无色矢车菊素、无色飞燕草素等多酚化合物共约0.3%，以及过氧化物酶。

【药理作用】

1. 藕有较强的止血作用，对体内各种出血证都有一定疗效。

2. 有抗鼻咽癌的作用。

【使用注意】生藕性质偏凉，平素脾胃虚寒之人忌食生藕。煮熟食用忌选铁器。

三、茎叶类

旱 芹

《履巉岩本草》

【异名】芹菜，南芹菜，香芹，蒲芹，药芹，野芹。

【基原】为伞形科植物旱芹的全草。

【性味归经】甘、辛、微苦，凉。归肝、胃、肺经。

【功效】平肝，清热，祛风，利水，止血，解毒。

【应用】用于高血压所致头痛、头晕，暴热烦渴，黄疸，水肿，小便热涩不利，月经不调，赤白带下，小儿吐泻，瘰疬，痄腮等。

1. 高血压、动脉硬化 ①(旱芹)鲜草适量捣汁，每服50～100mL；或配鲜车前草60～120g，红枣10枚，煎汤代茶。(南药《中草药学》)②生芹菜洗净捣烂取汁加蜂蜜等量，每次服40mL，每日服3次。(《中药大辞典·上册》)③芹菜浆水加糖少许，每日代茶饮；或芹菜根60g，水煎服；或芹菜500g，苦瓜90g，水煎服。(《陕西草药》)

2. 高胆固醇　芹菜根 10 个，大枣（红枣）10 枚。洗净后捣碎，将渣及汁全部放入锅中，加水 200mL，煎熬后去渣，为 1 日量。每次 100mL，每日服 2 次，连服 15～20 天。以鲜芹菜根效果为好。(《上海中医药杂志》)

3. 小儿吐泻　芹菜切细，煮汁饮之，不拘多少。(《子母秘录》)

【用法用量】内服：煎汤，9～15g，鲜品 30～60g；或绞汁；或入丸剂。外用：适量，捣敷；或煎水洗。

【成分】茎叶含芹菜苷、佛手柑内酯、挥发油、有机酸、胡萝卜素、维生素 C、糖类等。芹菜籽中含芹菜甲素、芹菜乙素。根含丁基苯酞、新川芎内酯、川芎内酯、(Z)–藁本内酯、洋川芎内酯。叶含补骨脂素、花椒毒素、香柑内酯、抗坏血酸、胆碱。

【药理作用】

1. 芹菜甲素、芹菜乙素有对抗实验动物惊厥和抗癫痫作用。
2. 芹菜醇提物和粗提物对大鼠、犬、兔均有温和、稳定降压作用。
3. 能促进男女性兴奋，又可起到避孕作用，还能降低精子的生成。
4. 全草压榨汁经处理后的片剂，对狗有利尿作用。

【使用注意】慢性腹泻者不宜多食。

水　芹

《本草经集注》

【异名】芹菜，水芹菜，野芹菜，马芹，河芹，小叶芹。

【基原】为伞形科植物水芹的全草。

【性味归经】辛、甘，凉。归肺、肝、膀胱经。

【功效】清热解毒，利尿，止血。

【应用】用于感冒发热、呕吐腹泻、崩漏、白带、高血压、小便不利、尿血、便血等。

1. 感冒发热，咳嗽　鲜水芹菜 15～20g。煎服或捣汁服。(《红河中草药》)

2. 小儿发热，月余不退　水芹菜、大麦芽、车前子适量，水煎服。(《滇南本草》)

3. 小便淋痛　水芹菜白根适量，去叶捣汁，井水和服。(《太平圣惠方》)

【用法用量】内服：煎汤，30～60g；或捣汁。外用：适量，捣敷；或捣汁涂。

【成分】含挥发油 0.066%，其中有 α–蒎烯、β–蒎烯、月桂烯、异松油烯、苄醇等。另含 3 个酞酸酯：酞酸二乙酯、正一丁基 –2– 乙丁基酞酸酯和双（2– 乙丁基）酞酸酯。还检出多种游离氨基酸。

【药理作用】

1. 促进呼吸、祛痰等作用。
2. 有兴奋中枢、升高血压、增强心肌兴奋性等作用。
3. 促进血液循环、降血脂等作用。
4. 促进胃液分泌、增进食欲。

【使用注意】脾胃虚寒者，慎绞汁服。

黄芽白菜

《滇南本草》

【异名】黄芽菜，黄矮菜，花交菜，黄芽白，大白菜，卷心白。

【基原】为十字花科植物白菜的叶球。

【性味归经】甘，平。归胃经。

【功效】通利肠胃，养胃和中，利小便。

【应用】用于脾胃气虚，二便不利，感冒等。

1. 感冒 白菜心 250g，白萝卜 60g，水煎，加红糖适量，吃菜饮汤，数次可愈。(《家庭食医图镜》)

2. 胃十二指肠溃疡、出血 白菜 250g，洗净，切细，用少量食盐拌腌 10 分钟，用洁净纱布绞取液汁，加入适量的糖食用。1 日内分作 3 次，空腹服下。(《食物与治病》)

3. 肺燥咳嗽 白菜 100g，豆腐皮 50g，红枣 10 枚，加水适量炖汤，油盐调味佐餐。(《食物与治病》)

4. 咽炎声嘶，病后食少 干冬白菜 50g，大米 50g，加适量水炖粥，用花生油少量调味服食，每日 2～3 次。(《食疗药用蔬菜》)

【用法用量】内服：煮食或捣汁饮，100～500g。

【成分】含蛋白质、脂肪、糖类、粗纤维、钙、磷、铁、胡萝卜素、硫胺素、核黄素、烟酸、维生素 C。又含异硫氰酸 – 丁 –3– 烯酯，种子油中含大量的芥酸、亚油酸和亚麻酸。

【药理作用】能刺激胃肠蠕动，帮助消化，防止大便干燥，保持大便畅通；有抗癌作用。

【使用注意】脾胃虚寒者慎用。

芸　薹

《名医别录》

【异名】寒菜，薹菜，芸薹菜，薹芥，青菜，红油菜。

【基原】为十字花科植物油菜的嫩茎叶。

【性味归经】辛、甘，平。归肺、肝、脾经。

【功效】凉血散血，解毒消肿。

【应用】用于热毒疮痈，丹毒，乳痈，血痢，风疹，吐血等。

1. 风疹痒不止 用芸薹 3 握，细锉烂研，绞取汁，于疹上热揩，时时上药令热彻，又续煎椒汤洗。(《普济方》)

2. 产后恶露不止，血肿冲心刺痛，并治产后心腹诸疾 芸薹子（炒）、当归、桂心、赤芍等份（为末），每次酒服 10g。(《产乳集验方》)

3. 女子吹乳 芸薹菜适量，捣烂敷之。(《日用本草》)

【用法用量】内服：煮食 30～300g；捣汁服，20～100mL。外用：适量，煎水洗或捣敷。

【成分】含少量槲皮苷和维生素 K，并分离出淀粉样蛋白，一种具有高度分支结构的多糖和一种 12S 球蛋白。根含葡萄糖异硫氰酸酯类成分。

【药理作用】芸薹滴眼剂给正常家兔和高眼压模型兔滴眼，具有显著降眼压作用。降眼压机制为抑制房水生成。

【**使用注意**】麻疹后、疮疥、目疾患者不宜食。

菠　菜

《履巉岩本草》

【**异名**】波棱菜，红根菜，赤根菜，鹦鹉菜，甜茶，飞龙菜。

【**基原**】为苋科藜亚科植物菠菜的全草。

【**性味归经**】甘，平。归肝、胃、大肠、小肠经。

【**功效**】养血，止血，平肝，润燥。

【**应用**】用于衄血，便血，消渴，头痛，目眩，夜盲，便秘等。

1. 消渴引饮　菠菜根、鸡内金适量等份，为末，米汤饮服，日 3 次。(《本草纲目》引《经验方》)

2. 高血压头痛目眩、慢性便秘　鲜菠菜适量，置沸水中烫约 3 分钟，以麻油拌食，每日 2 次。(《浙江药用植物志》)

3. 贫血　鲜蘑菇 100g，菠菜 500g，食盐、生油、姜汁适量。将鲜蘑菇洗净，放入水中焯一下，捞出切厚片，菠菜择洗干净切段，先将蘑菇片煸炒片刻，加入食盐、姜汁、菠菜，烧熟出锅即成。(《民间验方》)

4. 夜盲、脾虚腹胀　每日用菠菜 500g。按家常用生油炒菜，或捣烂绞汁分多次服。(《福建药物志》)

5. 便秘，痔疮，肠胃热毒，便血等　菠菜 200g，猪血 150g，食盐入少许。将菠菜、猪血同煮，后加食盐，饮汤。(《经验方》)

【**用法用量**】内服：适量，煮食；或捣汁。

【**成分**】含蛋白质、脂肪、糖、粗纤维、灰分、钙、磷、镁、铁、胡萝卜素、维生素 B_1、维生素 B_2、维生素 B_{12}、烟酸、维生素 C、叶酸、类胡萝卜素、α－生育酚。另还含甾醇及其苷类和酯类、昆虫变态激素、氨基酸和有机酸。

【**药理作用**】

1. 有促进肠道蠕动，利于排便的作用。

2. 所含菠菜皂苷 A 及 B，有抗菌活性。

3. 镁在人体内的作用是将肌肉中的碳水化合物转化为可利用的能量，所以吃些菠菜具有很好的缓解疲劳的作用。

【**使用注意**】体虚便溏者不宜多食。肾炎和肾结石患者不宜食用。

蕹　菜

《本草拾遗》

【**异名**】蕹，瓮菜，空心菜，空筒菜，无心菜，水蕹菜。

【**基原**】为旋花科植物蕹菜的茎、叶。

【**性味归经**】甘，寒。归肠、胃经。

【**功效**】凉血清热，利湿解毒。

【**应用**】用于鼻衄，便秘，淋浊，便血，尿血，痔疮，痈肿，蛇虫咬伤等。

1. 淋浊，小便血，大便血　鲜蕹菜适量洗净，捣烂取汁，和蜂蜜酌量服之。(《闽南民间草药》)

2. 翻肛痔　空筒菜 1kg，水 1L，煮烂去渣滤过，加白糖 120g，同煎如饴糖状。每次服 90g，每日服 2 次，早、晚服，未愈再服。(《贵州省中医验方秘方》)

3. 鼻血不止　蕹菜数根，和糖捣烂，冲入沸水服。(《岭南采药录》)

【用法用量】内服：煎汤，60～120g；或捣汁。外用：适量，煎水洗；或捣敷。

【成分】含蛋白质、糖、脂类、酚类、萜类、三萜类化合物、谷氨酰胺、丙氨酸、蔗糖、α-生育酚及 β-胡萝卜素、叶黄素、叶黄素环氧化物、堇黄质、新黄质等十几种类胡萝卜素，还含铜、铁、锌等元素。此外，从中还分离出 N-反-阿魏酰基酪胺和 N-顺-阿魏酰基酪胺。

【药理作用】

1. 紫色蕹菜中含胰岛素样成分，可用于治疗糖尿病。

2. 从蕹菜分离出的 N-反-阿魏酰基酪胺和 N-顺-阿魏酰基酪胺，是体外前列腺素合成的抑制剂。

【使用注意】脾虚泄泻者不宜多食。

韭　菜

《滇南本草》

【异名】起阳草，懒人草，长生韭，壮阳草，扁菜。

【基原】为百合科植物韭菜的茎和叶。

【性味归经】辛，温。归肾、胃、肺、肝经。

【功效】补肾，温中，行气，散瘀，解毒，润肠。

【应用】用于肾阳亏虚，吐血，衄血，尿血，痢疾，便秘，消渴，痔漏，脱肛，跌仆损伤，虫蛇咬伤等。

1. 阳虚肾冷，阳道不振，或腰膝冷疼，遗精梦泄　韭菜白 400g，胡桃肉（去皮）100g。用芝麻油炒熟，日食之，服 1 月。(《方脉正宗》)

2. 急性乳腺炎　鲜韭菜 60～90g。捣烂敷患处。(《福建药物志》)

3. 疥疮　用韭菜适量煎汤洗之。捣如泥敷之亦可。(《普济方》)

4. 吐血，唾血，呕血，衄血，淋血，尿血及一切血证　韭菜 5kg，捣汁，生地黄 2.5kg（切碎）浸韭菜汁内，烈日下晒干，以生地黄黑烂、韭菜汁干为度；入白臼内，捣数千下，如烂膏无渣者，为丸，弹子大。每早、晚各服。

【用法用量】内服：捣汁，60～120g；或煮粥，炒熟，做羹。外用：适量捣敷；煎水熏洗；热熨。

【成分】叶含硫化物、苷类和苦味质、类胡萝卜素、β-胡萝卜素、抗坏血酸、大蒜辣素、蒜氨酸、丙氨酸、谷氨酸、天冬氨酸、缬氨酸等。

【药理作用】

1. 韭菜叶水提取物有抗突变作用。

2. 韭菜叶研磨后的滤液，对阴道滴虫有杀灭作用。

3. 韭菜对离体子宫有兴奋作用。

【使用注意】阴虚内热及疮疡、目疾患者慎食。

金针菜

《滇南本草》

【异名】萱草花，川草花，宜男花，鹿忽花，萱萼，黄花菜。

【基原】为百合科植物黄花菜的花。

【性味归经】甘，凉。归肝、肾经。

【功效】清热利湿，宽胸解郁，凉血解毒。

【应用】用于小便短赤，胸闷心烦，少寐，痔疮便血，疮痈等。

1. 月经量少，贫血，胎动不安，老年性头晕，耳鸣，营养不良性水肿　金针菜 30～60g，炖肉（或鸡）服。(《云南中草药》)

2. 乳痈　金针菜、皂荚子、射干各 15g。共炙研末，分 3 服，砂仁汤下。(《溪单方选》)

3. 喑哑　黄花菜 30g，煮熟调蜜糖 15g，分 3 次含咽。(《中医是怎样治病的》)

4. 痔疮出血　黄花菜 30g，红糖适量。煮熟，早饭前 1 小时服，连服 3～4 天。(《福建药物志》)

【用法用量】内服：煎汤，15～30g；或煮汤，炒菜。外用：适量，捣敷；或研末调蜜涂敷。

【成分】含蛋白质、脂肪、碳水化合物、钙、磷、铁、胡萝卜素、硫胺素、核黄素、烟酸。

【药理作用】花浸膏及提取物给小鼠灌胃，可使其自发活动显著减少，提示金针花有明显的镇静作用。

【使用注意】食用金针菜尤以加工的干品为好，不要食鲜黄花菜及腐烂变质品，也不要单炒食，以防中毒。

莴　苣

《食疗本草》

【异名】莴苣菜，千金菜，莴笋，莴菜。

【基原】为菊科植物莴苣的茎和叶。

【性味归经】苦、甘，凉。归胃、小肠经。

【功效】利尿，通乳，清热解毒。

【应用】用于乳汁不下，小便不利，目暗昏花，虫蛇咬伤等。

1. 产后无乳　莴苣 3 枚，研作泥，白酒调服。(《海上集验方》)

2. 胸痛　莴苣叶 30g，荷叶 30g，白扁豆 30g，水煎服，每日 2 次。(《果蔬疗法大全》)

3. 小便尿血　莴苣适量，捣敷脐上。(《本草纲目》引《杨氏方》)

4. 口臭　莴苣菜适量洗净生嚼。(《果蔬疗法大全》)

5. 痔疮　鲜莴苣 1 握，煮汤洗拭，每日 2 次。(《食疗本草》)

【用法用量】内服：煎汤 30～60g。外用：适量，捣敷。

【成分】内含蛋白质、脂肪、碳水化合物、钙、磷、铁，还含有多种维生素。而其叶的营养价值更高，其中含钙、胡萝卜素、维生素 C。

【药理作用】

1. 莴苣汁对白色念珠菌生长具有抑制作用。

2. 莴苣提取物对大鼠有保肝作用。

【**使用注意**】脾胃虚弱者慎服。本品多食使人目糊，停食自复。

洋 葱

《药材学》

【**异名**】玉葱，浑提葱，洋葱头。

【**基原**】为百合科植物洋葱的鳞茎。

【**性味归经**】辛、甘，温。归肺经。

【**功效**】健胃理气，解毒杀虫，化痰降浊。

【**应用**】用于饮食积滞，大便不畅，痢疾，肠炎，虫积腹痛，赤白带下，胸闷脘痞，咳嗽痰多浓稠等。

1. 高血压 取茶褐色洋葱皮每天 5～10g，水煎服，长期服用。(《妙药奇方》)

2. 肺结核咯血、止咳 瘦猪肉 200g，红葱头 4 个，将 2 味用水 2 碗煮熟吃。(《民间验方》)

3. 牙痛 捣碎的葱头，当成软膏涂擦痛处。(《食物养生》)

4. 肾结石、膀胱结石 洋葱烧灰，早、晚各 1 次，1 次 30g，用少量白酒服下。(《妙药奇方》)

5. 高脂血症 洋葱 60g，菜籽油炒，每日食。(《家庭食疗手册》)

6. 胸闷脘痞，咳嗽痰多浓稠 洋葱洗净，切碎炒食或煮熟食。(《实用中医营养学》)

【**用法用量**】内服：做菜生食或熟食，30～120g。外用：适量，捣敷或捣汁涂。

【**成分**】鲜茎含有气味物质如硫醇、二甲二硫化物、二烯丙基二硫化物与二烯丙基硫醚、三硫化物、硫代亚磺酸盐和少量柠檬酸盐、苹果酸盐等。根、球茎、叶含邻－羟基桂皮酸、咖啡酸、阿魏酸、芥子酸。球茎、叶还含对－羟基桂皮酸、原儿茶酸、多糖 A、多糖 B 与槲皮素、胸嘧啶及多种氨基酸等。皮中含山柰酚和山柰酚的苷。蓓蕾、花粉、花药均含胡萝卜素。

【**药理作用**】

1. 能抑制血浆胆固醇的升高，并使纤维蛋白溶解活性下降，故可用于动脉粥样硬化症。

2. 有平喘与抗炎作用；所含的有机硫化物有抗肿瘤的作用。

3. 能提高动物胃肠道张力，使分泌增加，可适用于肠无力症及非痢疾性肠炎。

4. 对金黄色葡萄球菌、白喉杆菌及滴虫等有杀灭作用，对四氧嘧啶及肾上腺素性高血糖具有降糖作用，对离体子宫有收缩作用。

【**使用注意**】多食易目糊和发病，热病后不宜进食。患瘙痒性皮肤疾病之人忌食，胃疾患者不宜食用。

葱 白

《名医别录》

【**异名**】葱茎白，葱白头，火葱，大葱。

【**基原**】为葱科植物葱的鳞茎。

【**性味归经**】辛，温。归肺、胃经。

【**功效**】发表，通阳，解毒，杀虫。

【**应用**】用于外感风寒，阴寒内盛、格阳于外，脉微，厥逆，腹泻，疮痈疔毒。

1. 风寒感冒 防风 10～15g，葱白 2 根，粳米 100g。将防风、葱白煎煮取汁，去渣；粳米按

常法煮粥；待粥将熟时加入药汁，煮成稀粥服食。(《千金月令》葱豉汤)

2. 赤痢　葱白1握细切，和米煮粥，空心食之。(《食医心镜》)

3. 时疾头痛发热者　连根葱白20根。和米煮粥，入醋少许，熟食取汗即解。(《济生秘览》)

4. 小便难，小肠胀　葱白15kg。细锉，炒令熟，以帕子裹，分作2处，更以熨脐下。(《普济本事方》)

【用法用量】内服：煎汤，9～15g；或酒煎。煮粥食，每次可用鲜品15～30g，外用：适量，捣敷，炒熨，煎水洗，蜂蜜或醋调敷。

【成分】鳞茎含黏液质、粗脂肪、粗纤维、粗蛋白质、无氮浸生物、戊聚糖、多糖类。还含挥发油，油中主要成分为大蒜辣素、二烯丙基硫醚。根含铝。

【药理作用】

1. 所含硫化物对白喉、结核、痢疾杆菌、金黄色葡萄球菌及链球菌、多种皮肤真菌等均有抑制作用。
2. 有镇静、镇痛的作用，对阴道滴虫、蛲虫有杀灭作用。
3. 能促进消化液的分泌，其黏液质有保护胃黏膜和皮肤的作用。
4. 所含的挥发油葱蒜辣素由呼吸道、汗腺、泌尿道排出时，能轻微刺激这些管道分泌而呈现发汗、祛痰、利尿作用。
5. 对人子宫颈癌细胞培养株系JTC26抑制率在90%以上。

【使用注意】表虚多汗者慎服。

毛　笋

《本草纲目拾遗》

【异名】茅竹笋，竹笋，笋。

【基原】为禾本科植物毛竹的幼嫩生长部分。

【性味归经】甘，寒。归胃、大肠经。

【功效】化痰，消胀，透疹。

【应用】用于食积腹胀，痘疹不出，腹水等。

1. 小儿麻疹出不畅　以嫩毛笋与鲫鱼炖汤令小儿饮服。(《食物中药与便方》)

2. 糖尿病（肺热型）　鲜毛笋1个，去皮切片，同粳米共煮成粥，每日分2次服。(《山西中医》)

3. 肾炎，心脏病，肝病等浮肿、腹水　毛笋、陈蒲瓜各60g，或加冬瓜皮30g，水煎服。(《食物与治病》)

4. 便秘　毛笋250g，同肉煮食。(《中国食疗大全》)

5. 痰热咳嗽　毛笋适量同肉煮食。(《本草求原》)

【用法用量】内服：煎汤，30～60g；或煮食。

【成分】含多糖，水解后有木糖、阿拉伯糖和半乳糖。嫩苗还含铁、镁、钙、钠、钾、铜、镉和钴等。

【药理作用】

1. 含有大量的胡萝卜素，维生素B族、维生素C、维生素E和稀有元素镁等抗癌物质。
2. 笋干的丙酮提取液具有抑制细胞突变作用。

3. 含有抗小白鼠艾氏癌和肉瘤 -180 作用的多糖类。

【使用注意】脾胃虚弱者慎服。

芦　笋

《本草图经》

【异名】灌，芦尖。

【基原】为百合科植物芦苇的嫩芽。

【性味归经】甘，寒。归肺经。

【功效】清热生津，利水通淋。

【应用】用于肺热咳嗽，水肿，小便不利，烦热口干等。

1. 烦热，口干　芦笋 50g，生或熟食。(《中国食疗大全》)

2. 淋巴结核　芦笋 50g，加炒荞面 15g，捣成泥膏，外敷，每日换 1 次。(《中国食疗大全》)

3. 肺结核，肿瘤　芦笋 100g，水发海参 250g，加入少许调料，烩制。(《食补与食疗》)

【用法用量】内服：煎汤，30～60g；或鲜品捣汁。

【成分】含腐殖酸、香豆素、天门冬酰胺、天门冬氨酸、芦丁、甘露聚糖、多种甾体皂甘、姜香苷、谷胱甘肽、叶酸、膳食纤维、粗纤维、锌、B 族维生素等。

【药理作用】

1. 对高脂血症、心脏病、高血压及癌症有一定效果。

2. 有调节机体代谢、提高免疫力的功效。

3. 可改变人体内酸性环境，使酸碱度平衡。

【使用注意】脾胃虚寒者慎服。

第三节　野菜类

野菜是指野生于自然界，不为人工栽培的植物。早在《诗经》中就有“参差荇菜，左右采之”“陟彼南山，言采其蕨”“陟彼北山，言采其杞”“其蔌伊何，惟笋及蒲”等一类采野菜诗。常用的野菜有马齿苋、枸杞叶等。

大多数野菜性味寒凉，具有清热解毒、凉血利尿等作用。野菜含有维生素、无机盐、纤维素和酶类。所含的纤维素可促进肠道蠕动，具有通便作用，还可减少或阻止胆固醇的吸收，同时增加胆固醇的排出，故适合于习惯性便秘、高脂血症、动脉粥样硬化症等病人食用。

马齿苋

《本草经集注》

【异名】马齿草，马苋，马齿菜，长寿菜，耐旱菜。

【基原】为马齿苋科植物马齿苋 *Portulaca oleracea L.* 的全草。

【性味归经】酸，寒。归大肠、肝经。

【功效】清热解毒，凉血止痢，除湿通淋。

【应用】用于热毒泻痢，热淋，尿闭，赤白带下，崩漏，痔血，疮疡痈疖，丹毒，瘰疬，湿

癣，白秃等。

1. 久痢不止，或赤或白　鲜马齿苋 120g，绿豆 60g，粳米 100g。绿豆、粳米洗净，一同放入锅内，加水适量，武火煮开后，放入马齿苋，改用文火继续煮至豆烂米熟，即成。(《饮食疗法》)

2. 百日咳　马齿苋 30g，百部 10g。水煎，加白糖服。(《四川中药志》)

3. 阑尾炎　生马齿苋 50g，洗净捣绞汁 30mL，加冷开水 100mL，白糖适量。每日服 3 次，每次 100mL。(《福建中医药》)

【用法用量】内服：煎汤或绞汁，10～15g，鲜品 30～60g。

【成分】含大量去甲肾上腺素和多量钾盐。还含多巴、多巴胺、甜菜素、异甜菜素、甜菜苷、异甜菜苷、草酸、苹果酸、柠檬酸、谷氨酸、天冬氨酸、丙氨酸及葡萄糖、果糖、蔗糖等。另据报道，本品预试有生物碱、香豆精、黄酮、强心苷和蒽苷的反应。并含大量的聚 ω-3 不饱和脂肪酸。

【药理作用】

1. 对多种动物离体和在体子宫均有明显收缩作用，兴奋子宫的成分为无机钾盐，以氯化钾为主，主要存在于茎中；抑制子宫的成分为有机化合物，主要存在于叶中。

2. 马齿苋的甲醇、乙醚和水提取物有引起肌肉松弛的作用。

3. 马齿苋提取物在体外对痢疾杆菌、伤寒杆菌、绿脓杆菌和大肠杆菌等均有显著抗菌作用，对金黄色葡萄球菌也有一定抑制作用。

【使用注意】脾虚便溏者及孕妇慎服。

枸杞叶

《名医别录》

【异名】甜菜，枸杞尖，枸杞苗，枸杞菜，枸杞头。

【基原】为茄科植物枸杞及宁夏枸杞的嫩茎叶。

【性味归经】苦、甘，凉。归肝、脾、肾经。

【功效】补虚益精，清热明目。

【应用】用于虚劳发热，烦渴，目赤昏痛，障翳夜盲，崩漏带下，热毒疮肿等。

1. 消渴　鲜枸杞叶 250g（干品减半），淡豆豉 60g，粳米 250g。粳米洗净，同豉汁一同放入锅内，按常法煮粥；临熟，下洗净的枸杞叶，稍煮几沸，以植物油、葱、盐等调味即成。(《太平圣惠方》)

2. 房事衰弱　枸杞叶 250g（切），粳米 200g，与豉汁相合，煮粥，以五味末、葱白等，调和食之。(《太平圣惠方》)

【用法用量】内服：煎汤，鲜品 60～240g；或煮食；或捣汁。

【成分】含蛋白质、脂肪、碳水化合物、粗纤维、灰分、钙、磷、铁、胡萝卜素、硫胺素、核黄素、烟酸、抗坏血酸。

【药理作用】

1. 参与脂质代谢，抑制脂肪肝，促进肝细胞新生。

2. 提高 T 淋巴细胞活性，增强免疫功能，抗衰老。

3. 对抗肿瘤放疗、化疗后白细胞减少。

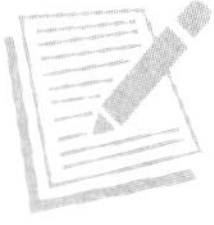

【使用注意】大便滑泄之人忌食。另据前人经验，枸杞叶忌与乳酪同食。

第四节 食用菌类

食用菌种类繁多，味道鲜美，历来受到大众喜爱，被誉为“山珍之王”“庖厨珍品”。食用菌类营养丰富，含有丰富的蛋白质、糖类、多种维生素、矿物质等，脂肪含量较低，多为不饱和脂肪酸。在食用菌所含营养成分中，有很多治疗功效，如对恶性肿瘤、心血管系统疾病、肝炎、胃溃疡、贫血、骨质疏松症等有较好的防治作用。菌类食物在医疗方面已表现出越来越广阔的开发前景。

蘑 菇

《医学入门》

【异名】蘑菰，麻菰，鸡足蘑菇，蘑菇草，肉蕈。

【基原】为蘑菇科真菌双孢蘑菇四孢蘑菇的子实体，尤以菌蕾为佳。

【性味归经】甘，平。归肠、胃、肺经。

【功效】健脾开胃，平肝提神。

【应用】用于饮食不消，纳呆，乳汁不足，神倦欲眠；还可用于现代高血压病的膳食调理、辅助治疗。

1. 消化不良 蘑菇鲜品 150g，炒食、煮食均可。(《中国药用真菌》)

2. 高血压 蘑菇鲜品 180g，煮食，分两次食用。(《中国药用真菌》)

3. 急、慢性肝炎 鲜蘑菇水煎或做菜食用。(《家庭食疗手册》)

4. 小儿麻疹疹出不畅 鲜蘑菇 18g，鲜鲫鱼 1 条。清炖（少放盐），喝汤。(《食物中药与便方》)

【用法用量】内服：煎汤，6～9g；鲜品 150～180g。

【成分】双孢蘑菇含挥发性成分 3- 辛酮和 1- 辛烯 -3- 醇，含异硫氰酸苄酯，无机元素有磷、钙、镁、钾、铜、锰、锑、锌、铁、汞及镉，尚含磷脂、甘油酯、亚油酸及甾醇等化合物，并含原维生素 D_2 等化合物。四孢蘑菇含蘑菇氨酸、维生素 D_2，含元素汞、铅、镉、铁、铜、锰、锌、钴、铬、镍、镁、钙、钠、钾及硒、磷、锑。含尿素、甲壳质和纤维素，并含蛋白质、非蛋白质氮、糖类、维生素 C 及无机物等，增强免疫、抗肿瘤活性物质为多糖和蛋白质。

【药理作用】

1. 双孢蘑菇中的植物凝集素有抗肿瘤活性，水提取物能提高机体免疫功能，多糖有保肝作用。

2. 四孢蘑菇有抗菌作用，降血糖作用和抗肿瘤活性等作用。

【使用注意】气滞者慎服；蘑菇性滑，便泄者慎食；禁食有毒野蘑。

香 菇

《随息居饮食谱》

【异名】香蕈，台菌，雷惊蕈，冬菇，菊花菇。

【基原】为白蘑科真菌香菇的子实体。

【性味归经】甘，平。归肝、胃经。

【功效】扶正补虚，健脾开胃，祛风透疹，化痰理气。

【应用】用于正气衰弱，神倦乏力，纳呆；还可用于消化不良，贫血，佝偻病，高血压，高脂血症，慢性肝炎，盗汗，小便不禁，水肿，麻疹透发不畅，荨麻疹，毒菇中毒，肿瘤的膳食调理、辅助治疗。

1. 水肿　香菇（干品）16g，鹿衔草、金樱子根各30g，水煎服，每日2次。(《中国药用真菌》)

2. 盗汗　香菇15g，酒酌量，炖后调白糖服。(《福建药物志》)

3. 脾气虚，食欲不振　香菇20g，粳米50g。将香菇洗净、去蒂、切碎和粳米一起放入砂锅中，加水适量，文火熬成粥，每日1～2次温服。(《中国药膳学》)

【用法用量】内服：煎汤6～9g，鲜品15～30g。

【成分】含挥发性物质、肽类化合物、氨基酸、核苷酸类化合物、麦角甾醇、香菇多糖、前维生素D_2、牛磺酸、甲醛、丁酸、葡聚糖、水溶性杂半乳聚糖等。还含多酚氧化酶、葡萄糖苷酶、葡萄糖淀粉酶。

【药理作用】

1. 调节机体免疫功能。

2. 抗病毒、抗肝炎、抗氧化、抗凝血等作用。

【使用注意】脾胃寒湿气滞者禁服。

猴头菌

《全国中草药汇编》

【异名】猬菌，刺猬菌，小刺猴头，猴菇，猴头菇。

【基原】为齿菌科真菌猴头菌珊瑚状猴头菌的子实体。

【性味归经】甘，平。归脾、胃经。

【功效】健脾养胃，安神。

【应用】用于体虚乏力，还可用于消化不良，失眠，胃与十二指肠溃疡，慢性胃炎，消化道肿瘤的膳食调理、辅助治疗。

1. 消化不良　猴头菌60g，水浸软后，切成薄片，水煎服，每日2次，黄酒为引。(《全国中草药汇编》)

2. 神经衰弱，身体虚弱　猴头菌（干品）150g，切片后与鸡共煮食用，每日1次（或用鸡汤煮食）。(《全国中草药汇编》)

3. 慢性肝炎　鲜猴头菌75g，煮水，每日分早、晚2次食菌和水，连服1.5～2个月。(《人人健康》)

【用法用量】内服：煎汤，10～30g，鲜品30～100g。

【成分】猴头菌子实体中含猴头菌酮A、B、D、E、F、G、H，猴头菌碱，植物凝集素。干燥子实体含蛋白质、脂质、纤维及葡聚糖，还含麦角甾醇。菌丝体培养物含有猴头菌吡喃酮A、B，猴菇菌素Ⅲ、Ⅳ等。菌丝和子实体中含有多糖。

【药理作用】

1. 有增强免疫功能、抗疲劳、抵御疾病、延缓衰老，抗肿瘤，抗溃疡等作用。

2. 促使溶血素生成，减少小鼠血栓形成。

3. 猴头菇多糖能明显降低血糖浓度，且对血清中甘油三酯和总胆固醇含量都有明显的改善作用。

【使用注意】本品甘、平补虚健胃，食用安全。

木 耳

《神农本草经》

【异名】蕈耳，树鸡，黑木耳，木菌，云耳。

【基原】为木耳科真菌木耳、毛木耳及皱木耳的子实体。

【性味归经】甘，平。归肺、脾、大肠、肝经。

【功效】补气养血，润肺止咳，止血。

【应用】用于气虚血亏，肺虚久咳，咳血，衄血，血痢，痔疮出血，妇女崩漏，高血压，眼底出血，跌打伤痛，高血压病等。

1. 血痢腹痛 木耳 30g，水 150mL，煮木耳令熟，先以食盐、醋食木耳尽，后服其汁，日 2 服。(《太平圣惠方》)

2. 大便干燥，痔疮出血 木耳 5g，柿饼 30g，同煮烂，随意吃。(《长白山植物药志》)

3. 贫血 木耳 30g，红枣 30 枚，煮熟服食，加红糖调味。(《家庭食疗手册》)

4. 高血压病，眼底出血 木耳 3～6g，冰糖 5g，加清水适量，慢火炖汤，于睡前 1 次顿服，每日 1 剂，10 天为一疗程。(《药用寄生》)

5. 妇女崩中漏下，或有瘀血者 木耳 60g，炒至见烟为度，加血余炭 10g，共研细末（木耳散）。每次服 6～10g，温开水或淡醋送下。(《孙氏集效方》)

【用法用量】内服：煎汤 3～10g；或炖汤；或烧炭存性研末。

【成分】含氨基酸、蛋白质、脂质、糖、纤维素、胡萝卜素、维生素 A、维生素 B_1、维生素 B_2 及各种无机元素等。从子实体分离的一种多糖，相对分子质量为 155000，由 L- 岩藻糖、L- 阿拉伯糖、D- 木糖、D- 甘露糖、D- 葡萄糖、葡萄糖醛酸等组成。菌丝体含外多糖，还含麦角甾醇、原维生素 D_2、黑刺菌素。毛木耳含植物血凝素，含木耳毒素Ⅰ、Ⅱ，系蛋白结合多糖。从子实体中得到 2 种多糖（APPA 和 APPB）。皱木耳在液体培养中生长，产生膜复合体，其中有地衣酚、荔枝素、苔色酸、藻纹苔酸、红粉苔酸和反丁烯二酸原冰岛衣酸酯。

【药理作用】

1. 抗凝血，升高白细胞，抗炎，抗溃疡，促进核酸合成等作用。

2. 有抗辐射，抗生育，抗肿瘤，抗突变和抗菌等作用。

3. 降血糖、血脂，抗动脉粥样硬化。

4. 增强免疫，延缓衰老等作用。

【使用注意】虚寒溏泻者慎服。

银　耳

《中国药学大辞典》

【异名】白木耳，白耳，桑鹅，五鼎芝，白耳子。

【基原】为银耳科银耳的子实体。

【性味归经】甘、淡，平。归肺、胃、肾经。

【功效】滋补生津，润肺养胃。

【应用】用于虚劳咳嗽，痰中带血，津少口渴，病后体虚，气短乏力等。

1. 润肺，止咳，滋补　银耳6g，竹参6g，淫羊藿3g，先将银耳及竹参用冷水发胀，然后加水1小碗及冰糖，猪油适量调和，最后取淫羊藿稍加碎裁，置碗中共蒸，服时去淫羊藿渣，参、耳连汤内服。(《贵州民间方药集》)

2. 虚劳咳嗽，痰中带血，阴虚口渴　干银耳6g，糯米100g，冰糖10g，加水煮粥食用。(《食疗粥谱》)

3. 热病伤津，口渴引饮　银耳10g，芦根15g，小环草10g，水煎，取银耳，滤去药渣，喝汤，并吃银耳，每日1剂。(《药用寄生》)

4. 癌症放疗、化疗期　银耳12g，绞股蓝45g，党参、黄芪各30g，共煎水，取银耳，去药渣，加薏苡仁、大米各30g煮粥吃。每日1剂。(《药用寄生》)

【用法用量】内服：煎汤，3～10g；或炖冰糖、肉类服。

【成分】含银耳子实体多糖（TP）、银耳孢子多糖（TSP）、多糖TP-1、糖蛋白TP、细胞壁多糖、葡萄糖醛酸木糖甘露聚糖、中性多糖、酸性杂多聚糖AC、BC。脂质成分含甾醇和磷脂。此外，葡菌丝中含萨尼丹宁A、B、C、D。从固体培养法获得的银耳孢子中分离得到3种多糖：TF-A、TF-B及TF-C。

【药理作用】

1. 提高免疫力，延缓衰老，升高白细胞，促进造血功能等作用。
2. 有抗炎、抗溃疡、抗突变、抗肿瘤、抗放射等作用。
3. 促进蛋白质和核酸生物合成及膜保护等作用。
4. 降血脂，降血糖，抗凝血、血栓等作用。

【使用注意】风寒咳嗽者及湿热酿痰致咳者禁用。

第五节　果品类

果品类包括鲜果和干果。其中，新鲜采摘未干燥的植物果实为鲜果，如梨、桃等。晒干或烘干了的水果为干果或称果干。

关于果品的药用，李时珍谓："木实曰果，草实曰蓏，熟则可食，干可脯，丰俭可以济时，疾苦可以备药。"《神农本草经》亦收载食用果品类如葡萄、龙眼等数种；《五十二病方》中也有大枣、李实、杏核仁等药用的记载。这些都证明果品类食物在医疗有相当的地位。

水果多质柔而润，富含液汁，多具有补虚、养阴、生津、除烦、消食开胃、醒酒、润肠通便等作用。适用于病后体虚、津伤烦渴、食欲不振、肠燥便秘等证。但果品类食物有寒温之别，寒性疾病不宜食用寒凉性的果品，热性疾病不宜食用温性果品。

果品类含有丰富的碳水化合物、维生素、有机酸及无机盐等人体必需的营养物质，而蛋白质

和脂类的含量却很低。水果中的糖类、有机酸、芳香物质、色素和膳食纤维等成分，使它们具有良好的感官性质，对增进食欲、促进消化、维持肠道正常功能、丰富膳食的多样化具有重要意义。经常适量食用果品还可增强人的力量和耐力，调节体液酸碱平衡。果品中含有较多的保健功能成分，如多酚类、黄酮类、三萜类、多糖类、挥发油类、生物碱类、甾醇类、蒽醌类等，能防治高血压、动脉粥样硬化、冠心病、糖尿病、癌症、痛风、炎症、便秘等多种疾病。

一、鲜果类

梨

《名医别录》

【异名】快果，果宗，玉乳，蜜父，甘棠，杜梨。

【基原】为蔷薇科梨属植物白梨、沙梨、秋子梨等的果实。

【性味归经】甘、微酸，凉。归肺、胃经。

【功效】止咳化痰，清热降火，清心除烦，润肺生津，解酒。

【应用】用于肺燥咳嗽，热病津伤烦渴，消渴，痰热惊狂，噎膈，目赤胬肉，烫火伤等。

1. 失音，喑风失音　生梨捣汁1盏饮之，日再服。(《本草纲目》引《食疗本草》)

2. 咳嗽　用梨1颗，刺50孔，每孔纳椒1粒，面裹灰火煨熟，停冷去椒食。(《医心方》引《食疗本草》)

3. 胸中热结，痞塞不通　食生梨适量。(《医心方》引《食疗本草》)

4. 热病及酒后烦渴　梨汁、荸荠汁、芦苇根汁、麦门冬汁、莲藕汁各等份，和匀，凉服或温服。(《温病条辨》)

5. 消渴　生梨适量切碎，捣取汁饮服。或熬成雪梨膏，每次10～15g，每日2～3次。或将梨用蜜熬，盛瓶中，不拘时用热水或冷开水调服，亦可直接嚼梨。(《普济方》《名医类案》)

6. 反胃转食，药物不下　大雪梨1个，以丁香15粒刺入梨内，湿纸包四五重，煨熟食之。(《圣济总录》)

【用法用量】鲜食；或榨汁饮；或炖食，100～200g。

【成分】主要含有苹果酸、枸橼酸等有机酸类，维生素 B_1、维生素 B_2、维生素C等维生素类，果糖、蔗糖、葡萄糖等碳水化合物类，以及脂肪、蛋白质等有机成分；亦含有钾、钠、钙、镁、硒、铁、锰等无机成分。含有多酚类、三萜类、甾醇类、黄酮类、多糖类、挥发油类及膳食纤维等保健功能成分。

【药理作用】

1. 能减轻炎症早期出现的组织损伤，较好地抑制毛细血管通透性亢进，从而减轻血管内液体成分和细胞成分渗出到组织间隙，起到了较好的抗炎作用。

2. 有镇静、降压、保护神经干细胞损伤等作用。

3. 抗氧化、抗菌等作用。

【使用注意】不宜多食，过则伤脾胃，助阴湿。故脾胃虚寒、呕吐清水、大便溏泄、腹部冷痛、风寒咳嗽及产妇等不宜食用。另《本草纲目》引《食疗本草》云："凡治嗽须喘急定时冷食之。若热食反伤肺，令嗽更剧。"

桃

《日用本草》

【异名】桃实。

【基原】为蔷薇科桃属植物桃或山桃的果实。

【性味归经】甘、酸，温。归肺、大肠经。

【功效】生津润肠，活血消积，益气血，润肤色。

【应用】用于津少口渴，肠燥便秘，病理性闭经，积聚等。

1. 夏日口渴，便秘，痛经 新鲜桃子适量生食。(《饮食治疗指南》)

2. 虚痨喘咳 鲜桃3个，削去外皮，加冰糖30g，隔水炖烂后去核，每天1次。(《药用果品》)

【用法用量】鲜吃；或制成桃片、桃汁等。3～5个。

【成分】果实含有机酸，主要为苹果酸、枸橼酸和奎宁酸。含总糖29.8～100.3mg/g（鲜重），其中有果糖、葡萄糖、蔗糖、木糖等。此外，还含有紫云英苷、多酚类、膳食纤维等保健功能成分。

【药理作用】

1. 西医学实验表明桃中含有较为丰富的铁元素，可参与人体血液的合成，长期食用桃可提高血液中血红蛋白的再生能力，因此桃是缺铁性贫血患者的理想辅助食品。

2. 含钾多钠少，具有一定的利水作用，适合水肿患者食用。

【使用注意】不宜长期食用，容易使人生内热。

杏 子

《本草图经》

【异名】杏实。

【基原】为蔷薇科杏属植物杏、山杏等的果实。

【性味归经】酸、甘，温。归肺、心经。

【功效】润肺定喘，生津止渴。

【应用】用于肺燥咳嗽，津伤口渴，大便干结，口疮等。

1. 肺燥干咳，大便干结 鲜杏50g，猪肺250g（洗净，切碎），加水适量煮汤，将要煮熟时加少许食盐，饮汤食杏，连服5～7天。或杏子5～10枚，粳米50～100g，冰糖适量。用粳米煮粥，待粥将成时，加入杏子肉、冰糖同煮为粥。(《食品的营养与食疗》《山家清供》)

2. 咳嗽痰多 杏子30g，去皮，煮熟，捣烂，加入沸水，用清洁白布滤出白汁，再加水重捣重滤。反复3次后将杏仁粉末弃去，其液汁即杏仁酪，加入少许蜂蜜，每次服1匙，开水冲服，每日2次。或以榨去油后的杏仁渣，加水蒸馏，得杏仁水含漱。(《花果疗法》)

【用法用量】6～12g。水煎服，或生食，或晒干为脯。

【成分】含有枸橼酸、苹果酸、绿原酸、香草酸等有机酸，含有维生素B_1、维生素C、烟酸等维生素，含有β-胡萝卜素、少量γ-胡萝卜素、番茄红素等天然色素，还含有槲皮素、槲皮苷、芦丁、金丝桃苷、山柰酚等黄酮类化合物及挥发性成分等。山杏的果实含山梨糖醇、葡萄糖和多糖。

【药理作用】

1. 所含的苦杏仁苷及其类似物维生素 B_{17} 是极为有效的抗癌物质，对癌细胞具有杀灭作用，杏是含维生素 B_{17} 最多的果品。

2. 杏中含有的胡萝卜素，有阻止肿瘤形成和减少辐射的作用，还有明显的延缓衰老作用。

3. 成熟杏中含有较多的黄酮类化合物，能预防心脏病。

【使用注意】不宜多食。扁鹊云："多食动宿疾，令人目盲，须眉落。"

枇　杷

《名医别录》

【异名】金丸，琵琶果。

【基原】为蔷薇科枇杷属植物枇杷的果实。

【性味归经】甘、酸，凉。归肺、脾经。

【功效】润肺止咳，生津止渴，和胃降逆。

【应用】用于肺燥咳嗽，吐逆，烦渴，呃逆，纳差等。

1. 口干，呃逆，不欲饮食　鲜枇杷100g，去皮，将果肉与核一同入水煎汤，顿服或分2次服食汤及果肉，连服1～3天。(《食品营养与食疗》)

2. 肺热咳嗽　桑白皮25g，枇杷叶15g。水煎服。(《中医食疗学》)

【用法用量】30～60g。生食，或煎汤；罐头，果酒，果酱等。

【成分】成熟果实含有苹果酸、枸橼酸等有机酸，含有维生素 B_1、维生素C等维生素。此外还含有3.3%果胶、蔗糖、戊糖、琥珀酸、氧化酶、淀粉酶、苦杏仁酶及转化酶。

【药理作用】

1. 枇杷三萜化合物包括熊果酸，齐墩果酸为母体的衍生物，经研究发现三萜酸具有抗炎及抗病毒的作用。

2. 熊果酸和总三萜酸还对枸橼酸喷雾引起的豚鼠咳嗽有止咳作用。

3. 另有抗肿瘤和促进免疫作用，这与枇杷叶中含有熊果酸和齐墩果酸的关系密切。

【使用注意】不宜多食、久食。脾虚便溏及痰湿盛者不宜食用。

石　榴

《滇南本草》

【异名】安石榴，金樱，丹若。

【基原】为石榴科石榴属植物石榴的果实。

【性味归经】甘、酸、涩，温。归脾、肺经。

【功效】镇咳消痰，涩肠止泻，止血。

【应用】用于津亏口燥咽干，烦渴，久泻，久痢，便血，崩漏等。

1. 久泻久痢，大便出血　陈石榴适量焙干，研为细末，每次10～12g，米汤调下。(《普济方》)

2. 咽喉炎，口舌生疮　鲜果1～2个，去皮，取种子捣烂，以开水浸泡，放冷后含漱，每天多次。(《药用果品》)

3. 崩漏带下　石榴果皮 90g，水煎加蜂蜜调服。(《家庭食疗手册》)

【**用法用量**】10～30g。水煎服，或制成饮料，或酿酒造醋。

【**成分**】石榴果实含丰富的维生素 C，另含有糖类、蛋白质、脂肪、鞣质、苹果酸、枸橼酸及钙、磷、钾等。

【**药理作用**】

1. 石榴汁和石榴籽提取物的抗氧化能力是红酒和绿茶的 2～3 倍。长期服用石榴汁可抑制小鼠体内的系统性氧化应激反应，主要表现为抑制蛋白质和 DNA 的氧化损伤，降低氧化型谷胱甘肽（GSSG）水平，提高谷胱甘肽过氧化物酶、谷胱甘肽转移酶、谷胱甘肽还原酶、超氧化物歧化酶和过氧化氢酶的活性。

2. 有抗微生物、抗癌、抗辐射、改善代谢综合征等作用。

3. 还具有解酒，治疗扁桃体炎、口腔炎等作用。

【**使用注意**】多食易伤肺损齿，石榴果皮服用时必须严格控制用量，过量有毒。

青　梅

《宝庆折中本草》

【**异名**】梅实，梅子，生梅子。

【**基原**】为蔷薇科李属植物梅的未成熟果实。

【**性味归经**】酸，平。归肺、胃、大肠经。

【**功效**】生津利咽，涩肠止泻，利筋脉。

【**应用**】用于咽喉肿痛，喉痹，津伤口渴，泻痢等。

1. 胃肠炎　鲜梅适量，去核，捣烂取汁，文火煎成胶状。每次 3g，每日 3 次，饭前服。(《福建药物志》)

2. 喉痹　生青梅 100 枚，蚰蜒 100 条。同归瓦罐内，蚰蜒化为水，浸透青梅，每取青梅晒而又浸，浸而又晒，以汁干为度。喉患则取青梅 1 枚，噙咽吐涎，病多自减。(《喉科金匙》)

3. 痢疾　青梅 5kg，木香、木通、黄芩、紫苏、砂仁、薄荷各 500g，火酒 5L。端午日入瓶内，封固，1 月可吃，只吃 2 个即愈。(《串雅外编》)

【**用法用量**】6～9g。内服：水煎服；或噙咽津液；或归丸剂；外用：适量，浸酒擦；或熬膏点眼。

【**成分**】含苹果酸、枸橼酸、琥珀酸、酒石酸、丙酮酸、梅素（Mumefural）等有机酸类；含钾量较其他水果高。另含有苄基 β-D- 葡糖苷、芦丁、绿原酸、羽扇豆醇、α - 香树素、β - 香树素、环阿屯醇、齐墩果酸和熊果酸等保健成分。在成熟时期含氢氰酸，种子含苦杏仁苷。

【**药理作用**】

1. 对邻苯三酚及肾上腺素氧化系统产生的氧自由基有很强的消除能力，并在垂直凝胶电泳中表现出抑制氮蓝四唑（NBT）光化还原的能力。

2. 青梅核、青梅花提取物具有显著的治疗高尿酸血症、痛风性关节炎的作用。

3. 另有抑菌、抗肿瘤、解毒、驱虫、抗疲劳、抗过敏等作用。

【**使用注意**】不可多食、久食。胃痛反酸者忌食。

橘

《神农本草经》

【异名】黄橘，橘子。

【基原】为芸香科柑橘属植物橘及其栽培变种的成熟果实。

【性味归经】甘、酸，平。归肺、胃经。

【功效】生津润肺，理气化痰，开胃醒酒；橘饼：止嗽，止痢，疏肝解郁。

【应用】用于消渴，呕逆，胸膈结气，腹泻，咳嗽痰多等。

1. 伤食生冷水果，泄泻不止 橘饼1个，切成薄片，放碗内用沸水冲泡，盖住碗，泡出汁，饮汤食饼，1饼可作数次服。(《经验广集》)

2. 胸闷不适，咳嗽痰多 鲜柑橘2kg，去皮核绞汁，在火上煎熬至浓稠状，加入1kg蜂蜜搅匀，煎至膏状，冷却装瓶。每次20mL，每日2次，连服数日。(《食品的营养与食疗》)

【用法用量】鲜食，适量；或用蜜煎；或制成橘饼。

【成分】含有丰富的维生素C及维生素B_1、维生素B_2、维生素B_6、β-谷甾醇、β-香豆脂醇、胡萝卜素、叶酸、烟酸，含有丰富的葡萄糖、果糖、蔗糖、苹果酸、枸橼酸等，还含有橙皮苷、柚皮芸香苷等黄酮类化合物及少量蛋白质、脂肪。

【药理作用】

1. 具有抗氧化，延缓衰老的功效。
2. 可防止血管破裂，降低毛细血管脆性和通透性。
3. 另有预防感冒的作用，可增强机体的抗寒能力。
4. 对血压有双向调节作用。

【使用注意】不可多食，阴虚燥咳及咯血、吐血者慎用。

【备注】橘子的皮、核、络、实皆可归药。橘皮，因以色红日久者为佳，故又名红皮、陈皮；橘红性燥，以燥湿化痰为胜，主要用于喉痒咳嗽，痰多不利等症；橘实通络化痰，顺气和胃，主要用于痰滞咳嗽、胸闷胸痛等；橘核理气止痛，为疝气、睾丸肿痛、乳痈、腰痛所常用；橘络有通络理气化痰之功，用于气滞痰凝、胸胁胀痛。

葡萄

《神农本草经》

【异名】蒲陶，草龙珠，菩提子，琐琐葡萄。

【基原】为葡萄科葡萄属植物葡萄的果实。

【性味归经】甘、酸，平。归肺、脾、肾经。

【功效】益气补血，强壮筋骨，软坚散寒，补肝利胆，通利小便。

【应用】用于气血虚弱，肺虚咳嗽，惊悸，盗汗，烦渴，风湿痹痛，淋病，水肿等。

1. 热淋，小便涩少，碜痛沥血 葡萄汁，藕汁，生地黄汁，蜂蜜适量等份，和匀，煎为稀汤，每于食前服。(《太平圣惠方》)

2. 烦渴 生葡萄适量捣滤取汁，以瓦器熬稠，入熟蜜少许，同收，点汤饮。(《居家必用事类全集》)

3. 面部、肢体浮肿，小便不利 葡萄30g，茯苓10g，薏苡仁20g，与大米60g煮粥，分2

次服完，连食1～3周。(《食品的营养与食疗》)

4. 咽喉红肿，但热气尚浅　甜葡萄汁加元胡粉适量，徐徐饮之。(《喉科金钥》)

【用法用量】鲜食，适量。煎汤，15～30g。或加工成葡萄干、葡萄汁、葡萄酱、葡萄脯、葡萄罐头、葡萄酒等。

【成分】含糖量为15%～30%，主要是葡萄糖、果糖和少量蔗糖、木糖等；还含酒石酸、苹果酸、枸橼酸及蛋白质、矿物质等。此外尚含有单葡萄糖苷和双葡萄糖苷及维生素C、维生素B_1、维生素B_2、烟酸、胡萝卜素、原矢车菊酚低聚物等，还含有10多种人体所需要的氨基酸及钙、磷、铁等微量元素。

【药理作用】

1. 葡萄醇提液能降低胃癌细胞株NKM和肝癌细胞株Q_3细胞存活率。

2. 红葡萄干水提物对环磷酰胺所诱导的小鼠骨髓嗜多染红细胞微核形成有抑制作用；可抑制Fe^{2+}–巯乙胺酸诱发大鼠肝微粒体丙二醛（MDA）的生成和过氧化叔丁醇所致大鼠红细胞MDA的生成。

3. 有抗病毒、抗菌、增强免疫作用。

4. 所含的黄酮类化合物还能降低血小板凝聚能力，改善心脑血管循环。

【使用注意】阴虚内热，胃肠实热或痰热内蕴者慎服。葡萄籽不可多食。

苹　果

《滇南本草》

【异名】柰子，平波，超凡子，天然子，频婆，频果。

【基原】为蔷薇科苹果属植物苹果的果实。

【性味归经】甘、酸，凉。归脾、胃、心经。

【功效】益胃生津，健脾止泻，止渴，除烦醒酒。

【应用】用于津少口渴，脾虚泄泻，食后腹胀，饮酒过度等。

1. 卒食饱气壅不通者　苹果适量捣汁服。(《本草纲目》引《食疗本草》)

2. 轻度腹泻和便秘　苹果去皮核，捣烂为泥即成，每日50g，分4次服食，连续服食3～5天。(《食品的营养与食疗》)

3. 喘息性支气管炎　大苹果1只，挖洞放巴豆1粒，隔水蒸0.5小时，冷却后取出巴豆，吃苹果，早、晚各1只，15天为一疗程。(《食品的营养与食疗》)

4. 妊娠呕吐　鲜苹果60g，大米30g炒黄，与水同煎代茶饮。(《果蔬食疗》)

【用法用量】鲜食，适量；或捣汁、熬膏食用。

【成分】果实含L–苹果酸、延胡索酸、琥珀酸、丙酮酸、枸橼酸等有机酸，含乙酸丙酯、乙酸丁酯、乙酸戊酯、2–乙烯醛、壬醛等芳香成分，含金丝桃苷、越橘花青苷、矢车菊素–7–阿拉伯糖苷、矢车菊素–3–半乳糖苷、矢车菊素–3–阿拉伯糖苷等黄酮类化合物，另含维生素C。果皮含叶绿素A、叶绿素B、胡萝卜素等。

【药理作用】

1. 所含的多酚具有抗氧化、抗肿瘤活性。

2. 粗纤维和果胶有吸附胆固醇的功能，可降低血液中胆固醇，果胶还能促使人体肠道中的铅、汞、锰等有害元素的排泄；另外苹果中的粗纤维可以调节人体血糖水平，预防血糖的骤升

骤降。

3. 所含丰富的钾元素能促进体内钠盐的排出，具有降压的作用。

【使用注意】不宜多食，过量易致腹胀。

香 蕉

《本草纲目拾遗》

【异名】甘蕉，蕉子，蕉果。

【基原】为芭蕉科芭蕉属植物香蕉和大蕉的果实。

【性味归经】甘，寒。归脾、胃、大肠经。

【功效】清热解毒，润肺滑肠。

【应用】用于热病烦渴，肺燥咳嗽，便秘，痔疮等。

1. 痔疮，便血 香蕉2只，不去皮，炖熟，连皮食之。(《岭南采药录》)

2. 咳嗽日久 香蕉1～2只，冰糖炖服，每日1～2次，连服数日。(《食物中药与便方》)

3. 高血压，血管硬化，大便秘结，手指麻木 每日吃香蕉3～5只。(《现代实用中药》)

4. 扁桃体炎，痢疾 未成熟香蕉果2个，切片，加冰糖适量，水炖服。(《福建药物志》)

【用法用量】生食或炖熟，1～4枚。

【成分】果实含甾体类化合物14α-甲基-9β，19-环-5α-麦角-24（28）-烯-3β-醇，含蛋白质、枸橼酸、磷酸烯醇丙酮羧化酶；另含多巴胺、肾上腺素、去甲肾上腺素、5-羟色胺等。果皮含31-去甲环鸦片甾烯酮，β-谷甾醇，棕榈酸环木菠萝烯醇酯等。

【药理作用】

1. 能抑制糖尿病模型大鼠的脂质过氧化状态，降低胃溃疡模型大鼠溃疡指数和过氧化脂质水平等。

2. 另有预防心血管疾病、降低胆固醇、延缓衰老等作用。

【使用注意】香蕉性寒，含钠盐多，有明显水肿和需要禁盐的病人不宜多吃，如患有慢性肾炎、高血压、水肿症者尤应慎食；同时香蕉含糖量高，糖尿病患者应少食。

柠 檬

《岭南采药录》

【异名】宜母果，宜母子，黎檬子，里木子，黎檬干，柠果。

【基原】为芸香科柑橘属植物黎檬或柠檬的果实。

【性味归经】甘、酸，凉。归胃、肺经。

【功效】生津止渴，祛暑，和胃安胎，消食化痰。

【应用】用于胃热伤津，肺燥咳嗽，中暑烦渴，食欲不振，脘腹痞胀，妊娠呕吐等。

1. 脘腹气滞痞胀，嗳气少食 柠檬10g，香附10g，厚朴10g。水煎服。(《四川中药志》)

2. 雀斑，黄褐斑 柠檬4个去皮切片，苹果1个去心切片，用米酒1瓶浸3个月以上饮。(《台湾青草药》)

【用法用量】绞汁饮或生食，适量。

【成分】果实含柠檬苦素、枸橼酸、咖啡酸等；黎檬果皮含橙皮苷、β-谷甾醇、γ-谷甾醇；

柠檬果皮含橙皮苷、香叶木苷、柚皮苷、新橙皮苷、咖啡酸等；种子含黄柏酮、柠檬苦素。

【药理作用】

1. 柠檬提取物对变形链球菌葡糖基转移酶和细胞外多糖的合成具有抑制作用，可抑制变形链球菌蔗糖酶活性和变形链球菌乳酸脱氢酶活性及影响糖代谢产酸能力。

2. 咖啡酸有收缩、增固毛细血管，降低通透性，提高凝血功能及血小板数量的止血作用。

3. 柠檬甲醇提取物、乙醇提取物具有良好的清除自由基、抗氧化作用。

【使用注意】胃酸过多者忌食。

甘 蔗

《名医别录》

【异名】蔗，干蔗，竿蔗，糖梗，薯蔗。

【基原】为禾本科甘蔗属植物甘蔗的茎秆。

【性味归经】甘，寒。归肺、脾、胃经。

【功效】清热生津，润燥下气，解毒醒酒。

【应用】用于烦热，消渴，呕哕反胃，干咳，大便燥结，痈疽疮肿等。

1. 发热口干，小便涩 甘蔗，去皮尽令吃之，咽之。若口痛，捣取汁服之。(《外台秘要》)

2. 虚热咳嗽，口干涕唾 甘蔗汁 1.5L，青粱米 400g。煮粥，日食 2 次，极润心肺。(《本草纲目》)

3. 朝食暮吐，暮食朝吐，旋转吐 甘蔗汁 7L，生姜汁 1L。二味相和，分为 3 服。(《梅师集验方》)

【用法用量】30～90g，煎汤；或榨汁饮。

【成分】含天冬酰胺、天冬氨酸、γ-氨基丁酸等多种氨基酸和甲基延胡索酸、延胡索酸、苹果酸、枸橼酸等有机酸。蔗茎含维生素 B_1、维生素 B_2、维生素 B_6 和维生素 C，还含有钙、磷、铁等无机盐，蔗糖、果糖和葡萄糖。

【药理作用】

1. 提高免疫器官重量，增强巨噬细胞的吞噬功能，促进 IgM 合成，溶血空斑形成。

2. 有抗菌、抗氧化作用。

3. 霉变甘蔗可引起中毒，主要毒性物质是节菱孢霉菌产生的 3-硝基丙酸，可引起中毒性脑病。

【使用注意】脾胃虚寒者慎用。

荔 枝

《食疗本草》

【异名】离支，荔支，离枝，丹荔，火山荔，丽枝。

【基原】为无患子科荔枝属植物荔枝的果实。

【性味归经】甘、酸，温。归肝、脾经。

【功效】养血健脾，行气消肿。

【应用】用于病后体虚，津伤口渴，脾虚泄泻，呃逆，食少，瘰疬，疔肿，外伤出血等。

1. 呃逆不止　荔枝7个，连皮核烧存性，为末，白汤调下。(《医方摘要》)

2. 脾虚久泻　枝果（干果）7枚，大枣5枚。水煎服。(《全国中草药汇编》)

3. 老人五更泄　荔枝干，每次5粒，春米1把，合煮粥食，连服3次。酌加山药或莲子同煮更佳。(《泉州本草》)

4. 老年阳痿　荔枝肉（去核）1kg，人参60g（切片），用上好烧酒2.5L，将上药入袋内，浸3日可服，每日早、晚各饮1～2杯。(《同寿录》)

5. 妇女体弱，白带过多　荔枝干20个，莲子60g，放碗中加水笼蒸熟食之。(《中华养生药膳大典》)

【用法用量】内服：煎汤5～10枚，或烧存性研末，或浸酒。外用：适量，捣烂敷；或烧存性研末敷。

【成分】果肉含葡萄糖60%，蔗糖5%，蛋白质15%，脂肪14%，还含有维生素B_1、维生素B_2、叶酸、维生素C、胡萝卜素，以及枸橼酸、苹果酸等有机酸；含钙、磷、铁；另含一定量游离的精氨酸和色氨酸。

【药理作用】

1. 荔枝口服液具有较好的降血糖作用，应用该品后四氧嘧啶所致大鼠高血糖动物血清胰岛素水平有下降的趋势。

2. 荔枝和荔枝核及其活性成分能阻断亚硝胺合成及清除亚硝酸根离子，抗氧化，清除自由基及抑制乙肝表面抗原（HBsAg）和e抗原（HbeAg）等的生物活性。

3. 另有抑制小鼠移植性肿瘤，抗炎，镇痛，退热，对抗免疫性和急性肝损伤，调节血脂等作用。

【使用注意】阴虚火旺者慎服。

甜　瓜

《开宝本草》

【异名】梨瓜，甘瓜，果瓜，香瓜，熟瓜。

【基原】为葫芦科香瓜属植物甜瓜的果实。

【性味归经】甘，寒。归心、胃经。

【功效】清暑热，解烦渴，利小便；瓜子：化瘀散结，生津润燥，驱虫等。

【应用】用于暑热烦渴，下痢腹痛等。

1. 热渴　甜瓜去皮，食后徐徐吃之，煮皮做羹亦佳。(《古今医统大全》)

2. 脓血恶痢，痛不可忍　以水浸甜瓜数枚食之即愈。(《本草求真》)

3. 痔漏　穿肠瓜焙存性为末，甜瓜末30g，加蝉蜕末12g。以金银花15g，浸酒1～2日，煎数滚，调药末，每服9g，空心金银花酒下。(《本草拾遗》)

【用法用量】生食，适量；或煎汤；或研末。

【成分】本品含有球蛋白2.68%，另含酶类、碳水化合物、脂肪、B族维生素、维生素C、β-胡萝卜素、枸橼酸及钙、磷、铁、钾等。

【药理作用】

1. 甜瓜提取物体外抑制腹腔巨噬细胞产生超氧阴离子，在IgG_1抗原-抗体复合物刺激下还诱导巨噬细胞产生IL-10，这与提取物富含超氧化物歧化酶（SOD）有关。

2. 甜瓜水提物含有腺苷，能抑制胶原、肾上腺素、二磷酸腺苷（ADP）等诱导的人血小板聚集。

3. 含有的一些酶类，有助于肾病患者的营养吸收，这些酶类可将不溶性蛋白质转化为可溶性的蛋白质，以帮助肾病患者营养的吸收。

【使用注意】 其性寒凉，脾胃虚寒、腹胀便溏者忌服。

西　瓜

《日用本草》

【异名】 寒瓜。

【基原】 为葫芦科西瓜属植物西瓜的果瓤。

【性味归经】 甘，寒。归心、胃、膀胱经。

【功效】 清热解暑，除烦止渴，利小便。

【应用】 用于暑热烦渴，热盛津伤，小便不利，喉痹，口疮等。

1. 阳明热盛，舌燥烦渴者，或神情昏冒，不寐，言语懒出者　好红瓤西瓜剖开，取汁1碗，徐徐饮之。(《本草汇言》)

2. 口疮甚者　西瓜浆水徐徐饮之。(《丹溪心法》)

3. 中暑，小便不利　西瓜汁适量，冲莲子心汤服。(《安徽中草药》)

【用法用量】 鲜食，适量。

【成分】 含瓜氨酸、α－氨基－β－（1－咪唑基）丙酸、丙氨酸、α－氨基丁酸、γ－氨基丁酸、谷氨酸、精氨酸、磷酸、苹果酸、乙二醇、甜菜碱、腺嘌呤、果糖、葡萄糖、蔗糖、维生素 B_2、维生素C、β－胡萝卜素、γ－胡萝卜素、番茄红素、六氢番茄红素及以钾盐为主的盐类等。

【药理作用】

1. 所含番茄红素具有抗氧化、清除自由基、预防肿瘤和心脑血管疾病等作用。

2. 所含瓜氨酸可增加流入阴茎海绵体的血液量，以及促进血管内释放出一氧化氮，起到增加男性性功能的作用。

【使用注意】 中寒湿盛者慎用。

中华猕猴桃

《开宝本草》

【异名】 藤梨，木子，猕猴梨，羊桃，阳桃，猴仔梨。

【基原】 为猕猴桃科猕猴桃属植物猕猴桃的果实。

【性味归经】 酸、甘，寒。归胃、肝、肾经。

【功效】 清热除烦，生津止渴，润燥，调理中气，通淋。

【应用】 用于烦热，消渴，消化不良，石淋，痔疮等。

1. 消渴烦热　猕猴桃60g，天花粉30g，水煎服。(《青岛中草药手册》)

2. 尿道结石　猕猴桃15g，水煎服。(《广西本草选编》)

3. 消化不良　猕猴桃、炒山楂各15g，煎服。(《安徽中草药》)

4. 睾丸偏坠　猕猴桃30g，金柑根9g，水煎去渣，冲入烧酒60mL，分2次内服。(《闽东

本草》)

【用法用量】鲜食，适量。或水煎服，30～60g；或榨汁饮。

【成分】含猕猴桃碱、玉蜀黍嘌呤、9- 核糖基玉蜀黍嘌呤等生物碱成分；含大黄素、大黄素甲醚、大黄素 -8- 甲醚、ω- 羟基大黄素、大黄素酸、大黄素 -8-β-D- 葡萄糖苷等蒽醌类成分。另含中华猕猴桃蛋白酶、游离氨基酸、糖、有机酸、B 族维生素、维生素 C、色素、鞣质及挥发性的烯醇类成分等。每 100g 新鲜的果实中维生素 C 的含量为 138～284.54mg。

【药理作用】

1. 具有防癌、抗突变作用。

2. 能阻断二甲基亚硝胺的合成，抑制亚硝酸钠引起的小鼠肝脏脂质过氧化物水平升高，Ames 试验表明猕猴桃汁中的含巯基化合物能抑制 α- 叔丁烷 -O- 苯醌的诱变性。

3. 具有抗氧化、延缓衰老、抗疲劳、降血脂、保护肝脏、抗病毒、抗炎等作用。

4. 另有促进排铅和润肠通便的作用。

【使用注意】脾胃虚寒者慎服。

柚

《本草经集注》

【异名】雷柚，柚子，胡柑。

【基原】为芸香科柑橘属植物柚的果实。

【性味归经】甘、酸，寒。入肺、脾、胃经。

【功效】消食和胃，健脾，止咳，解酒。

【应用】用于饮食积滞，食欲不振，醉酒，咳嗽咯痰等。

1. 痰气咳嗽　把柚去核切，砂瓶内浸酒，封固 1 夜，煮烂，蜜拌匀，时时含咽。(《本草纲目》)

2. 饮食停滞，醉酒　柚 1 个，将柚皮洗净削去外表层，切成条状，用白糖腌浸 1 周，每次食 15g，每日 2～3 次，连用 1～3 天。(《食品的营养与食疗》)

【用法用量】鲜食，适量。

【成分】含柚皮素等黄酮类化合物、闹米林等柠檬苦素类成分，含丰富的糖类、维生素 C，另含挥发油、微量元素、B 族维生素等。

【药理作用】

1. 柚皮素具有保肝作用，能降低小鼠血清中 ALT、AST 的活性，显著降低四氯化碳诱导的肝中毒、肝大及肝脂肪积累。

2. 柚皮素可以显著抑制大鼠醛糖还原酶的活性，可以治疗糖尿病。

3. 闹米林有抗肿瘤作用。

【使用注意】脾胃虚寒者慎服。

二、干果类

落花生

《滇南本草图说》

【异名】花生，落花参，长生果，落地生，及地果。

【基原】为豆科落花生属植物落花生的成熟种子。

【性味归经】甘，平。归脾、肺经。

【功效】健脾养胃，润肺化痰。

【应用】用于脾虚反胃，乳妇奶少，脚气，肺燥咳嗽，大便燥结等。

1. 久咳，秋燥，小儿百日咳　花生（去嘴尖）文火煎汤调服。（《杏林医学》）

2. 脾胃失调，营养不良　花生仁 30g，糯米 60g，红枣 30g，加冰糖少许，煮粥食用。（《食疗粥谱》）

3. 乳汁少　花生 90g，猪脚 1 条（用前腿），共炖服。（《陆川本草》）

4. 血小板减少性紫癜　生花生 150g，或炒花生 180g，每日分 3 次服完，连服 1 周。若血小板计数仍低，可继续服用。（《饮食治疗指南》）

5. 脚气　生花生肉（带衣用）100g，赤小豆 100g，红皮枣 100g，煮汤，每日数回饮用。（《现代实用中药》）

6. 妊娠消肿，羊水过多　花生 125g，红枣 10 粒，大蒜 1 粒，水炖至花生烂熟，加红糖适量服。（《福建药物志》）

【用法用量】内服：煎汤，30～100g；生研冲汤，每次 10～15g；炒熟或煮熟食，30～60g。

【成分】种子含花生碱、甜菜碱等生物碱类；含维生素 B_1、泛酸、生物素、维生素 C 等维生素类；含 β－谷甾醇、菜油甾醇、豆甾醇等甾醇类；另含卵磷脂，γ－亚甲基谷氨酸，γ－氨基－α－亚甲基丁酸，嘌呤，胆碱，木聚糖，葡萄甘露聚糖，铁，锌，钴，铬等成分。

【药理作用】

1. 具有细胞凝集作用：从花生中提取的花生凝集素能使经神经氨酸酶处理的红细胞凝集，也能使胸腺细胞、急性淋巴细胞性白血病细胞凝集。

2. 花生凝集素凝集试验可将胸腺细胞分为 2 个亚群，反映胸腺细胞分化的程度，呈阳性者为幼稚 T 细胞，呈阴性者是成熟或接近成熟的 T 细胞。

3. 具有降血脂、降胆固醇、降血压、增加冠状动脉流量等作用。

4. 还可减肥、安神、抗炎、抗氧化、抗肿瘤等。

【使用注意】体寒湿滞及肠滑便泄者慎服。霉花生有致癌作用，不宜食用。

胡桃仁

《本草纲目》

【异名】核桃仁，胡桃穰，胡桃肉。

【基原】为胡桃科核桃属植物胡桃的种仁。

【性味归经】甘、涩，温。归肾、肝、肺经。

【功效】补肾益精，温肺定喘，润肠通便。

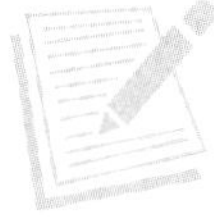

【应用】用于腰痛，脚弱，尿频，遗尿，阳痿，遗精，久咳喘促，肠燥便秘，石淋及疮疡瘰疬等。

1. 肾虚耳鸣，遗精 核桃仁3个，五味子7粒，蜂蜜适量，于睡前嚼服。(《贵州草药》)

2. 久嗽不止 核桃仁50个（煮熟，去皮），人参150g，杏仁350个（麸炒，汤浸去皮）。研匀，归炼蜜，丸梧子大。每空心细嚼1丸，人参汤下，临卧再服。(《本草纲目》引萧大尹方）

3. 虚喘 胡桃肉、人参各6g，水煎服。(《饮食治疗指南》)

4. 肠燥便秘 胡桃肉4～5枚，于睡前拌少许蜜糖服食。(《中药学》)

5. 筋骨酸痛（血寒凝滞不行） 以胡桃肉30枚，浸酒饮之。如不饮酒者，以胡桃肉，早、晚各食2枚，白汤过下，7日愈。(《简便方》)

6. 心气痛 核桃1个，枣子1枚。去核桃夹，纸裹煨熟，以生姜汤一盅，细嚼送下。(《神效名方》)

【用法用量】内服：煎汤9～15g；单味嚼服10～30g；或归丸、散。外用：适量，研末调服。

【成分】含粗蛋白22.18%，其中可溶性蛋白以谷氨酸为主，其次为精氨酸和天冬氨酸；粗脂类64.23%，其中中性脂类占93.05%。总脂和中性脂类脂肪酸组成主要为亚油酸64.48%～69.95%和油酸13.89%～15.36%；糖类13%；多种游离的必需氨基酸，其含量占总氨基酸的47.50%；含β-谷甾醇、菜油甾醇、豆甾醇、燕麦甾-5-烯醇等甾醇类；另含钾、钙、铁、锰、锌、铜、锶等多种无机元素。果实含胡桃叶醌，1,4-奈醌等，未成熟果实富含维生素C。

【药理作用】

1. 胡桃叶醌对肝癌腹水型小鼠生命延长率可达95%，对小鼠肉瘤S_{180}实体型抑制率达50%。
2. 在体外对小鼠肝癌细胞DNA合成有抑制作用，主要是线粒体途径。
3. 还具有降血脂、抗脂质过氧化、减轻脂肪肝、延缓衰老等作用。

【使用注意】痰火积热、阴虚火旺及大便溏泄者禁服。不可与浓茶同服。

栗 子

《备急千金要方》

【异名】板栗，栗实，栗果，大栗，毛板栗，风栗。

【基原】为壳斗科栗属植物板栗的种仁。

【性味归经】甘、微咸，平。归脾、肾经。

【功效】益气健脾，补肾强筋，活血消肿，止血。

【应用】用于脾虚泄泻，反胃呕吐，脚膝酸软，跌打肿痛，瘰疬，吐血，衄血，便血等。

1. 幼儿腹泻 栗子磨粉，煮如糊，加白糖适量喂服。(《食物中药与便方》)

2. 小儿脚弱无力，三岁尚不能行步 日以生栗与食。(《食物本草》)

3. 老人肾虚腰痛 栗子同母狗腰子、葱、食盐适量煮食。(《食物本草》)

4. 脾虚腹泻 栗子50g，茯苓20g，大枣10枚，大米60g，共煮粥，加白糖适量食用。(《中国药膳学》)

5. 牙床红肿 板栗及棕树根各30g，水煎服。(《湖北中草药志》)

【用法用量】30～60g。内服：适量，生食或煮食；或炒存性研末服。外用：适量，捣敷。

【成分】含有丰富的碳水化合物，还含蛋白质、氨基酸、脂肪酸、B族维生素、挥发油、无机盐、黄酮类化合物、单宁等成分。

【药理作用】

1. 能通过抑制平滑肌发挥止泻作用，能抑制正常小鼠胃肠推进运动，对新斯的明增进的小鼠肠推进运动也有明显抑制作用，能拮抗乙酰胆碱对豚鼠离体回肠平滑肌的兴奋效应。

2. 能抑制巴豆油所致小鼠耳郭肿胀及醋酸所致小鼠腹膜炎症渗出。

3. 对痢疾杆菌、大肠杆菌、绿脓杆菌和金黄色葡萄球菌具有不同程度抑制和杀灭作用。

4. 另有抗凝血、升高白细胞作用。

【使用注意】食积、脘腹胀满痞闷者禁服。

南瓜子

《本草纲目》

【异名】南瓜仁，白瓜子，金瓜米，窝瓜子，倭瓜子。

【基原】为葫芦科南瓜属植物南瓜的种子。

【性味归经】甘，平。归大肠经。

【功效】杀虫，下乳，消肿。

【应用】用于绦虫、蛔虫、血吸虫、钩虫、蛲虫病，产后缺乳，产后四肢浮肿，百日咳，痔疮等。

1. 绦虫病　南瓜子、石榴根皮各 30g。水煎，分 3 次服，连服 2 天。(《四川中药志》)

2. 小儿蛔虫　南瓜子 30g，韭菜叶 30g，竹沥 60g。研末，开水冲服。(《湖南药物志》)

3. 钩虫病　南瓜子榨油，每次 1 茶匙，内服后 4 天服泻下剂。(《泉州本草》)

4. 产后缺乳　南瓜子 60g。研末，加红糖适量，开水冲服。(《青岛中草药手册》)

5. 产后四肢浮肿，糖尿病　南瓜子 30g，炒熟，水煎服。(《食物中药与便方》)

【用法用量】内服：煎汤，30～60g；研末或制成乳剂。外用：适量，煎水熏洗。

【成分】种子含油 16.4%，其中主要脂肪酸为亚油酸、油酸、棕榈酸及硬脂酸，还有亚麻酸、肉豆蔻酸。另还含类脂成分，内有甘油三酯、二酰甘油、单酰甘油、甾醇、甾醇酯及磷脂酰胆碱、磷脂酰乙醇胺、磷脂酰丝氨酸、脑苷脂等。含氮 8.5%，其中 50.1% 为粗蛋白，还含赖氨酸、南瓜子氨酸等。此外，还含磷、钙、铜、镁、锰、铁、锌等元素。

【药理作用】

1. 用南瓜子浓缩制剂 100～300mg/kg 给猫灌胃，对绦虫、弓蛔虫有明显驱虫作用。

2. 南瓜子氨酸对绦虫的中段及后段有麻痹作用。南瓜子有遏制日本血吸虫在动物体内向肝脏移行的作用。对血吸虫幼虫有抑制和杀灭作用，有效成分为南瓜子氨酸。

3. 南瓜子氨酸不能杀灭成虫，但能使虫体萎缩、生殖器官退化和子宫内虫卵减少。

【使用注意】不可多食。《本草纲目拾遗》载“多食壅气滞膈”。

第六节　禽肉类

“禽”为鸟类的通称。凡人工饲养或野生鸟类食物，称为禽肉类。《本草纲目》中收载禽类食物约有 80 种，是人类生存不可缺少的食物。常食用的有鸡、鸭、鹅、鹌鹑、鸽、雀、鸵鸟、火鸡等的肌肉、内脏及其制品。

禽肉类食品性味甘平的较多，其次为甘温。甘平益气，甘温助阳，甘淡渗湿通利。

禽肉的营养价值与畜肉相似，只是禽肉的脂肪含量相对较少，但所含不饱和脂肪酸较多，20% 左右为亚油酸，且熔点低，易于消化吸收。禽肉蛋白质含量较高，氨基酸组成接近人体需要，尤其是鸡肉中的赖氨酸含量比猪肉高 10% 以上，对于以谷类为主食的人群而言，是一种补充赖氨酸极好的天然食物。禽肉细嫩易消化，含氮浸出物多，加工烹调后汤味较畜肉鲜美，对体弱年老者、心血管疾病患者及儿童尤为适宜。

鸡 肉

《神农本草经》

【异名】丹雄鸡，烛夜。

【基原】为雉科雉属动物家鸡的肉。

【性味归经】甘，温。归脾、胃经。

【功效】温中益气，补精填髓。

【应用】用于虚劳羸瘦，病后体虚，纳呆，反胃，泻痢，消渴，水肿，小便频数，崩漏，带下，产后乳少等。

1. 虚弱，劳伤，心腹邪气　乌雄鸡 1 只（洗净，切作块），陈皮 3g（去白），良姜 3g，胡椒 6g，草果 2 个。上件，以葱、醋、酱相合，入瓶内，封口，令煮熟，空腹食。(《饮膳正要》)

2. 产后虚羸　黄雌鸡 1 只，去毛及肠肚，生百合净洗，择 1 颗，白粳米饭 2 盏，上三味，将粳米饭、百合入鸡腹内，以线缝定。用五味汁煮鸡令熟。开肚取百合粳米饭，和鸡汁调和食之，鸡肉食之亦妙。(《圣济总录》)

3. 脾虚滑痢　黄雌鸡 1 只，炙，以食盐、醋涂，煮熟干燥，空心食之。(《食医心镜》)

4. 中风湿痹，五缓六急，骨中疼痛，不能踏地　乌雌鸡 1 只，煮令熟，细擘，以豆汁、姜、椒、葱、酱油，称作羹，空腹食之。(《太平圣惠方》)

5. 水气浮肿　白雄鸡 1 只，小豆 1kg，治如食法，以水 30L，煮熟食之，饮汁令尽。(《肘后备急方》)

【用法用量】煮食或炖汁，适量。

【成分】每 100g 鸡肉含蛋白质 23.3g，脂肪 1.2g，无机盐 1.1g，钙 11mg，磷 190mg，铁 1.5mg，硫胺素 0.03mg，核黄素 0.09mg，烟酸 8mg。尚含维生素 A（小鸡肉特别多）、维生素 E，另含胆甾醇、3- 甲基组氨酸，不饱和脂肪酸等。

【药理作用】鸡胆汁具有解热镇痛及抗惊厥的药理作用；鸡蛋壳具有止血、抑酸的药理作用。

【使用注意】实证、邪毒未清者慎用。

乌骨鸡

《本草纲目》

【异名】乌鸡，药鸡，武山鸡，黑脚鸡，绒毛鸡，竹丝鸡。

【基原】为雉科雉属动物乌骨鸡去羽毛及内脏的全体。

【性味归经】甘，平。归肝、肾、肺经。

【功效】补肝益肾，补气养血，退虚热。

【应用】用于虚劳羸瘦，骨蒸痨热，消渴，遗精，滑精，久泻，久痢，崩中，带下等。

1. 赤白带下及遗精白浊，下元虚惫　白果、莲肉、江米各15g，胡椒3g，为末。乌骨鸡1只，如常治净，装末入腹煮熟。空腹食之。(《本草纲目》)

2. 脾虚滑泄　乌骨母鸡1只，洗净。用豆蔻30g，草果2枚，烧存性，掺入鸡腹内，扎定煮熟，空腹食之。(《本草纲目》)

3. 噤口痢因涩药太过伤胃，闻食口闭，四肢逆冷，久痢　乌骨鸡1只，去毛、肠，用茴香、良姜、红豆、陈皮、白姜、花椒、食盐，同煮熟烂；以鸡令患者嗅之，使闻香气，如欲食，令饮食汁肉，使胃气开。(《普济方》)

4. 腰背疼痛　生地黄250g，乌鸡1只，饴糖200g。乌鸡去毛、肠，细切；生地黄与饴糖和匀，纳入鸡腹中，蒸熟。不用盐、醋，食肉喝汤。(《饮膳正要》)

【用法用量】煮食，适量。或入丸、散。

【成分】含蛋白质、脂肪、钙、磷、铁、维生素B_1、维生素B_2、烟酸、维生素A、铜、锌、锰，还含乌鸡黑素等。

【药理作用】

1. 含17种氨基酸，其中有13种氨基酸高于普通鸡。乌骨鸡的血清总蛋白和γ-球蛋白含量均明显高于普通鸡。血清总蛋白既是构成机体组织和修补组织的原料，也是新陈代谢、维持多种生理功能的重要物质，对提高机体抵抗力、防治疾病、促进身体健康具有重要作用。

2. 复方乌骨鸡口服液对血虚证、气虚证、气血两虚证均有显著疗效，显愈率分别达到78.6%、71.8%和59.6%。

【使用注意】感冒发热，咳嗽多痰者忌食；患有急性菌痢、肠炎初期忌食。

白鸭肉

《名医别录》

【异名】鹜肉。

【基原】为鸭科鸭属动物家鸭的肉。

【性味归经】甘、微咸，平。归肺、脾、肾经。

【功效】补气益阴，利水消肿。

【应用】用于虚劳骨蒸，咳嗽，水肿等。

1. 慢性肾炎，水肿　3年以上绿头老鸭1只，去毛，剖腹去肠杂，填入大蒜头3～5个，煮至烂熟(不加或略加糖)，吃鸭、蒜并喝汤，可隔若干日吃1只。(《食物中药与便方》)

2. 水气胀满浮肿，小便涩少　白鸭1只，去毛、肠，汤洗，馈饭半升。以饭、姜、椒酿鸭腹中，缝定如法蒸，候熟食之。(《食医心镜》)

3. 病后浮肿　选鸭之年久者，加厚朴蒸食之，极有效。唯体虚者勿服。(《华佗神医秘传》)

【用法用量】煨烂熟，适量。

【成分】每100g肉含蛋白质16.5g，脂肪7.5g，碳水化合物0.1g，灰分0.9g，钙11mg，磷1.45mg，铁4.1mg，还含有维生素B_1 0.07mg、维生素B_2 0.15mg、烟酸4.7mg。

【使用注意】外感未清，脾虚便溏，肠风下血者禁食。

鹅 肉

《名医别录》

【异名】家雁，舒雁。

【基原】为鸭科雁属动物家鹅的肉。

【性味归经】甘，平。归脾、肝、肺经。

【功效】益气补虚，和胃止渴。

【应用】用于虚羸，消渴，乏力，气短，纳少，腰膝酸痛等。

1. 中气不足，消瘦乏力，食少 鹅 1 只，去毛杂，黄芪、党参、山药各 30g，共煮熟后食之。(《家庭食疗手册》)

2. 气阴不足见口干欲饮，乏力，气短，纳少 鹅肉 250g，瘦猪肉 500g，山药 30g，北沙参 15g，玉竹 15g，共煮食用。(《补药和补品》)

3. 气阴两虚见腰膝酸痛、消瘦等 鹅肉 200～500g，鱼鳔 50g。鹅肉切块，与鱼鳔同加水煮，加少量食盐以调味，饮汤食肉。(《补品补药与补益良方》)

【用法用量】煮食，适量。

【成分】含蛋白质、脂肪、钙、铁、磷、锰、维生素 C、维生素 B_1、维生素 B_2、维生素 A 等。

【药理作用】鹅血通过升高白细胞，提高淋巴细胞免疫力，减轻化疗药物的毒副作用等起到对肿瘤的辅助治疗作用。

【使用注意】湿热内蕴，皮肤疮毒者禁食。

鸽

《嘉祐本草》

【异名】鹁鸽，飞奴。

【基原】为鸠鸽科鸽属动物原鸽、家鸽、岩鸽的肉。

【性味归经】咸，平。归肺、肝、肾经。

【功效】滋肾补气，解毒祛风，调经止痛。

【应用】用于虚羸，消渴，妇女血虚闭经，久疟，恶疮，疥癞等。

1. 消渴 白花鸽 1 只，切成小块，以土苏煎，含之咽汁。(《食医心镜》)

2. 胃痛 白鸽 1 只（治净，切块）同生姜、烧酒炒后炖食。(《动物药验方集成》)

3. 老年体虚 白鸽 1 只（去毛及内脏），枸杞子 24g，黄精 30g，共炖或蒸煮食用。(《补药和补品》)

【用法用量】煮食，适量。

【成分】鸽肉含蛋白质 22.14%，脂肪 1.00%，灰分 1.00%。

【药理作用】

1. 酶解液能增强小鼠巨噬细胞的吞噬功能；能显著延长小鼠的常压耐缺氧时间，增强小鼠抗疲劳能力。

2. 鸽营养液通过饮水给予，升高失血性贫血小鼠血红蛋白含量，增加贫血小鼠血细胞比容，提高血清铁的含量，降低贫血小鼠红细胞中游离原卟啉含量。

【使用注意】不宜多食。

鹌　鹑

《食经》

【异名】鹑，罗鹑，赤喉鹑，红面鹌鹑。

【基原】为雉科鹌鹑属动物鹌鹑的肉或去羽毛及内脏的全体。

【性味归经】甘，平。入大肠、心、肝、肺、肾经。

【功效】补益中气，强壮筋骨，止泻痢。

【应用】用于脾虚泻痢，小儿疳积，风湿痹，百日咳等。

1. 小儿疳积　鹌鹑 1 只，加少量油盐，蒸熟吃。(《广西药用动物》)

2. 腹泻，痢疾　鹌鹑 2 只（取肉），赤小豆 15g，生姜 3 片，水煎服，日服 2 次。(《山东药用动物》)

3. 百日咳　鹌鹑适量烧焦研面，每服 13.5g，日服 2 次。(《山东药用动物》)

4. 水肿　鹌鹑 2 只（去毛及内脏），加少量白酒，不加食盐，炖熟吃，每日吃 1 次，连吃 3 日。(《常见动物药》)

【用法用量】煮食，1～2 只；或烧存性，研末。

【成分】含蛋白质、脂肪、维生素 B_1、维生素 B_2、维生素 C、维生素 A、维生素 E 等。

【药理作用】含丰富的卵磷脂和脑磷脂，是高级神经活动不可缺少的营养物质，具有健脑的作用。

【使用注意】老年人不宜多食。

附：燕窝《本经逢原》

【异名】燕窝菜，燕蔬菜，燕菜，燕根。

【基原】为雨燕科金丝燕属动物金丝燕的唾液与绒羽等混合凝结所筑成的巢窝。

【性味归经】甘，平。入肺、胃、肾经。

【功效】养阴润肺，益气补中。

【应用】用于久病虚损，肺痨咳嗽，痰喘，咯血，吐血，久痢，久疟，噎膈反胃，体弱遗精，小便频数等。

1. 肺结核见咳嗽咯血　土燕窝 10g，百合 20g，冰糖适量。蒸熟，一次食之，日服 2 次。(《中国动物药》)

2. 老年痰喘　秋白梨 1 个，去心，入燕窝 3g，先用开水泡，再入冰糖 3g 蒸熟，每日早晨服下，勿间断。(《文堂集验方》)

3. 体虚自汗　黄芪 20g，燕窝 5g。煎服，日服 2 次。(《中国动物药》)

4. 小便频数　土燕窝 10g，益智仁 5g，桑螵蛸 5g，后两味研末同燕窝同蒸熟食。(《中国动物药》)

5. 老年疟疾及久疟，小儿虚疟，胎热　燕窝 9g，冰糖 1.5g，顿食数次。(《内经类编试效方》)

【用法用量】水煎服，或炖服，5～15g。先将燕窝用温水浸泡松软后，用镊子挑去燕毛，捞

出用清水洗干净，撕成细条备用。

【成分】天然燕窝含多种蛋白质，其氮的分布为：酰胺氮 10.08%，腐黑物（humin）氮 6.68%，精氨酸氮 19.35%，胱氨酸氮 3.39%，组氨酸氮 6.22%，赖氨酸氮 2.46%，单氨氮 50.19%，非氨氮 7.22%；含氨基己糖及类似黏蛋白的物质；还含钙、磷、钾、硫等无机成分。

【药理作用】

1. 抗病毒作用：金丝燕类黏蛋白不仅是流感病毒血凝反应的有效抑制剂，也是一种中和传染性（使病毒失活）病毒的有效物质。

2. 降压作用：燕窝提取物从 1mg/kg 开始显示剂量依赖性降压作用，并特异性作用于舒张期血压。

3. 通过抑制花生凝集素凝集产生抑制血凝作用，燕窝中的 EGF–2 对小鼠 3T3 成纤维细胞显示强力促细胞分裂作用，增强凝集素对淋巴细胞的促有丝分裂作用。

4. 提高免疫功能，延缓脑组织衰老，消除自由基，强心及抗过敏等作用。

【使用注意】湿痰停滞及有表邪者慎服。

第七节　畜肉类

畜肉类是人工饲养的牲畜动物的肉及内脏类食材。在我国大多数人以食猪肉为主，一些少数民族地区则以牛肉或羊肉为主，兼食马肉、驴肉等。

畜肉性味以甘咸、温为多。甘能补，助阳益气；咸入血分、阴分，可益阴血；温以祛寒。因此畜肉营养价值较高，阴阳气血俱补。适用于先天、后天不足或诸虚百损之人。脾虚、脾湿之人慎食。

畜肉类蛋白质为完全蛋白质，含有丰富的人体必需氨基酸，而且在种类和比例上接近人体需要，易消化吸收，所以蛋白质营养价值很高，为利用率高的优质蛋白质。但存在于结缔组织中的间质蛋白，蛋白质的利用率低。畜肉的脂肪和胆固醇含量较高，脂肪主要由饱和脂肪酸组成，食用过多易引起肥胖和高脂血症等疾病。牲畜的内脏所含矿物质、微量元素和维生素比肉类多，如猪肝富含维生素 A、维生素 B_2 及较为丰富的铁和铜，是治疗夜盲症、预防维生素 A 缺乏和防治缺铁性贫血的良好食物。但内脏中脂肪和胆固醇较高，日常膳食不宜过多摄入。

牛　肉

《名医别录》

【异名】水牛肉，黄牛肉。

【基原】牛科动物黄牛或水牛的肉。

【性味归经】水牛肉：甘，凉。黄牛肉：甘，温。归脾、胃经。

【功效】补脾胃，益气血，强筋骨。

【应用】用于虚损羸瘦，消渴，脾虚不运，鼓胀，水肿，腰膝酸软等。

1. 脾胃久冷，不思饮食　牛肉 1.5kg（去脂膜，切作大片），胡椒 15g，荜茇 15g，陈皮 6g（去白），草果 6g，缩砂 6g，良姜 6g。上为细末，生姜汁 500mL，葱汁 100mL，食盐 120g，同肉拌匀，腌 2 日，取出焙干作脯，任意食之。（《饮膳正要》牛肉脯）

2. 水气大腹浮肿，小便涩少　牛肉 500g。以姜、醋空心食。（《食医心镜》）

3. 鼓胀　黄牛肉 500g。以河水煮极烂，加皮硝 30g，随意食之。(《愿体医话》)

4. 老人水气病，四肢肿闷沉重，喘息不安　水牛肉 500g（鲜）。上蒸令烂，空心切，以五味、姜、醋渐食之，任意食之。(《安老怀幼书》水牛方)

【**用法用量**】内服：煮食、煎汁或入丸剂。

【**成分**】因牛的种类、性别、年龄、生长地区、饲养方法、躯体部位等不同，其化学组成差异很大。大体上每 100g（食部）含蛋白质 20.1g，脂肪 10.2g，维生素 B_1 0.07mg，维生素 B_2 0.15mg，钙 7mg，磷 170mg，铁 0.90mg，胆甾醇 125mg。

【**药理作用**】富含肌氨酸、卡尼汀，能有效补充三磷腺苷，支持脂肪新陈代谢，产生支链氨基酸，从而增长肌肉，增强肌肉力量。富含维生素 B_6，能促进蛋白质的新陈代谢和合成，增强免疫力。

【**使用注意**】自死、病死牛的肉，禁入药膳。

附：牛肚《食疗本草》

【**异名**】牛百叶，毛肚。

【**基原**】牛科动物黄牛或水牛的胃。

【**性味归经**】甘，温。归脾、胃经。

【**功效**】补虚羸，健脾胃。

【**应用**】用于病后虚羸，气血不足，消化不良，食少，便溏，气短乏力等。

1. 脾胃气虚，消化不良，气短乏力，食后腹胀　牛肚 250g，黄芪 30g，炖食。(《中国药膳学》)

2. 脾虚湿盛，食少，便溏　牛肚 250g，薏苡仁 120g，煮粥食用。(《中国药膳学》)

3. 热气，水气，丹毒，解酒劳　牛肝和腹内百叶（即重瓣胃）作生，姜、醋食之。(《本草拾遗》)

【**用法用量**】煮食，适量。

【**成分**】每 100g 含水分 81g，蛋白质 14.8g，脂肪 3.7g，灰分 0.5g，钙 22mg，磷 84mg，铁 0.9mg，还含有硫胺素、核黄素、烟酸、胃泌素、胃蛋白酶等。

【**药理作用**】

1. 胃肠黏膜提取物对急性胃黏膜病变，有预防和促进愈合的作用。
2. 对胃肠道黏膜和胰腺均有营养作用，能促进胰和小肠黏膜酶的分泌。
3. 可刺激胃的收缩，增强小肠和结肠的蠕动与收缩，促进胆囊收缩。

【**使用注意**】自死、病死牛的肚，禁入药膳。

附：牛鞭《中国动物药志》

【**异名**】牛冲。

【**基原**】牛科动物黄牛或水牛雄牛的外生殖器。

【**性味归经**】甘、咸，温。归肝、肾经。

【**功效**】补肾壮阳，固元益精，散寒止痛。

【**应用**】用于腰膝酸痛，虚损劳伤，阳痿，耳鸣耳聋，体倦乏力等。

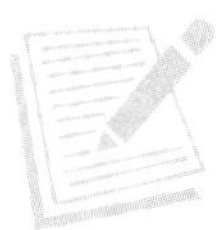

1. 阳痿 牛鞭1根，韭菜子25g，淫羊藿15g，菟丝子15g。将牛鞭置于瓦上文火焙干，磨细，淫羊藿加少许羊油，在文火上用铁锅炒黄（不要炒焦），再加菟丝子、韭菜子磨成细面。将上药共和调匀。每晚黄酒冲服1匙，或将1匙粉与蜂蜜做丸，用黄酒冲服。(《实用中医内科学》)

2. 遗尿 取牛鞭1条（鲜、干均可），浸泡洗净后切碎，加少许食盐炖烂，连汤1次服完。(《浙江中医杂志》)

【用法用量】炖煮，1具；或入丸、散；或浸酒。

【成分】含有天冬氨酸、苏氨酸、甘氨酸、缬氨酸、蛋氨酸等多种氨基酸和辛酸、己酸、硬脂酸、亚油酸等脂肪酸，还含有胆固醇、睾酮、雌二醇、二氢睾酮等甾体成分。

【药理作用】

1. 睾丸素能促进男子性器官的形成及第二性征的发育。

2. 睾丸素或衍生的同化激素对蛋白质的合成代谢有明显促进作用（同化作用），能使肌肉发达，体重增加。

3. 在骨髓功能低下时，较大剂量的雄激素能刺激骨髓的造血功能，促进红细胞生成。

4. 牛鞭粗提取物能调节肝和脑神经单胺类物质水平，延缓衰老。

【使用注意】阳盛者忌用。

猪　肉

《本草经集注》

【异名】豕肉，豚肉，彘肉，豨肉。

【基原】为猪科动物猪的肉。

【性味归经】甘、咸，微寒。归脾、胃、肾经。

【功效】补肾滋阴，益气养血，消肿。

【应用】用于脾胃虚弱，消渴，羸瘦，燥咳，便秘，缺乳等。

1. 缺乳 精猪肉或猪蹄煮清汁，味美，调益元散15～21g，食后连服3、5服，更用木梳梳乳周回，乳汁自下。(《卫生易简方》)

2. 上气咳嗽 猪肉500g，连骨煮，炙末，酒和300mL服之，日2次。(《普济方》)

3. 十种水病不瘥 猪肉500g（切），米500g，于豆汁中煮作粥，着姜、椒、葱白，空食之。(《食医心镜》)

4. 温热病火热已衰，津液不能回者 猪肉（半肥瘦）500g，切小块，急火煮汤。除净浮油，随意饮用。本方取猪肉滋液润燥，原方称为“急救津液之无上妙品”。(《温热经纬》猪肉增液汤)

【用法用量】煮食，适量。

【成分】猪的瘦肉和肥肉约分别含水分53%、6%，蛋白质16.7%、2.2%，脂肪28.8%、90.8%，碳水化合物1.1%、0.8%，灰分0.9%、0.1%，100g中分别含钙71mg、1mg，磷177mg、26mg，铁2.4mg、0.4mg等。

【药理作用】

1. 含维生素，能提供人体必需的脂肪酸，具有营养作用；能提供血红素（有机铁）和促进铁吸收的半胱氨酸，能改善缺铁性贫血。

2. 猪肉的维生素 B_1 含量是牛肉的4倍多，是羊肉和鸡肉的5倍多。维生素 B_1 与神经系统的功能关系密切，能改善产后抑郁症状，还能消除人体疲劳。

【使用注意】湿热、痰滞内蕴者慎服。

附：猪心《名医别录》

【异名】豕心，豚心，彘心，豨心。

【基原】为猪科动物猪的心脏。

【性味归经】甘、咸，平。归心经。

【功效】补血养心，安神镇惊。

【应用】用于失眠多梦，精神恍惚，心血不足，心虚多汗，自汗，惊悸怔忡，精神分裂，癫痫，癔症等。

1. 痫证　每用断痫丸1丸，取猪心1个劈开，入药在内，将线扎住，长流水煮熟，取出丸子研细，灯心汤调下，以猪心及汁，与儿食之，3日服1丸。又宜常服参砂膏，以通心气。(《育婴秘诀》)

2. 心虚多汗不睡　猪心1个，破开带血，用人参10g，当归10g，装入心中煮熟，去两味药，只吃猪心。(《证治要诀》)

3. 产后中风，血气壅滞，惊邪忧恚　猪心1枚，煮熟，切，以葱、食盐调和，做羹食之。(《食医心镜》猪心羹方)

4. 火入心发狂　猪心1个（不下水，切片，焙脆，研末），甘遂6g，石菖蒲4～5g为末，用贝母9g，煎汤，作丸。每单以生铁落60g，煎汤送下。虚人、小儿须服少许。(《医门补要》猪心丸)

5. 心悸，怔忡，失眠　猪心1具，茯神15g，酸枣仁15g，远志6g。(《四川中药志》)

【用法用量】煮食，适量；或入丸剂。

【成分】含心钠素（ANP）、辅酶Q10及细胞色素C，蛋白质、脂肪、钙、磷、铁、维生素B_1、维生素B_2、维生素C及维生素P等。

【药理作用】

1. 有利于加强心肌营养、增强心肌收缩力。
2. 有利于功能性或神经性心脏疾病的治愈。
3. 对心血管系统、肾脏、能量代谢和物质代谢均有作用。
4. 抗氧化、解毒、抗肿瘤等作用。

【使用注意】忌吴茱萸。高胆固醇血症者忌食。

附：猪肝《备急千金要方》

【异名】豕肝，豚肝，彘肝，豨肝。

【基原】为猪科动物猪的肝脏。

【性味归经】甘、苦，温。归脾、胃、肝经。

【功效】养肝明目，补气健脾。

【应用】用于面色萎黄，缺铁性贫血，视物模糊不清，雀目，眼睛干燥，小儿疳积，四肢浮肿，久痢脱肛，带下等。

1. 远视无力　猪肝1具（细切，去筋膜），葱白1握（去须，切），鸡子1枚。上以豉汁中煮

做羹，临熟打破鸡子，投在内食之。(《太平圣惠方》猪肝羹)

2. 夜盲症 雄猪肝1叶(竹刀破开)，蚌粉(如无，以夜明砂代)9g。蚌粉纳肝中，麻线扎，米泔煮七分熟，又别蘸蚌粉细嚼，以汁送下。(《仁斋直指方》雀盲散)

3. 疳眼 海螵蛸、牡蛎等份，为末，每9g同猪肝30g，泔水煮食。(《鲟溪单方选》)

4. 缺乳 猪肝1具(切)，红米100g，葱白、豉、食盐、豆等。上以肝如常法作羹食，作粥亦得。(《食医心镜》猪肝羹)

【用法用量】煮食或煎汤，60～150g；或入丸、散。

【成分】含蛋白质、脂肪、钙、磷、铁、胡萝卜素和维生素B_2、烟酸、维生素C等。

【药理作用】

1. 含肝细胞生长因子具有刺激肝细胞生长和促进肝细胞DNA合成的作用，在一定程度上可阻止纤维化的进展，保护肝细胞。

2. 含蛋白质、卵磷脂和微量元素，利于儿童的智力发育和身体发育。

3. 具有多种抗癌物质及抗疲劳的特殊物质。

【使用注意】不宜与鲫鱼同食。高胆固醇血症者忌食。

附：猪肺《备急千金要方》

【异名】豕肺，豚肺，彘肺，稀肺。

【基原】为猪科动物猪的肺脏。

【性味归经】甘，平。归肺经。

【功效】补肺止咳，止血。

【应用】用于肺虚咳嗽，气喘，咯血，吐血等。

1. 风寒久咳 猪肺，麻黄根适量，共炖汤服 。(《四川中药志》)

2. 嗽血肺损 薏苡仁适量研细末，煮猪肺1个，蘸食之。(《证治要诀类方》)

【用法用量】煮食、煎汤，适量；或入丸剂。

【成分】含蛋白质、脂肪、钙、磷、铁、硫胺素和维生素B_2、烟酸、维生素C等。

【药理作用】

1. 猪肺表面活性物质使肺顺应性明显改善，对呼吸窘迫综合征(ARDS)有显著疗效。

2. 猪肺中提取的两种生物活性多肽，可使周身血管扩张，血压下降，对非血管平滑肌的舒张和收缩有一定作用。

【使用注意】不宜与白花菜、饴糖同食。

附：猪肾《名医别录》

【异名】猪腰子。

【基原】为猪科动物猪的肾脏。

【性味归经】咸，平。归肾经。

【功效】补肾益阴，利水。

【应用】用于老人久患耳聋，胎前腰痛难忍，久咳不瘥，产后褥劳，虚羸喘乏，乍寒乍热，病如疟状，卒肿满，身面皆洪大等。

1. 老人久患耳聋　磁石 1000g（杵碎，水淘去赤汁，绵裹），猪肾 1 对（去脂膜，切）。上以水 5L 煮磁石，取 2L，去磁石，投肾调和，以葱、豆、姜、椒做羹，空腹食之。做粥及入酒并得。磁石常留起，依前法用之。(《养老奉亲书》磁石猪肾羹)

2. 胎前腰痛难忍　猪腰子 1 对，青盐 68g，晒干为末，蜜丸，空心酒下 30～40 丸。(《胎产新书》猪肾丸)

3. 久咳不瘥　猪肾 2 枚（细切），干姜 60g（为末）。水 7L 同煮，临卧徐徐服取汗。(《古今医统大全》猪肾粥)

4. 产后褥劳，虚羸喘乏，乍寒乍热，病如疟状　猪腰（肾）1 对，白芍（酒炒）、当归各 30g。上以两味药用水 3 碗煎至 2 碗，去渣，将猪腰切作骰子大块入药汤，入晚米 100g，香豆 3g，加葱、椒、食盐煮稠粥，空心日服 1 次。(《古今医统大全》猪腰饮)

5. 卒肿满，身面皆洪大　猪肾 1 枚，分为七脔，甘遂 0.3g，以粉之，火炙令熟，一日一食，至四五，当觉腹胁鸣、小便利，不尔更进。勿食盐。(《肘后备急方》)

【用法用量】煎汤或煮食，15～150g。

【成分】含蛋白质、脂肪、钙、磷、铁、硫胺素和维生素 B_2、烟酸、维生素 C 等。

【药理作用】

1. 从猪肾制取的猪肾谷酰胺酶比天冬酰胺酶有更强的抗癌作用，与天冬酰胺酶合用，能抑制癌细胞对氨甲蝶呤的抗药性，且使其毒性降低。

2. 猪肾也可作为制取磷酸二酯酶的原料，给猫静注此酶发现可引起血压下降。

【使用注意】不可久食。不与吴茱萸、白花菜合食。

附：猪肚《本草经集注》

【异名】猪胃。

【基原】为猪科动物猪的胃。

【性味归经】甘，温。归脾、胃经。

【功效】补虚损，健脾胃。

【应用】用于咳嗽，心下痛，水泻，鼓胀，水肿等。

1. 男子肌瘦气弱，咳嗽渐成劳瘵　白术、牡蛎（烧）各 120g，苦参 90g。为细末，以猪肚 1 个，煮熟研成膏，和丸如梧子大。每服 30、40 丸，米饮下，日三四服。(《御药院方》猪肚丸)

2. 脾寒而痛，痛在心下左右　猪肚子 1 个，莲子 30g，红枣 30g，肉桂 3g，小茴香 3g，白糯米 100g。未入药之前，照常将猪肚子洗去秽气。入药煮烂，一气顿食，蘸甜酱、酱油食之。如未饱，再用饭压之。肚子入药之后，必须用麻线将口扎紧，清水煮之。(《串雅外编》莲花肚)

3. 水泻　猪肚 1 枚，净洗去脂膜，入大蒜在内，以肚子满为度，煮之自晨至晚，以肚、蒜糜烂为度，做成膏子，入平胃散，为丸梧子大。每服 30 丸，盐汤或米饮空腹服。(《世医得效方》肚蒜丸)

4. 鼓胀水肿　健猪肚 1 个（不落水，翻出屎，净，在砖墙上磨去秽气），将大虾蟆装入肚内，麻扎紧，煮熟，去虾蟆，连汤啖食，勿入盐醋。(《经验广集良方》)

5. 虚羸乏力，精神萎靡　猪肚 1 具，人参 3g，干姜 3g，花椒 3g，葱白 7 茎，糯米 250g。(《寿亲养老新书》)

【用法用量】煮食，适量；或入丸剂。

【成分】含胃泌素、胃蛋白酶、胃膜素及胃蛋白酶稳定因子等。

【药理作用】

1. 能刺激胃壁细胞分泌盐酸，对胃蛋白酶分泌也有一定促进作用，对胃肠道黏膜和胰腺均有营养作用。

2. 促进胃酸分泌和黏膜生长的作用最显著，还能促进胰岛素、胰高血糖素和降钙素的释放，在中枢神经系统尚可能起神经递质的作用。

【使用注意】外感未清、胸腹痞胀者，均忌服。

附：猪血《名医别录》

【异名】液体肉，血豆腐，血花。

【基原】为猪科动物猪的血液。

【性味归经】咸，平。归心、肝经。

【功效】补血止血，养心镇惊，息风，下气。

【应用】用于贫血，中腹胀满，肠胃嘈杂，宫颈糜烂，硅肺等。

1. 心病邪热　猪心血 1 个，靛花末 1 匙，朱砂末 30g。同研，丸梧子大。每次酒服 20 丸。（《本草纲目》）

2. 预防硅肺　猪血、黄豆芽各 250g，煮汤食。（《中国药膳学》）

【用法用量】煮食，适量。或研末，每次 3～9g。

【成分】含水分 95%，蛋白质 4.3%，脂肪 0.2%，碳水化合物 0.1%，灰分 0.5%，钙 69mg/100g，磷 2mg/100g，铁 15mg/100g。

【药理作用】有一定的抗炎作用；能加快创伤愈合，促进组织恢复与再生；对肝脏、心肌和细胞膜有保护作用。

【使用注意】高胆固醇血症、肝病、高血压、冠心病患者应少食；凡患病期间忌食；上消化道出血者忌食。

附：猪蹄《备急千金要方》

【异名】猪四足。

【基原】为猪科动物猪的脚。

【性味归经】甘、咸，平。归胃经。

【功效】补气血，润肌肤，通乳汁，托疮毒。

【应用】用于缺乳，诸痈疽发背，出血等。

1. 缺乳　猪蹄 1 只，治如常，白米 500g。上煮令烂，取肉切，投米煮粥，着食盐、酱、葱白、椒、姜，和食之。（《食医心镜》猪蹄粥）或母猪蹄 2 枚（切），通草 12g。以绵裹，煮做羹食之。（《经效产宝》）

2. 诸痈疽发背，或发乳房，初起微赤　母猪蹄 2 只，通草 12g。以绵裹和煮做羹食之。（《梅师集验方》）

3. 血友病，鼻出血，牙齿出血，紫癜　猪蹄 1 只，红枣 10～15 枚。同煮至稀烂，每日 1 剂。（《山东药用动物》）

4. 毒攻手足肿，疼痛欲断　猪蹄1具，合葱煮，去滓，纳少食盐以渍之。（《肘后备急方》）

【用法用量】煎汤或煮食，适量。

【成分】含蛋白质、脂肪、碳水化合物，并含有钙、镁、磷、铁及维生素A、维生素D、维生素E、维生素K等成分，另含丰富的胶原蛋白。

【药理作用】

1. 含有丰富的胶原蛋白，能增强细胞生理代谢，改善机体生理功能和皮肤组织细胞的储水功能，延缓皮肤衰老。

2. 胶原蛋白可促进大脑细胞中一种中枢神经抑制性递质的形成，产生对中枢神经的镇静作用。

【使用注意】有胃肠消化功能减弱的老年人每次不可食之过多。患有肝病、动脉硬化及高血压病的患者应少食或不食为宜。

羊　肉

《本草经集注》

【异名】羖肉，羝肉，羯肉。

【基原】为牛科动物山羊或绵羊的肉。

【性味归经】甘，热。归脾、胃、肾经。

【功效】健脾温中，补肾壮阳，益气养血。

【应用】用于虚劳羸瘦，腰膝酸软，产后虚寒腹痛，寒疝等。

1. 脾胃气冷，食入口即吐　羊肉250g，去脂膜，切作片。以蒜齑、五辣、酱、醋，空腹食。（《食医心镜》）

2. 肾虚阳痿　白羊肉250g，去脂膜，切作片。以蒜齑食之，三日一度。（《食医心镜》）

3. 产后腹中痛及腹中寒疝，虚劳不足　当归30g，生姜150g，羊肉500g。（《金匮要略》）

4. 休息痢　羊肉（去筋膜，取精者薄切，令作片子）120g，胡粉15g，胡黄连15g，大枣（煮，去核并皮）20个。除羊肉外，先研枣如泥；却别碾胡黄连作末，并胡粉一处，和枣作团，以湿纸包裹，于煻火中煨令子熟；取出为末。每服9g，匀掺羊肉片子中。将湿纸裹，煨令香熟食之。（《圣济总录》）

5. 腹胀，腹痛，腹泻，怕冷　羊肉300g，草果5个，大麦仁100g，食盐适量。将大麦仁煮熟，羊肉与草果一同熬煮，然后捞起羊肉，将汤与煮熟之大麦仁合并，再文火炖熬熟透；将捞出之羊肉切成小块放入大麦汤内，加食盐少许，调匀即食。（《饮膳正要》）

【用法用量】煮食或煎汤，或入丸剂，125～250g。

【成分】山羊或绵羊的肉，因种类、年龄、营养状况、部位等不同而有差异。如瘦肉含水分68%，蛋白质17.3%，脂肪13.6%，碳水化合物0.5%，灰分1%，钙15mg/100g，磷168mg/100g，铁3mg/100g，尚含硫胺素、核黄素等。

【药理作用】

1. 所含细胞色素C为细胞呼吸激活剂，有改善组织缺氧的作用。

2. 富含多种营养物质，对肺结核、气管炎、哮喘、贫血均有益处。

3. 胆固醇含量较低，引起动脉硬化、心血管疾病及肥胖的概率较低。

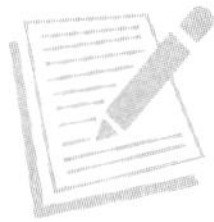

【使用注意】外感时邪或有宿热者禁服。孕妇不宜多食。

附：羊骨《名医别录》

【异名】羖骨，羝骨，羯骨。

【基原】为牛科动物山羊或绵羊的骨骼。

【性味归经】甘，温。归肾经。

【功效】补肾强筋骨，止血。

【应用】用于虚劳羸瘦，耳聋齿摇，腰膝酸软，筋骨挛痛，白浊膏淋，月经过多，鼻衄等。

1. 虚损昏聋 大羊尾骨1条。水5碗，煮减半，入葱白5茎，荆芥1握，陈皮30g，面90g。煮熟，取汁，搜面作索饼，同羊肉120g煮熟，合五味食。(《本草纲目》)

2. 膏淋，脐下妨闷，不得快利 羊骨烧灰，捣，细罗为散，每于食前，以榆白皮汤调下6g。(《太平圣惠方》)

3. 月水不断 羊前左脚胫骨1条，纸裹泥封令干，煅赤，入棕榈灰等份。每服3g，温酒服之。(《本草纲目》)

4. 血小板减少性紫癜，再生障碍性贫血 生羊胫骨1～2根（敲碎），加红枣10～20个，糯米适量。同煮稀粥，每日2～3次分服，15天为一疗程。(《食物中药与便方》)

【用法用量】煎汤或煮粥，1具。或浸酒；或煅存性入丸、散。

【成分】因部位、年龄等不同，骨的成分有所差别，变化最大的是水分和脂类。骨质中含有大量的无机物，其中50%以上是磷酸钙，还有碳酸钙、氟、氯等；骨的有机质是骨胶原、骨类黏蛋白等。

【药理作用】从羊骨中可提取骨基质明胶（BMG）和骨形成蛋白（BMP）。BMG和BMP具有骨诱导作用。

【使用注意】素体火盛者慎服。

兔 肉

《名医别录》

【异名】东北兔又名草兔，山兔，黑兔子，山跳子；蒙古兔又名草原兔，跳猫；华南兔又名短耳兔，粗毛兔，硬毛兔。

【基原】为兔科动物兔的肉。

【性味归经】甘，寒。归脾、肝、大肠经。

【功效】健脾补中，凉血解毒。

【应用】用于体倦乏力，虚热，胃热消渴，反胃，肠热便秘，肠风便血，湿热痹证，肌肤干燥，丹毒等。

1. 消渴羸瘦，小便不禁 兔1只，剥去皮、爪、五脏等，以水15L，煎煮令烂，骨肉相离，滤出骨肉，斟酌5L汁，便澄滤，令冷。渴即饮之。(《海上集验方》)

2. 宫颈癌 健壮公兔1只（去皮毛、内脏），川贝母9～15g，红糖适量（用于体质好的患者）。共炖熟，连汤服，早、晚各服1次。(《广西药用动物》)

3. 脾弱气虚 兔肉200g，怀山药50g，枸杞子16g，党参16g，黄芪16g，大枣10枚，共煮汤服之。(《现代营养知识大全》)

【用法用量】炖、炒、煮、红烧、煮羹等，100～300g。

【成分】含蛋白质 24.25%，脂肪 1.91%，灰分 1.52%，热量 0.68mg/100g，胆固醇 65mg/100g，赖氨酸 9.6%，烟酸 12.8mg/100g。此外，还含有硫、钾、钙、磷、铁、钠、维生素、卵磷脂等成分。

【药理作用】

1. 兔肉中磷脂含量较高，有助于形成信息传递的物质——乙酰胆碱。其卵磷脂有较强的乳化作用，还可抑制血浆胆固醇沉淀，延缓动脉粥样化和血栓的形成。

2. 兔肉属于高蛋白质、低脂肪、低胆固醇的肉类。兔肉蛋白质含量高达 70%，比一般肉类都高，且脂肪和胆固醇含量却低于所有的肉类，故对它有“荤中之素”的说法。

3. 每年深秋至冬末间味道更佳，是肥胖者和心血管病人的理想食材，全国各地均有出产和销售。

【使用注意】脾胃虚寒者不宜服。

鹿　肉

《名医别录》

【异名】麋鹿肉。

【基原】为鹿科动物鹿的肉。

【性味归经】甘，温。归脾、肾经。

【功效】补肾助阳，益气养血，祛风。

【应用】用于虚劳羸瘦，精神疲倦，阳痿遗精，缺乳，宫寒不孕，中风等。

1. 缺乳　鹿肉（切，洗）120g。上用水 3 碗煮，入五味作，任意食之。(《寿亲养老新书》)

2. 肾阳虚所致的阳痿，腰痛，怕冷等　鹿肉 120～150g，肉苁蓉 30g。将鹿肉洗净、切片，肉苁蓉水浸泡后切片，两者共煮，加少量生姜、葱、食盐做羹，饮汤食肉，连食数次。(《食品的营养与食疗》)

3. 中风口僻不正　生鹿肉和生椒捣薄之，正则急去之。(《本草纲目》)

【用法用量】煮食、煎汤或熬膏，适量。

【成分】含水分 75.76%，粗蛋白 19.77%，粗脂肪 1.92%，灰分 1.13%。

【药理作用】

1. 鹿肉中的精氨酸在免疫系统中发挥重要作用。

2. 鹿肽类能促进机体新陈代谢，提高机体抗疲劳能力。

3. 磷脂部分中不饱和脂肪酸含量较高，对于保持细胞膜的相对流动性，保证血液循环和中枢神经系统的正常生理功能有一定作用。

4. 含有较丰富的蛋白质、脂肪、无机盐、糖和一定量的维生素，且易于被人体消化吸收。

【使用注意】素有痰热，胃中有火，阴虚火旺吐血者慎服。

驴　肉

《备急千金要方》

【异名】毛驴肉。

【基原】为马科动物驴的肉。

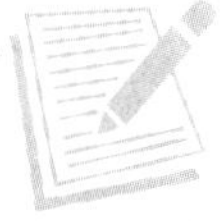

【性味归经】甘、酸，平。归脾、胃、肝经。

【功效】益气补血。

【应用】用于劳损，心烦，忧愁不乐等。

1. 风狂，忧愁不乐　乌驴肉不拘多少。切块，于豆豉中烂煮熟，入五味，空心食之。（《饮膳正要》）

2. 脾胃气虚，食少乏力，形体消瘦等　驴肉 250g，大枣 10 枚，山药 30g。将驴肉洗净，切块，大枣去核，山药切片，同炖熟后，调味服食。（《中医脏器食疗学》）

3. 远年劳损　驴肉适量，煮汁空心饮。（《本草纲目》）

【用法用量】煮食，适量。

【成分】驴肉每 100g 中含蛋白质 18.6g，脂肪 0.7g，钙 10mg，磷 144mg，铁 13.6mg。

【药理作用】

1. 驴肉中的高级不饱和脂肪酸，对动脉硬化、冠心病、高血压有着良好的保健作用。

2. 有助于动脉粥样硬化中附着于血管壁上的脂肪溶解，有助于合成前列腺素的前体，降低血液黏度。

3. 驴皮有改良钙的平衡作用，并能使血清钙含量增加。此外尚有加速血液中红细胞和血红蛋白生长的作用。

【使用注意】病死驴的肉，禁入药膳。孕妇忌食。

第八节　奶蛋类

奶蛋类是指奶类食品和蛋类食品的总称。此类食品营养丰富，含有最优良的蛋白质，易消化吸收，尤其对婴幼儿生长有重要作用。

奶类是指哺乳动物的乳汁，是一种营养成分齐全、比例适宜、易消化吸收、营养价值高的天然食物。奶类食物主要提供优质蛋白质、维生素 A、维生素 B 族（尤其是维生素 B_2）和钙，生活中经常食用的是牛奶和羊奶。牛奶性味甘平，为平补的甘润之品；羊奶性味甘温，为温补之品，作用与牛奶类似，更适合虚寒体质之人。

蛋类主要包括鸡、鸭、鹅、鹌鹑、火鸡、鸵鸟等的蛋。鸡蛋性味甘，偏于滋阴润燥，养血安胎。鸭蛋性味甘，偏于清肺止咳，滋阴平肝。鹅蛋甘，偏于补中益气。鸽蛋甘咸平，偏于益气补肾。蛋类的营养素含量丰富，营养价值高，是提供优质蛋白质的重要食物来源之一。蛋类食品除含丰富的蛋白质外，尚含有钙、磷、铁及维生素等多种物质，特别是所含脂肪存在于蛋黄之中，呈液态，易消化吸收，是人们日常生活中不可缺少的食品。此外，蛋黄中的胆固醇含量较高，大量食用易引起高脂血症，是动脉粥样硬化、冠心病等疾病的危险因素，但蛋黄中含有大量的卵磷脂，对心血管疾病有防治作用。据研究表明，每人每天吃 1～2 个鸡蛋，对血清胆固醇水平既无明显影响，又可发挥禽蛋中其他营养成分的作用。

牛　乳

《本草经集注》

【异名】牛奶。

【基原】为牛科动物黄牛、水牛的乳汁。

【性味归经】甘，微寒。归心、肺、胃经。

【功效】补虚损，益肺胃，养血，生津润燥，解毒。

【应用】用于虚弱劳损，反胃噎膈，消渴，血虚便秘，气虚下痢，黄疸等。

1. 大病后不足，万病虚劳　黄牛乳1L。以水4L，煎取1L。如人饥，稍稍饮之，不得过多。(《备急千金要方》)

2. 反胃　牛乳1盏，韭菜汁60g。用生姜汁15g，和匀温服。(《丹溪心法》)

3. 小儿哕　牛乳、生姜汁各500mL。煎取500mL，分为2服。(《备急千金要方》)

4. 老人补益　真生牛乳1盅。先将白米作粥，煮半熟，去少汤。入牛乳，待煮熟盛碗，再加酥1匙服之。(《调燮类编》)

5. 消渴，心脾中热，下焦虚冷，小便多，渐羸瘦　生羊、牛乳，渴即饮300mL。(《贞元广利方》)

【用法用量】煮饮，适量。

【成分】牛乳的化学成分因牛的种类、年龄、饲养方法、采乳时间、健康状况、气温的不同而异。据分析，每100g牛乳约含水分89.8g，蛋白质3g，脂肪3.2g，碳水化合物3.4g，灰分0.7g，钙104mg，钠37.2mg，铁0.3mg，锌0.42mg。还含镁、钾、硫胺素、核黄素、烟酸、抗坏血酸、维生素A、生物素、叶酸、肌醇、乳清酸。牛乳的蛋白质主要是含磷蛋白质——酪蛋白、白蛋白及球蛋白，此三蛋白质都含必需氨基酸。牛乳的脂肪酸包括棕榈酸、硬脂酸的甘油酯，少量低级脂肪酸如丁酸、己酸、辛酸；还含少量卵磷脂、胆甾醇、色素等。

【药理作用】

1. 能强健骨骼和牙齿，降低骨质疏松症的发生。

2. 钾可使动脉血管在高压时保持稳定，减少中风风险。

3. 所含酪氨酸能促进血清素大量增长，富含的铁、铜和卵磷脂能大大提高大脑的工作效率，镁能使心脏耐疲劳，锌能使伤口更快愈合，所含维生素B族能提高视力。

【使用注意】脾胃虚寒泄泻，有冷痰积饮者慎服。

羊　乳

《本草经集注》

【异名】羊奶。

【基原】为牛科动物羊的乳汁。

【性味归经】甘，微温。归心、肺经。

【功效】补虚润燥，和胃，解毒。

【应用】用于虚劳羸瘦，消渴，反胃，呕逆，口疮，漆疮，蜘蛛咬伤等。

1. 小儿口烂疮　羊乳适量，细细沥口中。(《外台秘要》)

2. 口渴，反胃，腰酸　羊乳500mL，怀山药30g，将怀山药炒微黄，研为细末；羊乳煮沸后，加入山药末，调匀后食用，每日1剂。(《食品的营养与食疗大全》)

3. 补肾虚，亦主中风　羊乳合脂作羹食。(《食疗本草》)

4. 干呕　羊乳汁饮1杯。(《备急千金要方》)

5. 小儿哕　羊乳1L，煎，减半，分5服。(《备急千金要方》)

6. 漆疮　羊乳适量涂之。(《备急千金要方》)

【用法用量】煮沸或生饮，250～500mL。

【成分】每100g约含水分88.9g，蛋白质1.5g，脂肪3.5g，碳水化合物5g，灰分0.9g，钙82mg，磷98mg，铁0.5mg，尚含有硫胺素、核黄素、烟酸、抗坏血酸、维生素A等。

【药理作用】

1. 乳蛋白含量高，蛋白质结构与母乳相似，有助于被人体吸收利用。

2. 免疫球蛋白含量很高，含有与母乳相近的丰富的矿物质及与母乳相同的上皮细胞生长因子，对人体鼻腔、血管、咽喉等黏膜有良好的修复作用。

3. 能够提高人体抵抗感冒等病毒侵害的能力，减少疾病的发生。

【使用注意】有痰湿积饮者慎服。

马　乳

《名医别录》

【异名】马奶。

【基原】为马科动物马的乳汁。

【性味归经】甘、凉。归心、脾经。

【功效】养血润燥，清热止渴。

【应用】用于糖尿病，坏血病，脚气病，体质羸弱，营养不良，血虚烦热，虚劳骨蒸，口渴等。

1. 体质羸弱　饮马奶酒适量，蒙古族、哈萨克族、柯尔克孜族有用马奶酿酒的习俗。

2. 止渴　饮马乳适量。(《千金翼方》)

【成分】马乳中含蛋白质、脂肪、碳水化合物、灰分及溶菌酶。

【用法用量】内服：煮沸125～250g。

【药理作用】酸马奶对高血压、冠心病、肺结核、慢性胃炎、肠炎、糖尿病等疾病的预防和治疗作用非常明显，尤其对外伤后休克、胸闷、心前区疼痛疗效显著。

【使用注意】脾胃虚寒下利者慎食。

鸡　蛋

《神农本草经》

【异名】鸡子，鸡卵。

【基原】为雉科动物鸡的卵。

【性味归经】甘，平。归肺、脾、胃经。

【功效】滋阴润燥，养血安胎。

【应用】用于热病烦闷，目赤咽痛，胎动不安，产后口渴，小儿疮痢，烫伤，皮炎，虚人羸等。

1. 妊娠胎不安　鸡子1枚，阿胶（炒令燥）30g。上二味，以清酒1L，微火煎胶令消后，入鸡子1枚，盐3g，和之，分作3服，相次服。(《圣济总录》鸡子羹)

2. 水痢，脐腹疼痛　鸡子3枚，打去壳，醋炒熟，入面少许，合作饼子炙熟，空心食之。(《圣济总录》鸡子饼)

3. 少阴病，咽中伤生疮，不能言语，声不出者　半夏（洗，破如枣核）14枚，鸡子1枚（开孔去黄）。纳半夏着苦酒中，以鸡子壳安火上，令三沸，去滓。少少含咽之，不瘥，更作3剂。（《伤寒论》苦酒汤）

4. 虚损羸瘦　白面120g，鸡子120g，白羊肉120g，炒作臛（音huò，肉羹）。上以鸡子清，使作索饼，于豉汁中煮令熟，入五味和臛，空腹食之。（《太平圣惠方》鸡子索饼）

【用法用量】煮，炒，1～3枚。

【成分】含蛋白质、脂肪、碳水化合物、钙、磷、铁及维生素等。

【药理作用】

1. 鸡蛋蛋白质为优质蛋白，对已损伤肝脏组织有修复作用。

2. 富含DHA和卵磷脂、卵黄素，对神经系统和身体发育有利，能健脑益智，改善记忆力。

3. 含有较多的维生素B和其他微量元素，可以分解和氧化人体内的致癌物质，具有防癌作用。

【使用注意】有痰饮积滞或宿食内停者，脾胃虚弱者不宜多用，多食则令人闷满；老人宜少食蛋黄。

鸭　蛋

《本草经集注》

【异名】鸭子，鸭蛋等。

【基原】为鸭科动物家鸭的卵。

【性味归经】甘，凉。归心、肺经。

【功效】滋阴平肝，清肺止咳，止泻。

【应用】用于胸膈结热，头痛，眩晕，咽喉疼痛，齿痛，咳嗽，妇人胎前产后赤白痢，白浊等。

1. 肠炎，腹泻　鸭蛋1～2个，酸醋250mL，共煮熟，吃蛋喝醋。（《广西药用动物》）

2. 鼻衄，头胀头痛　青壳鸭蛋10个，马兰头250g。同煮，蛋熟后，将壳敲碎，再煮蛋至乌青色。每日适量，吃蛋喝汤。（《食物中药与便方》）

3. 妇人胎前产后赤白痢　生姜（取自然汁）适量，鸭子（卵）1个（打碎，入生姜汁内搅匀），共煎至2.4g，入蒲黄9g，煎5～7沸，空心温服。（《医钞类编》）

4. 白浊　鸭蛋1个，顶开1孔，入生大黄末1.5g，银簪搅匀，蒸熟，空心黄酒服。（《奇方类编》）

【用法用量】煮食，1～2个。

【成分】每100g含水分70.3g，蛋白质12.6g，脂肪13g，碳水化合物1g，维生素A 1380IU，灰分1.8g，钙62mg，磷226mg，铁2.9mg，镁13mg，钾135mg，钠106mg，氯6mg，并含有核黄素、烟酸、硫胺素等。

【药理作用】

1. 含有人体必需氨基酸，属于全价蛋白。

2. 含有一定量的单不饱和脂肪酸和多不饱和脂肪酸。

3. 有保护心、脑血管，强壮身体的作用。

4. 物质总量远胜鸡蛋，尤其铁、钙含量极为丰富，能预防贫血、促进骨骼发育。

【使用注意】脾阳虚、寒湿泻痢及食后气滞痞闷者禁食。

鹅 蛋

《食疗本草》

【异名】鹅蛋，鹅弹。

【基原】为鸭科动物鹅的卵。

【性味归经】甘，温。归胃、胆经。

【功效】补五脏，补中气。

【应用】用于头晕，高血压，体虚倦怠，痈疽无头等。

1. 中气不足，身体消瘦，食欲不振，肢体疲乏等 鹅蛋 1 只，黄芪、党参、怀山药各 30g，同煮熟，食蛋喝汤，每天 1 次。(《经验方》)

2. 痈疽无头 新生鹅蛋壳适量烧灰存性，为末，醋调敷，立出脓血，妙。(《本草纲目》)

【用法用量】**内服：适量，宜盐腌煮熟。**

【成分】含蛋白质、脂肪、碳水化合物、钙、磷、铁等。

【药理作用】其脂肪含有较多的磷脂，其中约一半是卵磷脂，有助于脑及神经组织的发育。富含各种氨基酸及人体所必需的核黄素和烟酸，易于人体消化吸收。

【使用注意】本品多食易伤胃滞气。

鸽 蛋

《本草纲目》

【异名】鸽蛋。

【基原】为鸠鸽科动物鸽的卵。

【性味归经】甘、咸，平。归肾、脾、胃经。

【功效】益气补肾，解疮痘毒。

【应用】用于疮疥痘疹，腰膝酸软，遗精，乏力，虚喘。

1. 肾虚腰膝酸软，遗精等 鸽蛋 2 个，龙眼肉、枸杞子各 25g，五味子 1g，水煮，加糖食用。(《中国食疗学》)

2. 预防麻疹 鸽蛋 2 个，煮食，麻疹流行时期，可连服 6～10 个。(《吉林中草药》)

3. 肾气虚见腰膝酸软、乏力、虚喘 鸽蛋、桂圆肉、枸杞子适量，加冰糖蒸后冲开水服。(《四川中药志》)

【用法用量】煮食，适量。

【成分】鸽蛋可食部分 100g 含水分 82g，蛋白质 9.5g，脂肪 6.4g，碳水化合物 2g，灰分 0.7g，钙 108mg，磷 117mg，铁 3.9mg。

【药理作用】含有优质的蛋白质、磷脂、铁、钙、维生素 A、维生素 B_1、维生素 D 等营养成分，核黄素含量是鸡蛋的 25 倍。有改善皮肤细胞活性，改善血液循环，增加血色素的作用。

鹌鹑蛋

《山东药用动物》

【异名】鹌鹑卵，鹑鸟蛋。

【基原】为雉科动物鹌鹑的卵。

【性味归经】甘、淡，平。归脾、胃经。

【功效】补中益气，健脑。

【应用】用于肺病，肝炎，脑膜炎，胃病，糖尿病，哮喘，心脏病，神经衰弱，高血压，低血压，小儿疳积等。

1. 慢性胃炎　鹌鹑蛋 1 枚，牛奶 250mL，煮沸，每天早晨食用，连用半年。(《家庭食疗手册》)

2. 肺痨，咳嗽，咳血　鹌鹑蛋 1 枚，白及粉 10g，煮沸，每天早晨食用。(《家庭食疗手册》)

3. 防癌　将熟猪血放入锅内，加汤（或沸水）煮沸时将鹌鹑蛋 5 枚去壳打成蛋液倒入汤里，拌匀，加入姜片、葱粒、食盐、糖、花生油调味即成。可佐膳服用。(《癌症病人饮食宜忌与食疗妙方》鹑蛋猪红汤)

【用法用量】煮食，适量。

【成分】含丰富的蛋白质、脑磷脂、卵磷脂、铁、维生素及赖氨酸、胱氨酸等。

【药理作用】富含卵磷脂和脑磷脂，具有健脑的作用；还含有能降血压的芦丁、来岂丁等物质。鹌鹑蛋中营养分子较小，更易被吸收利用。

【使用注意】鹌鹑蛋胆固醇较高，不宜多食。

第九节　水产类

水产品类食物分为动物和植物。包括淡水鱼、海水鱼类和介壳、蛙等动物及海带、紫菜等植物。

水产品类食物是人类营养物质的主要来源，其中大部分水产类食物肌肉软而细嫩，味道鲜美，比畜、禽肉更容易被人体消化。鱼类脂肪多由不饱和脂肪酸组成，熔点较低，常温下呈液态，消化吸收率达 95%，是人体必需脂肪酸的重要来源。鱼类药用有悠久的历史，其脂肪中的不饱和脂肪酸如 EPA 和 DHA 具有降低血脂、防治动脉粥样硬化的作用。

使用注意：一般认为，淡水鱼中的有鳞鱼和鳝鱼性平或略偏温，适于体质偏寒之人服食，疮疖、麻疹及热病后患者不宜多食；无鳞鱼类性平偏凉，适于体质偏热者食用。海产品类普遍含碘较多，故对于缺碘性疾病有很好的治疗作用。介壳类更是滋阴佳品，适合于阴虚火旺体质者食用。海带、紫菜有软坚散结的作用，可用于瘿瘤、瘰疬。皮肤病患者及有过敏性疾病史者应慎用水产类；结核病人在服用异烟肼期间，亦应慎食；因鱼肉中含有嘌呤类物质，故痛风患者不宜食用。

蟹

《神农本草经》

【异名】螃蟹，河蟹，毛蟹，大闸蟹，清水蟹。

【基原】为方蟹科动物中华绒螯蟹和日本绒螯蟹的肉和内脏。

【性味归经】咸、寒。归肝、胃经。

【功效】清热散瘀，消肿解毒。

【应用】用于筋骨损伤，疥癣，漆疮，烫伤，耳枕疼，胸中邪气热结痛等。

1. 疥癣 螃蟹焙干研末，调猪脂敷患处。(《泉州本草》)

2. 漆疮延及满身 捣烂生蟹涂之。又可敷疥疮湿癣之久不愈者。(《肘后备急方》)

3. 妇人产后耳枕疼 山螃蟹不拘多少，用新瓦焙干，热烧酒服，良效。(《滇南本草》)

【用法用量】酒浸、油炸、清蒸、煎汤，或作丸、散服。

【成分】中华绒螯蟹可食部分含蛋白质、脂肪、碳水化合物、维生素 A、维生素 B_1、维生素 B_2、尼克酸、胆甾醇、氨基酸及钙、磷、铁，还含三磷腺苷酶、α－皮黄质、叶黄素、虾黄质等。肌肉含 10 余种游离氨基酸，酰基辅酶 A 脱氢酶，磷脂，三酰甘油。

【药理作用】

1. 含有丰富的钙，对儿童的佝偻病、老年人的骨质疏松能起到补充钙质的作用。
2. 对结核病的康复大有裨益。
3. 预防心脑血管疾病。

【使用注意】脾胃虚寒者慎服。

龟

《名医别录》

【异名】金龟，乌龟。

【基原】为龟科动物乌龟的肉和内脏。

【性味归经】甘、咸，平。归肺、肾经。

【功效】益阴补血。

【应用】用于血虚体弱，骨蒸潮热，久咳咯血，筋骨疼痛，子宫脱垂，糖尿病等。

1. 虚劳，咯血，咳嗽寒热 乌龟，煮取肉，和葱、椒、酱、油煮食。(《便民食疗》)

2. 热气湿痹，腹内激热 龟肉同五味煮食之，微泄为效。(《普济方》)

3. 水肿，小便不利，口渴 乌龟 500g，茯苓 100g。茯苓切成片，乌龟宰杀洗净斩成小块，生姜切片，葱切段。锅内加水烧开，放入乌龟肉稍煮片刻。将处理好的乌龟、茯苓、姜、葱一同放入炖盅内，加入清水、料酒炖 3 小时后，调入食盐即可。(《家庭饮食营养宜忌全书》)

【用量用法】煮食，半只或 1 只；或入丸、散。

【成分】含蛋白质、脂肪、糖类、维生素 B_1、维生素 B_2、烟酸。

【药理作用】

1. 提高细胞免疫及体液免疫功能，具有显著的抗血栓形成和抗动脉粥样硬化功效。
2. 降低人体胆固醇。
3. 消除机体内的自由基，有延缓细胞衰老的作用。

【使用注意】胃有寒湿者忌服。

鳖

《名医别录》

【异名】甲鱼，水鱼，团鱼，元鱼。

【基原】为鳖科动物鳖的全体。

【性味归经】甘，平。归肝、肾经。

【功效】滋阴补肾，清退虚热。

【应用】用于肝脾肿大，手足抽动，偶发痉厥，小便频数，心烦健忘，遗尿及遗精等。

1. 骨蒸痨热　甲鱼1只，去肠及内脏，地骨皮25g，生地黄15g，牡丹皮15g，共炖汤，分数次服食，连食数剂。(《中国食疗大全》)

2. 阴虚诸损　鳖肉加冰糖炖服，其脂尤佳。(《本草备要》)

3. 久疟不愈　鳖1个，去肝、肠，用猪油炖，入盐少许服。(《贵州中医验方》)

4. 经闭　鳖1只（鲜活肥大者为宜），宰杀取其血，黄酒、开水各半杯冲服。另鳖肉煮瘦猪肉食，连服数只。(《常见病验方研究》)

【用法用量】煮食或炖汤食，250～500g；或入丸剂。

【成分】含17种氨基酸及钙、钠、铝、钾、锰、铜、锌、磷、镁等10多种微量元素。

【药理作用】能提高人体免疫功能，促进新陈代谢，调节人体的内分泌功能。

【使用注意】脾胃阳虚及孕妇慎服。

对　虾

《本草纲目》

【异名】明虾，大虾，海虾。

【基原】为对虾科动物对虾的全体或肉。

【性味归经】甘、咸，温。归肝、肾经。

【功效】补肾壮阳，滋阴息风。

【应用】用于阳痿，乳疮，乳少，皮肤溃疡等。

1. 阳痿　活海虾肉120g，麻雀肉4只，黄酒炖服，或用海虾米浸酒常服。(《青岛中草药手册》)

2. 乳疮，乳少　对虾肉、蒲公英各30g，白芍9g。水煎服。(《中国药用海洋生物》)

3. 皮肤溃疡　鲜对虾肉、牡蛎末等量。捣成膏状，外敷患处。(《青岛中草药手册》)

【用法用量】炒食，煮汤，浸酒或作虾酱。

【成分】含蛋白质、脂肪、碳水化合物、维生素A、维生素B_1、维生素B_2、尼克酸、钙、磷、铁。体肌含原肌球蛋白，副肌球蛋白。肌肉及消化系统含镉、铜、铅、镍、铬，甲壳肌含铜。中国对虾又含锌、铬、锰及氨基酸；还含乙醛、噻唑化合物等。

【药理作用】

1. 对平滑肌产生收缩作用。

2. 对血管有收缩作用和促进乳汁分泌的作用。

【使用注意】阴虚火旺和疮肿及皮肤病患者忌食。

海 参

《食物本草》

【异名】海鼠，辽参，海男子。

【基原】为刺参科动物刺参、绿刺参、花刺参的全体。

【性味归经】甘、咸，平。归肾、肺经。

【功效】补肾益精，养血润燥，止血。

【应用】用于高血压，遗尿，外伤出血，皮肤干燥。

1. 高血压，血管硬化 海参30g，冰糖适量，煮烂，每日空腹服。（《食物中药与便方》）

2. 遗尿 海参蒸熟加糖喝汤，每次1匙，日服1次。（《青岛中草药手册》）

3. 外伤出血 鲜海参倒悬，使其口流白色线状黏液，外敷患处。（《中国药用海洋生物》）

【用法用量】煎汤，煮食，12～30g；入丸、散，9～15g。

【成分】绿刺参干皮肤含23–乙酰氧基–17–去氧–7,8–二氧海参苷元，绿刺参苷A1、B1、C1、D1及A2、B2、C2，刺参苷A、B、D、E，羊毛甾烷型皂苷和海参素A、B、C及刺参含酸性黏多糖等。

【药理作用】

1. 抗肿瘤作用、抗凝血作用、抗放射性损伤。

2. 镇痛作用，有报道刺参提取液镇痛作用约相当于吗啡的镇痛效果。

3. 对平滑肌有收缩作用，海参素（HL–A）可能是通过增加平滑肌细胞的 Ca^{2+} 的通透性而引起收缩作用。

4. 抗真菌作用，对白色念珠菌等真菌均有明显的抑制作用，但对革兰阳性和阴性菌则几乎无抑制作用。

【使用注意】脾虚不运、外邪未尽者禁服。

乌贼鱼

《名医别录》

【异名】墨鱼，乌侧鱼，缆鱼。

【基原】为乌贼科动物无针乌贼或金乌贼等乌贼的肉。

【性味归经】咸，平。归肝、肾经。

【功效】养血滋阴。

【应用】用于腰肌劳损，女子闭经，肾虚夜尿多。

1. 腰肌劳损 乌贼干1～2条，杜仲30g。炖熟，取肉及汤内服。（《海味营养与药用指南》）

2. 妇女血瘀经闭 乌贼1只，桃仁10g，调酒煮汤食。（《陆川本草》）

3. 贫血头晕，经闭 乌贼肉60g，鹌鹑蛋2只，煮食。（《曲池妇科》）

【用法用量】煮食1～2条。

【成分】含蛋白质、脂肪、维生素 B_1、维生素 B_2 和烟酸、钙、磷、铁等。

【药理作用】

1. 对免疫功能的影响，可促进特异性抗体的产生。

2. 抗肿瘤作用，可使小鼠移植的纤维系恶性肿瘤受到抑制甚或完全消失。

3. 促凝血作用，其止血作用可能是通过抑制纤溶酶活性，导致纤维蛋白溶解减少而迅速达到止血作用。

【使用注意】乌贼鱼肉属动风发物，故有病之人酌情忌食。

海　蜇

《食物本草会纂》

【异名】石镜，水母，海折。

【基原】为海蜇科动物海蜇的口腕部。

【性味归经】咸，平。归肺、肝、肾经。

【功效】清热平肝，化痰消积，润肠。

【应用】用于肺热咳嗽，胸胁胀满，乳少等。

1. 肺热咳嗽，痰黄稠　海蜇和荸荠适量。煮汤，常服有效。(《食物中药与便方》)

2. 乳少　鲜海蜇（刚从海中捕捞的）用刀切碎，约服1饭碗，每日1次。2天后乳汁增加。(《山东药用动物》)

【用法用量】煎汤、蒸、煮或生吃（凉拌），适量。

【成分】含蛋白质，脂肪，碳水化合物，维生素B_1、维生素B_2和烟酸、钙、磷、铁、碘、胆碱等成分。

【药理作用】有类似乙酰胆碱作用，能扩张血管，降低血压；其甘露多糖胶质对防止动脉粥样硬化有一定功效。

【使用注意】生食难以消化，故不可过量。用时忌一切辛热发物。

石首鱼

《食性本草》

【异名】黄花鱼，石头鱼，江鱼，黄鱼，海鱼。

【基原】为石首鱼科动物大黄鱼或小黄鱼的肉。

【性味归经】甘，平。归脾、胃、肝、肾经。

【功效】补脾益气，补肾，明目，止痢。

【应用】用于产后体弱，产后风痉，消化性溃疡，肺结核，再生障碍性贫血，石淋等。

1. 产后、病后体弱　大黄鱼加黄酒适量炖服。(《海味营养与药用指南》)

2. 头痛　小黄鱼1条（去内脏洗净），茶叶3g，杏仁3g。煮熟食用。(《常见药物动物》)

3. 胃痛　小黄鱼1条（去内脏洗净），生葱4根，生姜4片。共炖熟食用。(《常见药物动物》)

【用法用量】蒸食或煮食，100～250g。

【成分】含蛋白质、脂肪、灰分、钙、磷、铁、碘、维生素B_1、维生素B_2和烟酸等。

【药理作用】含微量元素硒，能清除人体代谢产生的自由基，能延缓衰老，并对各种癌症有防治功效。

【使用注意】患风疾、痰疾及疮疡者慎服用。

带 鱼

《本草从新》

【异名】鞭鱼，带柳，裙带鱼，海刀鱼。

【基原】为带鱼科动物带鱼的肉。

【性味归经】甘，平。归胃经。

【功效】补虚，解毒，止血。

【应用】用于缺乳，呃逆，久病体虚，血虚头晕，气短乏力，食少羸瘦，外伤出血等。

1. 产妇奶汁不足 鲜带鱼 200g，木瓜 250g。煎汤服。(《常见药用动物》)

2. 呃逆 带鱼火烧存性，研末，用量 2～5g。(《常见药用动物》)

3. 产妇奶汁不足 鲜带鱼 200g，木瓜 250g。煎汤服。

【用法用量】煎汤或炖服，150～250g；或蒸食其油；或烧存性研末。

【成分】含蛋白质、脂肪、维生素 B_1、维生素 B_2、烟酸及钙、磷、铁、碘等。

【药理作用】

1. 脂肪含量高于一般鱼类，多为不饱和脂肪酸，具有降低胆固醇的作用。

2. 含有丰富的镁元素，可预防高血压、心肌梗死等心血管疾病。

3. 鳞和银白色油脂层中还有一种抗癌成分 6- 硫代鸟嘌呤，对辅助治疗白血病、胃癌、淋巴肿瘤等有益。

【使用注意】古称发物，凡患有疥疮、湿疹等皮肤病或皮肤过敏体质者忌食。

泥 鳅

《滇南本草》

【异名】鳅，鳅鱼。

【基原】为鳅科动物泥鳅、花鳅、大鳞泥鳅的肉或全体。

【性味归经】甘，平。归脾、肝、肾经。

【功效】补益脾肾，利水，解毒。

【应用】用于小儿盗汗，痔疮下坠，皮肤粗糙，腰膝酸软等。

1. 小儿盗汗 泥鳅 200g。每日 1 次，幼儿分次服，连服数日。(《常见药用动物》)

2. 痔疮下坠 泥鳅 250g，配少量桔梗、地榆、槐角、柯子、粟壳。炖汤服。(《广西药用动物》)

3. 皮肤粗糙，腰膝酸软 活甲鱼 1 只（约 250g），活泥鳅 5～6 条。(《中国传统性医学》)

【用法用量】煮食，100～250g；或烧存性，入丸、散，每次 6～10g。

【成分】泥鳅卵含凝集素和细胞毒素。肌肉含天冬氨酸转氨酶、蛋白质、脂肪、糖类、钙、磷、铁，还含多种酶。花鳅皮及黏液含黏多糖，酯酶，乳酸脱氢酶，苹果酸脱氢酶及黄嘌呤脱氢酶，多种金属离子。皮还含 β－胡萝卜素。大鳞泥鳅含多种游离氨基酸，脂类，多种金属和非金属离子，此外，还含肌苷酸、腺苷酸、肌酸酐、丁酸及琥珀酸。

【药理作用】

1. 高蛋白低脂食品，营养价值高，而且有利于人体抗血管衰老，对老年人及心、脑血管疾病患者有益。

2. 治疗传染性肝炎，临床研究可使多数病例自觉症状消失，肝脾肿大消退，肝功能恢复正常。

【使用注意】本品补而能清，诸病不忌。

鳝　鱼

《雷公炮炙论》

【异名】黄鳝。

【基原】为鳝科动物黄鳝的肉或全体。

【性味归经】甘，温。归肝、脾、肾经。

【功效】益气血，补肝肾，强筋骨，祛风湿。

【应用】用于虚劳咳嗽，虚劳性腰痛，肾虚阳痿，风湿骨痛，血虚，痔疮，便血等。

1. 虚劳咳嗽　黄鳝 250g，冬虫夏草 3g。煮汤食用。(《常见药用动物》)

2. 虚劳性腰痛　黄鳝 250g（切碎），猪肉 100g。同蒸熟后食用。(《常见药用动物》)

3. 腹泻　黄鳝 250g，大蒜头 1 个，酒 1 杯，共煮熟食用。(《常见药用动物》)

4. 水肿　鳝鱼 500g，鲜薤白 120g。炖汤不放食盐，喝汤吃鳝鱼。(《食用中医内科学》)

5. 糖尿病　鲜鳝鱼 250g，炖熟食之，宜常食用。(《水产品营养与药物手册》)

【用法用量】煮食，100～250g；或捣肉为丸；或研末。

【成分】含蛋白质、脂肪、钙、磷、铁，维生素 A、维生素 B_1 和烟酸等成分。

【药理作用】

1. 对降低血液中胆固醇的浓度，预防因动脉硬化而引起的心血管疾病有显著作用。

2. 降低血糖、血脂，是调理糖尿病的佳品。

【使用注意】虚热及外感病患者慎服。

鳜　鱼

《开宝本草》

【异名】石桂鱼，桂鱼，锦鳞鱼，母猪壳。

【基原】为鱼旨科动物鳜鱼的肉。

【性味归经】甘，平。归脾、胃经。

【功效】健脾益胃，补养气血。

【应用】用于小儿斑痘不出，气虚脱肛，子宫脱垂，脾胃气虚，饮食不香等。

脾胃气虚　茯苓 15g，鳜鱼 150g。加水及调料同蒸至熟烂即成，吃鱼喝汤。(《肝脏疾病吃什么？禁什么？》)

【用法用量】内服：蒸食，适量；或烧存性，研末，酒调服。

【成分】含蛋白质、脂肪、维生素 B_1、维生素 B_2、尼克酸及钙、磷、铁等。

【药理作用】鳜鱼肉高蛋白低脂肪，容易被人体吸收，多种营养作用；热量不高，有抗氧化作用。

【使用注意】寒湿盛者慎用。

鳢　鱼

《神农本草经》

【异名】黑鱼，乌鱼，黑鲤鱼，乌棒。

【基原】为鳢科动物乌鳢的肉或全体。

【性味归经】甘，凉。归脾、胃、肺、肾经。

【功效】补脾益胃，利水消肿。

【应用】用于各种痔，湿痹，面目浮肿，脚气浮肿，孕妇水肿，肾病、心病水肿，营养障碍性水肿等。

1. 水肿腹大　活鳢鱼去腹垢，入独颗蒜令满，外涂湿黄泥，炭火炙食。(《本经逢原》)

2. 肾病及心病水肿，营养障碍性水肿，孕妇水肿，脚气浮肿　大黑鱼去肠留鳞，洗，冬瓜等量，再加少许葱白、大蒜同煮，不加食盐，喝汤吃鱼，每日 1 剂，连吃 3～7 天。(《食物中药与便方》)

3. 催乳补血，产后体虚　乌鳢去内脏，洗净，放入调料，隔水清蒸，供产妇食用。(《水产品营养与药用手册》)

4. 胸闷，胃胀　乌鳢 1kg，去内脏，洗净，焙干，研末。睡前黄酒送服。每次 10～15g。(《水产品营养与药用手册》)

【用法用量】煮食或火上烤熟食，250～500g；研末，每次 10～15g。

【成分】含蛋白质、脂肪、钙、磷、铁、维生素 B_1、维生素 B_2 和烟酸、组氨酸、3- 甲基组氨酸、醇、醚及丙酮等。

【药理作用】

1. 醇、醚及丙酮浸出物均有促进血凝作用，尤以丙酮浸出的作用最强，且较市售各种止血剂为优；能增强心脏运动，使血压短时下降。

2. 挥发油有驱杀绦虫作用，但其毒性大，不宜做驱虫药。

3. 水提液可使小鼠正常体温降低，作用与柴胡粗皂苷或阿司匹林相似。

4. 对葡萄球菌、痢疾杆菌、伤寒杆菌有一定抑制作用。

【使用注意】脾胃虚寒者食时宜加姜、椒类调味和性。

鲫　鱼

《新修本草》

【异名】鲋，鲫瓜子。

【基原】为鲤科动物鲫鱼的肉或全体。

【性味归经】甘，平。归脾、胃、大肠经。

【功效】健脾和胃，利水消肿，通血脉。

【应用】用于脾胃虚弱乏力、纳差、久泻，缺乳等。

1. 脾胃气冷，不能下食，虚弱无力　鲫鱼 250g。细切，起作鲙，沸豉汁热投之，着胡椒、干姜、莳萝、橘皮等末。空心食之。(《食医心镜》)

2. 久泻后脾胃虚弱，大便不固　鲫鱼 1 条，不去鳞、鳃，只去内脏，装入白矾 2g，用草纸或荷叶包裹，以线扎定，放入火灰中煨至香熟，即可食用。(《是斋百一选方》)

【用法用量】煮食或煅研入丸、散，适量。

【成分】含蛋白质，脂肪，钙，磷，铁，维生素 A、维生素 B_1、维生素 B_2、烟酸等。

【药理作用】

1. 有生长刺激作用，能明显促进胆汁分泌、肝细胞再生和降低血清转氨酶及抑制肝炎病毒等作用。

2. 所含的蛋白质质优、齐全、易于消化吸收，是肝肾疾病，心脑血管疾病患者的良好蛋白质来源，常食可增强抗病能力。

【使用注意】不应和鹿肉、芥菜、猪肝同时食用；服中药厚朴时不宜食用；不宜与猪肉同时食用；不宜与砂糖同时食用；不宜与天冬、麦冬同时食用；服异烟肼时不宜食用。

鲤　鱼

《神农本草经》

【异名】赤鲤鱼，鲤拐子，鲤子。

【基原】为鲤科动物鲤鱼的肉或全体。

【性味归经】甘，平。归脾、肾、胃、胆经。

【功效】健脾和胃，利水下气，通乳，安胎。

【应用】用于慢性肾炎，消化不良，胃痛，红斑狼疮，痈疽疔疮，荨麻疹，支气管哮喘，小儿腮腺炎，血栓闭塞性脉管炎，恶性肿瘤等。

1. 胃痛，胸前胀痛，消化不良　鲤鱼 250g，加胡椒 1.5g，生姜 3 片，鸡内金 9g，荸荠 63g。共蒸汤服。(《山东药用动物》)

2. 慢性肾炎　鲜大鲤鱼 1 条（去鳞及内脏），醋 30mL，茶叶 6g。空腹吃（1 次吃不完，可分 2 次）。(《全国中草药汇编》)

3. 产后腹痛　赤鲤鱼烧灰，就调服。(《普济方》)

【用法用量】煮汤或炖食，100～240g。

【成分】含丰富的谷氨酸、甘氨酸、组氨酸及蛋白质、脂肪、维生素 A、维生素 B_1、维生素 B_2、烟酸、钙、磷、铁；此外尚含组织蛋白酶 A、B 及 C。

【药理作用】

1. 含高蛋白质、低脂肪，并含有多不饱和脂肪酸，多吃也不容易发胖。

2. 所含的钾可促进下肢水肿的消退，对于水肿型肥胖者有帮助。

3. 含的微量元素镁可促进胰岛素的分泌，从而降低血糖，可预防妊娠高血压。

【使用注意】风热者慎服。

海　带

《吴普本草》

【异名】海草，海马蔺，昆布，海草。

【基原】为海带科（昆布科）植物昆布及翅藻科植物黑昆布裙带菜的叶状体。

【性味归经】咸，寒。归肝、胃、肾经。

【功效】消痰软坚，利水退肿。

【应用】用于颈淋巴结核，气管炎，肺结核等。

1. 颈淋巴结核 昆布、夏枯草各18g，海藻15g，青皮、白芥子各9g。水煎服。(《青岛中草药手册》)

2. 气管炎，咳嗽，肺结核 昆布500g，百部500g，知母（蜜炙）1kg，用50%乙醇浸泡1周，回收乙醇，加蒸馏水至5L。每次10mL，每日3次。(《中国药用海洋生物》)

【用法用量】煎汤：5～15g。或研末入丸、散。

【成分】昆布含多糖化合物、脂多糖和3个水溶性含砷糖、氨基酸、甘露醇，牛磺酸，二十碳五烯酸，棕榈酸，油酸，亚油酸，γ-亚麻酸，十八碳四烯酸，花生四烯酸，岩藻甾醇等。另含挥发油，胡萝卜素，维生素B_1、维生素B_2、维生素C、维生素P和硫，钾，镁，钙，磷，铁，锰，钼，碘，铝，磷酸根，碳酸根，硫酸根等。黑昆布含褐藻酸及其钠盐，海带淀粉，甘露醇，维生素，卤化物，硫酸盐，磷酸盐，碘和其他微量元素。还含具抗血凝作用的多糖类成分，又含抗纤溶酶的二苯双噁衍生物。裙带菜全藻含多糖化合物，类脂，甾醇类成分，阻抑胰岛素在脂肪组织中的降解作用的成分，地芰普内酯，无羁萜，植物醇，N′-甲基烟酰胺，维生素，亚麻酸，花生四烯酸等不饱和脂肪酸及卤化物，硫酸盐，磷酸盐，氧化钙，镁，钠和其他微量元素。

【药理作用】

1. 对心血管系统影响，所含肉豆蔻酸、棕榈酸和油酸混合物对离体蛙心有兴奋作用，所含二氢碘酸组胺可增强豚鼠离体心房的收缩作用。

2. 降血脂作用，昆布多糖能明显抑制总胆固醇和三酰甘油的升高；抗凝血作用，所含多糖成分在体内外均有明显抗凝血作用。

3. 增强免疫作用，褐藻酸钠能增强巨噬细胞吞噬功能；岩藻依多糖能使巨噬细胞分泌白介素-1样活性物质明显增加，并有激活自然杀伤细胞和诱生干扰素效应。

4. 抗肿瘤作用，其提取物能抑制癌细胞的生长；降血糖作用，所含褐藻淀粉有明显降血糖作用；抗放射作用，能显著减低放射性锶由消化道吸收。

【使用注意】海带性寒，脾胃虚寒者忌食；孕妇及哺乳期妇女忌食。

紫　菜

《本草经集注》

【异名】索菜，子菜，紫英，乌菜。

【基原】为红毛菜科植物甘紫菜和条斑紫菜等的叶状体。

【性味归经】甘、咸，寒。归肺、脾、膀胱经。

【功效】化痰软坚，利咽止咳，养心除烦，利水除湿。

【应用】用于瘿瘤，瘰疬，水肿，慢性支气管炎，水肿等。

1. 瘿瘤，瘰疬 紫菜15g，加水煎汤服；或用猪肉与紫菜煮汤，略加油、盐调味食。《食疗宝典》

2. 慢性支气管炎，咳嗽 紫菜16g，远志16g，牡蛎30g，煎服，连服数周。《中国食疗大全》

3. 水肿 甘紫菜30g，益母草15g，玉米须15g。煎服。(《中国药用孢子植物》)

【用法用量】煎汤，15～30g。

【成分】含蛋白质、脂肪、碳水化合物、粗纤维、钙、磷、铁、碘、胡萝卜素、B族维生素、维生素 C 和多量自由氨基酸等。

【药理作用】

1. 碘含量很高，可以治疗因缺碘引起的甲状腺肿大，食用过多易诱发甲亢。

2. 所含多糖有明显增强细胞免疫和体液免疫功能，促进淋巴细胞转化，提高机体免疫力，显著降低血清胆固醇含量。

3. 促进骨骼、牙齿的生长和保健；可作为治疗水肿的辅助食品。

【使用注意】素体脾胃虚寒、腹痛便溏者忌食；不可多食，多食可致腹胀。

第十节　调味品及其他佐料

调味品是指在加工主、辅食品的过程中使用量较少，但对食品的色、香、味、质等风味特点起着重要调配作用的一类添加品。常用的调味品有大蒜、生姜、胡椒、花椒、茴香、桂皮、蜂蜜、糖、油、酱油、醋、酒、味精、盐等。有些调味品是药食两用品。

调味品是形成主、辅食品口味特点，在食品的制作中起着重要作用的添加品。它能给本身不显味的原料赋味，确定食品的口味，除去原料的异味，增进食物的色泽，增加食物的营养，增进食欲，促进消化吸收，还能杀菌、消毒及延长保存期等。

大　蒜

《本草经集注》

【异名】胡蒜，独头蒜，葫，独蒜。

【基原】为白合料植物大蒜的鳞茎。

【性味归经】辛，温。归脾、胃、肺、大肠经。

【功效】温中行滞，解毒，杀虫。

【应用】用于肺结核，流感，流脑，霍乱，丹毒，百日咳，小儿白秃疮，暑风猝倒，十二指肠钩虫等。

1. 感冒　蒜头、茶叶各 9g。开水泡服。(《福建药物志》)

2. 小儿白秃疮　凡头上团团然白色，以蒜揩白处。(《普济方》)

3. 暑风猝倒　用大蒜三两瓣细嚼，温汤送下，禁冷水。(《直指方》)

4. 十二指肠钩虫　榧子（去壳）、使君子肉、蒜瓣各 30g。水煎，日 1 剂，分 3 次温服，连服 2～3 日。(《中医杂志》)

【用法用量】生食、绞汁服、煎服或拌入食物。1～50g。

【成分】大蒜含挥发油（其中有多种含硫挥发性化合物），硫代亚磺酸酯类，S- 烷（烯）-L- 半胱氨酸衍生物，γ-L- 谷氨酸多肽，苷类，多糖，脂类，酶等。

【药理作用】

1. 抗菌抗病毒抗原虫作用，大蒜辣素、大蒜油有抑菌作用；提高免疫作用，促进巨噬细胞吞噬功能和溶菌酶活性。

2. 降血脂与抗动脉粥样硬化作用，可降低血浆总胆固醇、三酰甘油和游离胆固醇，降低极低密度脂蛋白与总胆固醇的比例，增加高密度脂蛋白与总胆固醇的比例，同时还能降低肝总脂、总胆固醇和游离胆固醇。

3. 抑制血小板聚集及溶栓作用，大蒜油中成分对 ADP、肾上腺素诱导的人血小板聚集有较强的抑制作用。

4. 抗肿瘤、抗突变和阻断亚硝胺合成的作用，大蒜油能增强中性粒细胞和巨噬细胞的抗肿瘤作用。大蒜提取液中的有效成分能清除溶液中的亚硝酸盐；能阻断串珠镰刀菌、杂色曲霉菌促进硝酸盐还原成亚硝酸盐，并阻断这两种真菌对亚硝胺合成的促进作用。

【使用注意】阴虚火旺及目疾、口喉疾者慎用；胃溃疡及十二指肠溃疡或慢性胃炎者忌食。

桂 皮

《本草经集注》

【异名】山肉桂，土桂，山桂皮。

【基原】为樟科植物天竺桂和川桂等的树皮。

【性味归经】辛、甘，温。归脾、胃、肝、肾经。

【功效】温脾胃，暖肝肾，祛寒止痛，散瘀消肿。

【应用】用于脾胃虚寒腹痛，寒痰，肠炎，感冒，经闭，风湿病等。

1. 胃冷痛，腹冷痛　桂皮 15～21g。煎服。（《福建中草药》）

2. 产后小腹冷痛　官桂 6g，当归、延胡索各 9g，小茴香 4.5g，川芎 6g。煎服。（《安徽中草药》）

3. 经闭，腹痛　红花 100g，当归 50g，桂皮 50g，赤芍 50g，40% 食用酒精适量。（《中药制剂汇编》）

【用法用量】煎汤，6～12g。

【成分】天竺桂的树皮含挥发油（桂皮油），其中含水芹烯、丁香油酚、甲基丁香油酚等。川桂树皮含挥发油，主要成分为丁香油酚、1,8- 桉叶素、桂皮醛等。

【药理作用】对前列腺增生有治疗作用，能增加前列腺组织的血流量，促进局部组织血运的改善。

【使用注意】阴虚火旺、里有实热、血热妄行者及孕妇忌用。

白砂糖

《本草纲目》

【异名】石蜜，白糖，白霜糖，糖霜。

【基原】为禾本科植物甘蔗的茎汁经精制而成的乳白色结晶体。

【性味归经】甘，平。归脾、肺经。

【功效】和中缓急，生津润燥。

【应用】用于肺虚咳嗽，肺胃阴虚，腹痛，疮疡不愈，饮酒过度，中虚腹痛，口干燥渴，肺燥咳嗽等。

肺气虚，五脏亏虚　石蜜和枣肉、巨胜末丸，每食后含 1 丸。（《食疗本草》）

【用法用量】入汤，10～15g。

【成分】含糖类、蛋白质、维生素 B_2 及钙、铁。

【药理作用】

1. 适量服用能提高机体对钙的吸收，过多则妨碍钙的吸收。

2. 具有一定的镇痛效果。

【使用注意】湿重中满者慎服。小儿勿多食。

赤砂糖

《随息居饮食谱》

【异名】红糖，紫砂糖，黑砂糖，黄糖。

【基原】为禾本科植物甘蔗的茎叶，经提取炼制而成的赤色结晶体。

【性味归经】甘，温。归肝、脾、胃经。

【功效】补脾缓肝，活血散瘀。

【应用】用于风寒感冒，脘腹冷痛，月经不调，产后恶露不绝，喘嗽烦热，妇人血虚，食即吐逆等

1. 上气喘嗽，烦热，食即吐逆　砂糖、姜汁等份相和，慢煎20沸，每咽半匙取效。(《本草纲目》)

2. 食韭口臭　砂糖解之。(《摘玄方》)

3. 痘不落痂　砂糖调新汲水1杯服之。白汤调亦可，日2服。(《本草纲目》引刘提点方)

【用法用量】开水、酒或药汁冲，10～15g。

【成分】含蛋白质、碳水化合物、钙、铁，尚含胡萝卜素、维生素B_2、尼克酸及锰、锌、铬等微量元素。

【药理作用】

1. 所含能量物质可加速皮肤细胞的代谢，加速血液循环，刺激机体的造血功能，扩充血容量，提高局部皮肤的营养。

2. 调节组织间某些物质浓度的高低，平衡细胞内环境的水液代谢，排出细胞代谢产物；抵抗自由基，构建和保护细胞基础结构，维护细胞的正常功能和新陈代谢。

3. 有效调节各种色素代谢过程，平衡皮肤内色素分泌数量和色素分布情况，减少局部色素的异常堆积。

【使用注意】平素痰湿偏盛，肥胖症，消化不良之人忌食；糖尿病人及龋齿者忌食。

花生油

《本草纲目拾遗》

【异名】落花生油，果油。

【基原】为豆科植物落花生的种子榨出之脂肪油。

【性味归经】甘，平。归肺、脾、大肠经。

【功效】润燥滑肠，去积。

【应用】用于心脏病，高血压，脑中风，心肌梗死，冠心病，营养不良等。

1. 蛔虫性肠梗阻　花生油60g，葱头5g，炖服；继用凤尾草30g，水煎，冲玄明粉15g服。(《浙江药用植物志》)

2. 烫伤 花生油 500g（煮沸待冷），石灰水（取熟石灰粉 500g，加冷开水 1L，搅匀静置，滤取澄清液）500mL，混合调匀，涂抹患处。（《浙江药用植物志》）

【用法用量】内服：60～125g。

【成分】含有棕榈酸、硬脂酸、亚油酸、花生酸、山嵛酸、油酸、二十碳烯酸，二十四烷酸等；还含有吡嗪类化合物等芳香成分；另含维生素 E。

【药理作用】

1. 可使人体内胆固醇分解为胆汁酸并排出体外，从而降低血浆中胆固醇的含量。

2. 其中的胆碱，还可改善人脑的记忆力，延缓脑功能衰退。

【使用注意】痢疾、急性胃肠炎、腹泻患者，由于胃肠功能紊乱不宜多食。

菜籽油

《本草拾遗》

【异名】芸薹子油。

【基原】为十字花科植物芸薹种子榨取的油。

【性味归经】辛、甘，平。归肺、胃经。

【功效】解毒消肿，润肠。

【应用】用于无名肿毒，风疹，皮肤瘙痒，湿疹等。

1. 石灰入口 先以芸薹子油洗涤，再滴入糖水少许，不久自愈。（《华佗神医秘传》）

2. 风疮不愈 陈菜籽油，同穿山甲末熬成膏，涂之即愈。（《摄生众妙方》）

【用法用量】内服：10～15mL。

【成分】含棕榈油酸，硬脂酸，油酸，亚油酸，亚麻酸，花生酸，芥酸，并含菜籽甾醇及 22- 去氢菜油甾醇等。

【药理作用】

1. 喂饲雄性大鼠，可引起其心脏损害，如经部分氢化后再喂饲则可使其心脏损害率降低。

2. 能够软化血管，降低胆固醇。

【使用注意】便溏者慎服。

麻　油

《本草纲目》

【异名】胡麻油，乌麻油，芝麻油，香油，生油。

【基原】为胡麻科植物芝麻的种子榨取之脂肪油。

【性味归经】甘，凉。归大肠经。

【功效】润肠通便，解毒生肌。

【应用】用于高血压，冠心病，糖尿病，大便干燥。

1. 小儿初生，大小便不通 真香油 30g，皮硝少许。同煎滚，冷定，徐徐灌入口中，咽下即通。（《蔺氏经验方》）

2. 痈疽发背，初作即服此，使毒气不内攻 麻油 500g，煎 20 沸，和醇醋 2 碗，分 5 次，1 日服尽。（《仁斋直指方》）

3. 急喉痹 生油 100g，急灌之。（《圣济总录》）

【用法用量】 内服：生用或熬熟。

【成分】 含油酸、亚油酸、硬脂酸、棕榈酸、二十四酸、维生素 E、卵磷酸、固醇、蛋白质、烟酸、叶酸等。

【药理作用】

1. 促进细胞分裂，延缓衰老；促进胆固醇的代谢，并有助于消除动脉血管壁上的沉积物。

2. 减轻烟对牙齿、牙龈、口腔黏膜的直接刺激和损伤，以及肺部烟斑的形成，同时对尼古丁的吸收也有相对的抑制作用。

3. 增强声带弹性，使声门张合灵活有力。

【使用注意】 脾虚便溏者忌用。

酱 油

《名医别录》

【异名】 豉油，酱汁，豆酱汁。

【基原】 用面粉或豆类，经蒸罨发酵加盐、水后制成酱，酱的上层液体状物质即为酱油。

【性味归经】 咸，寒。归脾、胃、肾经。

【功效】 清热解毒，除烦。

【应用】 用于小儿头无发、胃气不和，饮食减少，鱼肉引起的肠胃不适等。

小儿头无发 烧鲫鱼适量作末，酱汁和敷之。（《备急千金要方》）

【成分】 含蛋白质、多肽、肽、酪氨酸、胱氨酸、丙氨酸、亮氨酸、脯氨酸、天门冬氨酸、赖氨酸、精氨酸、组氨酸、谷氨酸等，并含有多量的食盐及硫酸盐、磷酸盐、钙、镁、钾、铁等。

【用法用量】 内服，适量。

【药理作用】

1. 含天然的抗氧化成分，有抗衰老作用。

2. 异黄酮可降低人体胆固醇，降低心血管疾病的发病率，并能减少自由基对人体的损害。

【使用注意】 不宜多食，多食则生痰动气。

醋

《名医别录》

【异名】 苦酒，醯，淳酢，米醋。

【基原】 为用高粱、米、大麦、小米、玉米等或低度白酒为原料酿制而成的含有乙酸的液体。亦有用食用冰醋酸加水和着色料配成，不加着色料即成白醋。

【性味归经】 酸、甘，温。归肝、胃经。

【功效】 散瘀消积，止血，安蛔，解毒。

【应用】 用于牙疼，干燥，瘙痒，脱皮，痤疮等。

1. 牙疼 陈醋 120mL，花椒 6g。水煎，去椒含漱。（《全国中草药新医疗法展览会资料选编》）

2. 诸肿毒 醋适量调大黄末涂。(《随息居饮食谱》)

3. 疝气冲痛 青皮、小茴香各15g。以米醋1碗煮干，加水2碗，煎8分，温和服。(《林氏家抄方》)

4. 乳痈坚硬 以罐盛醋适量，烧石令热纳中，沸止，更烧如前，少热，纳乳渍之，冷更烧石纳渍。(《备急千金要方》)

【用法用量】 煎汤，10～30mL；或浸渍；或拌制。

【成分】 含乙酸，高级醇类，3- 羟基丁酮，二羟基丙酮，酪醇，乙醛，甲醛，乙缩醛，琥珀酸，草酸及山梨糖等。

【药理作用】

1. 调节血液酸碱平衡；利于食物中的营养成分的吸收；可使体内过多的脂肪转变为体能消耗掉，并促进糖和蛋白质的代谢，可防治肥胖。

2. 能抗衰老，抑制和降低人体衰老过程中过氧化物的形成；扩张血管，防止心血管疾病的发生；增强肝脏机能，促进新陈代谢。

3. 增强肾脏功能，有利尿作用，并能降低尿糖含量；具有杀菌能力，可以杀伤肠道中的葡萄球菌、大肠杆菌、痢疾杆菌、嗜盐菌等。

【使用注意】 脾胃湿重，痿痹、筋脉拘挛者慎服。

酒

《名医别录》

【异名】 般若汤。

【基原】 为用高粱、大麦、米、甘薯、玉米、葡萄等为原料酿制而成的饮料。

【性味归经】 甘、苦、辛，温。归心、肝、肺、胃经。

【功效】 通血脉，行药势。

【应用】 用于冷气心痛，寒痰咳嗽，妇人遍身风疮等。

1. 冷气心痛 烧酒入飞食盐饮。(《本草纲目》)

2. 寒痰咳嗽 烧酒120mL，猪脂、蜜、香油、茶末各120g。同浸酒内，煮成1处。每日挑食，以茶下之。(《本草纲目》)

3. 寒湿泄泻，小便清者 烧酒饮之。(《本草纲目》)

4. 妇人遍身风疮作痒 蜂蜜少许，和酒服之。(《奇效良方》)

5. 耳聋 酒3L，碎牡荆子2kg。浸7日，去滓，随意服之。(《备急千金要方》)

【用法用量】 温饮，适量；或和药同煎；或浸药。

【成分】 因原料、酿造、加工、贮藏等条件不同，酒的名色极多，成分也差异很大。在制法上，酒可分为蒸馏酒和非蒸馏酒两大类。凡酒都含乙醇。蒸馏酒除乙醇的含量高于非蒸馏酒外，尚含高级醇类、脂肪酸类、酯类、醛类等；又含少量挥发酸和不挥发酸；糖类常不存在，或只存在少量。非蒸馏酒的成分除水、乙醇之外还含有葡萄糖、糊精、甘油等物质。

【药理作用】

少量饮酒可使唾液、胃液分泌增加，促进胃肠消化和吸收；中等量可促进血液循环、扩张皮肤血管，故常致皮肤红润而有温暖感，但不能持久，最终使热量耗散；大量则会抑制胃液分泌，减弱胃蛋白酶活性，刺激胃黏膜，严重的造成酒精中毒，损害中枢神经系统，甚至导致延脑麻

痹，危及生命。

【使用注意】阴虚、失血及湿热甚者禁服。

味　精

《本草纲目》

【异名】味素。

【基原】用小麦的面筋蛋白质或淀粉经过水解法或发酵法而制成的一种粉状或结晶状的调味品。

【性味归经】甘，温。归胃、肝经。

【功效】增鲜开胃，醒脑镇惊。

【应用】用于慢性肝炎，肝昏迷，神经衰弱，癫痫，胃酸缺乏等。

1. 小儿大脑发育不全　每岁每日服味精 0.1g，每日分 3 次分服。(《中国食疗大全》)

2. 预防癫痫小发作　成人每日服味精 2g，小儿每岁每日服 0.1g，每日分 3 次分服。(《中国食疗大全》)

3. 预防肝昏迷　味精 3g，吞服，每日 3 次。(《中国食疗大全》)

【用法用量】冲服。适量。

【成分】含谷氨酸钠（麸氨酸钠）、蛋白质、碳水化合物、脂肪、钙等。

【药理作用】

1. 谷氨酸 96% 能被人体吸收，形成人体组织中的蛋白质。

2. 能与血氨结合，形成无害的谷氨酰胺，解除组织代谢过程所产生的毒性作用。

3. 促进氧化过程，对中枢神经系统的日常活动起良好的作用。

【使用注意】不宜长时间高温煎煮或拌炒（其所含的谷氨酸钠，在 120℃以上时会变成焦化谷氨酸钠，而有一定的毒性）。肾功能不全者慎用。

第五章
药物类原料

扫一扫，查阅本章数字资源，含PPT、音视频、图片等

药物类原料包括植物的根和根茎、果实和种子、茎叶、全草、花、皮及动物、矿物等。我国中药资源十分丰富，但从中医药膳学的角度出发，并非所有的中药均可用于药膳，这是由于药膳除了要具有一定的养生和食疗作用外，还应考虑药膳的食用性和安全性。严格地讲，药物类原料是指那些口感适合于食用，易于被人们接受，同时具有无明显毒副作用、无严格剂量要求的以药食两用的中药材为主。

药物类原料毕竟是药物，与食物相比，大多具有明显的寒、热、温、凉之性，个别药物还有“小毒”，故在炮制方法、配伍宜忌、用法用量、烹调加工等方面均具有严格的要求。

药物类原料按其主要功效大致可分为解表药、清热药、润下药、祛风湿药、化湿药、利水渗湿药、温里药、理气药、消食药、止血药、活血化瘀药、化痰药、止咳平喘药、安神药、平肝息风药、补虚药、收涩药、驱虫药等。

第一节　解表药

凡以发散表邪为主要功效，常用以治疗表证的药物，称解表药。解表药大多辛散轻扬，归肺、膀胱经。适用于恶寒发热、头身疼痛、无汗或汗出不畅等较轻的外感表证。

根据药性及功效主治差异，解表药可分为发散风寒及发散风热药两类。

本类原料使用时要注意：

1. 表虚自汗、阴虚盗汗及疮疡日久、淋证、失血患者应慎用。
2. 入汤不宜久煮，以免有效成分挥发而降低药效。

一、发散风寒药

本类药物性味多辛温，以发散肌表风寒邪气为主要作用。主治风寒表证，症见：恶寒发热，无汗或汗出不畅，头身疼痛，鼻塞流涕，口不渴，舌苔薄白等。

紫　苏

《名医别录》

【**异名**】苏叶，紫菜。

【**基原**】为唇形科植物紫苏的干燥叶或茎。

【**性味归经**】辛，温。归肺、脾、胃经。

【功效】解表散寒，行气和中，安胎，解鱼蟹毒。

【应用】用于外感风寒所致之恶寒发热、鼻塞、流清涕、咳嗽、呕恶，妊娠呕吐；用于鱼蟹中毒所致之腹痛、腹泻等。

1. 外感风寒，恶寒发热，无汗头痛，鼻塞流清涕，胸闷泛恶，纳呆　紫苏叶 9g，生姜 3 片，煎汤热服。(《中国食疗大全》)

2. 孕后 2～3 个月，脘腹胀闷，呕恶不食，或食入即吐，浑身无力，舌淡苔白，脉缓滑无力　苏梗 9g，生姜 6g，大枣 10 枚，陈皮 6g，红糖 15g，共煎取汁，代茶饮。(《百病饮食自疗》)

3. 鱼蟹中毒引起的吐泻、腹痛　紫苏、生姜各 30g，煎汤服。(《中国药膳学》)

【用法用量】煎汤，5～10g。不宜久煎。

【成分】主要含挥发油，如紫苏醛，紫苏酮，苏烯酮，矢车菊素，莰烯，薄荷醇，薄荷酮，紫苏醇，二氢紫苏醇，柠檬醛，二丁香油酚等。

【药理作用】

1. 促进消化液分泌，增强胃肠蠕动。

2. 减少支气管分泌，缓解支气管痉挛。

3. 抑菌、保肝、降血脂及抗氧化作用。

【使用注意】本品性温，阴虚、气虚及热病患者慎服。

生　姜

《名医别录》

【异名】姜，鲜姜。

【基原】为姜科植物姜的新鲜根茎。

【性味归经】辛，微温。归肺、脾、胃经。

【功效】解表散寒，温中止呕，化痰止咳，解鱼蟹毒。

【应用】用于外感风寒所致之恶寒发热、头痛、恶心呕吐、寒痰咳嗽；用于鱼蟹中毒所致之恶心欲吐、腹痛等。

1. 老人上气，咳嗽喘急，不下食，食即吐逆，腹胀满　生姜汁 500mL、砂糖 120g，上调匀，微火温之，10～20 沸而止。每含半匙。(《安老怀幼书》)

2. 恶心呕吐，口泛清涎，脘腹冷痛，纳呆，肠鸣泄泻，四肢不温　生姜（去皮）50g，橘皮 20g。先将生姜切片，橘皮切丝，同置砂锅中，加清水 1L，煮至 450mL 即成。每次温饮 150mL，日 3 次。(《新编中国药膳食疗秘方全书》)

【用法用量】煎汤或绞汁，3～10g。

【成分】含挥发油，主要为姜醇、α－姜烯、β－水芹烯、柠檬醛、芳香醇，甲基庚烯酮、壬醛、α－龙脑等，尚含辣味成分姜辣素。还含呋喃大牻牛儿酮、2－哌啶酸及天冬氨酸、谷氨酸、丝氨酸等多种氨基酸。

【药理作用】

1. 促进消化液分泌，保护胃黏膜，具有抗溃疡、保肝利胆、镇痛、止吐作用。

2. 对伤寒杆菌、霍乱弧菌等均有不同程度的抑杀作用。

【使用注意】本品助火伤阴，故实热及阴虚内热者忌服。

香薷

《名医别录》

【异名】石香薷，香薷草，香草。

【基原】为唇形科植物石香薷及江香薷的干燥地上部分。

【性味归经】辛，微温。归肺、脾、胃经。

【功效】发汗解表，化湿和中，利水消肿。

【应用】用于暑湿所致之恶寒发热、头痛无汗、腹痛吐泻、水肿、小便不利等。

1. 恶寒发热，头痛无汗，腹痛吐泻 白扁豆（微炒）、厚朴（去皮，姜汁炙）、香薷（去土）各6g，煎服，每日1剂。（《卫生易简方》）

2. 湿热黄疸 茵陈30g，香薷30g，芦根45g，分别洗净，沥干水分，切成粗末放入锅中，加水适量，先用大火煮沸，再改用小火煮15分钟，即可饮用。（《大众餐桌新菜特菜制法例》）

【用法用量】煎服，3～10g。用于发表，量不宜过大，且不宜久煎；用于利水消肿，量宜稍大，且须浓煎。

【成分】含挥发油，其中主要有麝香草酚、香荆芥酚等成分；另含甾醇、黄酮苷等。

【药理作用】

1. 有发汗解热作用，刺激消化腺分泌及胃肠蠕动。

2. 对金黄色葡萄球菌、伤寒杆菌等有较强的抑制作用。

【使用注意】本品辛温发汗之力较强，表虚有汗及暑热证当忌用。

白芷

《神农本草经》

【异名】芷，香白芷。

【基原】为伞形科植物白芷或杭白芷的干燥根。

【性味归经】辛，温。归肺、胃、大肠经。

【功效】解表散寒，祛风止痛，宣通鼻窍，燥湿止带，消肿排脓。

【应用】用于风寒束表所致之感冒头痛、眉棱骨痛、鼻塞流涕，鼻鼽鼻渊，牙痛，带下，疮疡肿痛等。

1. 男女头风，四肢拘挛痹痛 川芎15g，白芷15g，鳙鱼头1个（约200g），生姜、葱、食盐、料酒等适量。将川芎洗净，切片；白芷洗净切片；鳙鱼头去鳃，洗净。将药物、鱼头放入锅内，加生姜、葱、食盐、料酒、水适量。将锅置武火上煮沸，再用文火炖熟即成，食用时加味精少许。分顿喝汤。（《家庭食疗手册》川芎白芷炖鱼头）

2. 血瘀血燥，经络阻滞之面部黑斑，面色晦暗，中老年妇女黄褐斑 桃花250g，白芷30g，白酒1L。桃花采自清明前后含苞初放者，与白芷同放入盛酒的瓶中，加盖密封，存放1个月，即可开封备用。每次取酒15～30mL，于空腹时饮之，每日1～2次，常饮。（《新编中国药膳食疗秘方全书》）

【用法用量】煎服，3～10g。

【成分】白芷与杭白芷的化学成分相似，主要含挥发油，并含欧前胡素、白当归素等多种香豆素类化合物，另含花椒毒素、甾醇、白芷毒素、硬脂酸等。

【药理作用】

1. 有解热、镇痛、抗炎、抑制病原微生物作用。

2. 兴奋中枢，抑制肠平滑肌及抗肿瘤等作用。

【使用注意】本品辛香温燥，阴虚血热者忌服。

胡　荽

《食疗本草》

【异名】香菜，胡菜，园荽，芫荽，满天星。

【基原】为伞形科植物芫荽的全草。

【性味归经】辛，温。归肺、脾、肝经。

【功效】发汗透疹，健胃消食。

【应用】用于风寒束表所致之头痛鼻塞，麻疹不透，饮食积滞，纳食不佳等。

1. 风寒感冒，头痛鼻塞　苏叶 6g，生姜 6g，芫荽 9g。水煎服。（《甘肃中草药手册》）

2. 秋冬季感冒初起，恶寒微热，鼻塞喷嚏，或鼻流清涕；预防流行性感冒　胡荽 6g，紫苏、葱白各 10g。将胡荽、紫苏、葱白等 3 味放入砂罐，加水煎沸 10 分钟，滤渣取汁，倒入杯中，加红糖调味即可。（《新编中国药膳食疗秘方全书》）

3. 胃脘胀满，口淡乏味，厌食纳差，恶心欲吐，便溏泄泻，嗳腐吞酸等；老年人和儿童日常保健　猪大肠 500g，胡荽 100g。先将猪大肠处理干净，再将洗净的胡荽装入猪肠，两端用线缝合，放入砂锅，加水适量，以文火清炖至 7 成熟，捞出大肠，折线，除去胡荽，将大肠改刀切成小圆片待用；架炒锅，加素油少许，烧热，先煸葱、姜等味料，再放入大肠片及酱油、食盐、白糖、黄酒等佐料烹制至熟烂入味，入原汤勾芡，即可盛盘，再撒鲜胡荽少许即得。（《新编中国药膳食疗秘方全书》）

【用法用量】煎服，3～6g。

【成分】主要含挥发油、苹果酸钾、正癸醛、芳樟醇等。此外，尚含有槲皮素 -3- 葡萄糖醛酸苷、异槲皮苷、芦丁、维生素 C 和无机元素铝、钡、铜、铁、锂、锰、硅、钛等。

【药理作用】

1. 有促进外周血液循环、调整体内性激素、促进排卵的作用。

2. 能增进胃肠腺体、胆汁分泌。

3. 有抗真菌作用。

【使用注意】疹出已透，或虽未透出而热毒壅滞，非风寒外袭者禁服。

二、发散风热药

本类药物性多寒凉，味多辛，以发散风热为主要作用。主要适用于风热表证，症见：发热，微恶风寒，咽干口渴，头痛目赤，舌边尖红，苔薄黄等。

薄　荷

《新修本草》

【异名】蕃荷菜，升阳菜，南薄荷，夜息花。

【基原】为唇形科植物薄荷的干燥地上部分。

【性味归经】辛，凉。归肺、肝经。

【功效】疏散风热，清利头目，利咽透疹，疏肝行气。

【应用】用于外感风热或风温初起所致之发热头痛，目赤，喉痹，口疮，风疹，麻疹，胸胁胀闷等。

1. 体虚或年老者风热感冒之发热头痛，咽喉肿痛，咯痰不爽等　薄荷叶 30g，生姜 2 片，人参 5g，生石膏 30g，麻黄 2g。共为末，水煎，滤汁，代茶饮。(《普济方》)

2. 头痛目赤，咽喉红肿疼痛，气滞脘腹胀满等　薄荷、砂糖适量。沸水浸泡饮。(《中国药膳学》)

3. 头痛发热，目赤，咽喉肿痛，麻疹初起透发不畅，夏季风热感冒等　鲜薄荷 30g（干薄荷 10g），粳米 30g，冰糖少许。将薄荷煎取浓汁；另取粳米加井水共煮稀粥，兑入薄荷汁一半量，再煮一沸，加入冰糖令溶。早、晚各 1 次，温热食。忌用糯米。(《常见病食疗食补大全》)

4. 痰气壅结所致之耳鸣、耳聋　陈皮 10g，荸荠 10g，薄荷 6g，煎汤取汁，代茶饮。(《瓜果蔬菜千金方》)

【用法用量】煎汤，3～6g；宜后下。薄荷叶长于发汗解表，薄荷梗偏于行气解郁。

【成分】主含挥发油，薄荷醇、薄荷酮、异薄荷酮、薄荷脑、薄荷酯类等多种成分；另含异端叶灵、薄荷糖苷及多种游离氨基酸等。

【药理作用】

1. 有止痛止痒、抗病原体、解痉等作用。
2. 促进汗腺分泌，有发汗解热作用。
3. 能抑制胃肠平滑肌收缩，对抗乙酰胆碱而呈现镇静解痉作用。
4. 有利胆、祛痰、止咳、抗早孕等作用。

【使用注意】本品芳香辛散、发汗耗气，故体虚多汗者不宜使用。

桑　叶

《神农本草经》

【异名】铁扇子，蚕叶。

【基原】为桑科植物桑的干燥叶。

【性味归经】苦、甘，寒。归肺、肝经。

【功效】疏散风热，清肺润燥，平抑肝阳，清肝明目。

【应用】用于外感风热或肝阳上亢所致之感冒，肺热燥咳，头晕头痛，目赤昏花等。

1. 头痛发热，咽红肿痛，咳嗽痰少，口干微渴等　桑叶、菊花、薄荷、甘草各 10g，开水冲泡，代茶饮。(《常见病的饮食疗法》)

2. 肝阳上亢所致之眩晕　① 桑叶、菊花、枸杞子各 9g，水煎取汁，代茶饮。(《中国药膳学》) ② 桑叶、菊花、枸杞子各 10g，决明子 6g，水煎取汁，代茶饮。(《山东中草药手册》)

3. 燥热伤肺，或热病后期，肺阴损伤，干咳无痰等　桑叶 10g，杏仁、沙参各 5g，浙贝母 3g，梨皮 15g。煎汁，调入冰糖 10g，搅匀，代茶饮。(《常见病的饮食疗法》)

【用法用量】煎汤或入丸散，5～10g。桑叶蜜制能增强润肺止咳的作用，故肺燥咳嗽多用蜜制桑叶。

【成分】主要含黄酮类成分：芦丁，芸香苷，槲皮素，异槲皮苷，桑苷等；甾体类成分：牛膝甾酮，羟基促脱皮甾酮，油菜甾醇，豆甾醇等；香豆素类成分：伞形花内酯，东莨菪素等；还含挥发油、生物碱、萜类等。

【药理作用】

1. 具有降血糖作用。
2. 对金黄色葡萄球菌、乙型溶血性链球菌、白喉杆菌等均有较强的抗菌作用。
3. 可促进蛋白质合成，降低血脂、血压。
4. 抗凝血、抗氧化、抗应激反应及抗疲劳等作用。

菊　花

《神农本草经》

【异名】节华，金精，真菊，金蕊，药菊。

【基原】为菊科植物菊 *Chrysanthemum morifolium Ramat.* 的干燥头状花序。

【性味归经】辛、甘、苦，微寒。归肺、肝经。

【功效】疏散风热，平抑肝阳，清肝明目，解毒消肿。

【应用】用于外感风热或肝阳上亢所致之感冒，头痛眩晕，目赤肿痛，目暗昏花，疮痈肿毒等。

1. 热毒上攻，目赤眩晕，眼花面肿　菊花（焙）、排风子（焙）、甘草（炮）各 50g。上三味捣为散，夜卧时温水调下 15g。(《圣济总录》)

2. 头痛，眩晕等　白菊花 10～15g，沸水冲泡，代茶饮。(《实用药膳学》)

3. 高血压　菊花 9g，决明子 10g，钩藤 6g，加水共煎代茶饮。(《中国食疗大全》)

【用法用量】煎汤，5～10g。疏散风热宜用黄菊花，平肝清肝明目宜用白菊花。

【成分】本品含挥发油龙脑、樟脑、菊油环酮等，黄酮类有木樨草素 –7– 葡萄糖苷、大波斯菊苷、刺槐苷等，还含绿原酸、奎宁酸等有机酸类成分，此外还含氨基酸、黄酮类、维生素 B_1 等。

【药理作用】

1. 对流感病毒有抑制作用，对金黄色葡萄球菌、多种致病性杆菌及皮肤真菌均有一定抗菌作用。
2. 有扩张冠状动脉、增加冠脉血流量、提高心肌耗氧量的作用。
3. 有解热、抗炎、镇静、降压、调节免疫等作用。

【使用注意】气虚胃寒、食少泄泻者慎服。

葛　根

《神农本草经》

【异名】鸡齐根，干葛，甘葛，粉葛，葛麻茹，葛子根，葛条根。

【基原】为豆科植物野葛或甘葛藤的干燥根。

【性味归经】甘、辛，凉。归脾、胃、肺经。

【功效】解肌退热，生津止渴，透疹，升阳止泻，通经活络，解酒毒。

【应用】用于外感风热所致之发热头痛、项背强痛、热痢、泄泻、眩晕头痛、中风偏瘫、胸痹心痛等；阴虚燥热所致之消渴、麻疹不透等；酒精中毒等。

1. 恶风发热，项背强痛，消渴，流行性感冒，高血压，糖尿病，酒精中毒等　葛根（切片）30g，粳米 60g。先于砂锅内加水煮葛根取汁，去渣，下粳米，煮至粥成汤稠即得。(《新编中国药膳食疗秘方全书》)

2. 小儿风热感冒夹惊，见发热、头痛、呕吐、惊啼不安等　葛根 15g，生姜 6g，粳米 50g，蜂蜜少许。先将葛根、生姜入砂罐内，加水适量煎煮，去渣取汁，后入粳米同煮作粥，将粥晾至温热时，倒入蜂蜜，调匀即成。(《新编中国药膳食疗秘方全书》)

3. 外感风寒，肺卫闭郁之恶寒身热，无汗，头身痛，心胸烦闷等（今可用于秋冬季感冒初起）　葛根（切片）90g，葱白 14 茎，豆豉（绵裹）100g。将方中 3 味同入砂锅内，加水 3L，煮取 1.2L，滤渣取汁备用。(《新编中国药膳食疗秘方全书》)

4. 酒毒内盛，烦渴头痛，呕吐酸腐，躁扰不宁者（今可用于酒精中毒，高血压，糖尿病等）　鲜葛根汁 300 mL，或干葛根 300g。若无鲜葛根，可将干葛根切片，置砂锅中，煎煮 1 小时，滤渣取汁。取汁 1 次饮完。

【用法用量】煎服，10～15g。解肌退热、透疹、生津宜生用，升阳止泻宜煨用。

【成分】主要含黄酮类物质如大豆苷、大豆苷元、葛根素等，还有大豆素 -4,7- 二葡萄糖苷、葛根素 -7- 木糖苷，葛根醇、葛根藤素及异黄酮苷和淀粉。

【药理作用】

1. 有解热作用。

2. 对抗垂体后叶素引起的急性心肌缺血，能直接扩张血管使外周阻力下降，而有明显降压作用，能较好缓解高血压病人的“项紧”症状。

3. 有降血糖、降血脂、抗氧化等作用。

淡豆豉

《名医别录》

【异名】香豉，豉，淡豉，大豆豉。

【基原】为豆科植物大豆的成熟种子的发酵加工品。

【性味归经】苦、辛，凉。归肺、胃经。

【功效】解表除烦，宣发郁热。

【应用】用于外感风热所致之寒热头痛、口渴咽干、烦躁胸闷、虚烦不眠等。

1. 消渴，心神烦躁　鲜瓜蒌根 250g，冬瓜 250g，淡豆豉、食盐各适量。将鲜瓜蒌根、冬瓜分别洗净去皮，冬瓜去子切成片，与鲜瓜蒌根一并放入锅内，加豆豉及水烧开，煮至瓜烂，加盐少许即食。(《太平圣惠方》)

2. 微热恶风，胸胁胀痛，烦躁不安，口眼㖞斜，言语不利等　薏苡仁 30g，葱白 4 茎，豆豉 10g，牛蒡根（切）30g，薄荷 6g。先将葱白、豆豉、牛蒡根、薄荷等放入砂锅，加水煎煮 30 分钟，去渣留汁待用；将薏苡仁倒入砂锅，加水煮粥，粥熟时，兑入药液搅匀即成。(《新编中国药膳食疗秘方全书》)

3. 风寒侵袭之感冒轻证　葱白 10g，淡豆豉 50g。将葱白、淡豆豉同置于瓦罐中，加水煎煮约 30 分钟，滤去渣，取汁备用。(《新编中国药膳食疗秘方全书》)

【用法用量】煎服，6～12g。

【成分】主要含异黄酮类成分：大豆苷，黄豆苷，大豆素，黄豆素等；还含维生素、淡豆豉多糖及微量元素等。

【药理作用】

1. 有微弱的发汗作用，并有健胃、助消化作用。

2. 有抗动脉硬化，降血糖及抗骨质疏松等作用。

第二节　清热药

凡以清解里热为主要功效，用以治疗里热证的药物，称为清热药。清热药性寒凉，主治温热病高热烦渴，肺、胃、心、肝等脏腑火热证，温毒发斑，血热出血，痈疮肿毒等里热证。

根据疾病的证型及药性特点，清热药可分为清热泻火药、清热解毒药、清热凉血药等。

本类原料药性大多寒凉，易伤脾胃，故脾胃虚弱、食少便溏者慎用。

一、清热泻火药

本类药物性味多苦寒或甘寒，以清热泻火为主要作用。主治热邪在气分之发热、口渴、汗出、烦躁等气分实热证，以及肺热咳嗽、胃热口渴、烦躁不安、肝火目赤等脏腑实热证。

芦　根

《神农本草经》

【异名】苇茎，鲜芦根，苇根，鲜苇根。

【基原】为禾本科植物芦苇的新鲜或干燥根茎。

【性味归经】甘，寒。归肺、胃经。

【功效】清热泻火，生津止渴，除烦止呕，利尿。

【应用】用于肺胃实热所致之热病烦渴、肺热咳嗽、肺痈吐脓、胃热呕吐、热淋涩痛等。

1. 温热病热盛伤津所致之口中燥渴，咳唾白沫，黏滞不爽　芦根100g，荸荠500g，麦门冬50g，梨1kg，藕500g。梨去皮核，荸荠去皮，藕去节，与芦根、麦门冬切碎，以洁净纱布绞取汁和匀凉饮，亦可隔水炖，温服。(《温病条辨》五汁饮)

2. 高热引起的口渴、心烦，胃热呕吐、呃逆，肺热咳嗽及肺痈病　芦根100～150g，竹茹15～20g，粳米60g，生姜2片。先将芦根、竹茹同煎去渣取汁，入粳米煮粥，粥欲熟时加入生姜，稍煮即可。(《食医心鉴》)

3. 老人消渴之中消所致饮水不足，五脏干枯　芦根270g，青粟米135g。先将芦根加水10L，煎取7.5L，再入青粟米煎煮为饮。空心食之，渐进为度。(《养老奉亲书》)

4. 预防乙脑、流脑　金银花、连翘、大青叶、芦根、甘草各10g。水煎代茶饮，每日1剂，连服3～5天。(《江西草药》)

5. 津伤燥热，口渴喜饮，呕吐酸苦，不思饮食，小便赤涩，大便干结等　芦根（切）270g，青粟米135g。将芦根放入砂罐，加水适量，煎煮1小时，再下粟米。煎煮至粥成备用。每日1剂，每次于空腹时饮用50～100mL，分3次食完。(《新编中国药膳食疗秘方全书》)

6. 热病伤津，口渴引饮　银耳10g，芦根15g，小环草10g，水煎，取银耳，滤去药渣，喝

汤，并吃银耳，每日 1 剂。(《药用寄生》)

【用法用量】煎服，15～30g；鲜品用量加倍，或捣汁用。

【成分】主要含酚酸类成分：咖啡酸、龙胆酸；维生素类成分：维生素 B_1、维生素 B_2、维生素 C 等，还含天冬酰胺及蛋白质、脂肪、多糖、薏苡素等。

【药理作用】

有解热、镇痛、镇静、降血糖、保肝、雌性激素样作用。

【使用注意】本品性寒，脾胃虚寒者慎用。

淡竹叶

《神农本草经》

【异名】竹叶门冬青，迷身草，山鸡米，金竹叶，长竹叶，山冬，地竹，淡竹米，林下竹。

【基原】为禾本科植物淡竹叶的干燥茎叶。

【性味归经】甘、淡，寒。归心、胃、小肠经。

【功效】清热泻火，除烦止渴，利尿通淋。

【应用】用于热病伤津所致之烦渴，小便短赤涩痛，口舌生疮等。

1. 口渴多饮，心烦目赤，口舌生疮，牙龈肿痛，小便短赤，或淋沥涩痛 淡竹叶 30g，粳米 50g，冰糖适量。将淡竹叶用水煎汤，去渣，以淡竹叶汤代水，加入洗净的粳米煮粥，待粥将熟时，下冰糖拌匀继续煮至粥汁黏稠为度。每日 1 剂，连用 3～5 天。(《新编中国药膳食疗秘方全书》)

2. 热病后期、气阴不足所致口干、烦渴、气短、乏力 西洋参 3g，粳米 50g，麦门冬 10g，淡竹叶 10g。西洋参研末，水煎麦门冬、淡竹叶，去渣取汁，再入西洋参末、粳米，慢火煮作稀粥食用。(《宫廷颐养与食疗粥谱》)

【用法用量】煎服，6～10g。

【成分】本品主要含芦竹素、白茅素等三萜类成分，还含菜油甾醇、蒲公英甾醇等甾体成分。

【药理作用】

1. 有利尿作用，能增加尿中氯化物的排泄。
2. 有解热作用。
3. 对金黄色葡萄球菌、溶血性链球菌、绿脓杆菌、大肠杆菌等有抑制作用。

【使用注意】阴虚火旺、骨蒸潮热者慎用。

栀　子

《神农本草经》

【异名】越桃，山栀。

【基原】为茜草科植物栀子的干燥成熟果实。

【性味归经】苦，寒。归心、肺、三焦经。

【功效】泻火除烦，清热利湿，凉血解毒。

【应用】用于里热所致之心烦，湿热黄疸，淋证涩痛，血热吐衄，目赤肿痛，火毒疮疡等。焦栀子用于血热所致之吐血、呕血、尿血、崩漏等。

1. 肺热咳嗽或咯血　鲜栀子15g，蜂蜜少许。加水煎汤，饮用。(《食疗本草学》)

2. 黄疸，淋证，心烦不眠，目赤肿痛　栀子仁3～5g，粳米30～60g，将栀子仁碾成细末备用，煮粳米为稀粥，待粥将成时，放入栀子末稍煮即成。每日分2次食用。亦可先煎栀子仁，去渣取汁，再以药汁煮粥。(《养生食鉴》)

【用法用量】煎汤、浸泡，6～10g。

【成分】主要含环烯醚萜类成分：栀子苷，异栀子苷等；黄酮类成分：栀子素等；类胡萝卜素成分：西红花素，西红花酸等；有机酸类成分：栀子花甲酸，栀子花乙酸，绿原酸等；还含挥发油、多糖、胆碱及多种微量元素等。

【药理作用】

1. 有利胆作用，能降低胆红素含量。

2. 有明显的抗病毒活性及对许蓝黄癣菌、腹股沟表皮癣菌、红色表皮癣菌等多种真菌有抑制作用。

3. 有镇静、抗炎、降压等作用。

【使用注意】本品苦寒伤胃，脾虚便溏者不宜用。

夏枯草

《神农本草经》

【异名】麦夏枯，铁色草，棒柱头花，灯笼头，牛牯草，广谷草，棒头柱，六月干，夏枯头，大头花，古牛草，丝线吊铜钟。

【基原】为唇形科植物夏枯草的干燥果穗。

【性味归经】辛、苦，寒。归肝、胆经。

【功效】清肝泻火，明目，散结消肿。

【应用】用于肝火上炎所致之目赤肿痛，头痛，眩晕，瘿瘤，瘰疬，乳痈，乳癖，乳房胀痛等。

1. 高血压，眩晕　荠菜、夏枯草各60g，水煎服。(《全国中草药汇编》)

2. 颈淋巴结结核　昆布、夏枯草各18g，海藻15g，青皮、白芥子各9g。水煎服。(《青岛中草药手册》)

3. 乳痈初起，乳房胀痛　夏枯草、蒲公英各等份。酒煎服，或作丸亦可。(《本草汇言》)

4. 肺结核　夏枯草30g，煎液浓缩成膏，晒干，再加青蒿粉3g，鳖甲粉1.5g，拌匀。为1日量（亦可制成丸剂服用），分3次服。(《全国中草药汇编》)

【用法用量】煎服，9～15g。

【成分】主要含迷迭香酸等有机酸，齐墩果酸、熊果酸等三萜类成分，芸香苷、木犀草素等黄酮类。还含甾类、香豆素类、挥发油等。

【药理作用】

1. 具有降压作用。

2. 有抗心肌梗死及抗凝血作用。

3. 有显著降血糖作用。

4. 有抗病原微生物作用。

【使用注意】本品性寒，脾胃虚弱者慎用。

决明子

《神农本草经》

【异名】草决明，还瞳子。

【基原】为豆科植物决明或小决明的干燥成熟种子。

【性味归经】甘、苦、咸，微寒。归肝、大肠经。

【功效】清肝明目，润肠通便。

【应用】用于肝经实火所致之目赤涩痛、羞明多泪、头痛眩晕、目暗不明、大便秘结等。

1. 大便秘结，高血压兼冠心病 菊花 10g，山楂 15g，决明子 15g，白糖 30g。上三味除去杂质捣碎加水适量，煎煮 40 分钟，去渣取汁，兑入白糖晾温。代茶饮用。(《民间验方》)

2. 小儿癖瘕 牡丹叶、漏芦（去芦头）、决明子各 10g，猪肝 100g，粳米 700g。将猪肝洗净切片。先煎前三味药，去渣取汁。后入肝、米，煮作粥。分顿食用。(《圣济总录》)

3. 高血压，高脂血症及习惯性便秘 决明子 10～15g，粳米 50g，冰糖适量。先把决明子放入锅内炒至微有香气，待冷后去渣取汁。放入粳米煮粥，粥熟后加入冰糖，再煮 2 沸即可。分顿食用。(《粥谱》)

【用法用量】煎服，9～15g。

【成分】主要含醌类成分：大黄酚，大黄素甲醚，橙黄决明素，美决明子素；脂肪酸类成分：棕榈酸，硬脂酸，油酸；挥发油：二氢猕猴桃内酯等。

【药理作用】

1. 有降压、保肝作用。

2. 醇提取物对葡萄球菌、白喉杆菌及伤寒杆菌、副伤寒杆菌、大肠杆菌等均有抑制作用。

3. 有减肥作用，改善胰岛素抵抗。

【使用注意】本品性寒滑肠，气虚便溏者不宜用。

二、清热解毒药

本类药物性味多苦寒，以清热解毒为主要作用。主治各种热毒证，如疮痈疔疖、温热病、咽喉肿痛、痢疾、癌肿、水火烫伤等。

金银花

《名医别录》

【异名】银花，忍冬花，二宝花。

【基原】为忍冬科植物忍冬的干燥花蕾或带初开的花。

【性味归经】甘，寒。归肺、心、胃经。

【功效】清热解毒，疏散风热。

【应用】用于外感风热或温病初起所致之痈肿疔疮、喉痹、丹毒、热毒血痢等；及用于预防乙脑、流脑等。

1. 预防乙脑、流脑 金银花、连翘、大青叶、芦根、甘草各 10g。水煎代茶饮，每日 1 剂，连服 3～5 天。(《江西草药》)

2. 温病初起所致发热恶寒、咳嗽、咽喉肿痛 金银花 30g，水煎去渣取汁，再加粳米 50g，

清水适量，共煮为稀粥食用。(《实用药膳学》)

3. 咽痛　金银花、白糖各 18g，开水浸泡，凉后代茶饮。(《家庭饮食疗法》)

4. 痈疽发背初起　金银花 250g，水 10 碗煎至 2 碗，入当归 100g，同煎至 1 碗，一气服之。(《洞天奥旨》)

【用法用量】煎服，6～15g。疏散风热、清泄里热以生品为佳；炒炭宜用于热毒血痢；露剂多用于暑热烦渴。

【成分】主要含绿原酸、异绿原酸、咖啡酸等有机酸，木犀草素、金丝桃苷等黄酮，三萜皂苷，挥发油等。

【药理作用】

1. 对金黄色葡萄球菌、白色葡萄球菌、溶血性链球菌、痢疾杆菌等多种革兰阳性和阴性菌均有一定的抑制作用。

2. 有抗病毒、抗炎、解热作用。

3. 有抗生育、兴奋中枢、促进胃液、胆汁分泌等作用。

【使用注意】本品性寒，脾胃虚寒及气虚疮疡脓清者忌用。

蒲公英

《新修本草》

【异名】蒲公草，仆公草，地丁，金簪草，孛孛丁菜，黄花苗，黄花地丁，蒲公丁，黄花草。

【基原】为菊科植物蒲公英、碱地蒲公英或同属数种植物的干燥全草。

【性味归经】苦、甘，寒。归肝、胃经。

【功效】清热解毒，消肿散结，利湿通淋。

【应用】用于疔疮肿毒，乳痈，瘰疬，目赤，咽痛，肺痈，肠痈，湿热黄疸，热淋涩痛。

1. 乳疮，乳少　对虾肉、蒲公英各 30g，白芍 9g。水煎服。(《中国药用海洋生物》)

2. 肺痈　蒲公英、冬瓜子各 15g，鱼腥草、鲜芦根各 30g，桃仁 9g。水煎服。(《湖北中草药志》)

3. 痈肿疮疖，红肿热痛，或咽喉肿痛，或目赤肿痛等；胃及十二指肠溃疡等多种感染性疾病　蒲公英 40～60g，粳米 100g。先于砂罐内加水，武火煎煮蒲公英取汁，去渣，后入粳米，以小火煮为粥即可。每日 1 剂，于早、晚分服之，5～7 天为 1 疗程。(《新编中国药膳食疗秘方全书》)

【用法用量】煎服，10～15g。外用鲜品适量捣敷或煎汤熏洗患处。

【成分】主要含咖啡酸、绿原酸、伪蒲公英甾醇、棕榈酸等有机酸类成分，正己醇、樟脑、正辛醇、反式石竹烯等挥发油，槲皮素，木犀草素，香叶木素，芹菜素等黄酮类成分。

【药理作用】

1. 对金黄色葡萄球菌、溶血性链球菌及卡他球菌有较强的抑制作用，对肺炎双球菌、脑膜炎双球菌、白喉杆菌等也有一定的抑制作用。

2. 有利胆、保肝、抗内毒素及利尿作用。

3. 有抗肿瘤作用。

【使用注意】本品用量过大可致缓泻。

土茯苓

《本草纲目》

【异名】白余粮，草禹余粮，刺猪苓，过山龙，硬饭，冷饭头，山地栗，土苓，红土苓。

【基原】为百合科植物光叶菝葜的干燥根茎。

【性味归经】甘、淡，平。归肝、胃经。

【功效】解毒，除湿，通利关节。

【应用】用于梅毒及汞中毒所致之肢体拘挛，筋骨疼痛；及用于湿热淋浊，带下，痈肿，瘰疬，疥癣等。

1. 湿热邪毒留注下焦之淋浊带下，疮疡肿毒，梅毒　土茯苓 40g，糯米 500g。将土茯苓放于石臼内捣为细末，过 100 目筛备用；将糯米浸泡后，蒸熟；制作时将土茯苓末、酒曲末与熟糯米拌匀，酿制成醇酒备用。每次可取酒与糟 50～100g 饮食，每日可食 1～2 次。(《新编中国药膳食疗秘方全书》)

2. 风湿骨痛，疮疡肿毒　土茯苓 500g。去皮，和猪肉炖烂，分数次连滓服。(《浙江民间常用草药》)

3. 皮炎　土茯苓 60～90g。水煎，当茶饮。(《江西草药》)

4. 漆过敏　土茯苓、苍耳子各 15g。水煎，泡六一散 30g 服。(《福建药物志》)

【用法用量】煎服，15～60g。

【成分】主要含落新妇苷、异落新妇苷、土茯苓苷 A～E，赤土茯苓苷等黄酮苷类，琥珀酸、棕榈酸等有机酸，多糖，薯蓣皂苷、提果皂苷等皂苷，甾醇，挥发油等。

【药理作用】

1. 有明显利尿、镇痛作用；对金黄色葡萄球菌、溶血性链球菌、大肠杆菌、绿脓杆菌、伤寒杆菌、福氏痢疾杆菌、白喉杆菌和炭疽杆菌均有抑制作用。

2. 对肿瘤有一定抑制作用。

3. 尚能缓解汞中毒。

【使用注意】本品肝肾阴虚者慎服。服药时忌茶。

鱼腥草

《名医别录》

【异名】蕺菜，葅菜，紫背鱼腥草，紫蕺，臭猪巢，侧耳根，折耳根，臭腥草。

【基原】为三白草科植物蕺菜的新鲜全草或干燥地上部分。

【性味归经】辛，微寒。归肺经。

【功效】清热解毒，消痈排脓，利尿通淋。

【应用】用于湿热所致之肺痈吐脓、痰热喘咳、热痢、热淋、痈肿疮毒等。

1. 肺热咳嗽，痰血脓臭；痔疮疼痛等　鲜鱼腥草 60g，猪肺 200g。将猪肺洗净切块，除泡沫，与鱼腥草同煮汤，加食盐少许调味。分顿饮汤食猪肺。(《饮食疗法》)

2. 痰热壅肺所致胸痛喘咳，痰黄稠黏　鱼腥草、金银花、芦根、生石膏各 30g，竹茹 9g，水煎，滤汁去渣，加粳米 100g 及适量水，共煮为稀粥，加冰糖 30g，稍煮。每日 1 剂，分 2 次食用。(《中国药膳》)

3. 热淋，白浊，白带　鱼腥草20～50g，水煎取汁，加白糖适量调服。每日1剂。(《中国药膳大辞典》)

4. 湿疹　海带30g切丝，鱼腥草15g布包，与绿豆30g同放锅中煎，至海带、绿豆熟烂时取出药包，用白糖调味。每日1剂，连服1周。(《中医药膳手册》)

5. 慢性鼻窦炎　鲜鱼腥草捣烂，绞取自然汁，每日滴鼻数次。另用鱼腥草20g，水煎服。(《陕西草药》)

6. 扁桃体炎　鲜鱼腥草、鲜筋骨菜各15g，柚子（种子）适量。共捣烂绞汁，调蜜服。(《福建药物志》)

【用法用量】煎汤，鲜品加倍捣汁服，15～25g。

【成分】地上部分含挥发油，内含抗菌有效成分癸酰乙醛、月桂醛、α－蒎烯和芳樟醇，前两者有特异臭气。还含甲基正壬基甲酮、樟烯、月桂烯、柠檬烯、乙酸龙脑酯、丁香烯。另含阿福豆苷、金丝桃苷、芦丁、绿原酸、β－谷甾醇、硬脂酸、油酸及亚油酸。叶含槲皮苷，花和果穗含槲皮苷。

【药理作用】

1. 对肺炎双球菌、甲型链球菌、流感杆菌、卡他球菌、伤寒杆菌及结核杆菌等多种革兰阳性及阴性细菌，均有不同程度的抑制作用；还有抗病毒作用。

2. 能增强白细胞吞噬能力，提高机体免疫力，并有抗炎作用。

3. 有较强的利尿作用。

【使用注意】本品性寒，虚寒证及阴性疮疡忌服。不宜久煎。

青　果

《日华子本草》

【异名】青榄，橄榄，青子，黄榄，甘榄。

【基原】为橄榄科植物橄榄的干燥成熟果实。

【性味归经】甘、酸，平。归肺、胃经。

【功效】清热解毒，利咽化痰，生津止渴，除烦醒酒。

【应用】用于肺胃热毒所致之咽喉肿痛、咳嗽、烦热口渴；及鱼蟹中毒等。

1. 风火喉痛，喉间红肿　鲜青果，鲜莱菔适量，水煎服。(《王氏医案》)

2. 酒伤昏闷　橄榄肉10个，煎汤饮。(《本草汇言》)

3. 河豚鱼鳖诸毒，诸鱼骨鲠　橄榄适量捣汁或煎浓汁饮服。(《随息居饮食谱》)

【用法用量】煎服，5～10g；鲜品加倍。

【成分】本品含挥发油、多酚类成分等，挥发油为柠檬烯、对聚伞花素、莰烯、橙花醇、橄榄醇等，多酚类成分为康香草酚、没食子酸等，还含三萜类及氨基酸、脂肪酸等。

【药理作用】

1. 能兴奋唾液腺，使唾液分泌增加。

2. 对半乳糖胺引起的肝细胞中毒有保护作用，能缓解四氯化碳对肝脏的损害。

3. 有抗乙肝病毒，抗炎，镇痛，抗菌，保护胃肠道黏膜等作用。

【使用注意】本品不宜多服，脾胃虚寒及大便秘结者慎服。

余甘子

《本草图经》

【异名】 土橄榄，望果，余甘，鱼木果，滇橄榄，喉甘子。

【基原】 为大戟科植物余甘子的干燥成熟果实。系藏族习用药材。

【性味归经】 甘、酸、涩，凉。归肺、胃经。

【功效】 清热凉血，消食健胃，生津止咳。

【应用】 用于肺胃热盛所致之咳嗽，咽喉肿痛，口干烦渴；及用于脾虚所致之消化不良，食积腹胀等。

1. 发热，咳嗽，咽喉痛，口干烦渴 甘子鲜果 10～30 个，水煎服。（广州部队《常用中草药手册》）

2. 咽喉肿痛 滇橄榄 500g，玄参、甘草各 30g，冷开水泡至起霜花，取霜用绵纸铺开晒干后，加马尾龙胆粉 6g，冰片 1.5g，炒白果仁粉 1.5g，吹喉用。（《昆明民间常用草药》）

3. 哮喘 滇橄榄 21 个，先煮猪心、猪肺，去浮沫再加橄榄煮熟连汤吃。（《昆明民间常用草药》）

4. 食积，呕吐，腹痛，泄泻 余甘子 5～10 枚或盐渍果 5～8 枚嚼食；或盐浸果液 1 汤匙，开水冲服。（《福建中草药》）

5. 高血压 余甘子 5～8 枚生食，日服 2 次。（《福建药物志》）

【用法用量】 煎服，3～9g。

【成分】 果实含鞣质，其中有葡萄糖没食子鞣苷、没食子酸、并没食子酸、鞣料云实精、原诃子酸、诃黎勒酸、诃子酸、诃子次酸等；干果含黏酸；果皮含没食子酸、油柑酸；种子含亚麻酸、亚油酸、油酸、硬脂酸、棕榈酸、肉豆蔻酸等。

【药理作用】

1. 对葡萄球菌、伤寒杆菌等有抑菌作用。
2. 有降血脂作用。

【使用注意】 脾胃虚寒者慎用。

荷　叶

《食疗本草》

【异名】 莲叶。

【基原】 为睡莲科植物莲的干燥叶。

【性味归经】 苦、涩，平。归肝、脾、胃经。

【功效】 荷叶：清暑化湿，升发清阳，凉血止血；荷叶炭：收涩化瘀止血。

【应用】 用于暑湿所致之烦渴、泄泻、食欲不振等。荷叶炭：用于血热所致之吐衄、便血崩漏、产后血晕等。

1. 食欲不振，脘腹胀满，泄泻等 鲜荷叶 3 张，五花猪肉（带皮）500g，炒米粉 125g，酱油、料酒各 50mL，白糖 50g，花椒 15 粒。将五花猪肉切 12 块，加诸料拌匀后腌半小时，加入炒米粉拌匀。将荷叶洗净，每张切成 4 小块，在每块荷叶上放 1 块肉（连同调料）包好，置盘内，上笼蒸熟。（《中国药膳大辞典》）

2. 暑湿困阻中焦之高热烦渴，汗多溺短，胃脘痞满，身重如裹等　鲜荷叶1/4～1/2张，绿豆30g，粳米100g，共煮稀粥。每日1剂，分2～3次服用。连用3～5天。(《百病饮食自疗》)

3. 暑热，头晕胸闷，暑湿泄泻及吐血、衄血、崩漏、便血等多种出血症　鲜荷叶1张，洗净切细，煎浓汁，入粳米50g，冰糖适量煮粥；或先用粳米、冰糖煮粥，至米开汤未稠时，调入干荷叶末20g，文火煮数沸。日2次，稍温服食。(《中国药膳大辞典》)

4. 下痢赤白　荷叶烧研，每服6g；红痢用蜜、白痢用砂糖，汤下。(《本草纲目》)

5. 伤暑之身热、口渴、尿赤，小儿痱子　绿豆50g，荷叶1张，粳米100g，白糖适量。将绿豆、荷叶、粳米分别洗净；先将绿豆放入锅内，倒入适量水，置武火上煮，水沸后，改文火继续煮至5成熟时，下粳米，添适量水，改武火煮至水沸，再改文火继续煮，以荷叶当锅盖，盖于粥汤上，煮至米熟豆烂汤稠，加白糖调味即成。每日1剂，分早、晚各服食1次。(《新编中国药膳食疗秘方全书》)

【用法用量】荷叶：煎汤，3～10g。荷叶炭：3～6g。

【成分】含有生物碱类如荷叶碱、莲碱、N-去甲基荷叶碱等；黄酮类如槲皮素、金丝桃苷、异槲皮素、紫云英苷等；有机酸如酒石酸、柠檬酸、没食子酸等。尚含挥发油、β-谷甾醇、鞣质、皂类、蛋白质、荷叶多糖等。

【药理作用】

1. 具有降脂、减肥、抗氧化及抗衰老的作用。

2. 有抗炎、抗病毒、抗过敏作用。

3. 对平滑肌有解痉作用和抗有丝分裂的作用，对胰脂肪酶有抑制作用。

【使用注意】荷叶畏桐油、茯苓、白银。气虚不能摄血之失血症忌用。

菊苣

《新疆中草药手册》

【异名】蓝菊。

【基原】为菊科植物毛菊苣或菊苣的干燥地上部分或根。系维吾尔族习用药材。

【性味归经】微苦、咸，凉。归肝、胆、胃经。

【功效】清肝利胆，健胃消食，利尿消肿。

【应用】用于湿热所致之黄疸，胃痛食少，水肿尿少等。

1. 黄疸型肝炎　菊苣9g。水煎服，并用适量煎水洗身。(《新疆中草药手册》)

2. 急性肾炎　菊苣、索索葡萄、车前草各9g。水煎服。(《新疆中草药》)

3. 气管炎　菊苣、秦皮、青兰各9g，甘草6g。水煎服。(《新疆中草药》)

4. 消化不良，胸腹胀闷　菊苣根6份、土木香3份，小茴香1份。共研细粉。每次3～5g，每日3次，饭前温开水送服。(《中国民族药志》)

【用法用量】煎服，9～18g。

【成分】全草含马粟树皮素，马粟树皮苷，野莴苣苷，山莴苣素和山莴苣苦素；叶含单咖啡酰酒石酸，二咖啡酰酒石酸等。根含山莴苣素，野莴苣苷，蒲公英甾醇，菊苣内酯A，菊苣萜苷B、C，去氧山莴苣素，苦苣菜苷A、C等。

【药理作用】

1. 可降低大鼠肝脏总脂质、甘油三酯和胆固醇，可提高食欲，改善消化功能，增加胃液

分泌。

2. 还有抗菌、增强心脏活动的作用。

三、清热凉血药

本类药物性味多为甘苦寒或咸寒，多归心、肝经。有清解营分、血分热邪的作用。主要用于温热病热入营血所致的身热夜甚、心烦不寐、斑疹隐隐、舌质红绛及杂病中的各种血热出血证等。

生地黄

《神农本草经》

【异名】干地黄。

【基原】为玄参科植物地黄的新鲜或干燥块根。

【性味归经】甘，寒。归心、肝、肾经。

【功效】清热凉血，养阴生津。

【应用】用于热入营血所致之温毒发斑、吐血、衄血、舌绛烦渴、津伤便秘；及阴虚所致之骨蒸劳热、虚热消渴等。

1. 咽干、吞咽困难、反胃呕逆 麦门冬 10g，生地黄 15g，藕 200g。取麦门冬、生地黄、藕分别洗净切碎，一并入锅加水适量，煎煮 40 分钟，去渣取汁。分顿服完。(《民间验方》)

2. 月经不调，功能性子宫出血，产后血晕、恶露不净，瘀血腹痛及吐血，衄血，咳血，便血 鲜益母草汁 10g，鲜生地黄汁 40g，鲜藕汁 40g，生姜汁 2g，蜂蜜 10g，粳米 100g。先以粳米煮粥。待米熟时，加入上述诸药汁及蜂蜜，煮成稀粥即成。温服。(《太平圣惠方》)

3. 消渴，心中烦热 生藕汁半盏，生地黄汁半盏。上二味相合，温服，分为 3 服。(《圣济总录》)

4. 吐血，呕血，衄血，血淋，血尿及一切血证 韭菜 5kg，捣汁，生地黄 25kg（切碎）浸韭菜汁内，烈日下晒干，以生地黄黑烂，韭菜汁干为度；入石臼内，捣数千下，如烂膏无渣者，为丸，弹子大。每日早、晚各服 2 丸，白萝卜煎汤化下。(《方脉正宗》)

5. 热淋，小便涩少 葡萄汁、藕汁、生地黄汁、蜂蜜等份，和匀，煎为稀汤，每于食前服。(《太平圣惠方》)

6. 骨蒸劳热 甲鱼 1 只，去肠等内脏，地骨皮 25g，生地黄 15g，牡丹皮 15g，共炖汤，分数次服食，连食数剂。(《中国食疗大全》)

【用法用量】煎服，10～15g。鲜品用量加倍，或以鲜品捣汁入药。

【成分】主要含梓醇、益母草苷、桃叶珊瑚苷等环烯醚萜苷类成分，毛蕊花糖苷等苯乙醇苷类成分，D- 葡萄糖、D- 半乳糖、D- 果糖、水苏糖等糖类成分，还含葡萄糖胺、D- 甘露醇、腺苷及氨基酸等。

【药理作用】

1. 能促进凝血、升高外周白细胞。

2. 强心护肝、利尿、升高血压。

3. 降低血糖、增强免疫功能、抗肿瘤、抗辐射损伤和肾上腺皮质激素样作用。

【使用注意】脾虚湿滞、腹满便溏者不宜使用。

牡丹皮

《神农本草经》

【异名】牡丹根皮，丹皮，丹根。

【基原】为毛茛科植物牡丹的干燥根皮。

【性味归经】苦、辛，微寒。归心、肝、肾经。

【功效】清热凉血，活血化瘀。

【应用】用于热入营血所致之温毒发斑、吐血、尿血、夜热早凉、痈肿疮毒等；瘀血所致之病理性闭经、痛经等；及跌仆损伤等。

1. 尿血 牡丹皮30g，乌龟2只（重约500g）。乌龟处理后与牡丹皮同入砂锅内，加水适量，中火烧开，加黄酒2匙、食盐半匙，小火慢煨2～3小时，至龟肉酥烂，龟板易于脱落，吃龟肉喝汤，每次1小碗，日2次。(《常见慢性病食物疗养法》)

2. 夜热早凉，无汗骨蒸 青蒿6g，鳖甲15g，细生地黄12g，知母6g，牡丹皮9g，小火慢煨2～3小时，至鳖甲酥烂，吃鳖肉喝汤，每次1小碗，日2次。(《温病条辨》)

【用法用量】煎服，6～12g。清热凉血宜生用，活血祛瘀宜酒炙用。

【成分】本品含丹皮酚等酚类成分，牡丹酚苷、牡丹酚原苷、牡丹酚新苷、芍药苷、氧化芍药苷、苯甲酰芍药苷、苯甲酰氧化芍药苷等单萜苷类成分。此外，还含没食子酸、挥发油等。

【药理作用】

1. 丹皮酚有解热、抗炎、镇痛作用；丹皮总苷还具有显著的抗惊厥作用。
2. 对痢疾杆菌、伤寒杆菌、小芽孢杆菌等致病细菌及多种皮肤真菌均有抑制作用。
3. 有抗血栓、抗过敏、抗动脉粥样硬化、抗心律失常、降压、调节免疫、保肝等作用。

【使用注意】血虚有寒、月经过多及孕妇慎用。

第三节 润下药

能润滑大肠，促进排便而不致峻泻类药物，称为润下药。本类药物多为植物种子和种仁，富含油脂，性味甘平，药力缓和，大多归脾、大肠经。多用于老年津枯、热病伤津、阴血亏虚、产后血虚等肠燥便秘。

本类原料使用时，孕妇应慎用。

火麻仁

《神农本草经》

【异名】麻子仁，大麻仁，白麻子，冬麻子。

【基原】为桑科植物大麻的成熟果实。

【性味归经】甘，平。归脾、胃、大肠经。

【功效】润肠通便，滋养补虚。

【应用】用于津血亏虚所致之便秘等。

1. 肠燥便秘 火麻仁15g捣碎，与米混合共煮为粥，食粥。(《肘后备急方》)或火麻仁160g，炒香捣碎，放入干净瓶中，加入白酒500mL，封口。3日后开启，过滤后即可。食前将酒

温热，随量服用。(《太平圣惠方》)

2. 老年人便秘 火麻仁 15g，苏子 10g，粳米 50g，加水合研，滤汁煮粥服食。(《丹溪心法》)

3. 阴虚及年老体虚，大便秘结 杏仁 10g，松子仁 10g，火麻仁 10g，柏子仁 10g，分别洗净，捣烂，用 500mL 沸水冲泡 10 分钟，取汁，温饮。(《民间验方》)

【用法用量】 捣碎后制成汤、粥、羹等，10～15g。

【成分】 含脂肪油约 30%，油中含有大麻酚、植酸及钙、镁等微量元素。含木质素酰胺类、脂肪酸及其酯、甾体类、烯类、生物碱、黄酮及其苷类、蛋白质，氨基酸等。

【药理作用】

1. 脂肪油有致泻作用，在肠中遇碱性肠液后产生脂肪酸，刺激肠壁，使蠕动增强，从而起通便作用。

2. 亚油酸有预防动脉硬化，降血压、降血脂作用。

3. 钙、镁、葫芦巴碱有降压作用。

【使用注意】 过量可引起中毒。孕妇慎用。

郁李仁

《神农本草经》

【异名】 郁里仁，郁子。

【基原】 为蔷薇科植物欧李、郁李的成熟种子。

【性味归经】 辛、苦、甘，平。归脾、大肠、小肠经。

【功效】 润肠通便，下气利水。

【应用】 用于津枯肠燥所致之便秘腹胀；以及水湿内停所致之小便不利、脚气水肿、腹水胀满等。

1. 便秘，小便不利，腹部胀满，兼有面目浮肿者 郁李仁 30g，粳米 100g，将郁李仁浸泡洗净，去皮，微炒后研末；加水浸泡淘洗，滤过取汁，加入粳米煮粥。空腹食用。(《医方类聚》引《食医心鉴》)

2. 水肿脚气，二便不通 郁李仁 45g，薏苡仁 60g，郁李仁以热水浸去皮，水研取汁，研碎如粟米。以郁李仁汁，煮薏苡仁作粥。空腹食之。(《太平圣惠方》)

【用法用量】 捣碎后制成汤、粥、羹等，6～12g。

【成分】 含苦杏仁苷、脂肪油、挥发性有机酸、皂苷、粗蛋白质、纤维素、淀粉、油酸、维生素 B 族及植物甾醇等。

【药理作用】

1. 所含郁李仁苷对实验动物有强烈泻下作用。其泻下作用机制类似番泻苷，但是郁李仁苷的副作用较后者小。

2. 种子的水煎剂能明显缩短燥结型便秘模型小鼠排便时间，排便次数明显增加。

3. 对实验动物有显著降压作用。

【使用注意】 脾虚泄泻者及孕妇慎用。

第四节　祛风湿药

凡以祛风除湿、止痛、舒筋活络为主要功效，常用于风湿痹痛的药物，称为祛风湿药。祛风湿药味多辛苦，性温或凉，大多归肝、脾、肾经。主治风湿痹痛日久，肢体拘挛、关节不利、红肿疼痛、麻木不仁等，也可用于中风后遗症之偏瘫、手足麻木、肢体疼痛，少数药物亦可用于腰膝酸软、下肢痿弱等。

本类原料使用时应注意：

1. 痹证迁延日久，宜作酒剂或丸散剂常服。
2. 大多辛温性燥，易伤阴耗血，故阴虚血亏者应当慎用。

白花蛇

《雷公炮炙论》

【异名】蕲蛇，五步蛇。

【基原】为蝰科动物五步蛇除去内脏的干燥全体。

【性味归经】甘、咸，温；有毒。归肝经。

【功效】祛风，通络，止痉。

【应用】用于风湿阻络所致之顽痹、肢体拘挛疼痛、手足麻木等；及中风后遗症之口眼㖞斜、半身不遂等；又用于破伤风，麻风疠毒，顽癣等。

1. 骨节疼痛，筋脉拘挛；或中风半身不遂，口眼㖞斜，肢体麻木　白花蛇1条，羌活60g，当归身60g，天麻60g，秦艽60g，五加皮60g，防风30g，糯米酒4L。白花蛇以酒洗、润透，去骨刺，取肉；各药切碎，以绢袋盛之，放入酒坛内；将酒坛放于大锅内，水煮1日，取起埋阴地，7日取出。每次饮1～2杯（30～60mL）。(《本草纲目》)

2. 顽癣　蕲蛇1条，酒润，去皮骨，取肉，绢袋盛之，蒸糯米10kg，安酒曲于缸底，置蛇于曲上，以饭安蛇上，封缸，待3～7日酒成，过滤，以瓶贮存。以蛇晒干为末，每服1～1.5g，温酒下。仍以浊酒并糟作饼食之尤佳。(《瑞竹堂经验方》)

3. 麻风疠毒，遍身疥癣　白花蛇1条，取中切断，将石头烧通红，淋醋使热气蒸，置蛇于石上，以盆覆之，待冷；如此3遍，去骨取肉，调以五味，令熟。顿食之。(《本草图经》)

【用法用量】做酒或汤羹，3～9g。

【成分】含有凝血酶样物质、酯酶及3种抗凝血物质。尚含胆碱酯酶、蛋白酶、ATP酶、5-核苷酸酶、磷酸二酯酶、磷脂酶A及透明质酸酶等酶。蛇体含出血毒素、蛋白质、脂肪及氨基酸等。

【药理作用】

1. 有扩张血管、降压、镇痛、镇静、催眠，及抗惊厥、抗炎作用。
2. 防止血栓形成及溶栓作用，可使血浆纤维蛋白原含量下降，延长凝血酶时间，抑制血小板聚集，减少血小板数量。
3. 可使实验中毒动物的心外膜、心肌及心内膜出现出血斑、心内膜血管充血，心肌间质被细胞所浸润。

【使用注意】血虚生风者慎用。

乌梢蛇

《药性论》

【异名】乌蛇。

【基原】为游蛇科动物乌梢蛇除去内脏的干燥全体。

【性味归经】甘，平。归肝经。

【功效】祛风，通络，止痉。

【应用】用于风湿阻络所致之久痹、麻木拘挛等；及中风后遗症之口眼㖞斜、半身不遂；又用于破伤风，顽癣，麻风疠毒等。

1. 麻风疠毒 乌梢蛇 3 条蒸熟，取肉焙干研末，加蒸饼做成丸子，如米粒大。以此喂乌鸡，待食尽即杀鸡烹熟。取鸡肉焙干，研为末。每服 3g，酒送下，或加蒸饼用丸服亦可。吃过 3～5 只乌鸡即愈。(《本草纲目》)

2. 面上疮、皮肤暗斑或黑斑 乌梢蛇 60g，烧灰，细研如粉，以腊月猪脂调涂之。(《太平圣惠方》)

【用法用量】做酒或汤羹，6～12g。

【成分】含赖氨酸、亮氨酸、谷氨酸、丙氨酸等 17 种氨基酸，并含果糖 -1，6- 二磷酸酶，原肌球蛋白，蛇肌醛缩酶，骨胶原，蛋白质，脂肪等。

【药理作用】有抗炎、镇静、镇痛、抗惊厥等作用。其血清有对抗五步蛇毒作用。

【使用注意】血虚生风者慎用。

木　瓜

《名医别录》

【异名】宣木瓜，光皮木瓜。

【基原】为蔷薇科植物贴梗海棠的干燥近成熟果实。

【性味归经】酸，温。归肝、脾经。

【功效】舒筋活络，和胃化湿。

【应用】用于风湿阻络所致之痹痛、筋脉拘挛、麻木不仁等；及湿阻中焦所致之消渴、脘腹痞满、吐泻转筋、脚气水肿等。

1. 消渴 木瓜（干）、乌梅（打破，不去仁）、麦蘖（炒）、甘草、草果（去皮）各 15g。以上各味研为粗末。每服 12g，水半盏，加生姜 5 片，煎七分，去滓，不拘时候，温服。(《三因极一病证方论》)

2. 筋脉拘挛疼痛 大木瓜 1 个，与酒水相和，煮令烂，研作膏，热裹痛处，冷即易，每日 3～5 次。(《食疗本草》)

3. 吐泻转筋 木瓜 1 枚（大者），陈仓米 150g。以水 2 大盏，煎至 1.5 盏，去滓，100mL 时时温服之。(《太平圣惠方》)

4. 腿足肿痛、麻木不仁 羊肉 1kg，草果 5g，木瓜 1kg，豌豆 300g，粳米 500g，白糖 200g，食盐、胡椒少许，木瓜取汁待用。羊肉洗净切小方块。粳米、草果、豌豆分别洗净入锅内，加木瓜汁及水适量。置武火上烧沸，移文火上熬即可。食用时加入调料，佐餐食用。(《中国药膳大全》)

【用法用量】煎汤，煮粥、羹等，6～9g。
【成分】含齐墩果酸、苹果酸、枸橼酸、酒石酸及皂苷等。
【药理作用】
1. 恢复血管弹性，保护血管。
2. 其水溶性纤维，可降低血液中的胆固醇。
3. 有助于蛋白质的消化，促进营养充分吸收，减少胃肠的工作量，稳定血压。
4. 有保肝作用，对肠道菌和葡萄球菌有明显的抑菌作用。
【使用注意】内有郁热，小便短赤者忌服。胃酸过多者慎服。

五加皮

《名医别录》

【异名】南五加皮，刺五加，刺五甲。
【基原】为五加科植物细柱五加的干燥根皮。
【性味归经】辛、苦，温。归肝、肾经。
【功效】祛风湿，补肝肾，强筋骨，利水。
【应用】用于风湿困阻所致之四肢拘挛、屈伸不利等，及肝肾不足所致之腰膝酸软乏力、水肿脚气等。

1. 四肢麻木，筋骨酸痛，腰膝无力，老伤复发　五加皮60g，当归、牛膝各60g，糯米1kg，甜酒曲适量。将五加皮洗净，刮去骨，与当归、牛膝一起放入砂锅内同煎40分钟；去渣取汁，再以药汁、米、曲酿酒。每次服10～30mL，每日早、晚服用。(《本草纲目》)

2. 风湿久痹，腰痛，足痿脚弱　五加皮适量，洗刮去骨，煎汁和酒曲酿成饮之。或切碎袋盛，浸酒煮饮。(《本草纲目》)

3. 虚劳不足　五加皮、地骨皮各500g。上二味细切，以水煎取汁，以汁拌酒曲、米饭，如常法酿酒。每日饮酒，多少随意。(《备急千金要方》)

【用法用量】煮粥、羹，或做药酒，4.5～9g。
【成分】含丁香苷、刺五加苷B_1、右旋芝麻素，左旋对映贝壳松烯酸，16α-羟基-(-)-贝壳松-19-酸，β-谷甾醇，β-谷甾醇葡萄糖苷，硬脂酸、棕榈酸、维生素A_1、维生素B_1，挥发油等。
【药理作用】
1. 镇痛，镇静，抗疲劳。
2. 抗炎，抗菌，抗肿瘤，抗溃疡，抗辐射。
3. 降血压、血糖，有性激素样作用。
【使用注意】阴虚火旺者忌服。

第五节　化湿药

凡以芳香辟浊、宣化湿邪、化湿运脾为主要功效，常用于湿阻中焦证的药物，称为化湿药。化湿类药物多为辛香温燥之品，大多归脾、胃经。故主要用于湿阻中焦之脘腹痞满，不思饮食，食少体倦，呕吐泄泻等。

本类原料使用时应注意：

1. 入煎剂须后下，且不宜久煎，以免损耗药力，降低疗效。

2. 大多辛温性燥，易伤阴耗血，故阴虚血亏应当慎用。

广藿香

《名医别论》

【异名】藿香，排香草，苏藿香。

【基原】为唇形科植物广藿香的干燥地上部分。

【性味归经】辛，微温。归脾、胃、肺经。

【功效】芳香化浊，和中止呕，发表解暑。

【应用】用于湿困中焦所致之脘腹痞满、恶心呕吐；暑天外感风寒、内伤生冷所致之恶寒发热、头晕乏力、头痛胸闷、腹痛吐泻等。

1. 脘腹痞满，食后腹胀等　鲜嫩藿香叶、黄鳝各适量。先将黄鳝做成菜肴，再将藿香叶洗净、切碎，放入黄鳝菜肴中调匀。佐餐食用。（《中国药膳大辞典》）

2. 头晕，恶心欲吐　茶叶6g，藿香、佩兰各9g。冲泡代茶饮。（《中国药膳大辞典》）

3. 恶心呕吐，不思饮食　鲜藿香、粳米各30g，先煮粳米粥，待粥成，入鲜藿香搅匀，继续加热，待香气出即成。空腹食用。（《中国药膳大辞典》）

4. 口臭　藿香洗净，煎汤，时时噙漱。（《摘元方》）（方中未注明用量，可用常规量10g）

【用法用量】浸泡、煎汤、粥等，3～10g。

【成分】含挥发油约1.5%，油中主要成分为广藿香醇，其他成分有苯甲醛、丁香油酚、桂皮醛、甲基胡椒酚、茴香脑、茴香醛、柠檬烯、刺槐素、藿香苷、藿香精、齐墩果酸、胡萝卜苷等。另有多种其他倍半萜如竹烯、生物碱类等。

【药理作用】

1. 促进胃液分泌，增强消化力，对胃肠有解痉作用。

2. 对多种致病性真菌、钩端螺旋体有抑制作用，能抗病毒。

3. 有防腐、发汗作用，能扩张微血管。

【使用注意】不宜久煎。阴虚火旺者慎用。

砂　仁

《药性论》

【异名】缩砂仁。

【基原】为姜科植物阳春砂、绿壳砂或海南砂的干燥成熟果实。

【性味归经】辛，温。归脾、胃、肾经。

【功效】化湿开胃，温脾止泻，理气安胎。

【应用】用于湿困中焦、脾胃气滞所致之脘腹痞满、胸胁胀闷、纳差、吐泻、胎动不安等。

1. 食积气逆，心腹痛　砂仁适量炒研，袋盛浸酒，煮饮。（《本草纲目》）

2. 小儿食积泄泻，食欲不振　砂仁2～3g，大米50～75g。先把砂仁捣碎为细末，再将大米淘洗后，放入锅内煮粥，待粥将熟时，调入砂仁末，稍煮即可。早、晚餐温热服。（《养生随笔》）

3. 小儿滑泄，脱肛　砂仁 30g。去皮研为末，每用 3g，以猪腰子 1 片劈开，入药末在内，棉线系紧，入水煮熟，与儿食之。(《小儿卫生总微论方》)

4. 胎动不安　缩砂仁不拘多少，研为细末，每服 6g，入生姜汁少许，沸汤点服，不拘时候。(《济生方》)

【用法用量】浸泡、煎汤、羹粥，3～6g。不宜久煎。

【成分】含挥发油，主要有右旋樟脑、龙脑、一种萜烯、柠檬烯及皂苷等。

【药理作用】

1. 增进肠管蠕动，利于排出消化道内的积气，增强胃的功能，促进消化液的分泌。
2. 能抑制血小板聚集，对花生四烯酸诱发的小鼠急性死亡有明显保护作用。
3. 对抗由胶原和肾上腺素所诱发的小鼠急性死亡也有明显作用。

【使用注意】阴虚血燥者慎用。

白豆蔻

《名医别录》

【异名】白蔻，蔻仁，蔻米。

【基原】为姜科植物白豆蔻或爪哇白豆蔻的干燥成熟果实。

【性味归经】辛，温。归肺、脾、胃经。

【功效】化湿行气，温中止呕，开胃消食。

【应用】用于湿困中焦、脾胃气滞所致之脘腹痞满、胸胁胀闷、纳差、呕吐泄泻等。

1. 呕吐，胃痛　白豆蔻仁 10g 为末，酒送下。(《赤水玄珠》)

2. 外感风寒，呕吐泄泻　藿香、煨姜各 6g，防风、白豆蔻各 3g，水煎，滤汁去渣；加用粳米 100g，水适量，共煮成粥。趁热服粥，以微出汗为佳。(《中国药膳大全》)

3. 寒湿泄泻　干姜、高良姜各 4.5g，白豆蔻 3g，水煎，滤汁去渣，加入薏苡仁 30g、粳米 60g 及水适量，共煮为粥。每日分 2 次服食。(《中国药膳大全》)

【用法用量】浸泡、煎汤、羹粥，3～6g。不宜久煎。

【成分】含挥发油，主要成分为 1,4- 桉叶素，右旋龙脑及右旋樟脑、葎草烯及其环氧化物。

【药理作用】

1. 芳香健胃、驱风，对痢疾杆菌有抑制作用。
2. 促进胃液分泌，增进胃肠蠕动，抑制肠内异常发酵，祛除胃肠积气等发挥健胃止呕的作用。

【使用注意】阴虚血燥者慎用。

草　果

《饮膳正要》

【异名】草果子，草果仁。

【基原】为姜科植物草果的干燥成熟果实。

【性味归经】辛，温。归脾、胃经。

【功效】燥湿温中，截疟除痰。

【应用】用于寒湿中阻所致之脘腹痞满、胸胁胀闷、纳差、呕吐泄泻等。

1. 腹痛胀满　草果仁 2 个，酒煎服之。(《仁斋直指方》)

2. 中焦虚寒，脘腹冷痛，食滞胃脘　草果 5g，羊肉 500g，豌豆 100g，萝卜 300g，生姜 10g，香菜、胡椒粉、食盐、醋各适量。将草果、羊肉块、豌豆、生姜放入锅内，加水适量，大火烧开，小火再煮 1 小时，然后放入萝卜块煮熟即成，食用时拌入调料，分顿服食。(《中国药膳配方大全》)

【用法用量】浸泡、煎汤、羹粥，3～6g。

【成分】含挥发油，包括 α－和 β－蒎烯、1,8－桉油素、对－聚伞花素等。此外含淀粉、油脂及多种微量元素。

【药理作用】

1. 镇咳、祛痰、平喘、解热、镇痛。

2. 抗炎、抗菌的作用。

3. 大鼠口服香叶醇能抑制胃肠运动，小量口服有轻度利尿作用。

【使用注意】阴虚血燥者慎用。

草豆蔻

《雷公炮炙论》

【异名】草蔻仁，豆蔻子。

【基原】为姜科植物草豆蔻的干燥近成熟种子。

【性味归经】辛，温。归脾、胃经。

【功效】燥湿行气，温中止呕。

【应用】用于寒湿阻滞中焦，脾胃气滞所致之脘腹痞满、胸胁胀闷、纳差、胃痛、胃寒呕吐等。

1. 脘腹胀满冷痛，大便溏泄　乌骨母鸡 1 只，草豆蔻 30g，草果 2 枚。选用新生肥壮、重 1kg 以上的乌骨鸡，宰杀后，去毛、肠杂，洗净。将豆蔻、草果烧存性，掺入鸡腹，扎定煮熟，空腹食之。(《本草纲目》)

2. 胃弱呕逆不食　草豆蔻 2 枚、高良姜 15g，加水 1 碗合煮，去渣取汁，再以生姜汁 50mL 倒入，和面粉做成面片，在羊肉汤中煮熟，空腹食之。(《本草纲目》)

【用法用量】浸泡、汤、羹粥，3～6g。

【成分】含挥发油，如反式肉桂酸、松属素、a－蒎烯、p－蒎烯、樟脑、对－聚伞花素、柠檬烯、劳樟醇、龙脑、石竹烯、乙酸龙脑酯、桂皮酸甲酯、香橙烯、葎草烯、橙花叔醇；黄酮类以槲皮素、鼠李柠檬素、瞧竹素、山姜素、豆蔻素、小豆蔻查耳酮为主及微量元素、黄酮化合物等。

【药理作用】

1. 对豚鼠离体肠管低浓度兴奋，高浓度呈抑制作用。挥发油对离体肠管有抑制作用。

2. 有抗溃疡，特别对消炎痛型、利血平型和幽门结扎型胃溃疡有显著抑制作用、镇痛作用。

3. 对金黄色葡萄球菌、痢疾杆菌和大肠杆菌有抑制作用。

【使用注意】阴虚血燥者慎用。

佩　兰

《雷公炮炙论》

【异名】兰草，水香，都梁香，醒头草。

【基原】为菊科植物佩兰的干燥地上部分。

【性味归经】辛，平。归脾、胃、肺经。

【功效】解暑化湿，辟秽和中。

【应用】用于湿阻中焦，脾胃气滞所致之脘腹痞满、胸胁胀闷、纳差、口中甜腻、胃寒呕吐等。

1. 头晕头重，头痛，全身酸痛，口渴尿赤，小便不利　兔肉 200g，佩兰叶 6g，甜面酱 12g，鸡蛋 1 枚，葱花、姜末、食盐、酱油、白糖、味精、黄酒、淀粉、白糖适量。将兔肉切成长 6cm、宽 3cm 的薄片，佩兰叶加水煎汁备用，兔肉片放入碗内，加淀粉、食盐拌匀，再加药汁，搅拌，然后加鸡蛋搅拌，使蛋汁均匀地黏附在兔肉片上；上味煎熟调味，出锅装盘即成。佐餐食用。（成都市药材公司药膳研究组方）

2. 暑湿胸闷，食少，口中甜腻　佩兰鲜叶适量，开水冲泡，代茶饮。（《中国药膳大全辞典》）

3. 过食肥甘，纳呆食少，口中黏腻无味，或口臭　佩兰 6g，藿香 3g，薄荷 4.5g，白豆蔻 1.5g，共为粗末，沸水冲泡，盖闷 10 分钟，代茶饮。（《瀚海颐生十二茶》）

【用法用量】浸泡、煎汤、羹粥，5～10g。

【成分】含挥发油 0.5%～2%。油中主要含对 - 聚伞花素、乙酸橙花醇酯、百里香酚甲醚等，还含豆甾醇、棕榈酸、琥珀酸、甘露醇等。

【药理作用】

1. 祛痰，对流行性感冒病毒有抑制作用。

2. 对白喉杆菌、金黄色葡萄球菌、变形杆菌、伤寒杆菌等均有抑制作用。

3. 有刺激胃肠运动、促进胃内容物排空的作用。

【使用注意】阴虚血燥者慎用。

第六节　利水渗湿药

凡以通利水道、渗泄水湿为主要功效，常用于水湿内停证的药物，称为利水渗湿药。利水渗湿药多为甘淡之品，大多归肾、脾、膀胱经。故主要用于水肿、痰饮、小便不利、泄泻、湿疹、湿疮、带下、淋证等。

本类原料使用时应注意：

1. 多由甘淡或苦燥之品组成，易耗伤阴津，故素体阴亏、病后体弱，以及孕妇，均应慎用。

2. 有些药有较强的通利作用，孕妇慎用。

茯　苓

《神农本草经》

【异名】云苓，茯菟，松薯，松木薯，松苓。

【基原】为多孔菌科真菌茯苓的干燥菌核。

【性味归经】甘、淡，平。归心、肺、脾、肾经。

【功效】利水渗湿，健脾，宁心安神。

【应用】用于脾虚湿盛所致之各种水肿、泄泻、痰饮、纳差等，及心脾两虚所致之心悸、失眠等。

1. 单纯性肥胖，多食难化，体倦怠动 白茯苓120g，精白面60g，黄蜡适量。将茯苓粉碎成极细末，与白面混合均匀，加水调成稀糊状，以黄蜡代油，制成煎饼，当主食食用。每周食用1～2次。(《儒门事亲》)

2. 失眠，心悸 茯苓30g，红枣30g，阿胶10g，红豆30g，冰糖适量。将红豆、茯苓、红枣洗净，盛入炖盅，放入800mL水，文火炖3小时后，放入阿胶、冰糖，文火炖1小时。早、晚各1次，连渣服用。(《宋美龄养颜秘录》)

3. 水肿 鲫鱼1条，云茯苓25g，先将茯苓加水煎汤取汁100mL。再将鱼洗净处理后入锅中，加入药汤汁、适量清水及葱、姜、味精及少量食盐，煮熟服用。(《中国食疗大全》)

4. 泄泻，小便不利 芡实15g，茯苓10g，大米适量。将芡实、茯苓捣碎，加水适量，煎至软烂时再加入淘净的大米，继续煮烂成粥。(《摘元方》)

5. 纳呆食少 精面粉1kg，精猪肉500g，茯苓粉50g。将肉剁成馅，加茯苓粉、食盐、味精、料酒、香油调好。将面发好，包上肉馅，成提花包，入笼蒸8分钟即可。(《中国药膳大全》)

【用法用量】煎汤、糕饼、羹粥，10～15g。

【成分】主要含β-茯苓聚糖，占干重约93%，另含茯苓酸、蛋白质、脂肪、卵磷脂、胆碱、组胺酸、麦角甾醇、脂肪酶、蛋白酶等。

【药理作用】

1. 有镇静、降血糖、增加心肌收缩力、护肝利尿等作用。
2. 降低胃液分泌，对胃溃疡有抑制作用。
3. 茯苓多糖有增强免疫力、抗肿瘤功能。

【使用注意】虚寒精滑、阴虚无水湿者忌服。

薏苡仁

《神农本草经》

【异名】薏米，苡仁米，菩提子。

【基原】为禾本科植物薏苡的干燥成熟种仁。

【性味归经】甘、淡，凉。归脾、胃、肺经。

【功效】利水渗湿，健脾除痹，消肿排脓，解毒散结。

【应用】用于脾虚湿盛所致之水肿、泄泻、痰饮、湿痹、肢体拘挛疼痛、脚气肿痛、淋浊、带下等，及肺痈、肠痈、赘疣、癌肿等。

1. 皮肤浮肿，面色暗淡，面部扁平疣 薏苡仁200g，茯苓10g，粳米200g，鸡脯肉100g，干香菇4个。上味加工备用，薏苡仁用7倍清水在武火上煮沸后，移于文火慢煮，至能用手捏烂为度。粳米用5倍的清水煮1小时。然后将两粥合在一起，加入香菇、鸡肉丁、茯苓粉再煮，至煮稠为止。(《家庭中医食疗法》)

2. 泄泻，不思饮食 薏苡仁30g，粳米60g，洗净，共煮粥。每日食之。(《老老恒言》)

3. 风湿痹久，水肿，筋脉拘挛 薏苡仁适量为末，同粳米适量煮粥，日食之。(《食医心镜》)

4. 暑湿外感，头身困重　薏苡仁、白扁豆各30g，粳米100g。共煮成粥。每日分2次服用。(《中国药膳大全》)

【用法用量】浸酒、煎汤、煮粥，30～50g。

【成分】主要含薏苡仁酯，薏苡仁内酯，脂肪油，粗蛋白，薏苡多糖A、B、C和氨基酸、维生素B_1等。

【药理作用】

1. 对癌细胞有明显抑制作用。
2. 有降血糖作用，其脂肪油能使血清钙、血糖量下降。
3. 有解热、镇静、镇痛、促排卵作用。

【使用注意】虚寒精滑、津亏阴虚者忌服，孕妇慎用。

泽　泻

《神农本草经》

【异名】水泻。

【基原】为泽泻科植物东方泽泻或泽泻的干燥块茎。

【性味归经】甘、淡，寒。归肾、膀胱经。

【功效】利水消肿，渗湿泄热。

【应用】用于下焦湿热所致之水肿胀满、消渴、夜间潮热、小便淋沥、脚气肿胀疼痛等。

1. 水肿，小便不利，鼓胀　鲤鱼1条（重约250～500g），去鳞及内脏，洗净，置砂锅内，加入玉米须、赤小豆各30g，冬瓜皮、茯苓、猪苓、泽泻各15g，陈皮6g，水及葱、姜适量，文火炖至鱼烂熟，食鱼饮汤。(《中国药膳大全》)

2. 体胖身重　泽泻晒干研粉，粳米50g。粳米加水煮粥，待粥将成时加入泽泻粉10g，稍煮数沸即可。每日2次，温热服食。(《中国药膳大全》)（注:《中国药典》2015版将降脂泄浊作为泽泻的功效，因此常以泽泻治疗高脂血症。）

【用法用量】煎汤、煮粥，30～50g。

【成分】主要含泽泻萜醇A、B、C，挥发油，生物碱，天门冬素，树脂等。

【药理作用】

1. 有利尿作用，能增加尿量，对肾炎患者利尿作用更为明显。
2. 降血糖、血压、血脂，能抑制结核杆菌生长。

【使用注意】虚寒精滑、津亏阴虚者忌服。

赤小豆

《神农本草经》

【异名】赤豆，红饭豆，饭豆，蛋白豆。

【基原】为豆科植物赤小豆或赤豆 的干燥成熟种子。

【性味归经】甘、酸，平。归心、小肠经。

【功效】利水消肿，清热解毒，消痈排脓。

【应用】用于风水所致之水肿胀满、脚气肿痛等；湿毒所致之黄疸、风湿热痹、痈肿疮毒、

肠痈腹痛等。

1. 下肢水肿，小便色赤短少 鲜茅根200g（或干茅根50g），赤小豆50g，粳米100g。将鲜茅根洗净，加水适量，煎煮半小时，去渣取汁备用；赤小豆洗净，放入锅内，加水适量，煮至六七成熟：再将淘净的大米和药汁倒入，继续煮至豆烂米熟即成。分顿1日内食用。(《肘后备急方》)

2. 消渴，水肿，小便频数 赤小豆50g，陈皮、辣椒、草果各6g，活鲤鱼1尾（约1kg）。将鱼洗净，赤小豆、陈皮、辣椒、草果洗净后，塞入鱼腹中，再放入盆内，加姜、葱、胡椒、食盐适量，灌入鸡汤，上笼蒸1.5小时即可。食鱼喝汤，隔日1次。(《民间方》)

3. 产妇乳汁不下 赤小豆适量，以酒研细，温服。(《妇人良方补遗大全》)

4. 腹水 白茅根30g，赤小豆3kg，同煮豆熟，去茅根，食豆。(《补缺肘后方》)

【用法用量】煎汤、糕饼、羹粥，9～30g。

【成分】主要含三萜皂苷成分：赤豆皂苷Ⅰ～Ⅵ；另含糖类、蛋白质、脂肪、核黄素、硫胺素、烟酸、钙、铁、磷等。

【药理作用】有利尿、降血脂、调节血糖等作用，其水煎剂对金黄色葡萄球菌、痢疾杆菌、伤寒杆菌等有抑制作用。

【使用注意】阴津不足者忌服。

布渣叶

《全国中草药汇编》

【异名】蓑衣子，破布叶，烂布渣，麻布叶。

【基原】为椴树科植物破布叶的干燥叶。

【性味归经】微酸，凉。归脾、胃经。

【功效】消食化滞，清热利湿。

【应用】用于邪困中焦所致之脘腹胀满、感冒发热、湿热黄疸等。

1. 饮食积滞，脘腹胀满，呕逆 布渣叶10g，绿茶适量。将布渣叶和绿茶用热水冲泡代茶饮，每日数次。(《全国中草药汇编》)

2. 湿疹，湿热黄疸，尿频涩痛，胁肋胀满 木棉花40g，布渣叶20g，桑叶15g，冰糖适量。木棉花、布渣叶、桑叶，洗净，加清水4碗煲至将熟，加入冰糖，片刻汤成，去渣饮汤。(《全国中草药汇编》)

3. 暑热烦渴，胁肋满闷，目赤不适 布渣叶25g，夏枯草25g，雪梨4个，木瓜750g，瘦肉400g，蜜枣4个，食盐适量，清水8杯。洗净布渣叶、夏枯草和蜜枣，雪梨洗净后切块；木瓜去皮、核，洗净切块；瘦肉洗净，飞水后再冲洗干净。将清水放入瓦煲内，放入全部材料煲约2小时后，下食盐调味即可。(《全国中草药汇编》)

【用法用量】煎汤、糕饼、羹粥，10～30g。

【成分】主要含生物碱、挥发油、有机酸、糖类、酚类和鞣质。

【药理作用】

1. 具有良好的降酶退黄及降血脂、改善肝功能的作用。

2. 能促进小肠蠕动，降低胃液酸度及提高胃蛋白酶活性，具有明显促消化作用。

3. 解热、镇痛、抗炎等作用。

【使用注意】大量服用能引起呃逆、眩晕、呕吐等反应；与热茶同服，亦能引起呃逆，一般在停药后即可缓解，必要时可对症用药。

第七节　温里药

凡以温里散寒为主要功效，常用于治疗里寒证的药物，称为温里药。温里药性味辛温，大多归脾、肾经。里寒证多为寒邪内侵或阳虚不能温煦所致的各种病证，主要表现为畏寒肢冷、惊悸怔忡、神疲倦卧、舌淡苔白、脉沉紧等。

本类原料使用时应注意：

1. 多辛温燥烈，易于助火伤阴耗血，凡属阴虚、血虚者及孕妇均应慎用或忌用，实热证禁用温里散寒药。

2. 不同的脏腑寒证其表现各不相同，临证可根据不同的脏腑寒证选相应的药物。如肾阳不足所致腰膝冷痛，大便清稀，小便清长等，首选肉桂、附子。

肉　桂

《神农本草经》

【异名】玉桂，牡桂，菌桂。

【基原】为樟科植物肉桂 *Cinnamomum cassia Presl* 的干燥树皮。

【性味归经】辛、甘，大热。归脾、肾、心、肝经。

【功效】补火助阳，引火归元，温通经脉，散寒止痛。

【临床应用】用于阳虚所致之阳痿、宫冷不孕、心腹冷痛、寒疝腹痛、闭经、痛经、阴疽、胸痹；及虚阳上浮所致之发热、咽痛、虚喘等。

1. 畏寒肢冷，腰膝酸软，小便频数清长，男子阳痿，女子宫寒不孕　肉桂 3g，粳米 50g，红糖适量。先将肉桂煎取浓汁去渣，再用粳米煮粥，待粥煮沸后，调入肉桂汁及红糖，同煮为粥。或用肉桂末 1～2g，调入粥内同煮服食。一般以 3～5 天为一疗程，早、晚温热服食。(《粥谱》)

2. 小儿遗尿　肉桂末适量，雄鸡肝 1 具，等分捣烂，丸如绿豆大，温汤送下，日 3 服。(《万病回春》)

3. 产后腹痛　肉桂末适量，温酒服约 1g，每日 3 次。(《肘后备急方》)

4. 心腹冷痛，胸痹，饮食不下　肉桂末 50g，粳米 200g，将米淘净，煮粥至半熟，次下肉桂末调和，空心服，每日 1 次。(《养老奉亲》)

5. 脘腹冷痛，喜温喜按　公鸡 1 只，去皮及内脏，洗净切块，放入砂锅内，加水适量，放入生姜 6g，砂仁、丁香、良姜、肉桂、橘皮、荜茇、川椒、大茴香各 3g，葱、酱油、食盐适量，以文火炖烂，撒入胡椒面少许。酌量吃鸡肉饮汤。(《中国药膳大全》)

【用法用量】煎汤、羹粥，1～5g。

【成分】含挥发油（桂皮油），其主要成分为桂皮醛。另外含肉桂醇、肉桂醇醋酸酯、肉桂酸、香豆素、黏液、鞣质等。

【药理作用】

1. 有扩张血管、促进血液循环、增强冠状动脉及脑血流量、降低血管阻力等作用。

2. 促进肠蠕动，促进消化道分泌，排除消化道积气，缓解胃痉挛性疼痛。

3. 对革兰阴性菌及阳性菌、多种致病性真菌有抑制作用。

【使用注意】阴虚火旺，内有实热，血热妄行之出血及孕妇忌用。

小茴香

《新修本草》

【异名】茴香子，小茴，怀香子，茴香菜子，谷茴香。

【基原】为伞形科植物茴香的干燥成熟果实。

【性味归经】辛，温。归肝、肾、脾、胃经。

【功效】散寒止痛，理气和胃。

【应用】用于中焦虚寒、肝经寒凝气滞所致之脘腹冷痛、胁腹胀痛、小腹冷痛、寒疝腹痛、痛经、呃逆等。

1. 脘腹冷痛，呕吐食少，寒疝腹痛　炒小茴香 20g，粳米 100g。小茴香放入纱布袋内，加水先煮 30 分钟后，再入洗净的粳米，加适量水煮粥至熟。(《保健药膳》)

2. 下焦受寒，男子白浊　小茴香 30g，黄酒 250mL。小茴香研粗末，入黄酒内煮沸，约 3～5 分钟，放温，分次服用。(《医林改错》)

3. 遗尿，夜尿频多　小茴香 6g，桑螵蛸 15g。装入猪尿脬内，焙干研末，每次 3g，日服 2 次。(《吉林中草药》)

【用法用量】煎汤、糕饼、羹粥，3～6g。

【成分】本品含挥发油 3%～6%，主要成分为反式茴香脑、柠檬烯、葑酮、爱草脑、γ-松油烯、α-蒎烯、月桂烯等，及少量的香桧烯、茴香脑、茴香醛等。另含脂肪油约 18%。

【药理作用】

1. 能刺激胃肠神经血管，促进唾液和胃液分泌，促进肠蠕动起到增进食欲作用，促进胆汁分泌。

2. 镇痛、抗菌、抗溃疡。

3. 促进肝组织再生、缓解气管平滑肌痉挛等。

【使用注意】实热内盛，阴虚火旺者忌服。

丁　香

《雷公炮炙论》

【异名】公丁香，丁子香，百里馨。

【基原】为桃金娘科植物丁香的干燥花蕾。

【性味归经】辛，温。归脾、胃、肺、肾经。

【功效】温中降逆，散寒止痛，温肾助阳。

【应用】用于胃寒所致之呕吐、呃逆、脘腹冷痛等；及肾阳不足所致之腰膝酸软、阳痿、早泄、宫冷不孕等。

1. 呕吐，寒疟　大黑枣 7 个，去核，每个入丁香 1 只。将枣入水中煮烂，去丁香。将枣连汤空心服，连服 7 日。(《种福堂方》)

2. 梦遗早泄，腰膝酸软等　河鳗 500g，山茱萸 6g，丁香 3g。将河鳗切段盛煲中，撒上山茱

萸、丁香研碎的小粒，加黄酒、蒜、姜、食盐及适量鲜汤，用文火煮熟即成。佐餐食用。(《中华现代药膳食疗手册》)

3. 反胃，噎膈　大雪梨1个，丁香15粒。将丁香入于雪梨内，湿纸包裹4～5层，煨熟食梨。(《仙拈集》)

【用法用量】作调味品，煎汤、羹粥等，1～3g。

【成分】含挥发油16%～19%，其中主要成分为丁香油酚、乙酰丁香油酚，另有微量丁香烯醇、庚酮、水杨酸甲酯、α-丁香烯、胡椒酚、苯甲醇、苯甲醛等。

【药理作用】

1. 促进胃液分泌，增强消化力，缓解腹部胀气及恶心呕吐。

2. 有镇痛、抗炎、抗惊厥作用。

3. 其水煎剂醇提取物及挥发油对葡萄球菌、大肠杆菌、变形杆菌、结核杆菌、痢疾杆菌、白喉杆菌、伤寒杆菌等多种杆菌及白色念珠菌、许兰黄癣菌等多种真菌均有抑制作用。

4. 有驱虫、利胆、抗缺氧、抗血栓形成等作用。

【使用注意】热证及阴虚内热者忌服。不能与郁金同用。

高良姜

《名医别录》

【异名】小良姜，良姜，海良姜。

【基原】为姜科植物高良姜的干燥根茎。

【性味归经】辛，热。归脾、胃经。

【功效】温胃止呕，散寒止痛。

【应用】用于中焦实寒或虚寒所致之脘腹冷痛、胃痛、纳差、呕吐等。

1. 脘腹冷气窜痛，呕吐泄泻，反胃食少，体虚瘦弱　高良姜6g，草果6g，陈皮3g，胡椒3g，公鸡1只，葱、食盐等调料适量。高良姜、草果、陈皮、胡椒装入纱布袋内，扎口。将公鸡洗净切块，剁去头爪，与药袋一起放入砂锅内。加水适量，武火煮沸，加入食盐、葱等调料，文火炖2小时，最后将药袋拣出装盆即成。每周2～3次，随量饮汤食肉。(《饮膳正要》)

2. 心腹冷痛　高良姜25g为末，粳米150g洗净。将高良姜末加水1.5L，煎煮至100mL，去滓，入粳米煮粥食。(《饮膳正要》)

3. 脘腹冷痛，虚劳羸瘦，少食　高良姜150g，研粗末，羊脊骨1具，捶碎。以水10L煮上2味，取5L，去骨及良姜。每次取500mL，入米100g，煮粥，待粥成，入葱、椒、食盐等稍煮片刻即成。每日食粥，或以面煮饨做羹亦可。(《太平圣惠方》)

4. 脘腹冷痛，胀满不适　高良姜、香附各9g，水煎，滤汁去渣。加粳米100g及适量水共煮成粥，每日分2次服食。(《中国药膳大全》)

【用法用量】煎汤、羹粥，3～6g。

【成分】主要含挥发油，油中主要成分为1,8-桉叶素、桂皮酸甲酯、丁香油酚、高良姜酚等，另外含黄酮类高良姜素、山柰素、山柰酚、槲皮素、异鼠李素等。

【药理作用】

1. 镇痛、抗炎，促进胃肠运动，抗胃溃疡。

2. 抗真菌、抗血栓、抗缺氧、抗寒等作用。

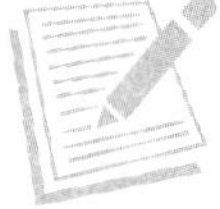

【使用注意】阴虚火旺、实热内盛者忌服。

胡 椒

《新修本草》

【异名】白胡椒，黑胡椒，玉椒。

【基原】为胡椒科植物胡椒的干燥近成熟或成熟果实。

【性味归经】辛，热。归胃、大肠经。

【功效】温中散寒，下气消痰。

【应用】用于中焦实寒或虚寒所致之胃寒腹痛、呕吐清稀、反胃、泄泻等。

1. 胃脘冷痛 大黑枣去核，每个黑枣入胡椒7粒，将枣包好，放在炭火上煅黑存性，研末。每次1g，用陈酒送下，三四服即可。(《种福堂方》)

2. 胃脘冷痛，喜温喜按 猪肚1只，洗净，置砂锅中，加水适量；加入胡椒、砂仁、干姜各6g，陈皮、肉桂各3g，葱、酱油、食盐适量。以文火炖烂，酌量食用。(《中国药膳大全》)

3. 反胃，呕哕吐食 胡椒1g为末，生姜50g，切。以水2大盏，煎取1盏，去滓，分温3服。(《太平圣惠方》)

【用法用量】作调味品，煎汤、熬粥，2～4g；研末服，0.6～1.5g。

【成分】主要含生物碱类成分：胡椒碱，胡椒林碱，辣椒碱，胡椒油碱A、B、C等；还含有机酸、木酯素类及挥发油，油中主要成分为胡椒醛、二氢香芹醇、氧化石竹烯、隐品酮等。

【药理作用】

1. 有镇静、催眠，抗惊厥、骨骼肌松弛和抗抑郁等作用。
2. 抗炎，对急性早期炎症及慢性肉芽肿形成有明显作用。
3. 对中枢神经系统有抑制作用，促进胆汁分泌。

【使用注意】阴虚火旺者忌服。孕妇慎用。

花 椒

《神农本草经》

【异名】蜀椒，秦椒，川椒，大椒，汉椒，巴椒。

【基原】为芸香科植物青椒或花椒的干燥成熟果皮。

【性味归经】辛，温。归脾、胃、肾经。

【功效】温中止痛，杀虫止痒，除湿止泻。

【临床应用】用于中焦实寒或虚寒所致之脘腹冷痛、痛经等；小儿蛲虫病、虫积腹痛、肛周瘙痒等；及湿困中焦所致之湿疹、阴痒、呕吐泄泻等。

1. 胆道蛔虫症 花椒6g(微炒)，乌梅9g。上二味水煎，每日分2～3次服。(《食物疗法》)

2. 小腹冷痛，痛经 生姜24g，大枣30g，花椒9g。将姜、枣洗净，生姜切薄片，同花椒一起加水小火煎煮，成1碗汤汁即可。痛时喝汤食枣。(《民间方》)

【用法用量】作调味品，煎汤、羹粥，3～6g。

【成分】主含挥发油，油中主要成分为柠檬烯，1,8-桉叶素，月桂烯，α-蒎烯，β-蒎烯，香桧烯，芳樟醇等。

【药理作用】有调节胃肠运动、抗胃溃疡、抗炎、镇痛、抗菌、杀虫、抗肝损伤、平喘等作用。其挥发油具有抗肿瘤、降血脂等作用。

【使用注意】阴虚火旺者忌服，孕妇慎用。多食易动火、耗气、损目。

荜　茇

《新修本草》

【异名】荜拔，鼠尾。

【基原】为胡椒科植物荜茇的干燥近成熟或成熟果穗。

【性味归经】辛，热。归胃、大肠经。

【功效】温中散寒，下气止痛。

【应用】用于实寒或虚寒所致之胃脘冷痛、呕吐、呃逆、泄泻等。

1. 心腹冷痛，腹胀不能食　荜茇、胡椒、肉桂各 0.3g，米 150g。将上药为末，以水煮粥，待粥成，入药末 9g，搅令匀，每日空腹食之。（《食医心镜》）

2. 鼻流清涕　荜茇、香附、大蒜适量各等份，杵作饼，以布袋盛之炙热贴囟门。（《医学入门》）

【用法用量】作调味品，煎汤、羹粥，1.5～3g。

【成分】主要含生物碱类成分，如胡椒碱、四氢胡椒碱、几内亚胡椒碱、胡椒次碱、胡椒新碱、荜茇宁等，另含挥发油：β－金合欢烯，β－荜澄茄油烯，α－姜烯，十七烯等。

【药理作用】具有调节胃肠运动、抗胃溃疡、降血脂、抗动脉粥样硬化等作用，另有镇静、镇痛、解热等作用。

【使用注意】阴虚火旺、实热内盛者忌服。

第八节　理气药

凡以疏理气机为主要功效，常用于气滞证和气逆证的药物，称为理气药。理气药多为辛香之品，大多归肺、肝、脾经。依其作用特点的不同，其功效有理气健脾、疏肝解郁、理气宽胸之不同。气滞证主要表现为胀、满、痛；气逆证主要表现为呕吐、恶心、嗳气、咳喘等。如脾胃气滞主要表现为脘腹胀满、疼痛，恶心呕吐；肝郁气滞主要表现为胁肋胀满，乳胀，痛经，情志抑郁等。

本类原料使用时应注意：药性辛温香散，易于耗气伤阴，对于气虚、阴虚的患者均应慎用。

陈　皮

《神农本草经》

【异名】橘皮，新会皮，广陈皮。

【基原】为芸香科植物橘及其栽培变种的干燥成熟果皮。

【性味归经】苦、辛，温。归脾、肺经。

【功效】理气健脾，燥湿化痰。

【应用】用于中焦气滞所致之脘腹胀满、不思饮食、恶心呕吐等；及湿痰或寒痰所致之咳嗽

痰多、胸胁胀满等。

1. 胸部满闷，脘腹胀满，不思饮食 生姜 60g，橘皮 30g。水煎取汁，代茶饭前温饮。(《家庭食疗手册》)

2. 小儿不思食，气逆 桂心 15g，橘皮 90g，薤白 150g，黍米 300g，人参 15g。上药先研粗末，以水 7L 先煮药，煎取 2L 次下薤、米，待米熟药成，稍稍服之。(《备急千金要方》)

3. 酒醉不解，呕噫吞酸 香橙皮 480g（去白），陈橘皮 480g（去白），檀香 120g，葛花 240g，绿豆花 240g，人参 60g（去芦），白豆蔻 60g，食盐 180g（炒）。以上均研为细末，每日空心热水送服 10g。(《饮膳正要》)

4. 不思饮食，呕吐，咳嗽痰多 陈皮 10g，花茶 3g。用 250mL 开水冲泡后饮用。(《茶饮保健》)

【用法用量】 煎汤、糕饼、羹粥，3～10g。

【成分】 主要含黄酮类成分，橙皮苷、川陈皮素，5- 羟基 -6,7,8,3,4- 五甲氧基黄酮，新橙皮苷，橘皮素，二氢川陈皮素等。另含维生素 C、维生素 B_1 等。

【药理作用】

1. 调节胃肠运动，有促进胃排空和抑制胃肠推进运动的作用。

2. 有抗过敏、降脂、抗氧化、兴奋心脏、抗血小板聚集等作用。

【使用注意】 阴虚燥咳者忌服。

化橘红

《神农本草经》

【异名】 化州陈皮，橘红，毛橘红，光七爪，光五爪。

【基原】 为芸香科植物化州柚或柚的未成熟或接近成熟外层果皮。

【性味归经】 辛、苦，温。归肺、脾经。

【功效】 理气宽中，燥湿化痰。

【应用】 用于湿痰所致之脘腹痞满、食少、咳嗽痰多等。

1. 咳嗽痰多 化橘红 5g，绿茶 3g。用 200mL 开水冲泡后饮用，冲饮至味淡。(《茶饮保健》)

2. 经年咳嗽，痰多胸闷 橘红 12g，杏仁 6g，水煎，滤汁去渣。加粳米 50g 及适量水，共煮为粥。每日服 1～2 次。(《中国药膳大全》)

【用法用量】 煎汤、糕饼、羹粥，3～10g。

【成分】 主含挥发油，其中主要为柠檬醛、柠檬烯、牻牛儿醇、芳樟醇、邻氨基苯甲酸甲酯。此外含蛋白质、脂肪、糖类、胡萝卜素、维生素 C、维生素 B_1、维生素 B_2、烟酸、钙磷等。

【药理作用】 其主要有效成分柠檬烯有显著祛痰止咳作用。其水提取液有抗氧化作用（抑制脂质过氧化反应，清除氧自由基）及抗炎等作用。

【使用注意】 气阴亏虚者慎用，干咳少痰者忌用。

佛　手

《滇南本草》

【异名】 佛手柑，五指柑，手柑，福寿柑。

【基原】为芸香科植物佛手的干燥成熟果实。

【性味归经】辛、苦，温。归肝、脾、胃、肺经。

【功效】疏肝解郁，理气和中，燥湿化痰。

【应用】用于肝胃不和所致之胁肋胀满、脘腹痞满等，以及痰湿阻肺所致之久咳痰多、胸闷胀痛等。

1. 胃脘胀痛　鲜佛手 25g（干品 10g）。用 200mL 开水冲泡后饮用，冲饮至味淡。（《简便单方》）

2. 年老胃弱，食少腹胀，嗳气反酸、恶心呕吐　佛手 15g，粳米 100g。佛手煎汤去渣。入粳米煮粥，粥成入冰糖少许，早、晚分食。（《宦游日札》）

3. 胸胁胀痛，呕吐　佛手 15g，粳米 100g，冰糖适量。先将佛手煎汤去渣，不宜久煎。以粳米、冰糖适量同煮成粥，粥成加入佛手汁，微沸即成。（《保健药膳》）

【用法用量】煎汤、糕饼、羹粥，3～10g。

【成分】主含挥发油：柠檬烯，γ-松油烯等；黄酮类成分：橙皮苷、香叶木苷等；香豆素类成分：佛手内酯、柠檬内酯等；萜类成分：柠檬苦素等；此外还含多糖、有机酸等。

【药理作用】具有调节胃肠道运动、平喘、祛痰、抗炎等作用。另外有抗脂质过氧化、促进毛发生长的作用。

【使用注意】气阴亏虚，干咳少痰者忌用。

香　橼

《本草拾遗》

【异名】枸橼子，枸橼。

【基原】为芸香科植物枸橼或香圆的成熟果实。

【性味归经】辛、苦、酸，温。归肝、脾、肺经。

【功效】疏肝理气，宽中，化痰。

【应用】用于肝胃气滞所致之胸胁胀痛、呕吐嗳气；以及湿痰所致之脘腹痞满、胁肋胀满、痰多咳嗽等。

1. 咳嗽痰多　香橼适量去核，薄切作细片，与白酒同入砂瓶内，煮令熟烂，自昏至五更为度，用蜜拌匀。每服 1 匙。（《养病漫笔》）

2. 胸闷，痰多　鲜香橼 2 个，麦芽糖适量。先将香橼切碎与麦芽糖同放入带盖的碗中，隔水蒸数小时，以香橼稀烂为度。早、晚各服 1 匙。（《保健药膳》）

【用法用量】煎汤、糕饼、羹粥，3～10g。

【成分】主含挥发油：右旋柠檬烯、水芹烯、枸橼醛、乙酸香叶酯等；黄酮类成分：柚皮苷、橙皮苷。另含二萜内酯类及鞣质、维生素 C 等。

【药理作用】具有抗炎、抗病毒、促进胃肠蠕动、健胃及祛痰等作用。

【使用注意】阴虚燥咳者忌用。

玫瑰花

《食物本草》

【异名】徘徊花。

【基原】为蔷薇科植物玫瑰的干燥花蕾。

【性味归经】甘、微苦，温。归肝、脾经。

【功效】疏肝解郁，活血止痛。

【应用】用于肝郁气滞、瘀血阻滞所致之胁腹胀痛、月经不调、经前乳胀、跌打损伤等。

1. 月经后期，量少色黯，有血块，小腹疼痛　月季花 9g(鲜品加倍)，玫瑰花 9g(鲜品加倍)，红茶 3g。用 200mL 开水冲泡后饮用，冲饮至味淡。(《民间验方》)

2. 肝郁胁痛，月经不调　玫瑰花初开者 30 朵，冰糖适量。玫瑰花去心蒂，洗净，放入砂锅中，加清水浓煎。调以冰糖进食。(《饲鹤亭集方》)

3. 月经不调，痛经，带下　玫瑰花 5 朵，糯米 100g，樱桃 10 枚，白糖 100g。将玫瑰花用清水漂洗净。糯米淘净入锅，加水烧开，熬煮成粥，加入玫瑰花、樱桃、白糖稍煮即好。(《食物疗法》)

【用法用量】煎汤、糕饼、羹粥，1.5～6g。

【成分】主要含挥发油。油中主要成分为香茅醇、牻牛儿醇、橙花醇、丁香油酚，苯乙醇等。此外还含槲皮苷、鞣质、脂肪油、有机酸等。

【药理作用】具有抗心肌缺血、改善微循环、抗氧化、解毒等作用，玫瑰油对大鼠有促进胆汁分泌作用。

【使用注意】月经过多者忌用。

代代花

《神农本草经》

【异名】枳壳花，酸橙花。

【基原】为芸香科植物代代花的干燥花蕾。

【性味归经】苦、酸，微寒。归心、脾、肺、肾经。

【功效】行气宽中，消食，化痰。

【应用】用于脾胃气滞、痰食积滞所致之脘腹痞满、不思饮食、痰多胸闷等。

身重体胖，食积不化，脘腹痞满　代代花 5g，绿茶 5g。上 2 味洗净，入杯中用开水冲泡，分次饮用。(《女人就喝花草茶》)

【用法用量】做汤、糕饼、羹粥等，3～10g。

【成分】含挥发油，主要为柠檬烯，并含癸醛、壬醛、十二烷酸、乙酸芳樟酯、乙酸橙花酯、乙酸牻牛儿酯，此外含橙皮苷、新橙皮苷等。

【药理作用】有强心、利尿、镇静及减慢心率的功能。

【使用注意】孕妇忌用。

薤　白

《神农本草经》

【异名】薤白头，小根蒜，野蒜。

【基原】为百合科植物小根蒜或薤的干燥鳞茎。

【性味归经】辛、苦，温。归心、肺、胃、大肠经。

【功效】通阳散结，行气导滞。

【应用】用于寒痰阻滞，胸阳不振所致之胸痹心痛、胸满喘急、腹痛、腹泻等。

1. 胸痹心痛，胸中闷塞，舌淡苔腻者　瓜蒌实 1 枚捣破，薤白 12g，白酒 700mL。将上 3 味同煮，取 200mL，分 2 次温服。(《金匮要略》)

2. 胸痹心痛，刺痛明显，舌质暗紫者　薤白 9g，山楂 12g（鲜者均加倍），洗净，与粳米 100g 同煮为粥，日服 1～2 次。(《中国药膳大全》)

3. 胸痹心痛，遇冷加重者　干姜 3g，薤白 9g（鲜者均加倍），葱白 2 茎，洗净，切碎，与粳米 100g，同煮为粥，撒入肉桂末 0.5～1g，日服 1～2 次。(《中国药膳大全》)

4. 胸闷，腹胀，腹痛，便秘　薤白 10～15g（鲜者 30～50g），粳米 100g。薤白洗净，与粳米同煮粥。每日早、晚温热食。(《食医心镜》)

【用法用量】煎汤、糕饼、羹粥，5～10g。

【成分】主含挥发油，挥发油主要为含硫化合物如甲基烯丙基三硫、二甲基三硫、甲基正丙基三硫等。另含皂苷如薤白苷 A～K，含氮化合物、前列腺素 PGA_1 和 PGB_1 等。

【药理作用】具有扩张血管、抗心肌缺血、抗血栓形成，降低血脂、抗动脉粥样硬化、抗氧化及镇痛、抑菌、抗炎等作用。

【使用注意】阴虚发热者慎用。

刀　豆

《救荒本草》

【异名】葛豆，刀豆角，刀板豆，挟剑豆。

【基原】为豆科植物刀豆的干燥成熟种子。

【性味归经】甘，温。归胃、肾经。

【功效】降气止呃，温肾助阳。

【应用】用于寒凝气滞所致之呕吐、呃逆等；及肾阳虚所致之腰痛、尿频等。

1. 呕吐，呃逆　刀豆 20g，柿蒂 5 个，生姜 3 片，红糖适量。将柿蒂、刀豆子切碎，生姜加水同煎，去渣，加红糖即可。(《保健药膳》)

2. 肾虚腰痛　刀豆子 2 粒，包于猪腰子内，外裹叶，烧熟食。(《重庆草药》)

【用法用量】煎汤、糕饼、羹粥，6～9g。

【成分】主含尿素酶、血球凝集素、刀豆氨酸及淀粉、蛋白质、脂肪等。嫩荚中含有刀豆赤霉素Ⅰ和赤霉素Ⅱ等。

【药理作用】有提高人体免疫力和抗肿瘤作用。其所含的刀豆赤霉素和刀豆血球凝集素能刺激淋巴细胞转变成淋巴母细胞，具有抗肿瘤作用。

【使用注意】胃热盛者慎服。

山 柰

《神农本草经》

【异名】沙姜，山辣。

【基原】为姜科植物山柰的干燥根茎。

【性味归经】辛，温。归胃经。

【功效】行气温中，消食，止痛。

【应用】用于寒凝气滞所致之胸膈胀满、脘腹冷痛、肠鸣腹泻等；及食积所致之纳差、不思饮食等。

心腹冷痛 山柰3g，丁香3g，当归6g，甘草6g。上药加水200mL同煎，煮取100mL，趁热滤汁，分次温服。(《濒湖集简方》原方为丸剂)

【用法用量】煎汤、糕饼、羹粥，6～9g。

【成分】主含挥发油：对甲氧基肉桂酸乙酯，桂皮酸乙酯，龙脑，樟烯等，黄酮类成分山柰酚，另含维生素P等。

【药理作用】

1. 抑制胃癌细胞增殖，可能通过抗肿瘤血管生成而起到抑制转移的作用。

2. 可以阻碍 CK_2、ATP及其底物的结合，从而有效抑制蛋白激酶 CK_2 的活性。

【使用注意】阴虚血亏、胃有郁热者慎用。

木 香

《神农本草经》

【异名】广木香，蜜香。

【基原】为菊科植物木香的干燥根。

【性味归经】辛、苦，温。归脾、胃、大肠、胆、三焦经。

【功效】行气止痛，健脾消食。

【应用】用于脾胃气滞所致之脘腹胀满疼痛、纳食不香、食少腹胀等。

1. 食少腹胀，腹痛，腹泻 大枣20枚，木香6g。大枣去核，文火先煮1小时，后入木香再煮片刻，去渣温服。每日2次。(《经验方》)

2. 肠癌，里急后重明显者 木香10g，黄连5g，肥猪大肠30cm。将木香、黄连研末装入洗净的大肠内，两头扎紧，炖肠至烂。去药饮汤食肠。(《实用防癌保健及食疗方》)

【用法用量】煎汤、糕饼、羹粥，1.5～6g。

【成分】含挥发油，成分为紫杉烯、α-紫罗兰酮、木香烯内酯、α-木香烃、β木香烃、木香内酯、二氢脱氢木香内酯、木香醇、水芹烯等。有机酸成分有棕榈酸、天台乌药酸。此外还有甘氨酸、瓜氨酸等20种氨基酸及胆胺、木香碱等成分。

【药理作用】

1. 对胃肠道有兴奋或抑制的双向作用，能促进胃液分泌，加快胃肠蠕动，促进胃排空。

2. 有利胆、松弛气管平滑肌、利尿等作用。

3. 对链球菌、金黄色葡萄球菌、白色葡萄球菌均有抑制作用。

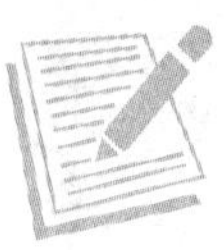

【使用注意】阴虚、津液不足者慎用。

香　附

《神农本草经》

【异名】香附米，雷公头。

【基原】为莎草科植物莎草的干燥根茎。

【性味归经】辛、微苦、微甘，平。归肝、脾、三焦经。

【功效】疏肝解郁，调经止痛，理气调中。

【应用】用于肝气郁结所致之胸胁胀痛、月经不调、痛经、乳房胀痛、气滞腹痛等。

1. 胸胁胀满，脘腹疼痛，月经不调，乳房胀痛　香附 60g，白酒 250mL。将香附洗净切碎，用水、白酒各 250mL，浸泡 5 日，去渣饮。(《百病家庭饮食疗法大全》)

2. 女子赤白带下，月经不调　赤芍 5g，香附 3g，花茶 3g。用 250mL 开水冲泡饮用，冲饮至味淡。(《茶饮保健》)

【用法用量】煎汤、羹粥，6～9g。

【成分】含挥发油，主要为 β-派烯、香附子烯、α-香附酮、β-香附酮、α-莎香醇、β-莎香醇、柠檬烯等。另外含生物碱、黄酮类及三萜类等。

【药理作用】

1. 有轻度雌激素样作用，其浸膏对实验动物离体子宫有抑制作用，能降低其收缩力和张力。

2. 有强心、降压、抑菌等作用。

【使用注意】气虚无滞者及孕妇慎用。

第九节　消食药

凡以消化食积为主要功效，常用以治疗饮食积滞的药物，称为消食药。消食药大多性味甘平或甘温，大多归脾、胃经。脾胃为生化之源，后天之本，主纳谷运化。若饮食不节损伤脾胃，或先天脾胃功能不良，易致饮食停滞，出现各种运化功能失常的病证，如消化不良、纳呆食少、脘腹胀满、便秘、腹泻等。

本类原料使用时应注意：

1. 各消食类药材性能不同，应据不同症状和病因，选择恰当消食药。如油腻肉食积滞宜用山楂，米面食积宜用麦芽、谷芽等。

2. 哺乳期忌用麦芽，服人参时忌用莱菔子。

山　楂

《神农本草经》

【异名】山里红果，东山楂，红果，胭脂果。

【基原】为蔷薇科植物山里红或山楂的成熟果实。

【性味归经】酸、甘，微温。归脾、胃、肝经。

【功效】消食健胃，行气散瘀，化浊降脂。

【应用】用于食积所致之脘腹胀痛、纳呆厌食、嗳腐吞酸；气滞血瘀之痛经、闭经、产后瘀阻，胸痹心痛，高脂血症等。

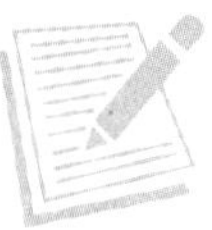

1. 纳呆食少，脘腹胀闷，厌食恶心 山楂10g，生麦芽10g。山楂洗净，切片，与麦芽同置杯中，倒入开水，加盖泡30分钟，代茶饮用。(《中国药膳学》)

2. 食肉不消 山楂肉120g，水煮食之，饮其汁。(《简便单方》)

3. 泄泻，痢疾 山楂炭，单味研粉，加糖冲服或配茶叶、姜煎服。(《验方新编》)

【用法用量】煎汤或入丸、散，9～12g。焦山楂消食导滞作用强，常用于肉食积滞、胃脘胀满、泻痢腹痛。

【成分】山楂果实含左旋表儿茶精、槲皮素、金丝桃苷、牡荆素、山奈酚、绿原酸、枸橼酸等。果实100g中含花色素类11.28～16.04mg，酸类1.27～2.46mg，可溶性糖类9690～9910mg。

【药理作用】

1. 能增加胃消化酶的分泌，提高胃蛋白酶活性，促进消化。
2. 可增加冠脉流量，降低心肌耗氧量，对心肌缺血、缺氧有保护作用。
3. 降血压、降血脂、抗氧化，能增强免疫力。

【使用注意】脾胃虚而无积滞者忌服。孕妇、胃酸过多、消化性溃疡者慎服。忌铁、铝器具。

麦　芽

《名医别录》

【异名】麦蘖，大麦毛，大麦芽。

【基原】为禾本科植物大麦的成熟果实经发芽干燥而成。

【性味归经】甘，平。归脾、胃、肝经。

【功效】消食化积，回乳消胀。

【应用】用于食积所致之食欲不振、脘腹胀满等；肝郁气滞之胃痛、乳房胀痛等。

小儿消化不良，不思饮食，脘腹胀满 麦芽120g，橘皮30g，炒白术30g，神曲60g，米粉150g，白糖适量。麦芽、橘皮、炒白术、神曲研粉，与白糖、米粉加清水和匀，放入碗内，用蒸锅蒸熟即可。每次10～15g，每日2～3次，连服5～7日。(《本草纲目》)

【用法用量】水煎服，10～15g。炒用（回乳），30～60g。

【成分】含蛋白质、糖类、糊精、粗纤维、氨基酸、阿魏酸、麦芽碱及多种微量维生素。尚含少量谷甾醇、卵磷脂、淀粉酶、麦芽糖酶等。

【药理作用】

1. 促进胃酸与胃蛋白酶的分泌，助消化。
2. 有降血糖、抗真菌作用。
3. 炒麦芽汁可抑制催乳素释入。

【使用注意】哺乳期妇女忌用。孕妇慎服。

莱菔子

《本草衍义补遗》

【异名】萝卜子，罗白子。

【基原】为十字花科植物莱菔的干燥成熟种子。

【性味归经】辛、甘，平。归脾、胃、肺经。

【功效】消食除胀，降气化痰。

【应用】用于食积气滞所致之脘腹胀满、嗳腐吞酸、大便秘结等；痰壅气滞之咳嗽痰多、胸闷喘满等。

1. 咳嗽　杏仁（去皮）、莱菔子各 25g，为末，粥丸服。(《丹溪心法》)

2. 小儿伤食、腹胀，小儿急慢性气管炎、咳嗽痰多　莱菔子 10～15g，大米 30～50g。先把莱菔子炒至香熟，然后研成细末，如常法熬粥。待粥煮成时，每次调入炒莱菔子末 5～7g，稍煮即可。趁热吃连用 2 天。(《经验方》萝卜粥)

【用法用量】浸泡、煎、煮、熬、炒、生用，5～12g。

【成分】含少量挥发油及芥子碱、莱菔子素、异鼠李素、表儿茶素等。

【药理作用】

1. 对葡萄球菌及大肠杆菌有显著抑制作用，且对同心性毛癣菌等皮肤真菌有不同程度的抑制作用。

2. 有祛痰、镇咳、平喘、改善排尿功能及降低胆固醇、防止动脉硬化等作用。

3. 降血压作用。

【使用注意】本品辛散耗气，故气虚及无食积、痰滞者慎用。不宜与人参同用。

鸡内金

《神农本草经》

【异名】鸡肶胵里黄皮，鸡肫内黄皮，鸡中金。

【基原】为雉科动物鸡的干燥沙囊内壁。

【性味归经】甘，平。归脾、胃、小肠、膀胱经。

【功效】健脾消食，涩精止遗，通淋化石。

【应用】用于食积所致之消化不良、呕吐、反胃、小儿疳积，以及肾气不固所致之遗精、遗尿，结石症等。

1. 饮食减少，常作泄泻，完谷不化　白术 200g，干姜 100g，鸡内金 100g，熟枣肉 250g。上药 4 味，白术、鸡内金各自轧细焙熟，再将干姜轧细，共和枣肉，同捣如泥作小饼，木炭火上炙干。空心时，当点心，细嚼咽之。(《医学衷中参西录》)

2. 反胃，食即吐出　鸡内金适量烧灰，酒服。(《备急千金要方》)

3. 小儿疳积　鸡内金 20 个（勿落水，瓦焙干，研末），车前子 200g（炒，研末）。二物和匀，以米汤溶化，拌入与食。忌油腻、面食、煎炒。(《寿世新编》)

4. 遗精　鸡内金 30g，炒焦研末，分 6 包，早、晚各服 1 包，以热黄酒半盅冲服。(《中国食疗大全》)

【用法用量】煎汤，3～10g。研末服或入丸、散，1.5～3g。

【成分】含胃激素、角蛋白、多糖、微量胃蛋白酶、淀粉酶、多种维生素、18 种氨基酸及多种微量元素等。

【药理作用】

1. 能增加胃液分泌量、酸度和消化力，对胰液分泌亦有促进作用。

2. 水煎剂对加速排泄放射性锶有一定作用。

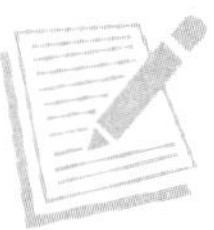

【使用注意】脾虚无积者慎服。鸡内金含有胃激素在高温下易被破坏，故一般以生用（焙干

研末）为佳。

第十节 止血药

凡以制止体内外出血为主要功效，常用以预防和治疗各种出血类病证的药物，称为止血药。止血药大多性味苦寒，归心、肝经。适用于血热、瘀阻、虚寒等所致的各种出血病证，如咯血、衄血、便血、紫癜等。

本类原材料使用时要注意：

1. “止血不留瘀”，故出血兼有瘀滞者不宜单独使用。

2. 若出血过多或气随血脱者，当急投大补元气之药，以挽救气脱危候，不在用膳范围。

槐 花

《本草拾遗》

【异名】槐蕊，洋槐花。

【基原】为豆科植物槐的干燥花蕾。

【性味归经】苦，微寒。归肝、大肠经。

【功效】凉血止血，清肝泻火。

【应用】用于血热所致之肠风便血、痔疮下血、尿血、血淋、衄血、痈肿疮疡等。

1. 寻常型银屑病，痈肿疮疡　鲤鱼1条，槐花15g，葱、姜片、食盐、料酒、蒜、水各适量。将鱼放盘中，放葱、姜片、蒜、料酒、食盐，蒸20分钟即成。(《补益中药食养一本通》)

2. 白带不止　槐花（炒）、牡蛎（煅）等份为末。每以黄酒和服15g。(《摘元方》)

【用法用量】煎汤或入丸、散，5～10g。

【成分】含芸香苷、槲皮素、槐花皂苷、桦皮醇、槐二醇、槐花米甲～丙素等。

【药理作用】

1. 能降压、降血脂、扩张冠状血管，改善心肌循环。

2. 抗炎、抗溃疡。

3. 对细菌、病毒、真菌有抑制作用。

【使用注意】止血多炒炭用，清热泻火宜生用。脾胃虚寒及痰湿内盛者慎服。

白茅根

《神农本草经》

【异名】茅根，兰根，白茅草。

【基原】为禾本科植物白茅的干燥根茎。

【性味归经】甘，寒。归肺、胃、膀胱经。

【功效】凉血止血，清热利尿。

【应用】用于血热所致之咳血、吐血、尿血，热病烦渴，胃热呕逆，热淋，黄疸等。

1. 尿血，热淋　白茅根、车前子（布包）各50g，白糖25g。将白茅根、车前子和适量水放入砂锅中，水煎20分钟，放入白糖即可，代茶频饮。(《中草药新医疗法资料选编》)

2. 血小板减少性紫癜　猪皮 500g，白茅根 60g（布包），冰糖适量。将猪皮去毛洗净，加入包好的白茅根，水炖至稠黏，再入冰糖拌匀食之。（《疾病的食疗与验方》）

3. 水肿，小便不利　鲜茅根 200g（干茅根 50g），大米 200g。先将茅根洗净，加水适量，煎煮半小时，捞去药渣。再加淘净的大米，继续煮成粥。分顿 1 日内食用。（《肘后备急方》）

4. 小儿病毒性肝炎，伴口渴便干，小便黄赤且少　鲜白茅根 50g（干品 15g），瘦猪肉 100g，食盐少许。将白茅根洗净，剪成段状，加水 2 碗。煮沸，小火煎至 1 碗，滤汤去渣。猪肉切丝或剁成末，倒入白茅根汤中，继续加热至肉烂时，加食盐少许调味，食肉喝汤。（《小儿常见食疗方》）

【用法用量】浸泡、焖、炖、煮、蒸，9～30g。

【成分】含白茅素、芦竹素、白头翁素、对羟基桂皮酸、5- 羟色胺、钾、钙等。

【药理作用】

1. 利尿、止血、抗菌作用。
2. 镇静、解热镇痛等作用。
3. 对骨骼肌的收缩及代谢有抑制作用。

【使用注意】脾胃虚寒、溲多不渴者忌服。

侧柏叶

《名医别录》

【异名】柏叶，扁柏叶。

【基原】为柏科植物侧柏的干燥枝梢及叶。

【性味归经】苦、涩，微寒。归肺、肝、大肠经。

【功效】凉血止血，止咳化痰，生发乌发。

【应用】用于血热所致之咳血、衄血、便血、崩漏，肺热咳嗽等。

1. 肺热咳嗽，干咳或痰稠不易咳出者　侧柏叶、红枣煎浓汤，取汁代茶饮。（《中国药膳大辞典》）

2. 高血压病　侧柏叶 15g，煎汁。代茶饮，至血压正常。（《中国药膳大辞典》）

3. 行痹　侧柏叶取汁，同曲米酿酒饮。（《本草纲目》）

【用法用量】煎汤或入丸、散，6～12g。

【成分】主要含有侧柏烯、侧柏酮、小茴香酮、石竹烯、萜醇和萜类等挥发油，尚含香橙素、槲皮素等黄酮类及鞣质、树脂、维生素 C 和多种无机元素。

【药理作用】

1. 具有镇咳、祛痰、平喘、镇静作用。
2. 可缩短出血、凝血时间，还可扩张血管、降低血压、舒张肠管。
3. 可抗病原微生物，对金黄色葡萄球菌、痢疾杆菌、伤寒杆菌等均有抑制作用。

【使用注意】不宜长期、大量服，易致胃脘不适。止血炒炭用，止咳生用。

三 七

《本草纲目》

【异名】参三七，田七。

【基原】为五加科植物三七的干燥根。

【性味归经】甘、微苦，温。归肝、胃经。

【功效】化瘀止血，消肿定痛，补虚强壮。

【应用】用于血瘀所致之胸胁刺痛、跌仆肿痛等；及血虚所致之体倦乏力、产后贫血等。

1. 贫血，久病体弱，产后血虚　三七 20g，母鸡 1 只，黄酒、生姜、葱、调料适量。三七的一半打碎磨粉，余下三七及母鸡上笼蒸软后切成薄片，姜切成大片，葱切成 10 节备用。将三七片、鸡片、姜片、葱段分别装入 10 只碗内，灌入清汤适量，加入料酒、食盐，上笼蒸约 2 小时。蒸好后，将 10 只碗中的生姜、葱去掉，三七粉撒入各蒸碗的汤中即可。冷藏可分顿食用。(《民间验方》)

2. 诸肿块瘿瘤，尚未转移，神疲体倦　三七粉 3g，黑芝麻 50g，糙米 50g，红糖 10g。煮成粥食之。(《实用抗癌药膳》)

3. 跌打损伤，骨折　鸡肉 250g，三七粉 10g，冰糖适量。将三七粉、冰糖（捣碎）与鸡肉片和匀隔水密闭蒸熟。每日 2 次，连服 3～4 周。(《新编家庭食疗手册》)

【用法用量】浸泡、煮、蒸、熬，3～9g。

【成分】本品含有三七皂苷、黄酮苷、槲皮素、槲皮苷、β－谷甾醇、止血活性成分 β－N－Z－二酸酰基－L－α,β－二氨基丙酸。

【药理作用】

1. 具有活血止血双重作用。

2. 有增加冠状动脉血流量，并能对抗因垂体后叶素所致的血压升高、冠状动脉收缩作用。

3. 能促进小白鼠肝糖原的积累，减慢心率，减少心肌氧消耗。

【使用注意】大剂量可致中毒，引起呼吸困难、房室传导阻滞等。孕妇忌服。

艾 叶

《名医别录》

【异名】冰台，艾蒿，医草，灸草。

【基原】为菊科植物艾蒿的干燥叶片。

【性味归经】苦、辛，温；有小毒。归脾、肝、肾经。

【功效】温经止血，散寒止痛；外用祛湿止痒。

【应用】用于冲任虚寒所致之痛经、月经不调、崩漏、胎动不安、湿疹瘙痒等。

1. 月经过多，崩漏，便血　艾叶 9g，老母鸡 1 只，米酒 60mL，葱白 2 段，食盐适量。将鸡肉放砂锅内，加入艾叶、米酒和适量清水，煮沸。加食盐、葱白，用小火煨至熟烂，然后拣去艾叶和葱白即成。食肉喝汤，佐餐食用，连用 5～7 天。(《中华养生药膳大典》)

2. 痛经，月经不调，宫冷不孕　鲜艾叶 30g（干艾叶 10g）煎汤，去渣后加入粳米 50g，红糖适量煮粥。月经过后 3 天开始服至下次月经来前 3 天，日 2 次，早、晚温热食用。(《中国药膳大辞典》)

3. 崩漏，胎动不安　艾叶 9g，生姜 25g，鸡蛋 2 个，加水适量同煮，蛋熟去壳，复入原汤中煨片刻。饮汤食蛋，每日 2 次。(《家庭药膳手册》)

【用法用量】煎汤、捣汁或入丸散，3～9g。

【成分】主要含有挥发油类成分，如 α－侧柏烯、蒎烯、莰烯、香桧烯、樟脑、龙脑、萜品烯 -4- 醇、六氢金欢基丙酮、泽兰黄酮及棕榈酸等。

【药理作用】

1. 抑制心肌收缩力，能明显延长凝血时间。

2. 对金黄色葡萄球菌和绿脓杆菌有抑制作用，可增强网状内皮细胞的吞噬功能。

3. 艾叶油具有镇咳祛痰平喘作用，可抗过敏性休克。

4. 尚可兴奋子宫，使其收缩加强。

【使用注意】本品有小毒，宜在医生指导下服用，食用不当可出现中毒症状（咽喉干燥、恶心呕吐、胃肠不适、全身痉挛，严重者出现谵妄、惊厥，甚至瘫痪等）应立即就医。阴虚火旺，血燥生热及宿有出血性疾病者禁用。

第十一节　活血化瘀药

凡以畅通血行、消散瘀血为主要功效，常用以治疗瘀血病证的药物，称为活血化瘀药。性味多辛、苦、温，大多归心、肝经。瘀血既是病理产物，又是多种病证的致病因素，且所致病种广泛，如气滞血瘀所致之胸胁刺痛、腹痛、胃脘痛，月经不调、痛经、闭经、产后腹痛等；以及中风后遗症、风湿肩背痛、跌打损伤等。

本类原料使用时应注意：

1. 月经过多及其他出血证而无瘀血现象者慎用。

2. 孕妇忌用。

川　芎

《吴普本草》

【异名】香果，芎穷。

【基原】为伞形科植物川芎的干燥根茎。

【性味归经】辛，温。归肝、胆、心包经。

【功效】活血行气，祛风止痛。

【应用】用于气滞血瘀之月经不调、闭经、痛经、产后腹痛、头痛眩晕等。

1. 月经不调，闭经，痛经　川芎 10g，耗儿鱼 500g，西兰花 100g，香菜 20g，鲜汤 500mL，调料适量。将川芎切成薄片煎取药汁，西兰花在沸水中焯水备用。将耗儿鱼投入 7 成热的油锅中过油，加入炒香调料及药汁、西兰花，撒上香菜即成。(《药膳与食疗》)

2. 男女头风，四肢拘挛痹痛　川芎 15g，白芷 15g，鳙鱼头 1 个，生姜、葱、食盐、料酒等适量。将药物、鱼头放入铝锅内，加生姜、葱、食盐、料酒、水适量。置武火上煮沸，再用文火炖熟即成，分顿食肉喝汤。(《家庭食疗手册》)

【用法用量】浸泡、蒸、煮、炖、焖、熬，3～10g。

【成分】本品含挥发油、生物碱（如川芎嗪等）、酚酸类物质（如阿魏酸）、苯酞类物质（如川芎内酯）、叶酸等。

【药理作用】

1. 具有明显的镇静作用，对动物大脑的活动具有抑制作用，而对延脑呼吸中枢、血管运动中枢及脊髓反射中枢具有兴奋作用。

2. 对妊娠家兔离体子宫，微量时能刺激受孕子宫，使其张力增高，收缩增强，终成挛缩；大量则反使子宫麻痹而收缩停止。

3. 抗菌、抗辐射作用。

【使用注意】孕妇，阴虚火旺、多汗，气虚出血者慎用。

郁 金

《新修本草》

【异名】玉金。

【基原】为姜科植物温郁金及同属多种植物的干燥块根。

【性味归经】辛、苦，寒。归心、肝、肺经。

【功效】活血止痛，行气解郁，凉血清心，利胆退黄。

【应用】用于气滞血瘀所致之痛经、病理性闭经、胸腹刺痛、黄疸等。

1. 产后恶露不下 郁金 10g，合欢花（干品）6g，猪肝 150g，食盐少许。将郁金、合欢花加清水浸泡 5 小时左右，再将猪肝切片，同入碟中加食盐少许，隔水蒸熟，食猪肝。(《中华现代临床药膳食疗手册》)

2. 脂肪肝，黄疸 车前草 30g，白术、郁金各 10g，大枣 15 粒，粳米 100g，白糖适量。同煮成粥，分 2 次服。(《老偏方经验方》)

【用法用量】浸泡、蒸、煮、炖、熬，3～10g。

【成分】本品含挥发油、姜素黄、去甲氧基姜黄素、双去甲氧基姜黄素等。

【药理作用】

1. 减轻家兔或大白鼠主动脉及冠状动脉内膜斑块的形成及脂质沉积作用。

2. 对多种致病真菌有抑制作用。

【使用注意】不宜与丁香同用。阴虚津亏、失血过多者忌用，孕妇及无气滞血瘀者慎用。

姜 黄

《本草纲目》

【异名】宝鼎香，黄姜。

【基原】为姜科植物姜黄的干燥根茎。

【性味归经】苦、辛，温。归肝、脾经。

【功效】破血行气，通经止痛。

【应用】用于气滞血瘀所致之胸胁刺痛、胃痛、痛经、闭经、产后腹痛、风湿肩背痛、跌打损伤等。

1. 风湿肩背疼痛 姜黄 80g，木瓜 160g，羌活 80g，黄酒 1L，密封 7 天即成。每日 3 次，每次饮 10mL。(《养生必知的药膳食疗方大全》)

2. 经前或经期少腹疼痛，出血紫黑夹块，月经淋沥不断　姜黄 25g，鸡蛋 2 个，米酒 300mL。鸡蛋水煮后，去壳和姜黄同煮，取鸡蛋与米酒同服，每日 1 次，行经期连服 3 天。(《国医堂养生百草》)

【用法用量】煎、煮、炖等，3～10g。

【成分】含姜黄素类化合物、脂肪酸及多种金属元素（钠、钙、铁、铜、锌）等。

【药理作用】

1. 促进胆汁分泌，降低胆固醇、血脂，抑制脂肪酸的合成。

2. 抗氧化、抗炎、抗突变、抗肿瘤等作用。

【使用注意】血虚或无气滞血瘀者慎服。孕妇忌用。

丹　参

《神农本草经》

【异名】紫丹参。

【基原】为唇形科鼠尾草属植物丹参的干燥根。

【性味归经】苦，微寒。归心、心包、肝经。

【功效】活血化瘀，凉血消痈，养血安神。

【应用】用于血瘀所致之月经不调、闭经、痛经、癥瘕积聚、胸腹刺痛、创伤肿痛等。

1. 经血涩少，闭经，痛经　丹参 500g，于烈日中晒脆、研细，用黄酒泛为丸。每服 15g，清晨开水送下。(《五脏养生药膳一本通》)

2. 月经不调　丹参 15g，红花 10g，当归 10g，糯米 100g。先煎诸药，去渣取汁，后入米煮熬粥。空腹食用。(《民间方》)

3. 产后腹部刺痛，体虚水肿　乌鸡 1 只，丹参 15g，三七 10g，姜丝、调料适量。将三七、丹参装入纱布袋中封口，布袋、姜丝与鸡同放于砂锅内，加清水 600mL，文火炖至肉烂。加入调料即成。(《五脏养生药膳一本通》)

【用法用量】浸泡、蒸、煮、炖、熬，5～15g。

【成分】本品含脂溶性成分：丹参酮、隐丹参酮、二氢丹参酮等；水溶性成分：原儿茶醛、原儿茶酸、丹参素、维生素 E 等。

【药理作用】促进组织的修复与再生作用；保肝，抗菌，降血脂。

【使用注意】不宜与藜芦同用。孕妇慎用。

鸡血藤

《本草纲目拾遗》

【异名】血风藤，猪血藤，大血藤，马鹿藤。

【基原】为豆科植物密花豆的干燥藤茎。

【性味归经】苦，温。归肝、肾经。

【功效】活血舒筋，养血调经。

【应用】用于血瘀所致之月经不调、痛经、闭经、手足麻木、肢体瘫痪、风湿痹痛等。

1. 闭经，经前腹痛，产后腹痛　鸡血藤 100g，益母草 200g，红糖 200g。上味洗净，置锅内

加适量水，武火煮沸，文火微沸30分钟，浓缩至约100mL，入红糖溶化，再熬制15分钟即可。每次服10g，日服2次，3～5日为一疗程。(《本草纲目拾遗》)

2. 月经不调，痛经，病理性闭经　鸡血藤30g，鸡蛋2个，白糖适量。鸡蛋、鸡血藤分别洗净，加水同煮至蛋熟，去渣，取出鸡蛋去壳后放回锅内煮片刻，入白糖调味。饮汤食蛋。日2次。(《常见病的饮食疗法》)

3. 风湿痹痛，手足麻木，四肢瘫痪，经行不畅　鸡血藤50g，红花10g，黑大豆250g，冰糖150g，糯米粉适量。将鸡血藤、红花、黑大豆水煎煮4次，过滤取汁，文火浓缩，加入冰糖及糯米浆，炼制成膏。开水冲服，日2次，每次15g。(《中国药膳精选》)

【用法用量】煎汤或浸酒，9～15g，大剂量可用到50g（浸酒）。

【成分】含柚皮素、芒柄花素、甘草素、羽扇豆醇、羽扇豆酮、木栓酮、表木栓醇、白芷内酯、表无羁萜醇、原儿茶酸等。此外还含有钙、锌、铜、镁等多种微量元素。

【药理作用】

1. 能扩血管，使血管阻力减少，抗血小板聚集。

2. 促进磷代谢。

【使用注意】本品性偏温，阴虚火旺、湿热内蕴及无瘀滞者慎用。孕妇忌用。

益母草

《神农本草经》

【异名】茺蔚，益明，苦低草，臭秽，贞蔚。

【基原】为唇形科植物益母草的干燥全草。

【性味归经】苦、辛，微寒。归心、肝、膀胱经。

【功效】活血调经，利水消肿，清热解毒。

【应用】用于气滞血瘀所致之月经不调、痛经、胎漏难产、产后腹痛、跌打损伤、肾病水肿、小便不利、尿血、痈肿疮疡等。

1. 月经不调，产后恶露不尽，功能性子宫出血，痛经　益母草50g（鲜品），鸡蛋2个。益母草洗净与鸡蛋同煮，待蛋熟后去壳，复煮片刻。日1剂，分2次吃蛋饮汤。(《食疗药膳学》)

2. 产后虚劳、腹痛，头晕烦躁，口渴食少　益母草15g，生地黄15g，藕汁约50mL，生姜6g，小米50～100g，蜂蜜适量。先煎益母草、生地黄、生姜，去渣，入米煮粥，将熟加入藕汁及蜂蜜稍煮。每日分3次服。(《太平圣惠方》)

3. 急性肾炎，面浮肢肿　益母草30g，赤豆30g，加水700mL，文火煎至250mL，分2次温服。(《中国食疗大全》)

【用法用量】煎汤、熬膏或入丸散，9～30g。

【成分】含生物碱，其中有益母草碱、水苏碱、益母草定、益母草宁等。此外，还含苯甲酸、氯化钾、月桂酸、亚麻酸、油酸、甾醇、芦丁等。

【药理作用】

1. 对多种动物子宫有明显兴奋作用，对呼吸中枢有直接兴奋作用。

2. 能显著增加冠脉流量并减慢心率，抗血小板聚集以抗血栓形成；能增强机体免疫细胞的功能。

3. 具有利尿、抑菌、抗炎等药理作用。

【**使用注意**】阴虚血少、月经过多、瞳孔散大者禁服。忌铁器。孕妇慎用。

西红花

《本草纲目》

【**异名**】番红花，藏红花。

【**基原**】为鸢尾科植物番红花花柱的干燥上部及柱头。

【**性味归经**】甘，平。归心、肝经。

【**功效**】活血化瘀，凉血解毒，解郁安神。

【**应用**】用于瘀血阻滞所致之癥瘕、痛经、产后瘀阻、跌打损伤、忧郁痞闷等。

1. 郁闷痞结　西红花每服1朵，冲汤下。忌食油荤、食盐，宜食淡粥。(《本草纲目拾遗》)

2. 痛经　西红花3g，鸡脯肉（老母鸡）200g，鸡蛋清50g，调料适量。先将西红花浸泡再蒸10分钟备用，再鸡肉洗净绞碎如泥，加入蛋清、调料和匀蒸熟。西红花连同汤汁浇在鸡汤里即成。(《花养女人幸福一生2》)

【**用法用量**】可入蜜膏、蒸露、糖浆、浸泡等，1～3g。

【**成分**】含西红花苷1～4、反式和顺式西红花二甲酯、a-西红花酸、西红花苦苷、亚麻酸等。

【**药理作用**】

1. 降血脂，可用于预防动脉粥样硬化。

2. 利胆、抗肿瘤、免疫调节等作用。

【**使用注意**】孕妇忌用。月经过多或有出血性疾病者慎用。

桃　仁

《神农本草经》

【**异名**】桃核仁。

【**基原**】为蔷薇科植物桃或山桃的干燥成熟种子。

【**性味归经**】苦、甘，平；有小毒。归心、肝、肺、大肠经。

【**功效**】活血祛瘀，润肠通便，止咳平喘。

【**应用**】用于瘀血阻滞所致之痛经、闭经、产后瘀阻、跌打损伤、忧郁痞闷、咳喘、便秘等。

1. 瘀血心痛，发动无时，不能下食　桃仁10g，红米50g。将桃仁去皮尖研末，以水投取汁，以桃仁汁和米煮粥食之。(《食医心鉴》)

2. 习惯性便秘　芝麻、松子仁、胡桃仁、桃仁（去皮尖，炒）、甜杏仁各10g，粳米200g。将五仁混合碾碎，入粳米共煮稀粥。食用时，加白糖适量，分顿食用。(《经验方》)

【**用法用量**】捣碎，浸泡、煎、煮、熬，5～10g。

【**成分**】含苦杏仁苷、苦杏仁酶、尿苯素酶、乳糖酶、维生素B_1、挥发油、脂肪油等。

【**药理作用**】

1. 有抗凝血及较弱的溶血作用。

2. 具有预防肝纤维化、神经保护、免疫调节作用。

【**使用注意**】孕妇忌服，便溏者慎用。本品有小毒，需在医生指导下使用。

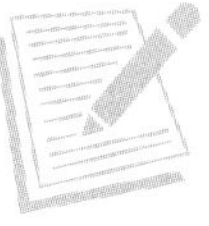

第十二节　化痰药

凡以化痰为主要功效，常用于治疗痰证为主要作用的药物，称为化痰药。大多性味辛苦平或甘寒，归肺、脾、肾经。痰之产生多责之于肺不能布散津液，脾不能运化精微，肾不能蒸化水液，以致津凝成痰。痰既是病理产物，又是致病因子，它“随气升降，无处不到”，导致各种痰饮病证，如咳嗽痰多、胸胁胀满、瘿瘤、瘰疬等。

本类原料使用时注意：咳嗽兼有咳血者，或者胃溃疡出血者，不宜用强烈而有刺激性的化痰药，以防加重出血。

桔　梗

《神农本草经》

【异名】梗草，苦梗，苦菜根。

【基原】为桔梗科桔梗的干燥根茎。

【性味归经】苦、辛，平。归肺经。

【功效】开宣肺气，祛痰利咽，排脓。

【应用】用于痰浊壅肺所致之咳嗽痰多、咽喉肿痛、肺痈吐脓、小便癃闭等。

1. 肺脓肿，咳吐脓血　桔梗10g，芦根20g，加水300mL，至沸去药渣，加入冰糖20g，搅拌待冰糖溶解后分3次服。(《经验方》)

2. 咳嗽痰多，咽喉肿痛　桔梗9g，桑叶15g，菊花12g，杏仁6g，甘草9g。水煎去渣，代茶饮。(《青岛中草药手册》)

【用法用量】浸泡、熬、煮、蒸、炖，3～10g。

【成分】本品含多种皂苷，主要为桔梗皂苷，另外还含菊糖、植物甾醇等。

【药理作用】

1. 能够祛痰，增加呼吸道黏液分泌量，降低血糖。

2. 对絮状表皮癣菌有抑制作用。

【使用注意】凡气机上逆、呕吐、呛咳、眩晕、咳血（阴虚火旺）者忌用。

平贝母

《中药志》

【异名】平贝。

【基原】为百合科植物平贝母的干燥鳞茎。

【性味归经】苦、微甘，微寒，归肺、心经。

【功效】清热润肺，化痰止咳。

【应用】用于痰热壅肺所致之肺热咳嗽、痰多胸闷、咯痰带血、胸胁胀满等。

1. 慢性支气管炎，百日咳　平贝母，适量研末，蜜冲服。(《中草药大典》)

2. 肺热咳嗽　梨1个（去皮挖核），贝母3g，冰糖适量，贝母、冰糖捣碎装入梨中，蒸20分钟，食梨饮汤汁。(《新编家庭食疗手册》)

【用法用量】煎汤，3～9g。冲服，1～2g。

【成分】含平贝碱甲、平贝碱乙、平贝碱丙、平贝宁、平贝宁苷、平贝啶苷、平贝碱苷、西贝素苷、西贝素和贝母辛等10种甾体生物碱及一种新的甾体皂苷——平贝皂苷。

【药理作用】

1. 具有祛痰、平喘作用，而镇咳作用不明显。

2. 对大鼠结扎幽门性溃疡、消炎痛型溃疡及应激性溃疡均有一定的抑制作用。

3. 明显的降压作用。

【使用注意】不宜与乌头类同用。

瓜　蒌

《神农本草经》

【异名】栝楼。

【基原】为葫芦科植物栝楼或双边栝楼的干燥成熟果实。

【性味归经】甘、微苦，寒。归肺、胃、大肠经。

【功效】瓜蒌皮清肺化痰，利气宽胸；瓜蒌仁润肺化痰，滑肠通便；全瓜蒌兼具以上功效。

【应用】用于痰热结胸所致之肺热咳嗽、咯痰不爽、胸膈痞满、肠燥便秘等。

1. 痰嗽　黄熟瓜蒌1个。取出子若干枚，置去皮杏仁于内，火烧存性，醋糊为丸，如梧子大。每服20丸，临卧时，白萝卜汤送下。(《鲁府禁方》)

2. 肺燥热渴，大肠秘结　九十月间熟栝楼取瓤，以干葛粉拌，焙干，慢火炒热，为末。食后、夜卧，以沸汤点9g服。(《本草衍义》)

3. 小儿发热咳嗽　瓜蒌皮为细末与等量面粉做饼烤黄燥，再研细末。糖水送服，每次3g，每日3次。(《中医文化与养生》)

【用法用量】浸泡、煎、煮、熬，全瓜蒌9～15g，瓜蒌皮6～12g，瓜蒌仁10～15g。

【成分】本品含三萜皂苷、葫芦巴碱、水苏碱、有机酸及盐类、树脂和糖类。

【药理作用】

1. 有祛痰、降血脂作用。

2. 有扩张冠状动脉作用，对垂体后叶引起的大鼠急性心肌缺血有明显的保护作用。

3. 有抗肿瘤、抗菌、抗炎、增强免疫等作用。

【使用注意】本品甘寒而滑，脾虚便溏及湿痰、寒痰者忌用。糖尿病者慎服。反乌头。

胖大海

《本草纲目拾遗》

【异名】安南子，大发。

【基原】为梧桐科落叶乔木胖大海的干燥成熟种子。

【性味归经】甘，寒。归肺、大肠经。

【功效】清热润肺，利咽开音，润肠通便。

【应用】用于肺燥津伤所致之干咳无痰、咽喉肿痛、音哑、热结便秘等。

1. 喉痛音哑，干咳无痰　胖大海10g，枇杷叶6g，沸水冲服，代茶饮。(《经验方》)

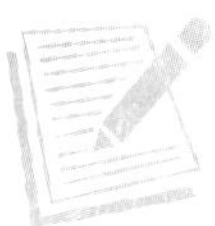

2. 干咳 胖大海5枚，冰糖适量。将胖大海洗净，放入碗内加冰糖适量调味，冲入沸水，加盖闷半小时即可。慢饮，隔4小时再泡1次，每天2次。(《巧吃治百病》)

3. 骨蒸内热，目赤，痔疮瘘管 胖大海100g加水1L，煮沸后，加入蜂蜜100g，搅拌，冷却。每日3次，每次15g。(《经验方》)

【用法用量】 泡服、煮、煎、熬，2～3枚。

【成分】 本品含胖大海素、西黄花胶黏素、戊聚糖及收敛性物质。

【药理作用】

1. 有缓泻作用，可明显增加肠蠕动。
2. 有降压作用。
3. 利尿和镇痛作用。

【使用注意】 脾胃虚寒泄泻者慎服。过量服用可引起呼吸中枢麻痹。

昆 布

《吴普本草》

【异名】 海带，海昆布，海草。

【基原】 为海带科植物海带的干燥叶状体。

【性味归经】 咸，寒。归肝、胃、肾经。

【功效】 消痰软坚，利水退肿。

【应用】 用于痰浊壅阻所致之咳嗽、瘰疬、瘿瘤、噎膈等。

1. 瘿瘤，积聚 昆布30g，海藻30g，黄豆100g。洗净黄豆，放入瓦煲内，加清水适量，文火煮至半熟；再将洗净切碎的昆布、海藻，与黄豆同煮至黄豆熟烂，调入油、食盐、味精后即可食用。(《本草纲目》)

2. 瘰疬，肺结核 昆布300g，丝瓜200g，姜5g，黄酒10mL，调料适量。将昆布、丝瓜、姜、葱放入炖锅，加水1.2L，置武火烧沸，再用文火煮30分钟，加入调料即成。每日1次佐餐食。(《五谷杂粮最养人蔬菜瓜果能治病》)

3. 颈淋巴结结核，单纯性甲状腺肿 昆布50g，海藻50g，烘干研细。每服10g，白开水冲服。(《家庭食疗600问》)

【用法用量】 煎汤或研末入丸、散，6～12g。

【成分】 含多糖化合物（褐菜胶、褐菜糖胶、岩藻糖），氨基酸，甘露醇、牛磺酸、棕榈酸、油酸、亚油酸、十八碳四烯酸、花生四烯酸，又含胡萝卜素、维生素B_1、维生素B_2、维生素C、维生素P和硫、钾、镁、钙、磷、铁、锰、钼、碘、铝、磷酸盐、碳酸盐、硫酸盐等。黑昆布含褐藻酸及其钠盐、海带淀粉、硫酸盐、碘和其他微量元素等。

【药理作用】

1. 有镇咳平喘、解痉等作用。
2. 具有补碘作用，可用来纠正由缺碘而引起的甲状腺功能不足。
3. 降血压、血糖、血脂，抗凝血。

【使用注意】 海带性寒，脾胃虚寒者、孕妇及哺乳期妇女忌食。

沙　棘

《晶珠本草》

【异名】醋柳果，沙枣，酸刺。

【基原】为胡颓子科沙棘属植物沙棘的成熟果实。

【性味归经】酸、涩，温。归肺、脾、胃经。

【功效】止咳化痰，健脾消食，活血散瘀。

【应用】用于脾胃虚弱、痰食积滞所致之消化不良，食积腹痛，胃痛，咳嗽痰多；及瘀血阻滞之痛经，闭经等。

1. 咳嗽痰多，咽喉干燥　沙棘适量绞汁，加入白糖，温开水搅匀饮用。(《食养与食疗教程》)

2. 脾虚食少或功能性消化不良　沙棘果 35g，排骨 1.2kg，调料等适量，将以上共入锅，加水没过排骨，慢火炖至熟透。(《四季药膳养生》)

【用法用量】浸泡、膏、汁、煮，3～10g。

【成分】含黄酮类成分：异鼠李素、异鼠李素 -3-O-β-D- 葡萄糖苷、紫云英苷、槲皮素和山柰酚为苷元的低糖苷。还含多种维生素，熊果酸，齐墩果酸，叶酸，胡萝卜素，类胡萝卜素，儿茶精，花色素等。

【药理作用】

1. 能清除活性氧自由基，抗脂质过氧化。

2. 降血脂，防止动脉粥样硬化。

3. 抗溃疡，抗炎，促进新陈代谢，抗肿瘤。

【使用注意】高热者慎用。孕妇忌用。

芥　子

《中药志》

【异名】芥菜子，青菜子，黄芥子。

【基原】为十字花科植物芥的干燥成熟种子。

【性味归经】辛，温。归肺、胃经。

【功效】温肺豁痰利窍，散结通络止痛。

【应用】用于寒痰壅阻所致之咳嗽咯痰，关节麻木，痰湿流注，胃寒呕吐等。

胃寒呕吐，脐下绞痛　黄芥子 50g，研末蜜丸，寅时井花水服，如梧子 7 丸，每日 2 服；亦可作散，空腹服。(《备急千金要方》)

【用法用量】煎汤或入丸、散，3～9g。

【成分】含芥子油苷类成分：黑芥子苷、葡萄糖芫菁芥素、4- 羟基 -3- 蚓哚甲基芥子油苷、葡萄糖芙蔓素、新葡萄糖蔓素等。还含少量芥子酶、芥子酸、芥子碱及数种氨基酸。

【药理作用】

1. 小量可刺激胃黏膜增加胃液及胰液的分泌，有时可缓解顽固性呃逆；内服大量可迅速引起呕吐，可用于麻醉性药物中毒之治疗。

2. 芥子粉用作调味剂，使唾液分泌及淀粉酶活性增加。

3. 含黑芥子苷本身无刺激作用，但遇水后经芥子酶的作用生成挥发油，可作刺激性祛痰药，

并治疗腹痛。

【使用注意】肺虚咳嗽及阴虚火旺者忌服。大量服用（每日超过10g）对胃肠黏膜刺激性较强，易引起呕吐。不宜久煮，多作为食用调味品，芥末粉，芥末油。本品不宜长期服用，需在医生指导下使用。

第十三节　止咳平喘药

凡以降利肺气、平息咳喘为主要功效，常用以治疗咳嗽气喘的药物，称为止咳平喘药。止咳平喘药其味或甘或苦或辛，其性或温或寒，主归肺经。主要用于外感或内伤引起的咳嗽、哮喘。

本类原料使用时应注意：表证、麻疹初起，不能单投止咳平喘药，尤其是收敛止咳，当以疏解宣发为主，少佐止咳药。

苦杏仁

《神农本草经》

【异名】北杏仁。

【基原】为蔷薇科落叶乔木植物山杏、西伯利亚杏、东北杏或杏的干燥成熟种子。

【性味归经】苦，微温；有小毒。归肺、大肠经。

【功效】止咳平喘，润肠通便。

【应用】用于痰浊壅肺所致之咳嗽气喘，胸闷痰多，肠燥便秘等。

1. 咳嗽痰多　大鲫鱼1条，苦杏仁10g，红糖30g。取鲫鱼洗净，同杏仁共入锅中，加水适量，煎煮至鱼肉熟透。放入红糖煮化即成，出锅晾温。一顿食完，吃肉喝汤。（《民间验方》）

2. 咳喘　苦杏仁10g，鸭梨100g，冰糖20g，杏仁除去杂质打碎，鸭梨洗净切碎，加水适量煮熟，去渣取汁。放入冰糖溶化晾温，分次饮用。（《民间验方》）

3. 久病体虚之肺痿咳嗽，吐痰黏白，精神疲乏，形体消瘦，心悸气喘　羊肺1具，苦杏仁30g，柿霜30g，绿豆粉30g，白蜂蜜60g。取杏仁去皮研末，与柿霜、绿豆粉一起装入碗内，放入蜂蜜调匀。加清水少许至以上四味混合成浓汁状。羊肺洗净放入以上药汁，置盆内加水约500mL，隔水炖熟，晾温。吃肺喝汤。（《本草纲目》）

【用法用量】浸泡、煎、煮、熬，5～10g。

【成分】本品含苦杏仁苷及槲皮素、异鼠李素、苦杏仁油、蛋白质。

【药理作用】

1. 具有抗炎、镇痛、降血压、抗癌作用。

2. 服用小量杏仁，在体内慢慢水解，逐渐产生微量的氢氰酸，不致引起中毒，而呈镇静呼吸中枢的作用，因此能使呼吸运动趋于安静而显镇咳平喘的功效。

3. 苦扁桃油（即苦杏仁油）有驱虫、杀菌作用。

【使用注意】本品有小毒，用量不宜过大，应反复多次沸水浸烫，去皮、尖部。需在医生指导下使用。婴幼儿慎用。

紫苏子

《名医别录》

【异名】苏子，铁苏子。

【基原】为唇形科一年生草本植物紫苏的干燥成熟果实。

【性味归经】辛，温。归肺、大肠经。

【功效】降气消痰，止咳平喘，润肠通便。

【应用】用于痰壅气滞所致之咳嗽气喘、胸胁胀满、气滞便秘等。

1. 小儿久咳嗽，痰声如拉锯或老人咳嗽吼喘　苏子 5g，杏仁 50g（去皮、尖），老年人加白蜜 10g。共为末，每服 15g，小儿服 5g，白滚水送下。（《滇南本草》）

2. 慢性气管炎，喘息性支气管炎　紫苏子 60g，黄酒 2.5L。将紫苏子微炒，入布袋，置于加入黄酒的容器中，密封浸泡 7 天即成。每服 10mL，日服 2 次。（《民间百病良方》）

【用法用量】煎汤或入丸、散，3 ～10g。

【成分】含蛋白质和 2– 亚麻酸，亚油酸、芹菜素、咖啡酸及维生素 B_1。

【药理作用】

1. 降血脂、抑菌、抗癌。

2. 防腐、抗氧化，可用于食品和药物的长期贮存。

【使用注意】气虚久嗽、阴虚喘逆及脾虚便溏者慎用。

白　果

《日用本草》

【异名】鸭脚子，灵眼，佛指柑，银杏。

【基原】为银杏科植物银杏的干燥成熟种子。

【性味归经】甘、苦、涩，平；有小毒。归肺、肾经。

【功效】敛肺定喘，收涩止带，缩尿。

【应用】用于肺肾两虚所致之咳嗽气喘、小便白浊、赤白带下、遗精尿频等。

1. 咳嗽气喘，痰涎壅盛　白果仁 6～10 粒，杏仁 5 粒，罗汉果半个，陈皮 6g，白萝卜 30g，猪肺 250g。将上药同放入煲，武火煮沸后，加入猪肺，改文火煮 2～3 小时后，加适量调料即成。食肉喝汤。（《百种中药保健食谱》）

2. 赤白带下，下元虚惫　白果、莲肉、糯米各 25g，胡椒 5g 为末，用乌骨鸡 1 只，去肠盛药，瓦器煮烂，空心食之。（《濒湖集简方》）

3. 梦遗　白果 3 粒，酒煮食，连服 4～5 天。（《湖南药物志》）

4. 小便频数，遗尿　陈白果 5 粒，蜗牛 3 个（焙干），研末冲服。（《陕甘宁青中草药选》）

【用法用量】炖、炸、煮、蒸，5 ～10g。

【成分】含有毒成分白果酸、白果二酚，含白果内酯、银杏双黄酮、银杏黄素。种仁含蛋白质、脂肪、碳水化合物等。

【药理作用】

1. 祛痰平喘，抗菌，抗过敏。

2. 降血压，抑制免疫，抗缺氧。

【使用注意】本品有小毒，内服不宜过量或生用，应反复浸泡，去皮、胚芽，煮熟透，长期服用需在医生指导下使用。有实邪者忌服，小儿、孕妇尤当注意。

罗汉果

《岭南采药录》

【异名】拉汉果，光果木鳖。

【基原】为葫芦科植物罗汉果的成熟果实。

【性味归经】甘，凉。归肺、脾经。

【功效】清热润肺，化痰止咳，生津利咽，润肠通便。

【应用】用于痰热壅肺所致之肺热痰火咳嗽、咽痛、肠燥便秘等。

1. 百日咳　罗汉果1个，柿饼15g，水煎服。(《中药大辞典》)

2. 痰火咳嗽　罗汉果、猪精肉各适量，煎汤服之。(《岭南采药录》)

3. 急、慢性支气管炎，咽喉炎，扁桃体炎，便秘　罗汉果15～30g，开水泡，代茶饮。(《食物中药与便方》)

【用法用量】水煎服或单用加蜂蜜泡服。或做成年糕、糖果、饼干等，9～15g。

【成分】含非糖甜味成分，主要是三萜苷类：罗汉果苷Ⅳ、Ⅴ、Ⅵ；还含大量葡萄糖，果糖占14%。又含锰、铁、镍、锌等26种无机元素，蛋白质，甘草酸，多种维生素。种仁含油亚油酸、油酸、棕榈酸、肉豆蔻酸等。

【药理作用】

1. 具有止咳、增加气管排痰作用。

2. 有降血脂、血糖，抗凝血，抗肿瘤，抑菌等作用。

【使用注意】脾胃虚寒者慎服。肺寒及外感咳嗽者忌用。

第十四节　安神药

凡以安神定志为主要功效，常用以治疗心神不宁的药物，称为安神药。大多为植物类种子、种仁，味多甘酸，主归心、肝经，用于心肝火旺或心肝阴血虚所致心神不宁、惊悸怔忡、虚烦不眠、健忘多梦、遗精、盗汗等证。

本类原料使用时应注意：神志失常、癫痫等证属实热或血瘀者慎用。

酸枣仁

《神农本草经》

【异名】枣仁，酸枣核。

【基原】为鼠李科植物酸枣的干燥成熟种子。

【性味归经】甘、酸，平。归肝、胆、心经。

【功效】养心补肝，宁心安神，敛汗生津。

【应用】用于心肝两虚所致之惊悸怔忡、心烦失眠、多梦、自汗、盗汗等。

1. 惊悸，怔忡，失眠（心肝血虚型）　猪心1个，茯神15g，酸枣仁15g，远志6g，将猪心剖开，洗净，置砂锅内；再将洗净打破的枣仁及茯神、远志放入锅内，加清水适量，先用武火煮沸，打去浮沫后，改用文火炖至猪心熟透即成。食猪心及汤，食时加食盐少许调味。(《四川中药志》)

2. 心肝两虚，心烦不眠　酸枣仁 10g，熟地黄 10g，粳米 30～60g。将酸枣仁微炒，捣碎，与熟地黄共煎取药汁，再以药汁煮粥，每日 3 次。(《太平圣惠方》)

【用法用量】浸泡、煎、煮、熬，10～15g。

【成分】本品含多量脂肪油和蛋白质，并有两种甾醇、两种三萜化合物、酸枣仁皂苷，还含多量维生素 C 等。

【药理作用】

1. 具有镇静、催眠的作用，且能镇痛、抗惊厥。
2. 可引起血压持续下降，心脏传导阻滞，且对子宫有兴奋作用。

【使用注意】有实邪及滑泄者慎服。偶有过敏反应。

柏子仁

《神农本草经》

【异名】柏实，柏子，侧柏子。

【基原】为柏科植物侧柏的干燥成熟种仁。

【性味归经】甘，平。归心、肾、大肠经。

【功效】养心安神，润肠通便。

【应用】用于阴血亏虚、心失所养所致之虚烦失眠、惊悸怔忡、头晕健忘、肠燥便秘、阴虚盗汗等。

1. 惊悸，失眠，健忘，慢性便秘　柏子仁 10g，粳米 60g，蜂蜜适量。将柏子仁捣烂煮粥，食时调入蜂蜜。(《食粥养生与治病》)

2. 惊悸怔忡，失眠盗汗　炒柏子仁 15g。用开水冲泡，当茶饮。(《中华食物疗法大全》)

3. 阴虚及老年津枯便秘　杏仁 10g，松子仁 10g，火麻仁 10g，柏子仁 10g，洗净捣烂，用 500mL 沸水冲泡 10 分钟，取汁温饮。(《民间验方》)

【用法用量】浸泡、煎、煮、熬，3～10g。

【成分】本品含脂肪油约 14%，并含少量挥发油及皂苷。

【药理作用】

1. 对前脑基底核破坏的小鼠被动回避学习有改善作用。
2. 对损伤造成的记忆再现障碍及记忆消去促进有明显的改善。
3. 对损伤所致获得障碍亦有改善倾向。

【使用注意】便溏及湿盛多痰者慎用。

第十五节　平肝息风药

凡以平肝潜阳、息风止痉为主要功效，常用以治疗肝阳上亢或肝风内动病证的药物，称为平肝息风药。本类药物皆入肝经，多性寒沉降，用于肝阳上亢引起的头晕目眩、头痛、耳鸣及肝火上攻的目赤肿痛、烦躁易怒或肝风内动的惊厥抽搐等病证。

此类药性偏寒凉，使用时要注意：脾虚有寒者不宜食用。

石决明

《神农本草经》

【**异名**】真珠母，鲍鱼皮。

【**基原**】为鲍科动物杂色鲍、皱纹鲍、羊鲍的干燥贝壳。

【**性味归经**】咸，寒。归肝经。

【**功效**】平肝潜阳，清肝明目。

【**应用**】用于肝阳上亢所致之头目眩晕、目赤翳障、视物昏花、青盲雀目等。

1. 风毒入头，头目眩晕　石决明、草决明各 30g，炙甘草 15g，共为末，每次 6g，水 1 杯煎至 3 成，饭后、睡前服。(《圣济总录》)

2. 高血压　石决明 30g，大米 100g。将石决明打碎，加入清水 500mL，武火先煎 1 小时，去渣取汁，入大米，再加清水 400mL，文火熬粥即成，早、晚温热服。(《中国药膳粥谱》)

【**用法用量**】打碎先煎或冲服，6 ～20g。

【**成分**】含碳酸钙，藻胆素，壳角质和多种氨基酸，少量镁、铁等多种微量元素，硫酸盐、磷酸盐及微量碘。

【**药理作用**】

1. 对金黄色葡萄球菌、枯草芽孢杆菌、大肠杆菌、四联小球菌、卡氏酵母和酒酵母有显著抑制作用。

2. 具有降压及抗氧化作用；可中和胃酸、抑制胃酸分泌量。

【**使用注意**】脾胃虚寒、食少便溏者慎服。

牡　蛎

《神农本草经》

【**异名**】牡蛤，海蛎子壳。

【**基原**】为牡蛎科动物长牡蛎、大连湾牡蛎或近江牡蛎的干燥贝壳。

【**性味归经**】咸，微寒。归肝、胆、肾经。

【**功效**】滋阴潜阳，重镇安神，软坚散结。

【**应用**】用于阴虚阳亢所致之惊悸失眠、眩晕耳鸣、心神不安、胃痛吞酸、自汗盗汗、遗精崩带等。

1. 神疲消瘦，惊悸多梦　牡蛎 100g，龙骨 30g，山茱萸 10g，粳米 50g。先把龙骨、牡蛎打碎，加水煮 1 小时，再加山茱萸煮半小时，滤渣取汁再煮半小时，加入粳米熬粥，每日早、晚服。(《养生治病药膳 838》)

2. 胃病，胃酸过多　煅牡蛎适量研细末，以米汤送服，每次服 0.9～1.2g，每日 3 次。(《常见食物药用》)

【**用法用量**】先煎或入丸、散，9 ～30g。

【**成分**】含碳酸钙、磷酸钙及硫酸钙，镁、铝、硅及氧化铁，糖原，牛磺酸，10 种必需的氨基酸，谷胱甘肽，多种维生素，是迄今人类发现的所含物质最丰富的海洋物种之一。

【药理作用】

1. 有镇静、制酸止痛等作用，有利于胃及十二指肠溃疡的愈合。

2. 可调节整个大脑皮层的功能，具有壮阳作用。

3. 降血压、降血脂、抗氧化，能增强免疫力。

【使用注意】不宜多服、久服，体虚多寒者忌用。

天　麻

《神农本草经》

【异名】赤箭，神草，定风草。

【基原】为兰科天麻属植物天麻的干燥块茎。

【性味归经】甘，平。归肝经。

【功效】息风止痉，平肝潜阳，祛风通络。

【应用】用于肝阳上亢所致之头痛眩晕、肢体麻木、小儿惊风、癫痫抽搐等。

1. 高血压，目眩，头痛（肝阳上亢型） 天麻 2g，鸡蛋 1 个，将天麻切片放锅内加水煮 30 分钟后，打入鸡蛋蒸熟后即可食用。每日或隔日 1 次。(《五脏养生除百病养肝病自除》)

2. 痰浊上扰型眩晕 天麻 10g，豆腐适量。同加水入锅，煮沸即成。(《疾病食疗 900 方》)

【用法用量】浸泡、煮、焖、炖、蒸、熬，3～10g。

【成分】本品含香芙兰醇、香芙兰醛、维生素 A 类物质、结晶性中性物质及微量生物碱、黏液质。

【药理作用】

1. 具有抗炎、抗缺氧、抗惊厥及明显的镇痛作用。

2. 延长睡眠时间，增加胸腺重量，提高机体免疫功能。

【使用注意】脾虚者慎服。偶有过敏反应及中毒发生。

钩　藤

《名医别录》

【异名】钓藤，吊藤，金钩藤，挂钩藤。

【基原】为茜草科植物钩藤或毛钩藤的干燥带钩茎枝。

【性味归经】甘、凉。归肝、心包经。

【功效】息风止痉，清热平肝。

【应用】用于肝阳上亢所致之头痛眩晕、小儿惊风、癫痫抽搐、妊娠子痫、高血压等。

1. 高血压（早期） 钩藤 500g。每次 30g，日 2 次，沸水冲泡代茶饮。(《中国药膳大辞典》)

2. 小儿惊风，但饮食二便正常 钩藤 6g，水煎 15 分钟，取汁 30mL，兑入煮沸的乳汁 100mL。每服 20～30mL。(《百病饮食自疗》)

【用法用量】煎汤或入丸、散，3～12g。

【成分】含异去氢钩藤碱、异钩藤碱、去氢钩藤碱、钩藤碱、去氢硬毛钩藤碱、柯楠因碱、二氢柯楠因碱、金丝桃苷、三叶豆苷等。

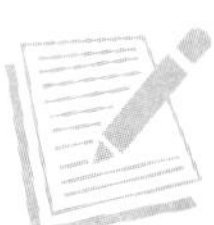

【药理作用】

1. 有降压、镇静和抗惊厥作用。

2. 有对抗组胺作用。

3. 可抗心律失常，抑制血小板聚集和抗血栓形成。

【使用注意】脾胃虚寒者慎服。不宜久煎，应后下。

第十六节　补虚药

凡以补虚扶弱、纠正人体气血阴阳的不足为主要功效，常用以治疗虚证的药物，称为补虚药。

补虚药能补虚扶弱，分别能纠正人体气血阴阳虚衰的病理偏向。补虚药主治虚证，症见面色淡白或萎黄，精神萎靡，身疲乏力，心悸气短，脉虚无力等。由于虚证又有气虚证、阳虚证、血虚证、阴虚证之不同。故补虚之功效又有补气、补血、补阴、补阳之异。根据补虚药的药性、功效与主治的不同，一般又分为补气药、补阳药、补血药、补阴药 4 类。

使用补虚药注意事项：

1. 忌不当补而误补。处理好祛邪与扶正的关系，避免“闭门留寇”之弊。

2. 注意中病即止，过用温热补阳会助火伤阴；反之，过用清补的补阴药，会寒凉伤阳。

3. 注意虚不受补，注意顾护脾胃，部分补虚药药性滋腻，不易消化，过用或用于脾运不健者可妨碍脾胃运化，应掌握好用药剂量，或适当配伍健脾消食药顾护脾胃。

4. 补虚药一般宜适当久煎，使药味尽出；虚弱证一般病程较长；适宜采用蜜丸、煎膏（膏滋）；或者作酒剂。

一、补气药

以补益脏气、纠正脏气虚衰的病理偏向为主要功效，用于治疗气虚证的药物，称为补气药。

补气药的性味以甘温或甘平为主，均具有补气的功效，主要具有补益脾肺之气，或者补益心气功效。用于治疗脾气虚，症见食欲不振，脘腹虚胀，大便溏薄，体倦神疲，面色萎黄或㿠白，消瘦或一身虚浮，甚或脏器下垂，血失统摄，造血功能低下等；肺气虚，症见气少不足以息，动则益甚，咳嗽无力，声音低怯，甚或喘促，体倦神疲，易出虚汗等；心气虚，症见心悸怔忡，胸闷气短，活动后加剧，脉虚等。

使用补气药要注意部分补气药为味甘壅中、碍气助湿之品，对湿盛中满者应慎用。

人　参

《神农本草经》

【异名】白菜参，红参，野山参。

【基原】为五加科植物人参的干燥根和根茎。

【性味归经】甘、微苦，微温。归脾、肺、心、肾经。

【功效】大补元气，复脉固脱，补益脾肺，生津养血，安神益智。

【应用】用于诸虚所致之肢冷脉微、脾虚食少、肺虚喘咳、津伤口渴、内热消渴、久病虚羸、惊悸失眠、阳痿、宫冷不孕等。

1. 中风后烦躁不食 人参 30g，粟米 250g，薤白 15g，鸡子白 1 枚。先煮参取汁，后入粟米煮粥，将熟下鸡子白、薤白，候熟食之。如食不尽，可作 2 次。(《圣济总录》)

2. 虚羸不思食 人参 10g，白茯苓 15g，粳米 100g，生姜 6g。先将人参、茯苓、生姜水煎取汁，后入米煮粥，临熟下鸡子白 1 枚及食盐少许，搅匀，空心食之。(《圣济总录》)

3. 崩漏，便血 红参 6g，粳米 50g，冰糖适量。用参、米先煮粥，待熟后入冰糖，搅匀，分多次食之。(《食鉴本草》)

4. 反胃，反酸 人参末 5g，生姜汁 15g，粟米 50g。先以水煮参末、姜汁，后入粟米，煮为稀粥，觉饥即食之。(《圣济总录》)

【用法用量】泡、炖、蒸、焖、煨、煮、熬。3 ～9g。

【成分】含人参皂苷、人参二醇、人参三醇、人参倍半萜烯及各种氨基酸、肽类、葡萄糖、果糖、麦芽糖、维生素 B_1、维生素 B_2、烟酸、泛酸等。

【药理作用】

1. 加强动物高级神经活动的兴奋和抑制过程，及促进动物性腺功能。

2. 小剂量兴奋心肌及血管，大剂量则抑制。

3. 抗维生素 B_1、维生素 B_2 缺乏症，减少疲劳感，增强机体抵抗力，增强人体环境温度适应性，升血压。

4. 抑制全身炎症反应，促进伤口愈合。

5. 降低血糖，与胰岛素有协同作用。

6. 促进造血器官的造血功能，改善贫血。

【使用注意】阴虚阳亢、骨蒸潮热、咳嗽吐衄，肺有实热或痰气壅滞的咳嗽，肝阳上升、目赤头晕及一切火郁内实之证均忌服。不宜与藜芦、五灵脂同用。

山 药

《神农本草经》

【异名】薯蓣，山芋，薯药，怀山药。

【基原】为薯蓣科植物薯蓣的干燥根茎。

【性味归经】甘，平。归脾、肺、肾经。

【功效】补脾养胃，生津益肺，补肾涩精。

【应用】用于脾虚食少、久泻不止、肺虚喘咳、肾虚遗精、带下、尿频、虚热消渴等。

1. 脾胃虚弱，纳差 山药、白术各 30g，人参 1g，捣为细末，煮白面糊为丸，如小豆大，每服 30 丸，空心食前温米饮下。(《圣济总录》山芋丸)

2. 虚劳咳嗽 山药捣烂半碗，加入甘蔗汁半碗，和匀，温热饮之。(《简便单方》)。

3. 小便频数 白茯苓（去黑皮）、干山药（去皮，白矾水内蘸过，慢火焙干用之）各等份，为细末，稀米饮调服。(《儒门事亲》)

【用法用量】内服：煎汤 15～30g，大剂量 60～250g；或入丸、散。外用：适量，捣敷。补阴，宜生用；健脾止泻，宜炒黄用。

【成分】含薯蓣皂苷元、多巴胺、盐酸山药碱、多酚氧化酶、尿囊素，又含糖蛋白，水解得多种氨基酸。并含有多糖、甘露糖、葡萄糖和半乳糖，又含钡、铍、铈、钴、铬、铜、镓、镧、锂、锰、铌、镍、磷、锶、钍、钛、钒、钇、镱、锌、锆及氧化钠、氧化钾、氧化铝、氧化铁、

氧化钙、氧化镁等。

【药理作用】

1. 降血糖，促进肠道内容物排空。

2. 调节机体对非特异刺激反应和提高免疫功能。

3. 山药多糖具有良好的免疫调节作用。

4. 具有较好的抗氧化、延缓衰老作用。

【使用注意】湿盛中满或有实邪、积滞者禁服。

白扁豆

《本草纲目》

【异名】藊豆，白藊豆，南扁豆，沿篱豆，眉豆。

【基原】为豆科植物扁豆的干燥成熟种子。

【性味归经】甘，微温。归脾、胃经。

【功效】健脾化湿，和中消暑。

【应用】用于脾胃虚弱所致之食欲不振、大便溏泄、白带过多、暑湿吐泻等。

1. 妇人赤白带下 白扁豆炒黄为末，米饮调下。(《妇人大全良方》)

2. 伏暑引饮，或吐或泻 用白扁豆（微炒）、厚朴（去皮，姜汁炙）各6g，香薷（去土）6g，水1盏，白酒少许，煎七分，沉冷，不拘时服。一方加黄连姜汁炒黄色，如有抽搦，加羌活。(《卫生易简方》)

【用法用量】内服：煎汤，9～15g；或入丸、散。外用：适量，生品捣研水绞汁敷。

【成分】种子含油0.62%，棕榈酸占8.33%，亚油酸占5.95%，反油酸占15.05%，油酸占5.65%，硬脂酸占11.26%，花生酸占0.58%，山嵛酸占10.40%。又含葫芦巴碱、蛋氨酸、亮氨酸、苏氨酸、维生素B_1及维生素C、胡萝卜素、蔗糖、葡萄糖、水苏糖、麦芽糖、棉籽糖、L-2-哌啶酸和具有毒性的植物凝集素。另含甾体。

【药理作用】

1. 具有抑制痢疾杆菌和抗病毒作用。

2. 对食物中毒引起的呕吐、急性胃炎等有解毒作用，尚有解酒、河豚及其他食物中毒的作用。

3. 具有抗氧化、增强免疫的作用。

【使用注意】不宜多食，以免壅气伤脾。健脾止泻宜炒用；消暑养胃解毒宜生用。

甘　草

《神农本草经》

【异名】国老。

【基原】为豆科植物甘草、胀果甘草或光果甘草的干燥根和根茎。

【性味归经】甘，平。归心、肺、脾、胃经。

【功效】补脾益气，祛痰止咳，缓急止痛，清热解毒，调和药性。

【应用】用于肺脾虚弱所致之倦怠乏力、惊悸气短、咳嗽痰多等；及用于缓解药物之毒性、烈性，脘腹四肢挛急疼痛，痈肿疮毒等。

1. 小儿水痘　绿豆 10g，赤小豆 10g，黑豆 10g，生甘草 3g。加水浸泡 1 小时后，煮开，文火煨至烂熟。以上为 1 次量，每日服 2～3 次。(《实用健儿药膳》)

2. 老人中风热毒，心闷气　甘草 30g，乌豆 80g，生姜 15g。以水 400mL，煎取 200mL，去渣，徐徐服之。(《寿亲养老新书》)

3. 胃癌疼痛　甘草 20g，杭白芍 30g。水煎服。(《实用防癌保健及食疗方》)

【用法用量】浸酒、炖、蒸、煮。2～10g。

【成分】含甘草酸及多种黄酮成分。

【药理作用】

1. 祛痰镇咳，解毒，抗炎，抗变态反应，抗癌。

2. 使多种动物的尿量及钠的排出减少，钾排出增加，血钠上升，血钙降低，肾上腺皮质小球带萎缩，并且能增强肾上腺素的强心作用。

3. 降低血清谷丙转氨酶活性，抗肝损伤。

4. 保护胃黏膜，降低胃酸浓度，抑制胃溃疡。

5. 对乙酰胆碱、氯化钡、组织胺等引起的肠痉挛有解痉作用。

【使用注意】湿盛而胸腹胀满及呕吐者忌服。久服大剂量，易引起浮肿。不宜与京大戟、芫花、甘遂、海藻同用。

大　枣

《神农本草经》

【异名】壶，木蜜，干枣，美枣，凉枣。

【基原】为鼠李科植物枣的干燥成熟果实。

【性味归经】甘，温。归脾、胃、心经。

【功效】补中益气，养血安神。

【应用】用于脾虚所致之食少、体倦、便溏；心气虚所致之妇人脏躁、惊悸等。

1. 妇女脏躁　大枣，甘草，小麦适量，水煎服。(《金匮要略》甘麦大枣汤)

2. 脾胃寒湿，饮食减少，久泻，完谷不化　白术 120g，干姜 60g，鸡内金 60g，熟枣肉 300g。上药 4 味，白术、鸡内金皆用生者，每味各自轧细，焙熟，再将干姜轧细，共合枣肉，同捣如泥，做小饼，木炭火上炙干。空闲时，当点心，细嚼咽之。(《医学衷中参西录》益脾饼)

3. 中风惊恐虚悸，四肢沉重　大枣（去核）7 枚，青粱粟米 200g。上 2 味以水 3.5L，先煮枣取 1.5L，去渣，投米煮粥。(《圣济总录》补益大枣粥)。

【用法用量】6～15g。水煎服，或做丸用。

【成分】果实含光千金藤碱等生物碱，含白桦脂酮酸、齐墩果酸等三萜酸类化合物，大枣皂苷Ⅰ、Ⅱ、Ⅲ等皂苷类化合物。另含环磷腺苷（cAMP）和环磷酸鸟苷（cGMP）。果实的水溶性浸出物中含果糖、葡萄糖、蔗糖等。

【药理作用】

1. 降低胆固醇，保护肝脏。

2. 抑制癌细胞的增殖，抗突变的作用。

3. 增加白细胞内 cAMP 含量，增加小鼠肌力。

4. 镇静、抗炎、镇痛的作用，大枣乙醇提取物具有抗变态反应的作用。

5. 大枣山楂酸对S180肉瘤具有明显的抑制作用。

【使用注意】味甘而能助湿，食之不当可致脘腹痞闷、食欲不振，故对湿盛苔腻、脘腹作胀者忌用。

【备注】将大枣制成乌黑，即成“黑枣”，又名“南枣”，其功效与红枣相似而滋补作用较好。

蜂　蜜

《神农本草经》

【异名】石蜜，石饴，食蜜，白蜜，蜂糖。

【基原】为蜜蜂科昆虫中华蜜蜂或意大利蜜蜂所酿的蜜。

【性味归经】甘，平。归肺、脾大肠经。

【功效】补中，润燥，止痛，解毒。

【应用】用于脾气虚弱或肺虚所致之脘腹隐痛、肺燥干咳、肠燥便秘等；用于解乌头类药毒；外治疮疡不敛、水火烫伤等。

1. 口疮

①蜜浸大青叶含之。(《药性论》)

②生蜜一味，频用涂疮上。三五次即愈。(《圣济总录》)

2. 烫火伤，热油烧痛

①白蜜涂之。(《梅氏集验方》)

②以生蜜调侧柏叶灰涂之，日三五次。(《圣济总录》)

3. 咳嗽　白蜜500g，生姜1kg（取汁）。上2味，先秤铜挑，知斤两讫，纳蜜复秤知数，次纳姜汁，以微火煎令姜汁尽，唯有蜜斤两在，止。旦服如枣大，含1丸，日3服。禁一切杂食。《备急千金要方》

4. 胃十二指肠溃疡疼痛　蜂蜜24g，生甘草6g，陈皮6g，水适量，先煎甘草、陈皮去渣，冲入蜂蜜。日3次分服。《现代实用中药》

5. 解乌头毒　白蜂蜜每次1～4汤匙，温开水冲服。《上海常用中草药》

6. 高血压，慢性便秘　蜂蜜54g，黑芝麻45g。先将芝麻蒸熟捣如泥，搅入蜂蜜，用热开水冲化，日2次分服。《现代实用中药》

【用法用量】冲调，15～30g；或入丸剂、膏剂。

【成分】主要含果糖和葡萄糖（两者约占70%），尚含少量蔗糖、麦芽糖、糊精、树胶及含氮化合物、有机酸、挥发油、色素、酵母、酶类、无机盐、维生素和微量元素等。

【药理作用】

1. 所含单糖不经消化即可吸收，迅速补充体力。

2. 增强抵抗力；扩张冠状动脉、营养心肌，改善心肌功能。

3. 能促进肝细胞再生，对脂肪肝形成有一定的抑制作用。

4. 调节胃肠功能，促进胃肠蠕动；有杀菌作用。

5. 有降血压等作用。

【使用注意】痰湿内蕴、中满痞胀及大便不实者禁服。

党 参

《增订本草备要》

【异名】台参，野台参，潞党参，西党参。

【基原】为桔梗科植物党参、素花党参或川党参的干燥根。

【性味归经】甘，平。归脾、肺经。

【功效】补中益气，养血生津。

【应用】用于脾肺气虚或气血亏虚所致之食少倦怠、咳嗽虚喘、气血不足、面色萎黄、惊悸气短、津伤口渴、内热消渴等。

1. 肺脾气虚所致体倦、咳嗽乏力 党参500g（软甜者，切片），北沙参250g（切片），桂圆肉120g。水煎浓汁，滴水成珠，用瓷器盛贮。每用1酒杯，空心滚水冲服，冲入煎药亦可。（《得配本草》）

2. 气血亏损所致腰酸痛、气短、惊悸、失眠、自汗 党参、当归、山药各10g，猪腰500g，酱油、醋、姜、蒜、香油适量。猪腰切开剔去筋膜臊腺，洗净。将洗净的当归、党参、山药与猪腰同置锅内，加水适量，清炖至猪腰熟透。捞出猪腰，待冷，切成薄片，放在平盘上，加入酱油、醋、姜丝、蒜末、香油等调料即可食用。经常佐餐食用。（《是斋百一选方》）

3. 倦怠嗜睡，头面虚肿，四肢浮肿，食少便溏 党参3g，黄芪3g，鸡脯肉200g，冬瓜1kg，食盐、黄酒等适量。党参、黄芪洗净，鸡肉切丝，冬瓜去皮、瓤，横切成块。冬瓜放在汤碗中，将鸡丝、党参、黄芪、盐、黄酒、味精同放在冬瓜上，加水适量。将冬瓜碗置于蒸锅中，蒸熟即可。经常佐餐食用。（《中医营养学》）

【用法用量】浸泡、炖、蒸、煮、焖、熬。9～30g。

【成分】本品含皂苷、糖类、蛋白质、维生素B_1、维生素B_2、淀粉及少量生物碱、多种人体必需无机元素和氨基酸等。

【药理作用】

1. 能使兔红细胞及血红蛋白略有增加，摘除脾脏后其作用明显减弱，推测其“补血”作用，可能与脾脏有关。

2. 对兔腹部皮下注射党参浸膏，可使血糖升高；但如注射发酵后的浸膏或灌胃给药，则无此作用，故认为其升高血糖乃因根中含多量糖分所致。

3. 其醇、水浸膏静脉或腹腔注射，能降低麻醉犬的血压。

【使用注意】本品对虚寒证最为适用，热证、实证不宜使用。

太子参

《中国药用植物志》

【异名】孩儿参，童参。

【基原】为石竹科植物孩儿参的干燥块根。

【性味归经】甘、微苦，平。归脾、肺经。

【功效】补气健脾，生津润肺。

【应用】用于脾肺气阴两虚所致之体倦、食欲不振、病后虚弱、自汗、口渴、肺燥干咳等。

1. 气虚肺燥，咳喘气短，口干渴饮 太子参100g，百合50g，罗汉果半个，田鸡500g，猪

瘦肉 150g。太子参、百合、罗汉果洗净，放入锅内，加清水适量。武火煮滚后，放猪瘦肉、田鸡煮滚，改文火煲 2 小时，调味食用。(《中国保健汤谱》)

2. 劳力损伤 太子参 15g，黄酒、红糖适量。共蒸汁服用。(《天目山药用植物志》)

3. 病后气血亏虚 太子参 15g，黄芪 12g，五味子 3g，嫩白扁豆 9g，大枣 4 枚。煎水代茶饮。(《安徽中草药》)

【用法用量】浸泡、炖、蒸、煮、焖、熬。9～30g。

【成分】本品含太子参多糖、人体必需的多种氨基酸及皂苷、黄酮、鞣质、香豆素、甾醇、三萜及多种微量元素等。

【药理作用】

1. 有抗应激反应及抗氧化活性的作用。
2. 能预防脑血管疾病，改善心肌梗死后的慢性心衰。
3. 能改善记忆，降低血糖。

【使用注意】本品不能与藜芦同用。

西洋参

《增订本草备要》

【异名】西洋人参，洋参，花旗参。

【基原】为五加科植物西洋参的干燥根。

【性味归经】甘、微苦，凉。归心、肺、肾经。

【功效】补气养阴，清热生津。

【应用】用于气阴两虚所致之虚热烦倦、咳喘痰血、内热消渴、口燥咽干等。

1. 热病后气阴不足所致的口干、烦渴、气短、乏力 西洋参 3g，粳米 50g，麦门冬 10g，淡竹叶 10g。西洋参研末，水煎麦门冬、淡竹叶，去渣取汁，再入洋参末、粳米，慢火煮作稀粥食用。(《宫廷颐养与食疗粥谱》)

2. 小儿羸瘦，身体衰弱，食少便溏，神疲乏力 西洋参 3g，红枣 30 枚，冰糖 15g。将西洋参入碗内置饭锅上蒸，趁热切成薄片。加红枣、冰糖同煮至参、枣烂熟。空腹温热食之。(《实用健儿药膳》)

【用法用量】浸泡、炖、蒸、煮。3～6g。

【成分】国产西洋参含 12 种以上的皂苷，还含有少量挥发油、树脂、淀粉、糖类、氨基酸和无机元素等。

【药理作用】

1. 促进造血、降血脂、增加免疫功能、抗疲劳等作用。
2. 兴奋中枢、增加心肌收缩力、抗心肌缺血、抗心律失常。
3. 抗应激反应、抗缺氧、镇静催眠。
4. 抗惊厥、抗休克、抗肿瘤、抗病毒。

【使用注意】中阳衰微，胃有寒湿者忌服。忌铁器及火炒。

黄　芪

《神农本草经》

【异名】黄耆，王孙，绵黄芪。

【基原】为豆科植物蒙古黄芪或膜荚黄芪的干燥根。

【性味归经】甘，微温。归肺、脾经。

【功效】补气升阳，固表止汗，利水消肿，生津养血，行滞通痹，托毒排脓，敛疮生肌。

【应用】用于气虚乏力、食少便溏、中气下陷、久泻脱肛、便血崩漏、表虚自汗、气虚水肿、内热消渴、血虚萎黄、半身不遂、痹痛麻木、痈疽难溃、久溃不敛等。

1. 体倦，五脏虚衰，年老体弱，久病羸弱，心慌气短，体虚自汗，慢性泄泻，脾虚久痢，食欲不振，气虚浮肿　黄芪30g，人参10g，粳米90g，白糖适量。将黄芪、人参切片，用冷水浸泡30分钟，入砂锅煎沸，煎出浓汁后去渣取汁，再把渣加入冷水如上法再煎，并取汁。将两煎药汁合并后分两等份，早、晚各用1份，同粳米加水煮粥，粥成后入白糖。早、晚空腹服用。(《圣济总录》)

2. 小儿消化不良，妊娠水肿，胎动不安，术后伤口难愈　黄芪50g，鲈鱼500g，生姜、葱、醋、食盐、料酒等适量。将鲈鱼去鳞、鳃及内脏，洗净。黄芪切片，装入白纱布袋内，扎紧口。将鱼与黄芪共放锅中，入葱、姜、醋、食盐、料酒、适量水。将砂锅置武火上烧沸，用文火炖熬至熟即成。食用时入味精。佐餐时用。(《家庭食疗手册》)

3. 小儿慢性肾炎　生黄芪30g，生薏苡仁30g，赤小豆15g，鸡内金末9g，金橘饼2枚，糯米30g。先将黄芪放入小锅内，加水600g，煮20分钟，捞出渣。再加入生薏苡仁、赤小豆煮30分钟。最后加入鸡内金末和糯米，煮熟成粥，以上分2次温热服用，每次服后嚼食金橘饼1枚，连服2～3月。(《岳美中医案集》)

【用法用量】浸泡、炖、蒸、焖、煮、熬。9～30g。

【成分】本品含苷类、多糖、氨基酸及微量元素等。

【药理作用】

1. 能够增强机体的免疫力和应激能力，延缓衰老。
2. 强心，扩张血管，改善微循环，降血压，抑制血小板聚集，促进骨髓造血。
3. 保肝，抗菌抗炎，抗病毒，抗氧化，抗肿瘤等。

【使用注意】内有积滞，阴虚阳亢，疮疡阳证、实证不宜使用。

白　术

《神农本草经》

【异名】于术。

【基原】为菊科植物白术的干燥根茎。

【性味归经】苦、甘，温。归脾、胃经。

【功效】补气健脾，燥湿利水，止汗安胎。

【应用】用于脾虚所致之食少、腹胀泄泻、痰饮眩悸、水肿、自汗、胎动不安等。

1. 小儿流涎　生白术30～60g，绵白糖50～100g。将白术研粉过筛，然后与白糖和匀。每次10g，加水适量，调成糊状，隔水蒸或置饭锅上蒸后食用，每天2次。注意口腔溃疡引起的小

儿流涎不宜。(《实用健儿药膳》)

2. 滑胎 白术 9g，南瓜适量，饴糖少许。将白术煎水取汁，兑入南瓜粥内，加饴糖 1 匙食用。(《巧吃治百病》)

【**用法用量**】浸泡、煎、炖、蒸。6～12g。

【**成分**】本品含挥发油，油中主要成分为苍术醇、苍术酮等，并含有维生素 A 及糖类。

【**药理作用**】

1. 有利尿作用，能增加水和电解质特别是钠的排出。

2. 能降低血糖，保护肝脏，提高细胞免疫功能。

3. 扩张血管，抗血小板凝聚。

4. 抗菌，抗肿瘤，促进造血功能和蛋白质合成。

【**使用注意**】本品性偏温燥，如阴虚内热或津液亏耗致燥渴便秘者，不宜使用。

灵 芝

《神农本草经》

【**异名**】三秀，芝，灵芝草。

【**基原**】为多孔菌科真菌赤芝或紫芝的干燥子实体。

【**性味归经**】甘，平。归心、肺、肝、肾经。

【**功效**】补气安神，止咳平喘。

【**应用**】用于心神不宁、失眠、惊悸、肺虚咳喘、虚劳短气、不思饮食等。

1. 神经衰弱，失眠 灵芝 30g，洗净，切碎，置瓶中，注入白酒 500mL，封口，放置 7 日后即可饮用，每次 30mL，每日 1 次。(《实用药膳学》)

2. 脾胃气虚，饮食减少，消化不良，反胃，腹泻等 鸡 1 只，去毛及内脏，放入蒸钵，加入灵芝 30g 及姜、葱、食盐、料酒、胡椒粉各适量，注入清水 500mL，大火蒸约 3 小时至鸡肉熟烂，加入味精即成。(《家庭药膳》)

3. 肺肾虚咳喘 粳米 100g，灵芝、核桃仁各 20g，食盐 2g。将灵芝洗净切成 3 块；米洗净；核桃仁用开水泡 10 分钟，剥去种衣。砂锅置火上，注入清水 1L，下米、灵芝、核桃仁，烧开后小火煮至米烂汤稠，表面浮有粥油时，放入食盐调味。(《家庭药膳》)

【**用法用量**】内服 6 ～12g。

【**成分**】紫芝含麦角甾醇、有机酸（顺蓖麻酸、延胡索酸等）、氨基葡萄糖、多糖类、树脂、甘露醇等。赤芝含麦角甾醇、树脂、脂肪酸、甘露醇和多糖类；又含生物碱、内酯、香豆精、水溶性蛋白质和多种酶类。

【**药理作用**】

1. 增强戊巴比妥钠中枢抑制作用，并能显著延长辐射热刺激大鼠尾的痛反应潜伏期，有明显镇痛作用。

2. 强心作用，可增强心肌收缩力。

3. 促进血清、肝脏及骨髓的蛋白质与核酸合成，增加血浆皮质醇含量，抗血小板聚集及抗血栓。

4. 使小鼠腹腔渗出液中性粒细胞、巨噬细胞增加，加强免疫作用。

5. 祛痰、保肝、抗氧化、延缓衰老、抗炎、抗肿瘤、抗放射等作用。

【使用注意】实证慎服。

二、补血药

以滋养营血、纠正营血亏虚为主要功效，常用治血虚证的药物，称为补血药。

本类药物的性味以甘温或甘平为主，均具有补血的功效，主要用于心肝血虚证，症见面色苍白无华或萎黄，舌质较淡，脉细或细数无力等。偏于心血虚者可见惊悸、怔忡、心烦、失眠、健忘；偏于肝血虚者可见眩晕、耳鸣、两目干涩、视力减退，或肢体麻木、拘急、震颤；妇女肝血不足，可见月经后期、量少色淡，甚至闭经。

使用时应注意部分补血药有一定滋腻性，可能妨碍脾胃运化，故湿滞脾胃、脘腹胀满、食少便溏者应慎用。必要时，可配伍健脾消食药，以助运化。

当　归

《神农本草经》

【异名】干归，秦归。

【基原】为伞形科植物当归的干燥根。

【性味归经】甘、辛，温。归肝、心、脾经。

【功效】补血活血，调经止痛，润肠通便。

【应用】用于血虚所致之萎黄、眩晕、惊悸、月经不调、经闭、痛经；及虚寒腹痛、风湿痹痛、跌仆损伤、痈疽疮疡，肠燥便秘等。

1. 妇女产后气血虚弱，阳虚失温所致的腹痛，或者血虚乳少，恶露不止；腹中寒疝虚劳不足　当归90g，生姜150g，羊肉500g。上3味，以水8L，煮取3L，温服700mL，日3服。（《金匮要略》）

2. 肌热燥热，烦渴引饮，目赤面红，昼夜不息，其脉洪大而虚，重按全无　黄芪30g，当归（酒洗）6g。上药作1服，水2盏，煎至1盏，去滓，温服，空心食前。（《内外伤辨惑论》）

3. 血虚、血瘀引起的月经不调　红花10g，当归10g，丹参15g，糯米100g。先煎诸药，去渣取汁。后入米煮作粥。空腹食用。（《民间方》）

4. 久病体虚，倦怠乏力，消瘦　鳝鱼500g，当归15g，党参15g。取鳝鱼除去头、骨、内脏，洗净，切丝。当归和党参洗净切片，用纱布包扎，一并入锅加水适量，煎煮60分钟，捞出药包，加入适量食盐、葱、姜等调料。分顿佐餐食用，吃鳝喝汤。（《本经逢原》）

5. 中风后遗症　干地龙30g，红花20g，赤芍20g，当归50g，黄芪100g，川芎10g，玉米面400g，小麦面100g，桃仁、白糖适量。干地龙以白酒浸泡去味，烘干研细末备用。桃仁煮去皮尖，略炒，备用。余药入砂锅加水适量，煎煮成浓汁，去渣备用。将地龙粉、玉米面、小麦面、白糖共入药汁中调匀和作面团，制圆饼20个并将备用桃仁均匀布撒饼上。入笼屉或烤箱制熟。每服适量，或作早、晚餐辅食。（《常见病的饮食疗法》）

【用法用量】浸酒、炖、蒸、焖、煮，6～12g。酒当归活血通经，用于闭经、痛经、风湿痹痛、跌仆损伤。

【成分】含挥发油、当归多糖、多种氨基酸、维生素A、维生素B_{12}、维生素E及多种人体必需的营养物质等。

【药理作用】

1. 抗血栓，抑制血小板聚集，扩张血管，降压。

2. 增强造血功能，抗心肌缺血、缺氧缺糖，促进免疫功能。

3. 对子宫平滑肌具有兴奋和抑制双向作用。

4. 保肝、镇静、镇痛、抗炎、抗辐射损伤。

【使用注意】湿盛中满、大便溏泄者忌用。

阿　胶

《神农本草经》

【异名】傅致胶，盆覆胶，驴皮胶。

【基原】为马科动物驴的干燥皮或鲜皮经煎煮、浓缩制成的固体胶。

【性味归经】甘，平。归肺、肝、肾经。

【功效】补血滋阴，润燥，止血。

【应用】用于阴血亏虚所致之贫血、妊娠下血、月经不调、产后血虚、惊悸、燥咳、咯血、吐血、衄血、便血、崩漏等。

1. 老人体虚大便秘结　阿胶6g，连根葱白3根，蜜2匙。先煎葱，入阿胶、蜜溶开。食前温服。(《仁斋直指方》)

2. 久咳咯血，崩漏，胎动　阿胶15g，桑白皮15g，糯米100g，红糖8g。先煮桑白皮，去滓取汁；后用清水煮糯米10分钟后，倒入药汁、阿胶，然后入红糖，煮成粥。(《中国药膳大观》)

3. 失血性贫血　阿胶6g，瘦猪肉100g。水炖猪肉至熟，后入阿胶烊化，食盐调味，食肉喝汤。(《中国药膳学》)

【用法用量】烊化或磨粉后制成汤剂、粥剂、羹剂用，3～9g。

【成分】含胶原、钙、硫等。胶原水解后产生多种氨基酸，如赖氨酸、精氨酸、组氨酸等。

【药理作用】

1. 能促进红细胞和血红蛋白的生成。

2. 改善体内钙平衡，增加钙的吸收，使血钙增加。

3. 并有抗创伤性休克、防治进行性肌营养障碍症等作用。

【使用注意】本品不能直接入煎剂，须单独加水蒸化，加入汤剂中服，称烊化服。本品性质滋腻，脾胃虚弱，腹胀便溏者慎服。

龙眼肉

《开宝本草》

【异名】益智，桂圆，龙眼干，龙目，圆眼。

【基原】为无患子科植物龙眼 *Dimocarpus longan Lour*. 的假种皮。

【性味归经】甘，温。归心、脾经。

【功效】补益心脾，养血安神。

【应用】用于心脾气血不足所致之心悸怔忡、健忘失眠、萎黄等。

1. 禀赋不足，后天失养，病久体虚，积劳内伤，久虚不复之虚劳　龙眼肉60g，白糖3g，素

体多火者，再加入西洋参 3g。盛竹筒式瓷碗内，碗口罩以丝绵一层，日日于饭锅上蒸之，蒸至多次。凡衰羸老弱，别无疾人便滑之病者，每以开水服 1 匙，大补气血，力胜参芪，产妇临盆，服之尤妙。(《随息居饮食谱》)

2. 脾胃虚弱，视物不清　桂圆 900g，菊花、当归各 150g，枸杞子 300g，用黄酒 3L 浸 1 月。每次饮 30mL，日 2 次。(《仙拈集》)

3. 思虑过度，劳伤心脾，气血不足，惊悸怔忡，失眠健忘　龙眼 250g，浸泡于 1.5L 白酒中，经 1 月后开封饮用。(《万病回春》)

4. 产后浮肿，气虚水肿，脾虚泄泻　龙眼干、生姜、大枣适量，煎汤服。(《泉州本草》)

【用法用量】水煎服，9～15g，补虚可用至 30～60g；或浸酒，熬膏。

【成分】干果肉含可溶性部分 79.77%，其中有葡萄糖 26.91%，蔗糖 0.22%，酸类（以酒石酸计）1.26%，腺嘌呤和胆碱等含氮物质 6.31%；不溶性物质 19.39%，灰分 3.36%。此外，还含有蛋白质 5.6% 和脂肪 0.5%，另含维生素 B_1、维生素 B_2、维生素 C 等。

【药理作用】

1. 促进生长，增强体质，有抗应激作用及增强免疫功能。
2. 镇静和健胃作用。
3. 可延长小鼠常压耐缺氧存活时间，减少低温下死亡率。

【使用注意】消渴、腹胀或有痰火者不宜服用。

白　芍

《神农本草经》

【异名】白芍药，金芍药。

【基原】为毛茛科植物芍药 *Paeonia tactiflora Pall.* 的干燥根。

【性味归经】苦、酸，微寒。归肝、脾经。

【功效】养血调经，敛阴止汗，柔肝止痛，平抑肝阳。

【应用】用于肝血亏虚或肝脾不调所致之萎黄、月经不调、自汗盗汗、胁痛、腹痛、四肢挛痛、头痛眩晕等。

1. 气血虚弱之痛经　白芍 15g，泽兰 10g，当归、黄芪各 20g，粳米 100g，红糖适量。将白芍、泽兰、当归、黄芪煎服 15 分钟，去渣取汁，放入粳米煮粥。将熟加入适量红糖即可。(《中华临床药膳食疗学》)

2. 心肝血虚所致的失眠、惊悸　白芍、炒酸枣仁各 15g，远志 9g，茯神 10g，红枣 5 枚，煎汤代茶饮，每日多次。(《经验方》)

【用法用量】浸泡、煮、熬、焖、炖，6～15g。

【成分】本品含有芍药苷、羟基芍药苷、芍药内酯苷、苯甲酰芍药苷，以及苯甲酸、苯鞣质、挥发油、脂肪油、树脂、糖、黏液质、蛋白质、β－谷甾醇、草酸钙芍药碱、牡丹酚及三萜类化合物等。

【药理作用】

1. 具有扩张冠状动脉、降低血压的作用。
2. 能增强巨噬细胞的吞噬功能，对大鼠蛋清性急性炎症水肿有明显抑制作用，对棉球肉芽肿有抑制增生作用，可使处于低下状态的细胞免疫功能恢复正常。

3. 对醋酸引起的扭体反应有明显的镇痛作用。

4. 具有较好的解痉作用。

5. 具有保肝、增强应激能力、抑制胰淀粉酶活性等作用。

【使用注意】反藜芦，不能与藜芦同用。

熟地黄

《名医别录》

【异名】熟地。

【基原】为玄参科植物地黄块根的炮制加工品。

【性味归经】甘，微温。归肝、肾经。

【功效】养血滋阴，补精益髓。

【应用】用于血虚所致之萎黄、心悸怔忡、月经不调、崩漏下血、须发早白等；肝肾阴虚所致之腰膝酸软、骨蒸潮热、盗汗、遗精、内热消渴、眩晕耳鸣等；肝肾亏虚所致的健忘、不孕等。

1. 血虚所致的惊悸失眠、头晕、月经量少色淡，以及肾阴不足所致的遗精、盗汗、脱发、腰膝酸痛　熟地黄15g，粳米50g，冰糖适量。将熟地黄切片，用纱布包裹，文火煎至药汁成棕黄色，入粳米煮熟，煮熟后去熟地黄加冰糖入内融化即成。(《经验方》)

2. 气血两虚，面色萎黄，食欲不振，四肢乏力　党参、茯苓、炒白术、炙甘草、熟地黄、白芍各5g，当归3g，黄芪6g，猪肉、猪骨各750g，母鸡1只。猪肉洗净切片。猪骨洗净轧碎。党参等8味中药饮片用纱布包扎，将鸡肉、猪肉、猪骨及药包一同入锅加水适量，煎煮至鸡肉脱骨熟烂，捞去药包。放入适量姜、葱、料酒、食盐佐料，晾温。分次食用，吃肉喝汤。(《民间验方》)

3. 肝肾亏虚所致的脱发、健忘、不孕　熟地黄、枸杞子各60g，沉香6g，白酒1L。上药浸泡于酒中，封盖10天后即可服用。(《疾病的食疗与验方》)

【用法用量】浸泡、炖、蒸、煮，9～15g。

【成分】本品含梓醇、地黄素、甘露醇、维生素A类物质、糖类及氨基酸等。

【药理作用】

1. 能促进失血性贫血小鼠红细胞的恢复。

2. 具有对抗地塞米松对垂体－肾上腺皮质系统的抑制作用，并能促进肾上腺皮质激素的合成。

3. 能增强免疫功能，促进血凝和强心的作用。

4. 还有防治骨质疏松、调节免疫、抗衰老、抗焦虑、改善学习记忆等作用。

【使用注意】脾胃虚弱，气滞痰多，腹满便溏者禁服。

制何首乌

《开宝本草》

【异名】首乌，地精，何相公。

【基原】为蓼科植物何首乌干燥块根的炮制品。

【**性味归经**】苦、甘、涩，微温。归肝、心、肾经。

【**功效**】补肝肾，益精血，乌须发，强筋骨，化浊降脂。

【**应用**】用于精血亏虚所致之萎黄、眩晕耳鸣、须发早白、腰膝酸软、肢体麻木、崩漏带下、高脂血症等。

1. 发枯燥发黄，须发早白，头晕，耳鸣，失眠，腰膝软弱，梦遗滑精，崩漏带下，久病体虚　制何首乌 12g，粳米 160g，红枣 3～5 枚，红糖适量。先将何首乌用砂锅煎取汁，去渣，加入粳米、红枣，文火煮粥。待粥熟，加入适量红糖，再煮一二沸，趁热服食。分顿食用。(《民间方》)

2. 气虚所致的子宫脱垂　制何首乌 12g，鸡蛋 2 个，小米 50g，白糖适量。将首乌用纱布包裹。与小米同煮粥。粥熟前捞出药包，将鸡蛋打入。加白糖少许，调匀，煮熟即可。空腹分顿食用。(《民间方》)

【**用法用量**】浸泡、炖、蒸、煮、焖、熬，6～12g。

【**成分**】本品含蒽醌衍生物，主要为大黄酚、大黄素，其次是大黄酸、大黄素甲醚和大黄酚蒽酮，还含卵磷脂等。

【**药理作用**】

1. 能够降低血脂，降低血糖。
2. 可抑制人型结核杆菌、弗氏痢疾杆菌。
3. 能促进肠管运动，促使神经兴奋、麻痹肌肉和强心。

【**使用注意**】大便溏泄及有湿痰者慎服；不宜多服久服。肝功能损害者忌用；忌铁器。在医师指导下使用。

三、补阳药

凡具有温补阳气功效，治疗阳虚证的药物，称为补阳药。补阳药性味多甘温，或咸温，或辛热，能补助人体阳气。主要适用于阳气不足所致形寒肢冷、面色苍白、神疲自汗及阳气欲脱等证。

本类原料使用时应注意：

1. 应根据不同症状和病因，选择不同药材。
2. 补阳药大多性温燥，易伤阴耗液，凡阴虚火旺者不宜用。
3. 必要时佐以补阴药，“善补阳者，必于阴中求阳，则阳得阴助而生化无穷”。

鹿　茸

《神农本草经》

【**异名**】斑龙珠。

【**基原**】为鹿科动物梅花鹿或马鹿的雄鹿未骨化密生绒毛的幼角。

【**性味归经**】甘、咸，温。归肾、肝经。

【**功效**】壮肾阳，益精血，强筋骨，调冲任，托疮毒。

【**应用**】用于冲任虚寒、带脉不固所致之崩漏不止、带下过多等；及元阳不足，精血亏虚等。

1. 肾虚腰痛，遇劳则甚　鹿茸 5g，菟丝子 15g，小茴香 9g，羊肾 1 对。共炖，食肉喝汤。(《中国药膳学》)

2. 阳痿，小便频数，面色无华　用嫩鹿茸30g（去毛切片），山药（末）30g，绢袋裹，置酒瓶中，7日开瓶，日饮30mL。将茸焙作丸服。(《普济方》)

3. 老年人心跳过缓，头晕目眩，气短乏力　鹿茸3g，红参3g，研细末，用丹参15g，红枣10个煎汤送服。(《中国食疗大全》)

【用法用量】研末冲服或入丸剂，亦可浸酒服，1～2g。

【成分】含多量胶质、多种微量元素、氨基酸、多胺类、多糖、磷脂、前列腺素、雄酮、雌二醇等。

【药理作用】

1. 能减轻疲劳，改善睡眠，促进食欲。可抗脂质过氧化，延缓衰老。

2. 具性激素样作用，使前列腺与精囊增重，增强性功能。

3. 大剂量可使心肌收缩力减弱，心率减慢，外周血管扩张，血压下降；中剂量加强心肌收缩力，心率加快，增加心排血量，对疲劳的心脏作用更为明显。

4. 能增强免疫功能，可促进生长和创伤愈合，对应激性溃疡等引起的胃溃疡均有明显抑制作用。

【使用注意】凡阴虚阳亢，血分有热，胃火盛或肺有痰热及外感热病者均禁服。

鹿角胶

《神农本草经》

【异名】白胶，鹿胶。

【基原】为鹿科动物梅花鹿或马鹿已骨化的角或锯茸后翌年春季脱落的角基。

【性味归经】甘、咸，温。归肝、肾经。

【功效】温补肝肾，益精血，止血。

【应用】用于肝肾不足所致之腰膝酸冷、阳痿遗精、虚劳羸瘦、崩漏、便血尿血、阴疽肿痛、耳鸣等。

1. 肝肾亏虚，畏寒肢冷，阳痿，遗精，腰脚酸软及阴疽疮疡，乳痈初起等　鹿胶10g，糯米50g。先以米煮粥，将熟加入鹿胶，稍煮，使其烊化。空腹食。(《寿世新编》)

2. 阳气衰乏，身体羸弱，畏寒肢冷，滑精，宫冷不孕等　肉苁蓉15g，精羊肉100g，葱白7根，同煎去渣，入鹿角胶10g，粳米100g，煮粥。空腹食用。(《太平圣惠方》)

3. 肾虚耳鸣失聪　鹿角胶15g，紫河车半个，粳米100g。先以粳米做粥，待沸后放入洗净的鹿角胶、紫河车及适量的姜片、葱白同煮，调味食用，每日1剂，分2次温服。(《中华药膳全书》)

【用法用量】烊化兑服或入丸、散、膏，3～6g。

【成分】参见“鹿茸”。

【药理作用】参见“鹿茸”。

【使用注意】阴虚阳亢者忌服。

鹿 鞭

《神农本草经》

【异名】鹿茎筋，鹿阴茎，鹿冲，鹿冲肾。

【基原】为鹿科动物梅花鹿或马鹿雄性的外生殖器。

【性味归经】甘、咸，温。归肝、肾、膀胱经。

【功效】补肾壮阳，益精填髓。

【应用】用于肾虚劳损所致之腰膝酸痛、耳聋耳鸣、阳痿、遗精、早泄、宫冷不孕等。

1. 肾阳虚衰，阳痿，遗精，肢冷腰酸及妇人宫冷，久不受孕等 鹿鞭1具，白酒500mL。鹿鞭用温水发透，刮去粗皮杂质，对剖开，再刮去里面的粗皮杂质，洗净，切片，浸于白酒内7天。每服1小杯，日2次。(《中国药膳学》)

2. 肾气损虚，耳聋 鹿肾（鹿鞭）1对，去脂膜，切细，加粳米、豉汁煮粥，入五味，如法调和，空腹食之；做羹及入酒并得，食之。(《太平圣惠方》)

3. 五劳七伤，阳气衰弱 鹿肾（鹿鞭）1对，去脂膜，切细；肉苁蓉100g，酒浸1宿，刮去皱皮，切片。粳米煮粥，欲熟，下鹿鞭、肉苁蓉、葱白、食盐、椒食之。(《太平圣惠方》)

【用法用量】煎汤、煮、熬膏或入丸、散，6～15g。

【成分】含脂肪酸类、氨基酸类、多肽与蛋白质、磷脂类化合物、生物胺类、糖类、维生素、激素类。

【药理作用】

1. 可提高或改善机体的性功能。
2. 预防神经系统功能老化。
3. 促进创伤愈合。
4. 增强机体免疫功能，改善体质、抗疲劳。

【使用注意】阴虚阳亢者忌服。

海 马

《本草拾遗》

【异名】水马，龙落子鱼，马头鱼。

【基原】为海龙科动物线纹海马、刺海马、大海马、三斑海马或小海马（海蛆）的干燥体。

【性味归经】甘、咸，温。归肝、肾经。

【功效】补肾壮阳，散结消肿。

【应用】用于肾阳虚所致之阳痿、虚喘、遗尿、带下等；及气滞血瘀所致之癥瘕积聚、跌仆损伤等。

1. 阳痿，遗精，早泄，尿频，妇女白带清稀，绵绵不断腰酸如折，小腹冷感；年老体衰，神倦肢冷等 净仔公鸡1只，海马1对，水发香菇30g，火腿20g，食盐6g，料酒20mL，葱段、姜片各15g，清汤500mL，味精适量。海马用温水洗净；鸡在开水中煮约5分钟取出，剔骨取肉，连皮切成长方条；火腿、香菇切丁，将鸡条整齐摆在蒸碗里，分别放上海马、火腿、香菇及调料，上屉蒸1.5小时取出，拣去葱、姜，调入味精。佐餐服食。(《滋补保健药膳食谱》)

2. 阳痿及跌打损伤 海马30g，白酒500mL。浸泡7日后服，每次1小杯，每日2～3次。

（《中国药膳学》）

3. 肾虚咳喘，夜尿频多 猪肉 100g，海马 1 对，核桃肉 15g，大枣 2 枚，清汤适量，慢火炖熟，加食盐、葱、姜调味，随量饮用。（《家庭药膳》）

【**用法用量**】煎汤，3～9g；研末，1～1.5g。

【**成分**】含蛋白质、脂肪、多种氨基酸、乙酰胆碱酯酶、胆碱酯酶、蛋白酶、胆固醇、胆甾二醇及无机元素等。

【**药理作用**】

1. 具有性激素样作用，能诱发和延长雌鼠的动情期，使子宫及卵巢的重量增加，又能使雄鼠前列腺、精囊、提肛肌的重量明显增加。

2. 可抗衰老，能显著地延长缺氧小鼠的存活时间及耐高温时间，能使脑的耗氧量减少，增强脑组织的耐缺氧能力，增强体力等作用。

3. 能抑制乳腺癌和腹腔肿瘤，镇静、抗炎、抗血栓形成。

【**使用注意**】孕妇及阴虚阳亢者禁服。

海狗肾

《本草图经》

【**异名**】腽肭脐。

【**基原**】为海狮科动物海狗及海豹科动物多种海豹的雄性外生殖器。

【**性味归经**】咸，热。归肾经。

【**功效**】暖肾壮阳，益精补髓。

【**应用**】用于肾阳虚所致之阳痿、精冷、精少不育等。

1. 阳痿不举，精冷无子及晨起泄泻 海狗肾 30g，粳米 50g。先将海狗肾切碎，与粳米加水煮粥，粥成可加入食盐少许，晨起作早餐食之。（《中国药膳大观》）

2. 阳痿及精神不振 海狗肾 1 具，人参 15g，山药 30g，白酒 1L。先将海狗肾酒浸后切片，共浸泡 7 日后服，每次 2 匙，每日 2 次。（《中国药膳学》）

3. 诸虚损 海狗肾、糯米、法曲适量，酿酒服。（《本草纲目》）

【**用法用量**】煎汤、浸酒或入丸、散，1～3g。

【**成分**】含雄性激素、蛋白质、脂肪、多种酶、糖等。

【**药理作用**】有雄性激素样作用。

【**使用注意**】阴虚火旺及骨蒸劳嗽者忌服。

蛤　蚧

《开宝本草》

【**异名**】蛤蟹，仙蟾，大壁虎，蚧蛇。

【**基原**】为壁虎科动物蛤蚧的干燥体。

【**性味归经**】咸，平。归肺、肾经。

【**功效**】补肺益肾，纳气定喘，助阳益精。

【**应用**】用于肺肾两虚所致之神差体倦、久咳虚喘、劳嗽咳血、阳痿、遗精、尿频等。

1. 阳痿，尿频　蛤蚧1对（去头、足、鳞），黄酒500mL。浸泡7日后，每次饮1～2匙，每日2次。（《中国药膳学》）

2. 虚喘　蛤蚧1对，人参30g，白酒1L。每日摇动数次，共浸泡5～7日，即可食用。（《中华药膳宝典》）

3. 燥咳，咯血　蛤蚧1对，白及末100g，蜂蜜适量。将蛤蚧为末，与白及末拌匀。每日早、晚各取药末15g，冲开水调蜂蜜食之，连服20日。（《中国药膳大观》）

【用法用量】煎汤，3～6g；研末或入丸、散剂1～1.5g。

【成分】含蛋白质、多种氨基酸、肌肽、胆碱、卡尼汀、鸟嘌呤及胆固醇、硫酸钙、肉碱、鸟嘌呤和脂肪等。

【药理作用】

1. 具有抗应激、抗炎作用。
2. 对炎症肿胀均有明显抑制作用。
3. 可增强机体免疫力，可延缓衰老。
4. 能延长正常雌性小鼠的动情期，有雄、雌激素样作用。

【使用注意】外感风寒喘嗽及阴虚火旺者禁服。

紫河车

《本草拾遗》

【异名】胞衣，混沌皮，混元丹，胎衣，混沌衣。

【基原】为健康人的干燥胎盘。

【性味归经】甘、咸，温。归肺、肝、肾经。

【功效】补气养血，补肾益精，养肺定喘。

【应用】用于气血不足、肾精亏损所致之咳嗽、咯血、骨蒸潮热、盗汗等。

1. 日渐羸瘦　紫河车1具，以五味和之，如做饼法，与食之。（《本草拾遗》）

2. 再生障碍性贫血　鲜紫河车半个，去膜洗净，加入冬虫夏草10～15g，桂圆肉30g，加水炖熟，调味即可。（《一百天学中医食疗》）

3. 肺痨引起的咳嗽咯血、潮热盗汗　紫河车1具，白及15g，百部15g，同炖熟，食盐调味食之。（《中国药膳学》）

【用法用量】研末或装胶囊吞服，每次2～3g，重症加倍；或入丸剂；也可用鲜品半个或1个，水煎服食，每周2～3次。

【成分】含蛋白质、多种氨基酸、维生素、钙、免疫因子、干扰素、巨球蛋白、血液凝固成分，还含有多种激素和多种有应用价值的酶等。

【药理作用】

1. 增强机体抵抗力作用。
2. 性激素样作用；抗感染作用。
3. 稳定纤维蛋白凝块、促进创伤愈合。
4. 胎盘提取物能促进受抑制心脏的恢复。

【使用注意】凡有表邪及实证者禁服，脾虚湿困、纳呆者慎服。

淫羊藿

《神农本草经》

【异名】刚前，仙灵脾，千两金，三叉骨，肺经草。

【基原】为小蘗科多年生草本植物淫羊藿、箭叶淫羊藿、柔毛淫羊藿或朝鲜淫羊藿的干燥叶。

【性味归经】辛、甘，温。归肝、肾经。

【功效】补肾壮阳，强筋健骨，祛风除湿。

【应用】用于肾阳虚衰所致之阳痿遗精、筋骨痿软、风湿痹痛、麻木拘挛等。

1. 丈夫阳痿，腰膝酸冷 淫羊藿 500g，酒 10L，浸 3 日，每饮 30mL。(《食医心镜》)

2. 化疗后骨髓抑制 淫羊藿 20g，鸡蛋 4 只。将淫羊藿洗净，水煎 30 分钟后，放入洗净外壳的鸡蛋，待鸡蛋煮熟时敲碎蛋壳后继续在淫羊藿汤汁中煲，煲至药汁收干即成。每日 2 次，每次吃鸡蛋 2 只。(《药食同源物品使用手册》)

3. 腰膝酸痛，阳痿，宫寒不孕等 淫羊藿 100g，肉苁蓉 50g，好白酒或米酒 1L。药浸酒中，封 7 日。每次饮 1 小杯，每日 3 次。(《补品补药与补益良方》)

【用法用量】煎汤，6～10g；或浸酒、熬膏；或入丸、散。

【成分】主要的药用成分是黄酮类化合物和多糖，此外还含有生物碱、挥发油、木脂素、棕榈酸、硬脂酸、油酸、亚麻酸、酚苷类、紫罗酮类、乙醇苷、淫羊藿素、去氢淫羊藿素、维生素 E 和无机元素等。

【药理作用】

1. 可使大鼠垂体前叶、卵巢、子宫增重，炮制品有促性功能作用。

2. 可抑制小鼠淋巴细胞增生反应，朝鲜淫羊藿总黄酮可显著促进淋巴细胞转化，增强巨噬细胞吞噬功能。

3. 可使甲状腺功能减低模型小鼠脑 M 受体数量减少，cGMP 系统反应减弱，据认为是其“助阳”作用的重要机制之一。

4. 可显著增加心脏冠脉流量，对心肌缺血性损伤有保护作用，降低血黏度。

5. 有延缓衰老、抗病毒等作用。

【使用注意】阴虚而相火易动者禁服。

肉苁蓉

《神农本草经》

【异名】肉松蓉，纵蓉，地精，金笋，大芸。

【基原】为列当科多年生肉质寄生草本植物肉苁蓉或管花肉苁蓉的干燥带鳞叶的肉质茎。

【性味归经】甘、咸，温。归肾、大肠经。

【功效】补肾阳，益精血，润肠通便。

【应用】用于肾阳不足所致之阳痿、早泄、不孕、腰膝酸软、筋骨无力等，以及精血亏虚所致之肠燥便秘、产后便秘等。

1. 阳虚便秘及肾命火衰，四肢欠温，腰膝冷痛等 肉苁蓉 15g，羊肉 50g（切细），煎汤，去渣取汁，入粳米 100g，煮粥空腹食用。(《药性论》)

2. 肾阳虚衰，阳痿早泄，尿频或遗尿 小公鸡 1 只，肉苁蓉 30g，料酒、食盐适量，加水炖

熟食用。(《中华养生药膳大全》)

3. 老年人肾亏体弱，肠燥便秘　肉苁蓉150g，胡桃肉100g，黑芝麻1.5g。慢火焙干，研细末，每次6g，蜂蜜调服。(《中国食疗大全》)

【用法用量】煎汤、浸酒或入丸、散，6～10g。

【成分】含肉苁蓉素、肉苁蓉氯素、肉苁蓉苷、8-表马钱子酸、8-表去氧马钱子酸、邻苯二甲酸二丁酯、癸二酸二丁酯丁子香酚等。还含有木脂素类、多糖、单萜苷、生物碱、氨基酸和无机微量元素。

【药理作用】

1. 具有调整内分泌、促进代谢及强壮作用。
2. 可增强下丘脑-垂体-卵巢促黄体功能和单核-巨噬细胞吞噬能力。
3. 可显著提高红细胞超氧化物歧化酶活性，并降低心肌组织中脂褐质的含量。
4. 可提高小肠推进度，缩短通便时间。
5. 有抗突变等作用。

【使用注意】相火偏旺，大便泄泻，实热便结者禁用。

锁　阳

《本草衍义补遗》

【异名】琐阳，不老药，锈铁棒，地毛球，黄骨狼。

【基原】为锁阳科多重生肉质寄生草本植物锁阳的干燥肉质茎。

【性味归经】甘，温。归肝、肾、大肠经。

【功效】补肾阳，益精血，润肠通便。

【应用】用于肾阳虚衰所致之阳痿、早泄、不孕等；及肝肾不足所致之腰膝酸软、筋骨无力等；又精血亏虚所致之肠燥便秘等。

1. 阳弱精虚，阴衰血竭，大肠燥涸，便秘不运　锁阳31.5kg，清水50L，煎浓汁2次，总以砂锅内熬膏，炼蜜240g收成，入瓷瓶内收贮，每早、午、晚食前各服10余茶匙，热酒化服。(《本草切要》)

2. 肾虚阳痿，遗精，早泄等　锁阳、金樱子、党参、山药各12g，五味子9g，小公鸡（500g左右）1只。鸡洗净，去双脚，切块，头颈亦切块；诸药装纱布袋中加水煎煮，水沸后加入鸡块，炖2小时左右，去药袋，调味。每日分2～3次服完。(《强身食制》)

3. 肾虚阳痿，性功能减退　锁阳30g，白酒500mL。锁阳切薄片，泡酒中7日。每次1小杯，日2次。(《中国药膳学》)

4. 素体阳虚，腰膝酸软，肢冷畏寒，阳痿，老年便秘等　锁阳10g，精羊肉100g，大米100g。将羊肉洗净切细，先煎锁阳，去渣后入羊肉、大米煮粥，空腹食。(《中国药膳大辞典》)

【用法用量】煎汤或入丸、散，5～10g。

【成分】含锁阳萜、乙酰熊果酸、甘油酯、棕榈酸、油酸、亚油酸、β-谷甾醇、菜油甾醇、氨基酸、鞣质等。

【药理作用】

1. 可增加中性粒细胞数，对由绵羊红细胞引起的体液免疫功能有明显促进作用。
2. 能清除自由基。

3. 可耐缺氧，并能抑制血小板凝聚。

4. 可促进肠蠕动，缩短通便时间。

【使用注意】阴虚火旺、脾虚泄泻及实热便秘者禁服。

菟丝子

《神农本草经》

【异名】吐丝子，黄藤子，菟丝实。

【基原】为旋花科一年生寄生缠绕性草本植物南方菟丝子或菟丝子的干燥成熟种子。

【性味归经】辛、甘，平。归肝、肾、脾经。

【功效】滋补肝肾，固精缩尿，安胎，明目止泻。

【应用】用于肾虚所致之腰痛、阳痿、遗精、尿频、带下等；及肝肾不足所致目暗不明、胎动不安、消渴等；又脾肾虚弱之泄泻等。

1. 腰膝酸软，阳痿，遗精，早泄，久泻不止，以及妇女带下，习惯性流产 菟丝子 30g，粳米 60g，白糖适量。将菟丝子洗净后捣碎，加水煎煮取汁，去渣，入米煮粥，粥将熟时加入白糖，稍煮即可，每日分 2 次空腹服。(《粥谱》)

2. 阳气不足，身体瘦弱之阳痿，滑精，早泄，腰膝酸软，头昏眼花，尿频遗尿，带下不止，胎动不安 麻雀 5 只，覆盆子粉 2g，菟丝子粉 2g，五味子粉 2g，枸杞子粉 2g，粳米 60g，生姜、葱白、食盐各适量。将麻雀去毛及内脏，洗净后用酒炒，然后与粳米一同煮粥。临熟时加入药末及调味品，煮至粥成，空腹食用。(《太平圣惠方》)

【用法用量】浸酒、煮、煎、熬，6～12g。

【成分】本品含有槲皮素、金丝桃苷、黄酮类化合物等。

【药理作用】

1. 有促性腺作用。

2. 增强离体蟾蜍心脏的收缩力，降低麻醉犬的血压。

3. 可减轻因环磷酰胺所致小鼠骨髓循环障碍，使之造血功能改善。

4. 提高免疫功能，抗氧化、抗衰老。

【使用注意】阴虚火旺、阳强及大便燥结者禁服。

冬虫夏草

《本草从新》

【异名】中华虫草，夏草冬虫，冬虫草。

【基原】为麦角菌科真菌冬虫夏草菌寄生在蝙蝠蛾科昆虫幼虫上的子座和幼虫尸体的干燥复合体。

【性味归经】甘，平。归肺、肾经。

【功效】补肺益肾，止血化痰。

【应用】用于肾虚精亏之腰痛、阳痿遗精等，及肺肾两虚之虚喘或劳嗽痰血，且可用于病后体虚等。为补虚扶弱的平和食疗佳品。

1. 阳痿 冬虫夏草 9～12g，虾仁 15～30g，生姜少许，水煎至沸 30 分钟后取汤温服。(《补

品补药与补益良方》）

2. 身体虚弱，病后久虚不复，虚喘，吐血，贫血及食欲不振等证　冬虫夏草 50g，黑枣 50g，白酒 1L，酒浸密封 60 天后用，日服 2 次，每次 20mL。（《冬虫夏草》）

3. 病后虚损　冬虫夏草 3～5 根，老雄鸭 1 只，去肚杂，将鸭头劈开，纳药于中，仍以线扎好，酱油、酒如常蒸烂食之。（《本草纲目拾遗》）

【用法用量】煎汤、炖或入丸、散；3～9g。

【成分】含脂肪、粗蛋白、粗纤维、虫草酸、奎宁酸、冬虫夏草素、水溶性多糖、维生素 A、维生素 C、维生素 B_{12}、烟酸、麦角甾醇等；还含多种微量元素，以磷的含量最高。

【药理作用】

1. 有使免疫功能增强或减弱的双向调节作用。

2. 可使心率减慢，但心输出量却显著增加。

3. 对离体豚鼠支气管平滑肌均有明显扩张作用。

4. 可使血糖升高，可降低血清胆固醇；可延迟实验大鼠蛋白尿的出现，使血尿素氮上升幅度减慢。

5. 有雄性激素样作用和抗雌激素样作用，能恢复紊乱的性功能。

6. 此外有抗癌、抗炎、镇静、抗惊厥、抗菌、延缓衰老和抗突变等作用。

【使用注意】有表邪者慎用。

杜　仲

《神农本草经》

【异名】思仙，木棉，思仲，石思仙。

【基原】为杜仲科落叶乔木植物杜仲的干燥树皮。

【性味归经】甘，温。归肝、肾经。

【功效】补肝肾，强筋骨，安胎。

【应用】用于肝肾不足、冲任不固所致之腰痛、筋骨无力、妊娠漏血、胎动不安、头晕目眩等。

1. 久坐或劳累，腰背酸痛　杜仲 50g（切碎），米酒 500mL，浸泡 7 日后服，每次 2 汤匙。（《中国食疗大全》）

2. 腰痛，阳痿遗精，胎动不安等　杜仲末 10g，猪肾 1 枚。猪腰洗净切片，椒、食盐腌去腥水，拌入杜仲末，以荷叶包裹，煨熟后食用。（《本草权度》）

3. 妇女妊娠，腰酸，胎动不安，或习惯性流产　杜仲 12g，大红枣 10 枚，糯米 100g。杜仲、大枣水煎取浓汁，加糯米煮粥，早、晚空腹食用。（《中国食疗大全》）

【用法用量】煎汤、浸酒，或入丸、散，6～10g。

【成分】含松脂醇二葡萄糖苷、桃叶珊瑚苷、丁香树脂酚、杜仲胶、糖苷、生物碱、果胶、脂肪、树脂、有机酸、酮糖、维生素 C、醛糖、绿橡酸、氨基酸。

【药理作用】

1. 可引起快速而持久的降压作用；可使在降压作用已发生急速耐受现象的犬仍表现有利尿作用。

2. 能调节免疫功能使之平衡。

3. 能兴奋垂体－肾上腺皮质系统；对抗垂体后叶素和乙酰胆碱引起的妊娠小鼠离体子宫兴奋作用。

4. 有明显镇痛作用，可抑制大鼠蛋清性足肿。

【使用注意】阴虚火旺者慎服。

补骨脂

《开宝本草》

【异名】破故纸。

【基原】为豆科一年生草本植物补骨脂的干燥成熟果实。

【性味归经】辛、苦，温。归肾、脾经。

【功效】补肾壮阳，固精缩尿，温脾止泻。

【应用】用于命门火衰所致之腰膝冷痛、阳痿、遗精、尿频、遗尿等；及脾肾阳虚，肾不纳气所致之五更泄，虚喘等。

1. 妊娠腰痛　补骨脂60g，炒香为末。先嚼胡桃肉半个，空心温酒调下6g。（《妇人大全良方》）

2. 阳痿，滑精，早泄，尿频，腰膝冷痛，久咳虚喘　补骨脂300g，胡桃肉600g，蜂蜜300g。将胡桃肉捣为泥状；补骨脂酒拌，蒸热，晒干，研末。蜂蜜溶化煮沸，加入胡桃泥、补骨脂粉，和匀即服。（《续信验方》）

3. 腰胁虚损疼痛　补骨脂20g，胡桃肉30g，狗脊（去毛）8g，小茴香（盐炒）6g，猪、羊腰子各2枚，柚子1个。将前4味药研末，腰子切片，拌食盐适量，柚子去心。再将药末及腰片装入去心柚壳内，火煨熟，吃腰子。（《草木便方》）

【用法用量】浸酒、煎、煮、熬，6～10g。

【成分】本品含有脂肪油、挥发油、树脂、补骨脂素、异补骨脂素、补骨脂甲素、补骨脂乙素、新补骨脂异黄酮、挥发油、皂苷等。

【药理作用】

1. 能选择性扩张冠状动脉，增加血流量，兴奋心肌，而对心肌耗氧量影响不明显。

2. 其种子提取液有抑菌作用，且对真菌有一定的作用。

3. 具有雌激素样作用。

【使用注意】阴虚内热者禁服。

益智仁

《本草拾遗》

【异名】益智，益智子。

【基原】为姜科多年生草本植物益智的干燥成熟果实。

【性味归经】辛，温。归脾、肾经。

【功效】温脾止泻摄唾，暖肾固精缩尿。

【应用】用于脾肾阳虚所致之遗精、夜尿频数、腹中冷痛、口多唾涎等。

1. 妇人崩中　益智子适量炒碾细。米饮入食盐，服3g。（《产宝》）

2. 泄泻　益智仁 10g，山药 30g，鸡 1 只，葱段、姜片、料酒、食盐各适量，慢火炖熟，随量饮用。(《家庭药膳》)

3. 尿频，夜尿多　益智仁、桑螵蛸、生姜各 10g，山药 30g，山茱萸 15g，羊肉 150g，慢火炖熟，随量食用。(《家庭药膳》)

【用法用量】煎汤，3～10g。

【成分】含挥发油，其主要成分为桉油精、姜烯、姜醇等倍半萜类，及微量的锰、锌、钾、钠、钙、镁、磷、铁、铜等元素。

【药理作用】

1. 强心作用。
2. 抑制回肠收缩。
3. 水提取物对肉瘤细胞增长有一定抑制作用。
4. 醇提物有抑制前列腺素作用。

【使用注意】阴虚火旺、大便秘结者忌服。

四、补阴药

凡具有养阴生津功效，治疗阴虚证的药物，称为补阴药。本类药物性味甘寒凉，能滋养阴液，生津润燥，主要适用于阴液亏虚所致咽干口燥、便秘、尿黄及阴虚内热所致五心烦热、潮热盗汗等病证。

本类原料使用时应注意：

1. 应根据不同症状和病因，选择不同药材。
2. 补阴药大多甘寒滋腻，凡脾胃虚弱、痰湿内阻、纳呆便溏者不宜用。
3. 必要时佐以补阳药，"善补阴者，必于阳中求阴，则阴得阳升而泉源不竭"。

百　合

《神农本草经》

【异名】重迈，摩罗，百合蒜，夜合花，白花百合。

【基原】为百合科植物卷丹、百合或细叶百合的干燥肉质鳞叶。

【性味归经】甘，寒。归心、肺经。

【功效】养阴润肺，清心安神。

【应用】用于肺燥或肺阴虚所致之久咳、痰中带血、心烦失眠等。

1. 百合病误吐之后，虚烦不安者　百合 7 枚（擘）、鸡子黄 1 枚。先以水洗百合，浸 1 宿，当白沫出，去其水，再以泉水 400mL，煎取 200mL，去滓，入鸡子黄搅匀，煎至 100mL，温服。(《金匮要略》)

2. 邪热壅肺，烦闷咳嗽者　百合 120g，蜜和蒸软，时时含 1 片，吞津。(《太平圣惠方》)

3. 肺病吐血　百合捣汁，和水饮之。亦可煮食。(《卫生易简方》)

【用法用量】煎汤、熬粥，或入丸、散，6～12g。

【成分】百合鳞茎含秋水仙碱等多种生物碱及淀粉、蛋白质、脂肪等。

【药理作用】

1. 有镇咳、平喘、祛痰及抗应激性损伤和镇静催眠等作用。

2. 秋水仙碱等多种生物碱对小鼠肉瘤、宫颈癌有较强的抑制作用。

【使用注意】风寒咳嗽及中寒便溏者禁服。

玉 竹

《神农本草经》

【异名】葳蕤，萎蕤。

【基原】为百合科植物玉竹的干燥根茎。

【性味归经】甘，微寒。归肺、胃经。

【功效】滋阴润肺，生津止渴。

【应用】用于肺胃阴虚所致之燥咳、烦热口渴、多汗、体虚咳嗽等。

1. 热病伤阴，秋燥干咳 玉竹 30g，猪瘦肉 100～150g。上味加清水 400mL，煎至 200mL，用食盐、味精调味，食肉饮汤。(《中国饮食疗法》)

2. 消渴病或高热病后烦渴、阴虚低热不退 玉竹 15～20g（鲜品用 30～60g），粳米 100g，冰糖少许。先将鲜玉竹洗净，去掉须根，切碎煎取浓汁后去渣，或用干玉竹煎汤去渣。入粳米，加水适量煮为稀粥。粥成后放入冰糖，稍煮 1～2 沸即成。分顿食用。(《粥谱》)

【用法用量】浸泡、炖、蒸、煮、焖、熬，6～12g。

【成分】本品含铃兰苦苷、小奈酚苷 –W 皮醇苷、铃兰苷、黄精螺甾醇、黄精螺甾醇苷、山萘酚苷、槲皮素苷、玉竹黏多糖、黏液质、淀粉、维生素 A、维生素 D 及钙、镁、钾、磷、锰、硅等。

【药理作用】

1. 能降血糖、血脂。

2. 对金黄色葡萄球菌、变形杆菌、痢疾杆菌、大肠杆菌等有抑制作用。

3. 具抑制结核杆菌生长、抗自由基的作用。

4. 能扩张外周血管和冠状动脉，改善心肌缺血，有强心及提高耐缺氧能力等作用。

【使用注意】痰湿气滞者禁服，脾虚便溏者慎服。

黄 精

《名医别录》

【异名】重楼，野生姜，老虎姜，鸡头参，野生姜。

【基原】为百合科植物滇黄精、黄精或多花黄精的干燥根茎。

【性味归经】甘，平。归脾、肺、肾经。

【功效】润肺滋阴，补脾益气。

【应用】用于肺胃阴虚所致之燥咳、劳嗽久咳、肾精亏虚、腰膝酸软、头晕等，及肾精亏虚、阴液不足所致之消渴等。

1. 肺燥咳嗽，气血虚弱，智力衰退 枸杞子、龙眼肉、制黄精各 10g，鸽蛋 4 个，冰糖 50g。取枸杞子、龙眼肉洗净，制黄精洗净切碎；将以上 3 味加水 750mL 煮沸 15 分钟。打入鸽蛋，放入冰糖煮化，出锅晾温。吃蛋喝汤。(《四川中药志》)

2. 肺痨，潮热咳血 黄精 30g，冰糖 50g。取黄精用水洗净。以水泡发后，加水 1 碗。放入

冰糖，用小火煎煮 60 分钟，出锅晾温。吃黄精并喝汤。(《闽东本草》)

3. 消渴病（肺胃阴虚型） 黄精 24g，玉竹 30g，猪胰 1 个，炖煮食用。(《药食同源》)

【用法用量】浸泡、炖、蒸、煮、熬，9～15g。

【成分】含天门冬氨酸、毛地黄糖苷、蒽醌类化合物、黏液质、糖类、烟酸、锌、铜、铁等。

【药理作用】

1. 具有抗菌、抗病毒、抗氧化、抗疲劳的作用。
2. 提高免疫力，促进 DNA 和蛋白质合成。
3. 能降血糖、降血脂、增加冠脉流量、强心、抗心肌缺血。
4. 有止血的作用。

【使用注意】中寒泄泻，痰湿痞满气滞者禁服。

枸杞子

《神农本草经》

【异名】西枸杞，甜菜子。

【基原】为茄科植物宁夏枸杞的干燥成熟果实。

【性味归经】甘，平。归肝、肾经。

【功效】滋补肝肾，明目，润肺。

【应用】用于肝肾不足之头晕目眩、腰膝酸软、视力减退、阳痿遗精、内热消渴等。

1. 肾虚眩晕，头痛，神衰，腰酸足软 枸杞子 15g，怀山药 50g，猪脑 1 具，生姜、葱、味精、食盐等适量。猪脑漂洗干净，怀山药、枸杞子洗净，一同放入砂锅中，入葱、姜、清水适量。将砂锅置武火上煮沸后，移文火上煮熟，调味食用。(《家庭食疗手册》)

2. 体弱乏力，贫血昏花，视物模糊，肾虚阳痿，腰痛 枸杞子 100g，青笋 100g，瘦猪肉 500g。炒锅入油烧热，将肉丝、笋丝同时下锅滑散，将料酒、白糖、酱油、食盐、味精搅匀，与枸杞子一同加入锅中颠炒几下，淋入芝麻油炒匀，装盘即成。佐餐食用。(《民间验方》)

3. 血虚失眠 枸杞子 10g，龙眼肉 15g，红枣 4 枚，粳米 100g，煮粥食用。(《药食同源》)

【用法用量】煎、煮、熬，6～12g。

【成分】含甜菜碱、多糖、粗脂肪、粗蛋白、硫胺素、核黄素、胡萝卜素、抗坏血酸、烟酸及钙、磷、铁、锌等。

【药理作用】

1. 有抗脂肪肝作用。
2. 有拟胆碱样作用，水提取物静脉注射可引起兔血压降低、呼吸兴奋。

【使用注意】脾虚便溏者慎服。

桑　椹

《新修本草》

【异名】葚，桑实，乌椹，黑椹，桑枣。

【基原】为桑科植物桑的干燥果穗。

【性味归经】甘、酸，寒。归心、肝、肾经。

【功效】滋阴养血，滋补肝肾，生津润燥。

【应用】用于阴血亏虚所致之眩晕、目暗耳鸣、心悸失眠、须发早白、肠燥便秘、津伤口渴、消渴等。

1. 早衰，耳鸣失聪，视物昏花　桑椹 5kg 捣汁煮过，将大米 3kg 煮半熟沥干，与桑椹汁拌和均匀，蒸煮后下适量酒曲搅匀，装入瓦坛保温发酵后即可服用，每次服 30～50mL，用开水冲服或加水煮热服之。(《中国医学大辞典》)

2. 须发早白　常食桑椹。(《备急千金要方》)

3. 头晕脑涨，眼花干涩，视物模糊　桑椹、龙眼肉各 120g，浸于 2L 白酒密封，经 10 天后开封即可饮之。(《良朋汇集》)

【用法用量】生食，9～15g。或加蜜熬膏，浸酒用。

【成分】含糖、鞣酸、苹果酸及维生素 B_1、维生素 B_2、维生素 C 及胡萝卜素。桑椹油的脂肪酸主要由亚油酸和少量硬脂酸、油酸等。

【药理作用】

1. 能促进 T 淋巴细胞成熟，对体液免疫有增强作用。
2. 还具有促进睡眠、延缓衰老、降低血脂、预防动脉粥样硬化等作用。

【使用注意】脾胃虚寒而大便溏者忌食。

黑芝麻

《本草纲目》

【异名】胡麻，巨胜，乌麻，黑脂麻，乌芝麻，小胡麻。

【基原】为脂麻科植物脂麻的干燥成熟种子。

【性味归经】甘，平。归肝、肾、大肠经。

【功效】补益肝肾，养血益精，润肠通便。

【应用】用于肝肾不足、精血亏虚所致之须发早白、腰膝酸软、头晕耳鸣、视物昏花、目暗不明、肠燥便秘。

1. 益寿延年，去客热　黑芝麻、白茯苓（去黑皮）、生干地黄（焙）、天门冬（去心，焙）各 240g。上 4 味，捣罗为细散。每服方寸匕，食后温水调下。(《圣济总录》胡麻散)

2. 久咳不止（肺肾亏虚型）　黑芝麻 100g，松子仁 200g，核桃仁 100g，蜂蜜 200g，黄酒 500mL，将黑芝麻、松子仁、核桃仁同捣成膏状，入砂锅中，加入黄酒，文火煮沸约 10 分钟，倒入蜂蜜，搅拌均匀，继续熬煮收膏，冷却装瓶备用。每日 2 次，每次服食 1 汤匙，温开水送服。(《药食同源》桑麻丸)

3. 老人四肢无力，腰酸膝痛　黑芝麻 1kg（焙），薏苡仁 1kg，干地黄 250g（切），上以绢袋贮，白酒 10L 渍之，勿令泄气，满 5～6 日。空心温服 1～2 盏。(《寿亲养老新书》)

4. 白发　黑芝麻，九蒸九晒，研末，以枣膏调服。(《备急千金要方》)

5. 便秘　黑芝麻、大枣各 60g，杏仁 15g，共浸水后捣烂成糊，煮熟加糖一次服下。(《经验方》)

【用法用量】煎汤，或归丸、散，9～15g。

【成分】含脂肪油，为油酸、亚油酸、棕榈酸、硬脂酸、花生酸、木蜡酸、二十二烷酸的甘油酯，并含有芝麻素、芝麻林素、芝麻酚、维生素 E、植物甾醇、卵磷脂、叶酸，尚含芝麻苷、

蛋白质、车前糖、芝麻糖、磷、钾、细胞色素 C、多量草酸钙。

【药理作用】

1. 所含脂肪油有滑肠缓泻的作用。

2. 所含亚油酸可降低血中胆固醇含量，防治动脉硬化。

3. 提取物可降低实验动物血糖，增加肝脏及肌肉中糖原含量，但大量则降低糖原含量。

【使用注意】脾弱便溏者禁服。

石　斛

《神农本草经》

【异名】林兰，禁生，杜兰，悬竹，千年竹。

【基原】为兰科植物金钗石斛、霍山石斛、鼓槌石斛或流苏石斛的栽培品及其同属植物近似种的新鲜或干燥茎。

【性味归经】甘，微寒。归胃、肾经。

【功效】生津养胃，滋阴清热。

【应用】用于阴虚内热所致之肾虚目暗、口干口渴、食少干呕、视力减退、腰膝软弱、筋骨痿软等。

1. 口渴少津，纳呆　石斛 20g，谷芽 12g，白蜜 30g，前 3 味水煎取汁，加白蜜拌匀饮服。(《中国食疗大全》)

2. 头晕目眩，视物昏花，羞明流泪及复视，白内障，夜盲症　石斛 30g，枸杞子 15g，羊肝 1 个，放砂锅内，慢火炖熟，饮汤食肝。(《中国食疗大全》)

3. 热病津伤，心烦口渴；胃脘隐痛而兼干呕等　鲜石斛 30g，水煮取汁，加粳米 50g，冰糖适量入砂锅内煮粥。日 2 次，稍温顿服。(《常见病食疗食补大全》)

【用法用量】煎汤、熬膏或入丸、散，6～12g，鲜品加倍。

【成分】金钗石斛：含石斛碱、石斛酮碱、石斛醚碱；美花石斛：含石斛宁碱、石斛宁定碱、石斛酚等；束花石斛：含古豆碱、束花石斛碱等；马鞭石斛：含对羟基顺式桂皮酸和对羟基反式桂皮酸的二十四烷酯等。

【药理作用】

1. 抗衰老，提高免疫力。

2. 提高心、脑血管功能。

3. 促进胃液分泌，帮助消化，明显降低肠管自发活动，对慢性萎缩性胃炎有较好效果。

4. 对眼科疾病有明显的治疗作用，对半乳糖性白内障有抑制作用。

5. 提高巨噬细胞的吞噬能力，有一定抗肿瘤作用。

【使用注意】温热病早期阴未伤者、湿温病未化燥者、脾胃虚寒者均禁服。

北沙参

《神农本草经》

【异名】银条参，野香菜根。

【基原】为伞形科植物珊瑚菜的干燥根。

【性味归经】甘、微苦，微寒。归肺、胃经。

【功效】清肺养阴，益胃生津。

【应用】用于肺阴虚或燥热所致之干咳少痰、肺热燥咳、劳嗽痰血等；及胃阴虚或热伤胃阴所致之口渴咽干、胃脘隐痛等。

1. 胃阴不足，热病伤阴或阴虚内热，舌光无苔　北沙参12g，石斛12g，茯苓12g，猪脊骨500g，菠菜100g，生姜5g，葱3g。取猪脊骨洗净剁碎，生姜洗净轧碎，将以上二物加水适量，煎煮30分钟。将石斛、茯苓及北沙参饮片用纱布包扎，放入猪脊骨汤中煮20分钟，捞出药包。放入洗净的菠菜、葱花、食盐、味精等沸后出锅，晾温。喝汤啃骨吃菜。(《民间验方》)

2. 肺热燥咳　北沙参15g，桑叶20g，生石膏20g，麦门冬15g，杏仁15g，甘草10g，鲜梨汁20g，冰糖30g。桑叶、沙参、麦门冬、杏仁及甘草等饮片除去杂质。生石膏除去杂质打碎。鲜梨洗净捣碎取汁。取生石膏加水适量先煎30分钟，加入桑叶等5味药继续煎25分钟，去渣取汁。兑入鲜梨汁和冰糖，晾温。代茶饮。(《民间验方》)

3. 消渴及热病伤津　北沙参15g，麦冬15g，生地黄15g，玉竹5g。将上述材料共制粗末，加水煎汤，随量饮用。(《药食同源物品使用手册》)

【用法用量】浸泡、蒸、煮、炖、焖、熬，5～12g。

【成分】本品含三萜皂苷、生物碱、黄酮类、鞣质、磷脂、香豆素、多糖、17种氨基酸类、多种微量元素等。

【药理作用】

1. 能够调节免疫，解热镇痛。

2. 有抗突变作用。

3. 有强心作用，其水浸液低浓度能加强离体蟾蜍的心脏收缩，高浓度则抑制收缩直至心室停跳。

【使用注意】反藜芦，不宜与藜芦同用。

麦门冬

《神农本草经》

【异名】麦冬，寸冬。

【基原】为百合科植物麦冬的干燥块分根。

【性味归经】甘、微苦，微寒。归心、肺、胃经。

【功效】润肺养阴，益胃生津，清心除烦。

【应用】用于虚热所致之烦热、肺痿吐脓、肢体倦怠等；及热病伤阴所致之肠燥便秘、咽干等。

1. 咽干，吞咽困难，反胃呕逆　麦门冬10g，生地黄15g，藕200g，冰糖适量。取麦门冬、生地黄、藕分别洗净切碎，一起入锅加水适量煮沸，加入冰糖，再煮40分钟，去渣取汁，晾温。分顿服完。(《民间验方》)

2. 妊娠恶阻，呕吐不欲食　鲜麦门冬汁、鲜生地黄汁各50g，生姜10g，薏苡仁15g，粳米50～100g。先将薏苡仁、粳米及生姜煮熟。再下麦门冬与生地黄汁，调匀，煮成稀粥。分顿食用。(《圣济总录》)

3. 咳嗽，唇舌干燥　杏仁5g，麦门冬10g。取杏仁捣碎，麦门冬切碎，将以上2味加水适

量，煎煮 20 分钟，去渣取汁，加入蜂蜜，晾温。分次服完。(《民间验方》)

【用法用量】浸泡、炖、蒸、焖、熬。6～12g。

【成分】含多种沿阶草甾体皂苷、β – 谷甾醇、氨基酸、多量葡萄糖及葡萄糖苷等。

【药理作用】

1. 有抗菌作用，麦门冬粉在体外对白色葡萄球菌、大肠杆菌等有一定抗菌作用。

2. 有降血糖作用，并促使胰岛细胞恢复。

【使用注意】虚寒泄泻者慎服。

女贞子

《神农本草经》

【异名】女贞实，冬青子，鼠梓子。

【基原】为木犀科植物女贞的干燥成熟果实。

【性味归经】甘、苦，凉。归肝、肾经。

【功效】补益肝肾，明目乌发。

【应用】用于肝肾阴虚所致之腰膝软弱、疼痛拘挛、眩晕耳鸣、目暗不明、须发早白、骨蒸潮热等。

1. 腰膝软弱，疼痛拘挛　女贞子 400g，醇酒 1.5L。将女贞子洗净，置于净瓶中，用醇酒浸泡，经 5 日后开口，去渣备用。(《民间方》)

2. 肝肾精血亏虚，须发早白，脱发　女贞子 30g，制首乌 30g，黑芝麻 30g，生地黄 30g，生侧柏叶 30g，旱莲草 30g，川椒 9g，大青叶 12g，陈皮 15g，黑豆 500g，前 9 味煎 2 次，去渣，药液合并再煎为稀液，入黑豆（先洗净）煮至药汁吸收待尽，取出黑豆晾干，瓶贮。每次嚼食 60 粒，日食 3 次。(《经验方》)

3. 视物昏暗（肝肾不足型）　女贞子 12g，枸杞子 30g，蒺藜子 12g，车前子 15g，菟丝子 15g，白菊花 10g。将以上各药分别洗净，干燥，研为粗末，混合均匀，装入瓶中备用。每用 15g 药末煎取汤液，猪肝 90g（或羊肝、鸡肝）切为薄片，加入汤液中煮或蒸熟即可。服时加食盐少许调味。佐餐食或食后服均可。(《经验方》)

【用法用量】浸泡、炖、煮、蒸、焖、熬。6～12g。

【成分】本品含齐墩果酸、甘露醇、葡萄糖、棕榈酸、硬脂酸、油酸、甘油酸等。

【药理作用】

1. 可增强非特异性免疫功能，对异常的免疫功能具有双向调节作用。

2. 对化疗和放疗所致的白细胞减少有升高作用。

3. 可降低血脂，预防动脉粥样硬化。

4. 有强心利尿、降血糖、降眼压、保肝、抑制变态反应、抗菌、抗衰老、抗肿瘤作用。

【使用注意】脾胃虚寒泄泻及阳虚者禁服。

龟　胶

《神农本草经》

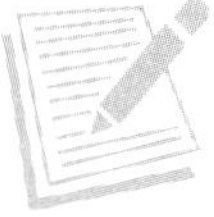

【异名】龟板膏，龟板胶，龟甲胶。

【基原】为龟科动物乌龟的背甲及腹甲经煎煮、浓缩制成的固体胶质。

【性味归经】甘、咸，平，归肝、肾经。

【功效】滋阴，补血，止血。

【应用】用于阴血亏虚所致之肾虚骨痿、小儿囟门不合、心虚惊悸、失眠健忘等；及阴虚血热所致之崩漏、月经过多等。

1. 阴亏血虚之眩晕、耳鸣、失眠、骨蒸劳热等 粳米100g洗净，加清水适量煮粥。粥熟后加龟胶10g，待全部烊化，再加糖适量即食用。（《实用药膳学》）

2. 肾阴虚亏所致之五心烦热、口干咽燥、腰膝酸软、遗精早泄及妇女月经不调、崩漏带下等 龟胶100g，黄酒1L置于锅中，用文火煮至龟板胶熔化即成，每日1～2次，每次10mL。（《本草汇言》）

3. 肝硬化初期 龟胶30g烊化，加红糖适量，早、晚分服。（《中国动物志》）

【用法用量】开水或黄酒化服，3～9g。

【成分】含胶质、脂质及钙盐等。

【药理作用】

1. 可有效降低亢进的甲状腺功能，增强机体的体液和细胞免疫功能，能改善动物阴虚证病理状态，使之恢复正常。

2. 促使肾上腺皮质生长。

3. 对动物子宫有明显的兴奋作用。

4. 可延缓衰老。

5. 有解热、补血、镇静、抗凝血、增加冠状动脉流量、提升白细胞效能等作用。

【使用注意】胃有寒湿者忌服。

鳖　甲

《神农本草经》

【异名】上甲，鳖壳，团鱼甲，鳖盖子。

【基原】为鳖科动物鳖的背甲。

【性味归经】咸，微寒。归肝、肾经。

【功效】滋阴清热，潜阳息风，软坚散结。

【应用】用于阴虚所致之骨蒸劳热、咯血、动风等，及癥瘕积聚等。

1. 肝脾肿大 鳖甲30g，三七30g，大枣20g，猪瘦肉120g，精盐、生姜等适量，加水炖熟，调味即可。（《药食同源物品使用手册》）

2. 骨蒸劳热，甚或咯血 鳖甲500g（滚水洗，去油垢净），北沙参120g，怀熟地、麦门冬各180g，白茯苓90g，广陈皮30g。水50碗，煎10碗，渣再煎，滤出清汁，微火熬成膏，炼蜜120g收。每日早、晚各服数匙，白汤调下。（《本草汇言》）

3. 瘰疬，瘘疮及风顽疥癣 鳖甲（炙）适量烧酒浸，酌量饮。（《普济方》）

【用法用量】煎汤，9～24g，先煎；熬膏或入丸、散。

【成分】含骨胶原、多种氨基酸及微量元素等。

【药理作用】

1. 具有补血作用，连续每日灌胃可使小鼠血红蛋白量明显增加。

2. 可抗肿瘤，对小鼠移植实质性癌具有抑制作用，使肿瘤直径减小，肿瘤重量显著减轻，鳖甲粉对人肠癌有抑制作用，且副作用小。

【使用注意】脾胃虚寒，食减便溏或孕妇禁服。

第十七节　收涩药

凡以收敛固涩为主要作用的药物，称为收涩药，又称固涩药。收涩药味多酸涩，具有固表止汗、敛肺止咳、涩肠止泻、固精缩尿止带、收敛止血等作用。用于治疗久病体弱、正气不固所致的自汗盗汗、久咳虚喘、遗精滑精、遗尿尿频、崩带不止等病证。

本类原料使用时应注意：

1. 应根据不同症状和病因，选择不同药材。

2. 本类药性涩恋邪，凡表邪未解，湿热所致的泻痢、血热出血，以及郁热未清者不宜应用，以免“闭门留寇”。

乌　梅

《神农本草经》

【异名】酸梅，黄仔，合汉梅，干枝梅。

【基原】为蔷薇科落叶乔木植物梅的近成熟果实。

【性味归经】酸、涩，平。归肺、肝、脾、大肠经。

【功效】敛肺止咳，生津止渴，涩肠止泻，安蛔。

【应用】用于诸虚所致之久咳、久泻久痢、虚热、消渴等；又用于蛔厥。

1. 消渴烦闷　乌梅肉 6g，微炒为末，水 2 盏，煎 1 盏，去滓，入豉 200 粒，煎至半盏，温服。(《简要济众方》)

2. 湿郁气滞的慢性胆囊炎　乌梅肉 60g，绵茵陈 30g，蜂蜜 250g。将乌梅、绵茵陈水煎取汁，加入蜂蜜搅匀，放入瓷盆中，加盖，文火隔水再炖 2 小时，冷却备用。(《药食同源物品使用手册》)

3. 慢性久咳、久泻　乌梅 20g，粳米 100g，冰糖适量。将乌梅煎汁去渣，入粳米煮粥，粥熟后加冰糖少许，稍煮即可。(《家庭药膳》)

【用法用量】煎服，或以糖、盐腌制后食，6～12g，大剂量可用至 30g。

【成分】含柠檬酸 19%、苹果酸 15%、琥珀酸、碳水化合物、谷甾醇、蜡样物质及齐墩果酸样物质。

【药理作用】

1. 含钾较高，有降血压、利尿作用。

2. 果酸有抗病原微生物的作用。

【使用注意】多食损齿，伤脾胃。外有表邪或内有实热积滞者不宜服。

肉豆蔻

《药性论》

【异名】肉果，玉果，迦拘勒。

【基原】为肉豆蔻科肉豆蔻属植物肉豆蔻的干燥种仁。

【性味归经】辛，温。归脾、胃、大肠经。

【功效】温中行气，涩肠止泻。

【应用】用于脾肾阳虚所致之五更泄、腹痛、纳差等。

1. 脾胃虚寒气滞所致的脘腹胀痛、食欲不振 肉豆蔻 3g，粳米 30g，姜片 5g。先将粳米熬粥，开锅 10 分钟左右加入肉豆蔻末和姜片同煮成粥食即可。(《家庭药膳》)

2. 泄泻（脾肾虚寒型） 猪肚 120g，肉豆蔻（煨制去油）12g，补骨脂 15g，五味子 12g，红枣 8 枚。将全部用料放入锅内慢炖 1 小时，调味食用。(《家庭药膳》)

3. 冷痢腹痛，不能食者 肉豆蔻 3g（去皮），醋和面裹煨，捣末，粥饮调下。(《太平圣惠方》)

【用法用量】煎服，3～10g；入丸散服，每次 0.5～1g。内服须煨熟去油用。

【成分】含挥发油、肉豆蔻酸、马拉巴酮等，并含有毒物质肉豆蔻醚（可通过面裹煨制去毒）。

【药理作用】

1. 有抗菌、抗炎、镇痛、抗氧化和抗血小板凝集等作用。
2. 对中枢神经系统有一定抑制。
3. 马拉巴酮 C 有抗癌作用。

【使用注意】湿热泻痢者忌用。

覆盆子

《名医别录》

【异名】黑刺莓，乌藨子，小托盘，马连果，马灵果。

【基原】为蔷薇科落叶灌木植物华南覆盆子的未成熟果实。

【性味归经】甘、酸，温。归肝、肾、膀胱经。

【功效】益肾，固精缩尿，养肝明目。

【应用】用于肝肾不足所致之遗精滑精、遗尿尿频、阳痿早泄、目暗不明等。

1. 小儿遗尿 覆盆子 12g，白果 20g，猪小肚（膀胱）150g。白果炒热去壳皮心，清水浸渍 3～4 小时；猪小肚洗净。把所有材料放入砂锅中，加水适量，武火煮沸后，文火煲 1.5～2 小时，至猪小肚烂熟。加食盐调味，随意饮用。(《药食同源物品使用手册》)

2. 小儿营养性贫血 覆盆子 10g，熟地黄 15g，花生 100g，木耳 20g，猪骨 250g，慢火炖熟，加食盐、葱、姜调味，随量饮用。(《家庭药膳》)

3. 肺虚寒咳 覆盆子适量，取汁作煎为果，仍少加蜜，或熬为稀饧，点服。(《本草衍义》)

【用法用量】煎汤，6～12g；浸酒、熬膏或入丸、散。

【成分】含没食子酸、β－谷甾醇和覆盆子酸等多种有机酸。

【药理作用】

1. 覆盆子中的水杨酸有抗菌作用。

2. 有机酸有镇咳、祛痰作用。

【使用注意】肾虚火旺、小便短涩者慎服。

莲　子

《神农本草经》

【异名】藕实，水芝丹，莲实，莲蓬子，莲肉。

【基原】为睡莲科多年生草本植物莲的成熟种子。

【性味归经】甘、涩，平。归脾、肾、心经。

【功效】补脾止泻，益肾固精，养心安神。

【应用】用于脾虚所致之纳差、泄泻等，肾虚所致之遗精、滑精、带下，心肾不交所致心悸失眠等。

1. 补益虚损　莲实（去皮）不以多少，用白酒浸 1 宿，入大猪肚内，用水煮熟，取出焙干。上为极细末，酒糊为丸，如鸡头大。每服 50～70 丸，食前温酒送下。(《医学发明》水芝丸）

2. 病后胃弱，纳食欠佳　莲子、粳米各炒 120g，茯苓 60g。共为末，砂糖调和。每 5～6 匙，白滚汤下。(《医学归门》莲肉糕）

3. 痤疮　莲子 100g，红枣 30g，花生 50g，加水炖熟，调入冰糖食用。(《中华药膳全书》)

【用法用量】煎汤，6～15g；或入丸、散。

【成分】含碳水化合物、蛋白质、脂肪、钙、磷、铁，果实含和乌胺，果皮含荷叶碱、原荷叶碱、氧黄心树宁碱和 N- 去甲亚美罂粟碱。

【药理作用】

1. 具有收敛、镇静作用。

2. 所含氧化黄心树宁碱尚有抑制鼻咽癌的作用。

【使用注意】中满痞胀、大便燥结者不宜使用。

芡　实

《本草纲目》

【异名】卵菱，鸡头实，鸡头，鸡头果，刺莲藕。

【基原】为睡莲科一年生大型水生草本植物芡的成熟种仁。

【性味归经】甘、涩，平。归脾、肾经。

【功效】固肾涩精，补脾止泻，除湿止带。

【应用】用于脾肾两虚所致之遗精滑精、遗尿尿频、脾虚久泄、带下等。

1. 老年人脾胃虚弱，便溏腹泻　炒芡实 30g，炒扁豆 20g，大枣 10 枚，糯米 100g，加水煮粥食用。(《药食同源话养生》)

2. 梦遗漏精　芡实末、莲花心末、龙骨（别研）、乌梅肉（焙干取末）各 50g。上味煮山药糊为丸，如鸡头大。每服 1 粒，温酒，盐汤任下，空心。(《杨氏家藏方》玉锁丹）

3. 慢性泄泻或五更泻　芡实、百合各 60g，煮稀饭共食或配山药亦佳。(《饮食治疗指南》)

【用法用量】煎汤，9～15g；或入丸、散，亦可适量煮粥食。

【成分】种子含淀粉、蛋白质及脂肪。此外，尚含钙、磷、铁和维生素 B_1、维生素 B_2、维生素 C、烟酸及胡萝卜素。

【药理作用】

1. 有抗氧化和清除自由基的作用。

2. 能减轻缺血再灌注心脏的损伤。

【使用注意】大、小便不利者禁服；食滞不化者慎服。

五味子

《神农本草经》

【异名】五梅子，山花椒。

【基原】为木兰科落叶木质藤本植物五味子或华中五味子的干燥成熟果实。

【性味归经】酸、甘，温。归肺、肾、心经。

【功效】敛肺滋肾，生津敛汗，涩精止泻，宁心安神。

【应用】用于肺肾两虚、精气耗伤所致之肺虚咳嗽、肾虚体弱、长期腰痛等。

1. 肺虚咳嗽 五味子 50g，苏梗 6g，人参 6g，核桃肉 6 个，砂糖 100g。用水煎熬成汁，去渣澄清。趁热食用。（《常见心肺疾病的食疗》）

2. 肾虚体弱，长期腰痛 杜仲 15g，五味子 6g，羊腰 500g，酱油、葱、姜、食盐等适量。杜仲、五味子加水适量，煎煮 40 分钟，去渣，加热浓缩成稠液备用。羊腰洗净，去筋膜臊腺，切成小块，先以芡汁裹匀，再以热素油爆炒，至嫩熟，调以杜仲等的浓缩稠液、酱油、食盐、葱姜等出锅。（《箧中方》）

3. 夏季食欲不振，消瘦 醋炙五味子 100g，枸杞子 100g，白糖或冰糖适量。将醋炙五味子、剪碎的枸杞子，放入洁净耐热的容器中，冲入沸水约 1.5L，盖严，浸泡 3 日。代茶饮。（《摄生众妙方》）

【用法用量】浸泡、炖、煮、熬，2～6g。

【成分】五味子含有丰富的木脂素、柠檬醛、有机酸、维生素、类黄酮、植物固醇等。

【药理作用】

1. 有镇静安神作用。

2. 可保肝消炎及再生肝脏组织。

3. 有滋补和增强肾脏机能、抗防自由基侵害、延缓衰老等作用。

【使用注意】凡表邪未解、内有实热、咳嗽初起、疱疹初期均不宜用。

山茱萸

《神农本草经》

【异名】枣皮。

【基原】为山茱萸科落叶灌木或乔木植物山茱萸的成熟果肉。

【性味归经】酸、涩，微温。归肝、肾经。

【功效】补益肝肾，收敛固涩。

【应用】用于肝肾亏损、冲任不固所致之遗精、滑精、遗尿、尿频、崩漏、体虚欲脱等。

1. 遗精，自汗，盗汗　山茱萸 1 盏，蜜 2 匙，粳米适量。煮粥食。(《遵生八笺》)

2. 阳痿，腰膝酸软，倦怠无力　山茱萸 15g，枸杞子 15g，虾仁 150g，芹菜 100g，加入调料炒熟食用。(《药食同源物品使用手册》)

3. 子宫脱垂　山茱萸 9g，制首乌 30g，鸡蛋 3 个。水煮何首乌、山茱萸，去渣后加入鸡蛋。(《百病中医药膳疗法》)

【用法用量】浸泡、煎、煮、熬，6～12g。

【成分】含山茱萸苷、皂苷、鞣质、熊果酸、没食子酸、草果酸、酒石酸及维生素 A 等。

【药理作用】

1. 山茱萸的果实煎剂在体外能抑制金黄色葡萄球菌的生长，而对大肠杆菌则无效。

2. 有明显的对抗肾上腺素性高血糖的作用，未见对正常大鼠血糖有明显影响。

3. 山茱萸总苷体内外用药，对小鼠均为免疫抑制作用。

4. 有抗休克、抗癌、抗氧化、抑制炎性反应的作用。

【使用注意】素有湿热、小便淋涩者不宜使用。

金樱子

《雷公炮炙论》

【异名】糖罐子，刺梨子，山石榴，山鸡头子。

【基原】为蔷薇科常绿攀缘灌木植物金樱子的成熟果实。

【性味归经】酸、甘、涩，平。归肾、膀胱、大肠经。

【功效】固精缩尿，固崩止带，涩肠止泻。

【应用】用于精关不固、冲任不固所致之遗精、滑精、遗尿、尿频、崩漏、带下过多、久泻久痢等。

1. 美容养颜　霜后取金樱子适量，去刺、核，捣烂，水煎，不得绝火。煎减半，滤过，仍煎似稀饧。每服 1 匙，用暖酒 1 盏调服。(《孙真人食忌》)

2. 小便频数，小便失禁　金樱子（去净外刺和内瓤）15g，猪膀胱 1 个，水煮服。(《泉州本草》)

3. 久痢脱肛　金樱子（去刺、仁）30g，鸡蛋 1 枚炖服。(《闽东本草》)

4. 男子阳痿、滑精，女子白带　金樱子（去毛、核）30g。水煎服，或和猪膀胱，或和冰糖炖服。(《闽东本草》)

【用法用量】煎服，6～12g。

【成分】含柠檬酸、苹果酸、维生素 C 、皂苷和丰富的糖类。

【药理作用】

1. 具有降血脂作用。

2. 有抗病原微生物作用，25% 根煎剂对金黄色葡萄球菌、大肠杆菌有很强的抑菌作用，对绿脓杆菌也有效。

【使用注意】实火、邪实者不宜使用。

第十八节 驱虫药

凡以驱除或杀灭人体寄生虫为主要作用的药物，称为驱虫药。驱虫药味多苦，对人体肠道寄生虫有毒杀作用，用于治疗肠道寄生虫病，如蛔虫病、蛲虫病、绦虫病、钩虫病等。

本类原料使用时应注意：

1. 应根据不同症状和病因，选择不同药材。
2. 本类药一般应在空腹时服，以使药物充分作用于人体，而保证疗效。
3. 部分药物有毒，应注意剂量，以免中毒。
4. 在发热或腹痛剧烈时，宜先清热或止痛，待缓解后再使用驱虫药。
5. 孕妇及年老体弱者应慎用。

榧　子

《新修本草》

【异名】榧实，玉山果，赤果，香榧，野杉子。

【基原】为红豆杉科植物榧的干燥成熟种子。

【性味归经】甘，平。归大肠、胃、肺经。

【功效】杀虫，消积，通便，润燥。

【应用】用于虫积所致之腹痛、纳差、肠燥便秘等。

1. 钩虫，蛔虫，蛲虫病等　榧子（切碎）30g，使君子仁（切细）30g，大蒜瓣（切细）30g。水煎去滓，每日3次，空腹时服。(《现代实用中药》)

2. 寸白虫

①榧子日食7颗，满7日，其虫尽消为水即瘥。(《食疗本草》)。

②榧子、槟榔、芜荑适量各等份，上为散，温酒服6g。(《普济方》)

3. 痔疮，疝气，小便频数，小儿疳积，夜盲　每日嚼食香榧7粒。(《食物中药与便方》)

【用法用量】煎汤，9～15g，连壳生用，打碎入煎；或10～14枚，炒熟去壳，取种仁嚼服；或入丸、散。驱虫宜用较大剂量，顿服；治便秘、痔疮宜小量常服。

【成分】种子含有丰富的脂肪油、乙酸芳樟脂和玫瑰香油。

【药理作用】

1. 对钩虫有抑制、杀灭作用，能驱猫绦虫。
2. 日本产榧子所含生物碱可使子宫收缩。

【使用注意】脾虚泄泻及肠滑大便不实者慎服。

槟　榔

《名医别录》

【异名】大腹子，海南子。

【基原】为棕榈科常绿乔木植物槟榔的干燥成熟种子。

【性味归经】苦、辛，温。归胃、大肠经。

【功效】杀虫消积，行气利水，截疟。

【应用】用于多种肠道寄生虫所致之胃脘疼痛、厌食、腹胀等；及用于气滞所致之水肿、脚气肿痛；又用于疟疾、寒热久发不止等。

1. 胃脘疼痛，厌食，嗳气味臭　槟榔 10g，莱菔子 10g，陈皮 5g，白糖 20g。取槟榔打碎，莱菔子炒爆，陈皮洗净切丝。将以上 3 味药一并煎煮至药透，去渣取汁，兑入白糖，晾温。分次服完。(《民间验方》)

2. 脘腹胀痛，水肿脚气，虫积腹痛　槟榔 10g，粳米 50g，白糖适量。将槟榔子捣碎，装入纱布袋内，煎取药汁，再以药汁煮粥，加白糖适量。(《太平圣惠方》)

3. 心脾作痛　鸡心槟榔、高良姜各 4.5g，陈米 100 粒，同以水煎，服之。(《直指方》)

【用法用量】浸泡、煎、煮、熬，3～10g；60～120g（单用）。

【成分】含槟榔碱、槟榔次碱、去甲基槟榔碱等生物碱，以及鞣质、脂肪油、槟榔红色素、淀粉、树脂等。

【药理作用】

1. 槟榔碱是有效的驱虫成分，且有抗真菌、抗病毒的作用。

2. 槟榔碱的作用与毛果芸香碱相似，可兴奋 M- 胆碱受体引起腺体分泌增加，也能兴奋 N- 胆碱受体，对中枢神经系统也有拟胆碱作用。

【使用注意】脾虚便溏或气虚下陷者忌用；已证明槟榔中含有致癌物质，要慎用。

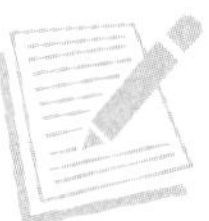

下篇
药膳配方

第六章
解表类

扫一扫，查阅本章数字资源，含PPT、音视频、图片等

凡以解表类药物和食物为主制作而成，具有发汗、解肌、透疹等作用，用以预防或解除外感表证的药膳配方，称为解表类药膳。

本类药膳主要适用于表证；亦可用于麻疹初起，疮疡初起，水肿兼见表证者。表证是指六淫之邪侵入肌表，病位尚浅，症见恶寒发热、头痛、身痛、脉浮等。

外邪六淫有寒热之异，人体有虚实之别，故外感表证又有风寒表证、风热表证的不同，或见体虚者。在治法上有辛温解表与辛凉解表之分；兼见气、血、阴、阳诸不足者，还须结合补益法以扶正解表。因此解表类药膳方分为辛温解表类、辛凉解表类和扶正解表类三类。

第一节　辛温解表类

辛温解表类药膳可解表散寒，适用于外感风寒表证，症见恶寒重发热轻、头痛项强、肢体酸痛、口不渴、舌苔薄白、脉浮紧等。辛温解表的常用原料主要有生姜、葱、荆芥、防风、紫苏叶，主要代表药膳方有生姜粥、防风粥、五神汤、川芎白芷炖鱼头、姜糖苏叶饮、葱豉粥。

生姜粥

【来源】《饮食辨录》。

【组成】粳米 50g，生姜 5 片，连须葱数茎，米醋适量。

【制法用法】

1. 将生姜洗净，捣烂；葱洗净备用。
2. 将生姜与粳米同入锅中，加清水适量，煮粥。
3. 粥将熟时加入葱、醋，稍煮即成。
4. 趁热服食，覆被取遍身微微汗出。

【功效】解表散寒，温胃止呕。

【应用】风寒表证。适用于外感风寒之邪引起的头痛身痛、无汗呕逆等病症。本品食用方便，老幼咸宜，是治疗风寒型感冒初起之良方。临床治疗轻微感冒，可以生姜单味煎服即效。胃寒呕吐、肺寒咳嗽之风寒表证者亦可应用。

【方解】本方是以生姜、粳米为主料配制而成的药膳配方，具有解表散寒、温胃止呕之功效。方中生姜辛温发散，可发汗解表、温胃止呕，是治疗外感风寒症见恶寒重发热轻、头痛、鼻塞之要品。粳米甘平，为温中益气之佳品；粳米又善助药力。葱为常用的调味品原料，可发汗解表、散寒通阳，是治疗感冒风寒轻证的常用品；且常与生姜配伍。再加食醋调味，健胃消食。四味相伍，共奏解表散寒、温胃止呕之效。

【使用注意】本膳适用于外感风寒感冒的患者。本品为辛温之剂，素有阴虚内热及热盛之证者忌用；外感表证属风热者忌用。

【附方】

1. 生姜粥（《圣济总录》） 由生姜（去皮切细）10g，炙枇杷叶 6g（为末），粳米 100g 组成。先煎生姜、枇杷叶，滤取汁；入粳米煮粥，候熟；少入食盐、酱油等佐料即成；空腹温服。功效为解表散寒，化痰止咳，理气和胃。适用于风寒束表所致头身疼痛，咳喘呕逆。

2. 生姜炒米粥（《本草纲目》） 由生姜 50g，炒米 50g，红糖适量组成。先将生姜洗净，切成薄片，与炒米同煮成粥，再加入红糖搅匀即可；趁热服，感冒愈后即停。功效为解表发汗，疏散风寒。适用于外感风寒，症见鼻塞流涕、咳嗽、食欲不振或伴有恶心呕吐者。

防风粥

【来源】《千金月令》。

【组成】防风 10～15g，葱白 2 根，粳米 100g。

【制法用法】

1. 先将防风、葱白煎煮取汁，去渣。
2. 粳米按常法煮粥。
3. 待粥将熟时加入药汁，煮成稀粥服食。
4. 每日早、晚食用。

【功效】祛风解表，散寒止痛。

【应用】风寒表证或夹湿。适用于外感风寒表证或夹湿，症见发热、恶寒或恶风、流清涕、自汗、头身痛、骨节酸痛冷痛、肠鸣腹泻。可用于春季风寒感冒，对老幼体弱患者也较适宜。

【方解】本方所主，为风寒束表或夹湿所致，故治宜祛风散寒、解表止痛。方中防风辛温轻散，升发而能散，润泽而不燥，主祛风解表、胜湿止痛，能发邪从毛窍而出。葱白可发汗解表，散寒通阳，主治感冒风寒轻证。葱白与防风相须配伍，能行周身，以加强发汗解表之功效。粳米温中益气，又善助药力，可助防风、葱白以发汗解表。三味相伍，共奏发汗解表之效。

【使用注意】本膳适用于外感风寒感冒的患者。本品为辛温之剂，素有阴虚内热及热盛之证者忌用；外感表证属风热者忌用。

【附方】

荆芥粥（《养老奉亲书》） 由荆芥 5～10g，薄荷 3～5g，淡豆豉 5～10g，粳米 50g 组成。先将荆芥、薄荷、淡豆豉煮沸 5 分钟，去渣取汁；另将粳米洗净煮粥；待粥将熟时，加入药汁，同煮为粥；每日 2 次，温热服。功效为疏风解表，利咽。适应于伤风感冒，症见发热恶寒、头痛、咽痛。

五神汤

【来源】《惠直堂经验方》。

【组成】荆芥、紫苏叶各 10g，茶叶 6g，生姜 10g，红糖 30g。

【制法用法】

1. 红糖加水适量，烧沸，使红糖溶解。

2. 荆芥、苏叶、茶叶、生姜用另锅加水，文火煎沸。

3. 倒入红糖溶解搅匀即成。

4. 趁热饮。

【功效】发汗解表。

【应用】风寒表证。适用于风寒感冒，症见恶寒发热、身痛、无汗。本方可用于风寒感冒初起症状较轻者，也可作为外感病流行期间的预防药膳。

【方解】本方所主，为风寒感冒之初起，治宜辛温解表。方中荆芥为轻扬之品，可祛风解表，善治外感风寒引起的头痛、发热、无汗等症。紫苏叶为辛温发散之品，能解表散寒，开宣肺气，常与生姜相须配伍，以增强发散解表之功。茶叶苦甘而凉，可解百毒，清头目。红糖甘温，既可温中散寒，助诸药发散在表之风寒；又可作为调味品，缓诸药辛辣苦涩之异味。本方作用和缓，为祛风、散寒、解表之轻剂。

【使用注意】本膳适用于风寒感冒之初起的患者。阴虚内热及表虚自汗者忌用；外感表证属风热者忌用。

川芎白芷炖鱼头

【来源】《家庭食疗手册》。

【组成】川芎、白芷各 3～9g，鳙鱼头 500g，葱、胡椒、生姜、食盐各适量。

【制法用法】

1. 将鳙鱼头去鳃洗净。

2. 连同川芎、白芷、葱、胡椒、生姜放入砂锅内，加水适量。

3. 先武火烧沸，再以文火炖 30 分钟。

4. 入食盐调味即成。

5. 每日早、晚吃鱼喝汤。

【功效】祛风散寒，活血止痛。

【应用】风寒表证兼血瘀证。适用于风寒之头风、头痛、鼻渊，症见恶寒、前额痛、周身疼痛；可用于风湿痹痛，症见四肢拘挛痹痛；也适用于因瘀血引起的疼痛。

【方解】本方所主，为风寒外袭、瘀阻脉络所致，故治宜祛风散寒、活血止痛。方中川芎能祛风止痛，又秉升散之性，能上行头目，为治头痛之要药；川芎又为血中之气药，能通达气血，活血散瘀，行气止痛。白芷辛温，芳香上达，能解表散寒、祛风止痛，与川芎配伍，相互增强作用；因气味芳香，故又能增加菜肴的香味。再配以葱、姜、胡椒，既能调和菜肴之味，又能增强发汗解表之功。鳙鱼头，即花鲢鱼头，甘温无毒，其肉细腻，其味鲜美，可暖胃散寒，止头晕头痛，益脑髓。配合诸药调制，可奏散寒解表止痛之功。

【使用注意】本膳适用于风寒表证兼血瘀证之疼痛的患者。川芎用量不宜太多；若有月经过多或阴虚火旺之头晕、头痛者，则不宜食用；素体阴虚或郁热者忌用。

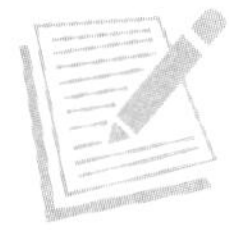

姜糖苏叶饮

【来源】《本草汇言》。

【组成】生姜 3g，紫苏叶 3g，红糖 15g。

【制法用法】

1. 将生姜、紫苏叶洗净，切成细丝，同置茶杯内，加沸水浸泡 5～10 分钟。

2. 放红糖拌匀即成。

3. 每日 2 次，趁热服。

【功效】发汗解表，祛寒健胃。

【应用】风寒表证。适用于风寒感冒，症见恶寒发热、头身痛。对兼见恶心呕吐、胃痛腹胀的胃肠型感冒，则更为适宜。本方可作为外感病流行期间的预防药膳，也可作为风寒感冒初起阶段的治疗药膳。

【方解】本方所主，为风寒所致，故治宜辛温解表、发散风寒。方中紫苏叶辛温，叶本轻扬，可发表散寒，宣通肌表，疏散肺闭，理气和营，能治疗风寒感冒，症见恶寒发热、头痛鼻塞，或兼见咳嗽、胸闷不舒；其与生姜相须配伍，可增强解表散寒之功。红糖甘温，既可温中散寒，助紫苏叶、生姜发散在表之寒；又可作为调味品，缓生姜、紫苏叶辛辣苦涩之味。

【使用注意】本膳适用于风寒感冒的患者。素体阴虚，或湿热内蕴，或外感风热者忌用。

【附方】

1. 姜葱苏叶橄榄汤（《饮食疗法》） 由新鲜橄榄（连核）60g，葱头 15g，生姜、紫苏叶各 10g 组成。将上 4 味加水两碗半，共煎至 1 碗，去渣取汁，稍加食盐调味即可，温热服。功效为解表散寒，健胃和中。适用于风寒感冒，症见发热头痛、鼻流清涕、脘腹胀满、恶心。

2. 姜葱梨鸡蛋（《饮食与长寿》） 由梨 120g，生姜 15g，葱白 15g，鸡蛋 2 枚组成。将梨、葱白、姜煎汤；将鸡蛋打入碗中搅匀，用煎好的沸汤冲入即成；趁热顿服，覆被取遍身微汗出。功效为散寒解表。适用于风寒束表型感冒，症见发热头痛、鼻流清涕、咳嗽。

葱豉粥

【来源】《太平圣惠方》。

【组成】葱白 50g，淡豆豉 20g，粳米 50g，食盐、胡椒粉、生姜末各适量。

【制法用法】

1. 将葱白洗净，切成碎末，备用。

2. 淡豆豉用温水泡 20 分钟，洗净，备用。

3. 粳米用水淘洗干净，放入锅中，加入清水，用武火烧沸，再改用文火慢慢熬煮；熬煮米熟时，加入葱末、生姜末、淡豆豉、胡椒；继续煎煮 15 分钟，即可停火。

4. 每日早、晚各 1 次，每次 1 碗，趁热食用。

【功效】发汗解表，通阳解毒。

【应用】风寒表证。适用于伤风感冒，症见恶寒发热、头痛鼻塞、咽喉肿痛、二便不利、腹痛。也适用于伤寒初起，邪在卫分者，症见发热、微恶寒、头痛身痛、舌苔薄白、脉浮。

【方解】本方所主，为风寒所致，或新感风寒之邪引动伏气，故治宜发汗解表、通阳解毒。方中葱白性味辛温，入肺、胃经，辛而带润，温而不燥，有通阳发表、解毒止痛之功，可除风湿

身痛麻痹。淡豆豉辛散轻浮，能疏散表邪，且发汗解表之力颇为平稳。葱白和淡豆豉同用，葱助豉力，豉借葱功，相得益彰。煮粥服食，可补充人体发热时丢失的水分，使汗出热退而正气不受损伤；又可解除外感风寒、头身疼痛、肌肉酸痛之症。诸药相合，发汗不伤阴，又无凉遏之虑。

【使用注意】本膳适用于风寒感冒，服食后卧被取汗，效果更佳。外感风热者忌用。

【附方】

1. 葱豉茶（《太平圣惠方》） 由葱白 3g，淡豆豉 15g，荆芥 3g，薄荷 3g，栀子 4.5g，生石膏 30g，紫笋茶末 10g 组成。将葱白去须，石膏捣碎，加水同煎，去渣，取汁；下茶末，再煎 5 分钟即可；分 2 次温服，每日 1 剂。功效为发散解表，兼清里热。适用于外感风寒，内有里热之证，症见恶寒、头痛、肢节酸痛、发热、口苦而渴。

2. 葱白粥（《老年人饮食指南》） 由新鲜连根葱白 15～20 根，粳米 60g 组成。先将粳米煮粥，煮至半生半熟时，加入葱白同煮熟即成，温热服。功效为发汗散寒，温中止痛。适用于老年人体弱易伤风感冒，症见恶寒发热、头痛、鼻塞流涕，或伴有腹痛腹泻。

3. 葱爆肉（《老年人饮食指南》） 由猪瘦肉 200g，葱 100g，食用油 24g，酱油、白糖、黄酒、味精、香菜段、花椒油各适量组成。先将猪肉切成薄片，葱、香菜各切成段；锅内加食用油，烧热，下入肉片翻炒，待肉片变色时，加入黄酒、葱段、白糖、酱油，继续翻炒；熟时，加入香菜段，淋入香油即可；佐餐食用。功效为发汗透表，温中和胃。适用于感受风寒，症见恶寒发热而汗少；或有慢性胃炎，遇寒则脘腹隐痛，食则腹胀之病症。该品荤而不腻，无留邪之弊。

第二节　辛凉解表类

辛凉解表类药膳可发散风热，适用于外感风热表证，症见发热重恶寒轻、头痛、有汗、口渴、咽痛、脉浮数。辛凉解表的常用原料主要有菊花、薄荷、芫荽、荸荠、金银花，主要代表药膳方有银花茶、薄荷粥、豉粥。

银花茶

【来源】《疾病的食疗与验方》。

【组成】金银花 20g，茶叶 6g，白糖适量。

【制法用法】

1. 将金银花、茶叶放入锅内，加清水适量，用武火烧沸 3 分钟。

2. 加入白糖，搅拌溶解即可。

3. 代茶饮，连服 2～3 日。

【功效】辛凉解表。

【应用】风热表证。适用于风热感冒，症见发热、微恶风寒、咽干口渴。夏季热盛时亦可饮用。

【方解】本方所主，为风热感冒，故治宜宣散风热。方中金银花可轻宣疏散，又能清热解毒，用于外感风热或温病初起，症见发热而微恶风寒者。茶叶苦甘而凉，清头目，除烦热，利小便，生津液，解百毒。白糖甘寒，可除烦热，生津液，且能改善金银花的苦味。

【使用注意】本膳适用于风热感冒的患者。素体阳虚或脾虚便溏者忌用。

【附方】

1. 银花饮（《中华食物疗法大全》） 由金银花30g，山楂10g，蜂蜜250g组成。将金银花、山楂放入锅内，加清水适量，用武火烧沸3分钟后，将药汁滤入盆内；再加清水煎熬3分钟，滤出药汁；将两次药汁一起放入锅内，烧沸后，加蜂蜜，搅匀即成；代茶饮。功效为辛凉解表。适用于风热感冒，症见头痛发热、口渴。

2. 菊花汤（《古今长寿妙方》） 由菊花、白糖各40g组成。将菊花放入锅内，加清水400mL，加热稍煮一二滚即可；保温30分钟过滤加白糖，搅拌溶解后，放冰箱2小时即可；作冷饮服。功效为散风清热，明目醒脑。适用于风热感冒，症见发热头痛、头晕目眩、口渴。

薄荷粥

【来源】《长寿药粥谱》。

【组成】 薄荷15g（鲜品30g），粳米50g，冰糖适量。

【制法用法】

1. 先将薄荷放入锅内，加清水适量，煮2～3分钟，去渣取汁。
2. 粳米洗净煮粥。
3. 待粥将熟时，加入冰糖适量及薄荷汤，再煮一二沸即可。
4. 稍凉后服，每日1～2次。

【功效】 疏散风热，清利咽喉。

【应用】 风热表证。适用于风热感冒，症见发热恶风、头痛目赤、咽喉肿痛。也可作为夏季防暑解热之品使用。尤其对于中老年人，在春夏季节服用，可以清心怡神，疏风散热，增进食欲，帮助消化。素有胃病、新感风热者亦较为适宜。

【方解】 本方所主，为风热感冒，故治宜疏散风热。方中薄荷性味辛凉，入肝、肺经，辛能发散，凉能清利，专于散风清热，有疏散风热，清利头目之功，故为头痛、头风、眼目咽喉口齿诸病之要药；亦为常用的发汗解热之品。粳米性平味甘，归脾、胃经，具有健脾益胃、养阴生津、除烦止渴等功效。冰糖性平味甘，入肺、脾经，有补中益气、和胃润肺的功效。三味合用，既能疏散风热、清利咽喉，又可健脾生津养胃。

【使用注意】 本膳适用于风热感冒的患者，在夏季使用尤为适宜。但薄荷芳香辛散，不宜久煎。

豉　粥

【来源】《圣济总录》。

【组成】 淡豆豉15g，葱白3茎，薄荷6g，生姜6g，羊髓100g，白米100g，食盐少许。

【制法用法】

1. 先将洗净的葱切段、姜切片。
2. 将葱段、姜片、淡豆豉入锅内，加适量清水，煎煮5分钟。
3. 后下薄荷，稍煎。
4. 去渣取汁。
5. 入米，再煮，候粥熟。

6. 下羊髓，加食盐，煮沸，搅匀即可。

7. 空腹温服。

【功效】祛风，清热，解毒。

【应用】风热表证。适用于疮疡初起，局部红、肿、热、痛，而脓尚未成者。本方对疮疡初起兼见表证者具有较好的辅助治疗作用。

【方解】本方所治疮疡，多由外感邪毒，侵入机体，蕴积化热所致，故治宜发散解表、清热解毒。方中淡豆豉味苦辛凉，可解表、宣郁、解毒，为治疗天行时疾、疫疠瘟瘴之药，疮疡初起，用之最宜；配以薄荷疏风散热，辟秽解毒，可治伤寒头痛、霍乱吐泻、痈疽疥癞诸疮；羊髓甘温，益阴补髓，润肺泽肌，主治痈疽疮疡、目赤目翳；粳米甘平，善助药力，配合薄荷以清热，配合姜、葱、豉以发汗。诸味相伍，共奏疏风、清热、解毒之功。

【使用注意】本膳适用于疮疡初起、脓尚未成的患者。疮疡脓已成者忌用。

第三节　扶正解表类

扶正解表类药膳可培补正气，解除表邪，适用于表证而兼正气虚弱之体虚感冒，正虚指气、血、阴、阳不足。扶正解表类药膳多由补虚、解表之品组成，常用原料主要有葱白、淡豆豉、薄荷、人参、香菇、核桃仁等，主要代表药膳方有淡豉葱白煲豆腐、生津茶、葛粉羹。

淡豉葱白煲豆腐

【来源】《饮食疗法》。

【组成】淡豆豉 12g，葱白 15g，豆腐 200g。

【制法用法】

1. 豆腐加水 1 碗半，略煎。

2. 加入淡豆豉，煎取大半碗。

3. 再入葱白，滚开即出锅。

4. 趁热服食，服后覆被取微汗出。

【功效】疏散风邪，扶正解表。

【应用】体虚感冒。适用于年老体虚者之伤风感冒，症见头痛身楚、恶寒微热、咳嗽咽痛、鼻塞流涕。本方是临床治疗年老体虚外感风邪轻证的食疗良方。

【方解】本方是遵循《肘后备急方》中葱豉汤方意，以淡豆豉、葱白为主料，伍用豆腐制作而成的药膳食品，具有扶正解表之功。方中淡豆豉味苦辛凉，入肺经，能升能散，为宣郁之上剂，尤长于宣散解表，凡外受寒热、暑湿交感、食饮不运者皆可应用。葱白辛温，入肺、胃经，专主发散风寒邪气。葱、豉相合，发汗解表之力增强，可用于风寒、风热、暑湿诸外感病证，故《肘后备急方》将葱豉汤视为数种伤寒之“一药兼疗”妙品。配料豆腐能益胃和中，与主料共收扶正解表作用；煲汤热服可助药物的发散之力。全方辛散而不燥烈，无过汗伤津之弊；扶正而不滞邪，无闭门留寇之虑。

【使用注意】本膳适用于年老体虚而外感风邪之患者。外感重证不宜。

生津茶

【来源】《慈禧光绪医方选议》。

【组成】青果5个，金石斛6g，菊花6g，荸荠5个，麦门冬9g，鲜芦根2支，桑叶9g，竹茹6g，鲜藕10片，黄梨2个。

【制法用法】

1. 先将青果、荸荠洗净，去皮。
2. 黄梨洗净，去皮，切片。
3. 鲜芦根洗净，切碎。
4. 鲜藕洗净，切片。
5. 将上10味入锅内，加清水适量，煎煮，取汁。
6. 代茶频饮，每日1剂。

【功效】解表清热，生津止渴。

【应用】肺胃阴虚，外感风热表证。适用于素体肺胃阴虚，复微受风热外邪之证，症见身有微热、头痛鼻塞、口干咽燥、燥咳不爽、手足心热、不思饮食。本方对肺胃阴虚之风热轻证尤为适宜。因阴虚者外感易于化热、化燥、伤肺，故本方也可作为阴虚之人预防感冒的保健饮品。

【方解】本方所主，为肺胃津伤，感受风热之邪所致，故治宜解表清热，养胃生津。方中桑叶甘苦寒，菊花甘苦微寒，轻清灵动；桑叶清宣肺气，菊花疏散风热，两药直走上焦以驱除外邪，共为主料。然素体阴虚之质，汗源不充，单用发散之品邪气不易外解，且有劫液耗阴之弊，必须滋阴养液以治病本，故伍用较多的滋润之品。其中麦门冬、石斛、芦根、藕、梨滋阴润燥，清热生津；青果、荸荠、竹茹清热利咽，化痰止咳；两组配料有标本兼顾之功。全方滋阴为主，兼以解表。

【使用注意】本膳适用于素体肺胃阴虚的风热感冒患者。外感重证或阴伤不明显者不宜，以免留邪。

葛粉羹

【来源】《常用特色药膳技术指南（第一批）》。

【组成】葛根粉250g，菊花6g，豆豉150g，生姜9g，葱丝9g，精盐6g。

【制法用法】

1. 生姜、淡豆豉、菊花放入清水中小火煮20分钟，去渣取汁，大火烧沸。
2. 调入葛根粉加水调成芡汁，煮沸成熟，加盐调味，撒上葱丝即可。

【功效】解肌生津，除烦。

【应用】风热感冒兼阴虚证。适用于风热感冒兼阴虚者，亦适用于消渴、头痛眩晕属阴虚者，症见头痛口渴、心烦失眠、口舌溃疡。

【方解】方中葛根发表解肌有清热生津之功，可治湿热灼津所致的口干口渴、恶心呕吐。菊花辛以发散，凉以清热，用以疏散风热，且能入肝经而清肝热、平肝阳。淡豆豉，味苦辛，性平，归肺、胃经，功善解肌发表、宣郁除烦。生姜发汗解表温中，粳米健脾益气生津，二者合用以顾护胃气。全方寒而不凝，滋而不滞。

【使用注意】本膳适用于风热感冒兼阴虚患者。风寒、虚寒、脾胃不佳者忌食。

第七章
清热类

扫一扫，查阅本章数字资源，含PPT、音视频、图片等

凡以清热类药物和食物为主组成，具有清热、祛火、凉血、解毒等作用，用于治疗里热证的药膳称为清热类药膳。

本类药膳适应于各种里热证。里热证的本质是“阳热内盛”与“阴虚内热”。外感六淫可入里化热变为里热证；五志过极、实邪郁滞、脏腑偏盛亦可化火，而成里实热证。而劳损淫欲，久病不愈，阴精亏耗，阴不制阳，虚火即可内生，这又属虚热证。里实热证常有发热喜凉，口渴饮冷，面红目赤，烦躁多言，小便短赤，大便干结，舌红苔黄，脉数等证候。虚热证常有心烦不眠、潮热盗汗、口燥咽干、形体消瘦、舌红少苔、脉细数等。根据其病程表现有在气分、血分之异，病位有在脏、在腑之殊，病证亦有温热、暑热、热毒、脏腑热与阴虚内热等之分，但就大的方面来说，常可分成“阳盛则热”实热证，“阴虚内热”虚热证两大类。治疗根据《素问·至真要大论》“热者寒之，温者清之”的原则立法，选用寒凉清热的食品或药材组成清热类方剂。临床根据治法与方剂作用的不同，清热类药膳可分为清气凉营类、清热祛暑类、清热解毒类、清脏腑热类、清退虚热类5种。

清热类药膳以金银花、蒲公英、紫花地丁、竹叶、石膏、生地黄、香薷、藿香、佩兰及西瓜、苦瓜、丝瓜、绿豆、扁豆、茶叶、荷叶、荷梗、马齿苋、鱼腥草等药材、食材最为常用，代表药膳方如石膏粳米汤、五汁饮、生地黄粥、二根西瓜盅、荷叶冬瓜汤、马齿苋绿豆粥、天花粉粥、竹茹饮、枸杞叶粥、双母蒸甲鱼等。

由于本类药膳多由寒凉原料组成，使用时应注意顾护脾胃。阳虚之体、胃弱之人，应慎用本类药膳，以免伤阳损胃。

第一节 清气凉营类

清气凉营药膳适用于温热病邪在气分、营分，或热盛阴津损伤之证，证见高热烦躁、汗出较多、口渴多饮、苔黄、脉洪大滑数，或高热心烦、吐衄发斑、舌绛等。清气凉营药膳多由清热凉营之品组成，药食常用石膏、竹叶、乌梅、粳米、梨、蜜等，药膳方如石膏粳米汤、竹叶粥等。

石膏粳米汤

【来源】《医学衷中参西录》。

【组成】生石膏60g，粳米100g。

【制法用法】

1. 粳米洗净，与生石膏（包）一同放入锅内。

2. 加水适量，武火烧开，改成文火继续煮至米熟烂。

3. 去渣取汁，每日 1 ～ 2 剂。

【功效】清热泻火，除烦止渴。

【应用】阳明气分热盛证。适用于外感寒邪入里化热，或温热病邪在气分所致壮热头痛、面赤心烦、汗出口渴、脉洪大有力等症。可用于一些感染性疾病，如大叶性肺炎、流行性乙型脑炎、流行性出血热等有气分热盛者，酌量饮用。

【方解】本方所治之证为伤寒邪入阳明，由寒化热，或温邪传入气分所致。治宜清泄阳明气分热邪。本方由《伤寒论》“白虎汤”化裁而成。方中石膏味辛甘，性大寒，归肺胃二经，具清热泻火、退热解肌、除烦止渴之功，是清解气分实热的要药。粳米甘平，本方用之有两个含义：一则顾护胃气，预防大量服用寒凉的石膏而损伤脾胃；二则辅助石膏生津、止渴、除烦。全方药食虽少，却配伍得当，祛邪不伤正，清热不伤胃，实为清解阳明气分热邪之优良膳方，所以张锡纯赞其“治愈者不胜计”。

【使用注意】本膳性凉，适宜于外感寒邪入里已化热，或温热病邪羁留气分的里热证。表证未解、里证未成者忌用。此外，气虚发热者，或平素脾胃虚寒的人忌用。

【附方】

石膏茶（《太平圣惠方》） 生石膏 60g（包），紫笋茶末（上等绿茶）3g。先用水煎石膏取汁，再以药汁冲泡茶末，代茶温饮。此方功用同上方，唯顾护胃气之力不足。

竹叶粥

【来源】《老老恒言》。

【组成】生石膏 30g，鲜竹叶 10g，粳米 100g，冰糖适量。

【制法用法】

1. 鲜竹叶洗净，同生石膏（包）一同放入锅内。

2. 加水适量煎煮，去渣取汁。

3. 放入洗净的粳米，按常法煮成稀粥，调入冰糖即成。

4. 每日分 2 ～ 3 次食用，病愈即止。

【功效】清热泻火，清心利尿。

【应用】感受暑热，气津两伤证。适用于温热病发热口渴，身热多汗，心胸烦闷，口舌生疮，尿赤量少，虚烦不寐，脉虚数等。凡暑热疾病，发热气津已伤者，本方尤为适合。常见的中暑、夏季热、流行性脑炎后期等气津已伤者，另糖尿病的干渴多饮属胃热阴伤者也可以食用，但注意不放入冰糖。

【方解】本方所治之证乃邪入气分，肺、胃、心经热盛所致。治宜解气分邪热，清肺、胃、心经之火。方中石膏味辛甘，性大寒，归肺、胃二经，具清热泻火、退热解肌、除烦止渴之功。竹叶味甘微苦，性质寒凉，归心、胃、小肠经，既可清解气分、生津止渴，又能清心除热、通利小便。方中使用竹叶之目的：一是协同石膏清热泻火，生津止渴；二是清心利尿以除心烦尿赤、口舌生疮等。粳米味甘性平，调养胃气，防止寒凉之品伤胃。冰糖既可调味，又能清热生津。以上 4 味合而用之，共奏清热泻火、清心利尿之功，且解热而不伤胃，补虚而不恋邪，对温热病邪

在气分、肺胃心经火热亢盛之身热口渴、心烦不宁、口舌生疮、小便短赤涩痛，以及暑热病发热口渴、心烦尿赤与小儿高热惊风等皆有一定的治疗作用。

【使用注意】本膳性寒凉，适宜于暑热较盛者。凡脾胃虚寒或阴虚发热者不宜使用本方。

【附方】

竹叶粥（《本草纲目》） 鲜竹叶10g，山栀子1枚，粳米100g。可先将鲜竹叶及山栀子洗净煎煮，然后去渣，放入粳米一同熬煮即可。功用清热除烦，清心利尿。适用于热邪炽盛证。

石膏乌梅饮

【来源】《外台秘要》。

【组成】生石膏150g，乌梅20枚，白蜜适量。

【制法用法】

1. 石膏打碎，纱布包裹。
2. 将石膏与洗净的乌梅一同放入锅内。
3. 加适量水武火煮开，改用文火继续煎煮，去渣取汁。
4. 调入白蜜拌匀即成。
5. 代茶饮。

【功效】清热泻火，生津止渴。

【应用】热盛伤津证。适用于温热病热邪未尽，气热伤津所致壮热不已、汗出口渴、面红目赤、舌燥少苔、脉细数等症。可用于糖尿病的多饮属胃热伤阴者去白蜜，亦可用于夏季中暑、流行性脑膜炎后期等热盛津已伤者。

【方解】本方所治之证乃邪热未清，津液受伤所致，治宜清热生津。方中生石膏为君药，擅清肺胃之火，有解热退烧、生津止渴的作用。乌梅是梅的未成熟果实的加工熏制品。性味甘酸涩，在方中作用一则味酸化阴以养阴生津，二则味酸收涩以敛汗止汗，用为辅药。白蜜味甘性平，润肺补虚。白蜜用意有三：一是与乌梅配伍酸甘化阴以治津伤口渴；二是补中益脾，缓和药性，避免石膏伤中损胃；三是矫正口味，使本方酸甜可口，便于患者食用，在方中为佐使之药。三者合用，全方共奏清热泻火、生津止渴之功，临床可用于气热伤津、热邪未尽之高热不退、大汗不止、口渴不已等症的调治。

【使用注意】本膳性味寒凉，适宜于热盛伤津的病证。体寒或脾胃虚寒的人群忌食本膳。

【附方】

乌梅粥（《保健药膳》） 乌梅20g，粳米100g，冰糖适量。先将乌梅煎取汁，去渣，入粳米煮粥。粥熟后加冰糖少许，稍煮即可。功效生津止渴，敛肺止咳，涩肠止泻，安蛔止痛。适宜于慢性久咳、久泻、久痢、便血、尿血、虚热烦渴等症。夏季干渴也可饮用。

五汁饮

【来源】《温病条辨》。

【组成】梨、荸荠各500g，鲜芦根100g（干品减半），鲜麦门冬50g（干品减半），藕500g。

【制法用法】

1. 梨去皮、核，荸荠去皮，芦根洗净，麦门冬切碎，藕去皮、节。

2. 然后以洁净纱布分别绞取汁液。

3. 将绞取好的汁液一同放入容器内和匀。

4. 一般宜凉饮，不喜凉者可隔水炖温服（无鲜芦根、鲜麦门冬，可选用干品另煎合服）。

【功效】清热润燥，养阴生津。

【应用】燥热伤津证。适用于温病邪伤津液所致身热不甚、口中燥渴、心中烦热、干咳不已、咽喉肿痛，或痰中带有血丝、舌干燥无苔、脉细数等症。本方亦可用于秋季燥热伤肺引起的干咳、咽痛。此外，慢性支气管炎、慢性咽炎、急性肺炎恢复期症见燥热伤津者均可用本膳。

【方解】本方所治之证为热邪或燥邪灼伤肺胃津液所致，治宜清热养阴，生津润燥。方中梨味甘微酸，性质寒凉，入肺、胃二经，具清热化痰、生津润燥之功。荸荠又名"马蹄"，味甘性平，有凉润肺胃、清热化痰的作用。鲜藕能清热生津、凉血止血，本品取鲜汁，更能发挥其清热生津之功。芦根，味甘性寒，长于清泻肺胃气分热邪，生津除烦，解毒止呕。麦门冬甘寒质润，入肺、胃、心经，功能滋肺养胃以润燥生津，清心养阴以除烦宁心。方中五味均属甘寒清润之品，且都为鲜品，富含汁液，共奏清热养阴、生津止渴之功，是退热除烦、止渴疗嗽之佳品。临床上对温邪灼伤肺胃，口渴心烦，干咳不止与温病后期身热不退等症，皆有良效。此外，本方还有解酒清热生津、除烦止渴降逆的作用，亦用于饮酒过多所致头痛烦渴、噫气呕逆等症的调治。

【使用注意】本膳性凉，适用于燥热伤津证。素体阳虚或脾胃虚寒者不宜多服。

【附方】

五汁饮（《重订广温热论》） 鲜生地黄100g，鲜石斛100g，鲜芦根50g，生梨200g，甘蔗100g。同上方方法以洁净的纱布绞挤取汁饮用即可。功用清热润燥，养阴生津，且增加了清胃经火热之力，除上述病证外，还可用于内伤口渴和呕吐等证。

生地黄粥

【来源】《二如亭群芳谱》。

【组成】生地黄30g，生姜2片，粳米100g。

【制法用法】

1. 生地黄适量，洗净切段，绞汁备用。

2. 粳米洗净，放入锅内。

3. 加水适量，武火煮沸数分钟后加入生地黄汁与生姜片。

4. 改用文火继续煮成稀粥即成。

5. 每日早、晚温热食用。

【功效】清热养阴，凉血止血。

【应用】热伤阴虚证。适用于周身烦闷不适、五心烦热、头晕目眩、口燥咽干、舌红少苔等症的患者，也适用于热入营血引起的高热心烦、吐衄发斑或热病后期出现低热不退等症。还可用于慢性胃炎、糖尿病、甲状腺功能亢进、围绝经期综合征等属于阴虚内热证者。

【方解】本方所治之证由邪入营血或热伤阴液引起，治宜清热凉血，养阴生津。方中生地黄味甘略苦，性质寒凉，富含汁液。味苦性寒故能清热凉血；甘寒养阴，又能养阴生津。所以其主要功效是清热养阴，生津止渴，凉血止血。临床主要适用于血热妄行发斑、吐衄、崩漏及热病伤阴低热、心烦、口渴等症。但生地黄性寒滋腻，极易伤阳碍胃，故粥中又加入温中和胃的生姜和健脾益气的粳米，以顾护胃气，使全方寒而不凝，滋而不滞，可谓画龙点睛之笔。全方共奏清热

养阴、凉血止血之功，适用于热伤阴虚证。

【使用注意】 本膳滋润性凉，适用于热伤阴分证。热病初起或湿温病不宜使用，以免恋邪碍湿。

【附方】

百合鸡子黄汤（《金匮要略》） 鲜百合 50g，鸡子 2 枚。百合洗净，用水煎煮，去渣取汁，煮沸，将蛋黄搅汁调入即成，温服。此方功用基本同上方，但生地黄粥清热之力较强，且有凉血止血的作用；百合鸡子黄汤滋阴润肺作用明显，兼有清心安神的功效，所以生地黄粥主要用于温病热入营血的治疗，百合鸡子黄汤主要用于热病后期阴血损伤、余热扰心的治疗。

第二节　清热祛暑类

清热祛暑药膳适用于夏月感受暑热或暑湿引起的暑温、暑湿证，症见身热心烦、口渴汗出、身重体倦等。清热祛暑药膳多由清热、祛暑、益气、利湿、解表之品组成，药食常选西瓜翠衣、竹叶、荷叶、藿香等，药膳方如绿豆粥、清络饮等。

绿豆粥

【来源】《普济方》。

【组成】 绿豆 25g，粳米 100g，冰糖适量。

【制法用法】

1. 将绿豆、粳米淘洗干净。
2. 将绿豆和粳米一同放入砂锅内，加水适量。
3. 用武火烧沸，再用文火继续煮至豆米烂熟。
4. 将冰糖汁兑入粥内，搅拌均匀即成。
5. 分早、晚 2 次食用。

【功效】 清热解暑，解毒。

【应用】 暑热烦渴证及热毒证。适用于暑温所致的身热多汗、烦躁口渴、精神不振、脉数等症。也可用于热毒炽盛所致的疮痈肿毒。夏季饮用有预防中暑的作用。

【方解】 本方所治，为暑热证或热毒壅盛证，治宜清热解毒。方中绿豆，味甘性寒，归心、胃二经，具有清热解暑、解毒之功；《开宝本草》中记载其煮食可“消肿下气，压热解毒”。尤其适用于夏季使用，预防中暑、热病烦渴等热证。粳米味甘性平，健脾益胃，顾护中焦。冰糖补中调味，清热而不伤正。诸料合用，共奏清热解暑、解毒之功。适用于暑热烦渴、湿热泄泻、疮疡肿毒等症。

【使用注意】 本膳性质偏凉，适用于夏季暑热证或热毒证。平素脾胃虚寒者不宜多食。

【附方】

绿豆白菜粥（《中医食疗学》） 绿豆 60g，白菜心 2～3 个。绿豆加水煮至豆将熟时，入白菜心，再煮约 20 分钟即可。取汁顿服，每日 1～2 次。功效侧重于清热解暑，适用于暑热证。

二根西瓜盅

【来源】《中国食疗学·养生食疗菜谱》。

【组成】西瓜1个，芦根50g，白茅根50g，雪梨50g，荸荠50g，鲜荔枝50g，山楂糕条50g，糖莲子50g，罐头银耳100g，石斛25g，竹茹25g，冰糖适量。

【制法用法】

1. 芦根、白茅根、石斛、竹茹洗净，加水煎取药汁250mL。

2. 西瓜洗净，在其纵向1/6处横切作盅，将盅口上下刻成锯齿形，挖出瓜瓤。

3. 雪梨切成小片，荸荠与山楂糕条切成丁，荔枝去核切成小块，莲子对剖成瓣。

4. 锅中倒入药汁，加入冰糖，用小火化开，放入雪梨、荸荠、荔枝、莲子煮开，再加入山楂丁即可起锅。

5. 瓜瓤去籽，与果料药汁汤羹、银耳一并装入西瓜盅内，加盖放冰箱冷藏1～2小时后上桌。

6. 分次食用。

【功效】清热解暑，生津止渴。

【应用】暑热伤津，脾胃不和证。适用于暑热病见高热干渴、胸中烦热、咳嗽咽干、干咳少痰、气逆呕哕、小便短赤等症。

【方解】本方所主之证乃暑热邪气引起肺、胃、心经热甚所致，治宜解暑热，清肺胃，降心火。西瓜汁多甘寒爽口，长于清心除烦、生津止渴，又能利小便而导热外出，故又名“寒瓜”，能解阳明中暑及热病大渴，故有天生白虎汤之称。二根即芦根、白茅根，前者清解肺胃邪热、生津止渴除烦，后者凉血利尿、导热下行；梨和荸荠清热生津，止渴除烦，化痰止咳；荔枝益心肝，止烦渴；山楂膏生津，开胃消滞；莲子清心除烦，健脾益胃；银耳滋阴润肺，益胃生津；白糖润肺清心，生津止渴；竹茹清热除烦，化痰止呕；石斛养阴清热，益胃生津。诸味合用，具有清热解暑、生津止渴、益胃润肺、除烦开胃的作用。本品形色俱佳，既为暑热病发热、烦渴、咳嗽、呕逆等症的治疗药膳，又为夏季解暑防病之美味佳肴。

【使用注意】本膳性质偏凉，适用于暑热伤津，脾胃不和证。脾胃虚寒，素体阳虚，寒湿偏盛者禁用。

【附方】

西瓜汁（《本草汇言》） 西瓜不拘多少，去籽取瓤，榨取果汁，代茶频服。功用为清热解渴除烦。但功力较上方弱，适用于暑热，口舌生疮等。

清络饮

【来源】《温病条辨》。

【组成】西瓜翠衣6g，鲜扁豆花6g，鲜金银花6g，丝瓜皮6g，鲜荷叶6g，鲜竹叶心6g。

【制法用法】

1. 将西瓜翠衣、扁豆花、金银花、丝瓜皮、荷叶和竹叶心分别洗净。

2. 将上述6味原料一同放入锅内，加水适量。

3. 武火烧开，改用文火继续煎煮，去渣取汁。

4. 代茶饮服，每日1～2剂。

【功效】祛暑清热。

【应用】暑伤肺经气分轻证。适用于暑温身热多汗、口渴喜冷饮、头晕目眩、头目不清、烦热不舒、舌淡红，苔厚白等属暑伤肺经气分之轻证及暑温汗后余邪未尽之证。另外，亦可作为暑季伏天预防暑热病之用。

【方解】本方所治之证为暑伤肺络，邪在气分所致，治宜清解肺络之暑邪。方中主药西瓜翠衣，即西瓜最外面的果皮，其味甘淡，性质寒凉，功同西瓜而力稍逊，清热生津、利尿解暑，有止渴涤暑之功效。鲜扁豆花解暑化湿，鲜金银花辛凉清暑，共为辅药。丝瓜皮清热通络、利尿解暑；鲜荷叶清暑利湿、升发脾胃清阳；竹叶清心利尿，可使暑湿之邪从下而泄，三者共为佐使之药。上述诸味芳香轻清，均为暑季常用之品，合用共奏祛暑清热、生津止渴之功。

【使用注意】本膳方适宜于暑温伤肺络证，体现祛暑清热治法。阴虚内热、湿热稽留之人当谨慎饮用。

新加香薷饮

【来源】《温病条辨》。

【组成】香薷 6g，鲜扁豆花 10g，厚朴 6g，金银花 10g，连翘 10g。

【制法用法】

1. 将香薷、鲜扁豆花、厚朴、金银花和连翘分别洗净。
2. 将上述 5 味原料一同放入锅内，加水适量。
3. 武火烧开，改用文火继续煎煮，去渣取汁。
4. 代茶饮服。

【功效】祛暑解表，清热化湿。

【应用】暑温夹湿感寒证。适用于夏月乘凉饮冷，外感风寒，内伤湿滞。症见发热头痛、恶寒无汗、口渴心烦、胸闷脘痞、舌苔白腻、脉浮而数等。也可用于夏季胃脘不舒、腹痛，属暑湿外感风寒证者。

【方解】本方所主之证为夏季乘凉饮冷，感受寒湿所致的暑温证。治宜清暑热，散风寒，化湿浊。本方即《太平惠民和剂局方》之香薷散去白酒，扁豆易扁豆花，复加金银花、连翘而成。主药香薷素有“夏月麻黄”的别称，既可解表散寒，又能祛暑化湿，是治疗暑病兼夹寒湿之要药。扁豆花祛暑化湿；金银花、连翘清热祛暑。上 3 味共为辅药。厚朴味苦辛、性温，行气宽中，温化湿滞。由于本方主治证内热较重，因此弃除升阳助火的白酒。方中祛暑清热之品与解表散寒之品配伍，共奏祛暑解表、清热化湿之功，临床可用于暑温兼寒，内热较甚病证的治疗。

【使用注意】本膳具有祛暑解表的功用，主要适宜于暑湿引起的夏季感冒。若属于表虚汗出，或中暑发热汗出，心烦口渴者，则不可使用。

【附方】

香薷茶（《太平惠民和剂局方》） 香薷 10g，厚朴 5g，扁豆 5g。厚朴剪碎，扁豆炒黄捣碎，3 味一同放入保温杯中，以沸水冲泡，盖盖温浸半小时后，代茶频饮。此方功用均同上方，唯清热之力不足。适用于夏月感冒轻证。

荷叶冬瓜汤

【来源】《饮食疗法》。

【组成】鲜荷叶 1/4 张，鲜冬瓜 500g，食盐适量。

【制法用法】

1. 将鲜荷叶洗净、剪碎；鲜冬瓜去皮、洗净，切片。
2. 将荷叶和冬瓜片一同放入锅内，加水适量煲汤。
3. 临熟时弃荷叶，加少量食盐调味即成。
4. 饮汤食冬瓜。每日 1 剂，分 2 次食用。

【功效】清热祛暑，利尿除湿。

【应用】暑湿证。适用于暑温、湿温病所致发热、汗出不畅、烦闷、头晕头重、头痛、体重酸痛、口渴尿赤、小便不利、舌苔白腻或微黄腻等症。也可用于中暑、水肿、消渴、肥胖等病的辅助治疗。

【方解】本方所治之证乃感受暑、湿病邪引起的病证，治宜祛暑除湿，清热利尿。方中荷叶清香微苦，性质平和，具“清凉解暑，止渴生津……解除火热”(《本草再新》)之功，并能升发清阳，清利头目。冬瓜及冬瓜皮是利水消肿的佳品，其味甘淡，性寒，具渗利小便之功效。两味合用，清淡爽口，常用于暑温、湿温见有发热口渴、头晕头痛、心烦尿赤等症的治疗。此外，荷叶尚有化湿除痰之效，辅以淡渗利尿的冬瓜，本方亦可用于痰湿型肥胖症的辅助治疗。

【使用注意】本膳性质平和，常人、感受暑湿者皆可食用。

【附方】

五叶芦根冬瓜汤(《重订广温热论》)(方名为后补) 藿香叶、薄荷叶、佩兰叶、荷叶各 6g，枇杷叶 30g，芦根 30g，鲜冬瓜 100g，煎汤代水。功效清热生津，祛暑利湿。用于治暑温初起，身大热，口大渴，汗大出，心烦懊侬者。

解暑酱包兔

【来源】成都市药材公司药膳研究组方。

【组成】兔肉 200g，佩兰叶 6g，甜面酱 12g，鸡蛋 1 枚，葱花、姜末、食盐、酱油、味精、黄酒、淀粉、白糖适量。

【制法用法】

1. 将兔肉切成长 6cm、宽 3cm 的薄片，佩兰叶加水煎汁，备用。
2. 兔肉片放入碗内，加淀粉、食盐拌匀，再加药汁，搅拌，然后加鸡蛋搅拌，使蛋汁均匀地黏附在兔肉片上。
3. 锅烧热后，放入植物油，烧至五成热时投入兔肉片，至肉片刚熟时，取出沥去油。
4. 把锅中油烧热，放入葱花、姜末、甜面酱、黄酒、白糖、味精、酱油炒香，加少许清水，然后放入肉片，翻炒至面酱包牢兔肉，淋上麻油，出锅装盘即成。
5. 佐餐食用。

【功效】解暑，益气，化湿。

【应用】暑湿证。适用于暑温、湿温病见有烦热口渴、出汗不畅、头晕头重、头痛、全身酸痛、口渴尿赤、小便不利等。本方可作为夏季清补之药膳。

【方解】本方主治证乃暑季感受暑热、暑湿病邪，热伤气津，湿阻脾胃所致。治宜清暑解热，益气生津，化湿醒脾。方中兔肉，《本草纲目》称为“食中上品”，味甘性凉，具有补中益气健脾、养阴生津止渴、清热解毒疗疮的作用。佩兰辛平，入脾、胃二经，能清暑化湿，醒脾开胃，升清降浊。甜面酱甘、咸，性寒，有除热止烦、开胃爽口的作用。三者结合，制成酱包兔，共奏清热解暑化湿、益气养阴生津、醒脾开胃降浊之功，适用于暑温、暑湿所致发热口渴、乏力、头晕或胸闷恶心、纳呆、头重等症。本膳味道咸香，补而不腻，是夏季清补的药膳。

【使用注意】本膳偏于补益，暑湿重证、舌苔厚腻者不宜食用。

第三节　清热解毒类

清热解毒药膳是具有清解火邪热毒作用，治疗瘟疫、温毒或疮疡等热深毒盛之证的药膳。因此，清热解毒药膳多由清热泻火、清热解毒之品组成，药食常选绿豆、金银花、连翘等，药膳方如鱼腥草饮、蒲金酒等。

鱼腥草饮

【来源】《本草经疏》。

【组成】鲜鱼腥草 100～200g（或干品减半）。

【制法用法】

1. 将鲜鱼腥草洗净，捣烂取汁。
2. 或将干品洗净，煎煮 15 分钟，去渣取汁。
3. 代茶饮服。

【功效】清热解毒，消痈排脓，利水通淋。

【应用】热毒壅盛证。适用于肺痈，症见身体发热、咳嗽痰多，甚或咳吐腥臭脓痰，胸中隐隐作痛，舌红苔黄腻，脉滑数等。还可用于肺炎、支气管炎、小儿百日咳等属于热毒壅盛，肺热痰瘀互结者。此外，痢疾、淋证的患者也可饮用本方。

【方解】本方所主之肺痈、痢疾等，皆因热毒引起；淋证则由湿热所致。治疗当以清热解毒、消痈排脓，或清热、利湿、通淋为主。鱼腥草味辛微苦，性质寒凉，主入肺经，既清热解毒，又消痈排脓，兼利水通淋。药理研究证实，鱼腥草有抗菌、抗病毒、祛痰、平喘、利尿、止血、镇痛等作用，并可增强白细胞的吞噬作用，提高机体的免疫力。故本方既可用于肺脓肿、肺炎、支气管扩张症、支气管炎引起的发热、咳嗽、胸痛、咯吐脓血的等症，也可用于热毒、湿热引起的痢疾、泄泻、水肿、淋证。

【使用注意】本膳寒凉，适用于热毒炽盛所致肺痈咳嗽吐痰及痢疾、淋证等。外感初起或素体虚寒者慎用。

【附方】

1. 鱼腥草炖猪肚（《贵州民间方药集》） 鲜鱼腥草 60g，猪肚 1 具。将鱼腥草置猪肚内，加水炖熟。切丝或切片食用。功效清热解毒，健脾益气，适用于热毒证兼脾胃虚弱者。

2. 鱼楂饮（《岭南草药志》） 鱼腥草 60g，山楂炭 6g。水煎分服。

此二方功用与鱼腥草饮基本相同。但鱼腥草炖猪肚兼补中和胃之功，对脾胃虚寒体质者亦可使用；鱼楂饮有健脾、止泻、和血之功，尤其适宜于痢疾、泄泻等证。

蒲金酒

【来源】《药酒验方选》。

【组成】蒲公英 15g，金银花 15g，黄酒 200mL。

【制法用法】

1. 将蒲公英、金银花洗净。
2. 将蒲公英、金银花与黄酒一同放入锅内。
3. 武火煮开，改用文火继续煎煮，煮至一半，去渣取汁即成。
4. 每日 1 剂，早、晚各温饮 1 次，药渣外敷患处。

【功效】清热，解毒，消肿。

【应用】热毒痈肿疮疡证。适用于痈疮肿毒初起，症见红肿热痛、扪之坚实，或身热恶寒，苔薄黄，脉数有力。也可用于乳痈、肺痈、肠痈等属热毒壅盛证的治疗。

【方解】乳痈俗名奶疮，即西医学所说的乳腺炎。多因七情所伤，或产后饮食不洁，过食荤腥厚味，热毒壅结而成。本方为《本草衍义补遗》"公英忍冬藤酒"的变方。蒲公英味苦性甘，善治乳痈。金银花，其性味甘、寒，入肺、心、胃经，有清热解毒、消痈散肿、凉血止痢的功效。与蒲公英相须为用，加强了清热解毒、消痈排脓之功效。黄酒辛温散瘀，可助蒲公英、金银花二药散结消肿。本膳不仅治疗乳痈，也可用于肺痈咳吐脓痰、胸痛、肠痈热毒壅盛等证。

【使用注意】本膳苦寒，泄热力强。适用于乳痈红肿热痛、扪之坚实等。非热盛之人慎用。

【附方】

1. 银花地丁茶（《百病中医自我疗养丛书·乳房疾患》） 金银花 30g，紫花地丁 30g。紫花地丁制成粗末，与金银花一同水煎代茶饮。功效清热解毒，适用于热毒炽盛证。

2. 野菊花茶（《百病中医自我疗养丛书·乳房疾患》） 野菊花 15g，沸水冲泡代茶饮。

此二方功用均同蒲金酒，但效力较弱。

公英地丁绿豆汤

【来源】《中国食疗方全录》。

【组成】蒲公英 30g，紫花地丁 30g，绿豆 60g。

【制法用法】

1. 将蒲公英、紫花地丁洗净，切碎。
2. 将蒲公英、紫花地丁一同放入锅内，加水适量。
3. 煎煮 30 分钟，去渣取汁。
4. 再将药汁放入锅内，加水适量，入绿豆，煮至豆熟烂即成。
5. 候温食用，每日 2 次。

【功效】清热解毒。

【应用】热毒壅盛证。适用于热毒引起的火毒疖肿、痈肿疮疡，症见局部红肿热痛、扪之坚实，或身热恶寒、苔薄黄、脉数有力等；也可用于一切疖肿恶疮，尤其适于初起未溃时；亦可以解多种毒。

【方解】本方所主之证为热毒引起的痈肿疮疡，治宜清热解毒。方中紫花地丁又称地丁草。性味苦、辛，寒。苦泄辛散，寒以清热，故有清热解毒、凉血消肿之功。蒲公英性味苦、甘、寒，有清热解毒、消痈散结之良效。蒲公英与紫花地丁相配，相得益彰。以绿豆为佐，加强了清热解毒、凉血消肿的功效。全方配伍合理，用于治疗热毒引起的火毒疖肿、痈肿疮疡，症见红肿热痛、扪之坚实，尤其适于初起未溃时。亦可解多种毒。

【使用注意】本膳方性味寒凉，素体虚寒或脾胃虚寒者慎用。

马齿苋绿豆粥

【来源】《饮食疗法》。

【组成】鲜马齿苋 120g，绿豆 60g，粳米 100g。

【制法用法】

1. 将鲜马齿苋洗净、切段，备用。
2. 绿豆、粳米洗净，一同放入锅内。
3. 加水适量，武火煮开后，放入马齿苋。
4. 改用文火继续煮至豆烂米熟即成。
5. 分早、晚 2 次食用。

【功效】清热解毒，凉血止痢。

【应用】热毒壅盛证。适用于热毒炽盛于肠中所致的腹泻、痢疾等病，临床表现为大便泄泻，或者里急后重，间有脓血便。对肺痈、肠痈、乳痈、夏季暑热也有一定治疗效果。

【方解】本方所治之证为热毒、疫疠之邪引起，治宜清热凉血，解毒止痢。方中主药马齿苋原为野菜，现已成为饭桌上人们喜食的家常蔬菜，其性寒凉，有清热解毒、凉血止痢（泻）的作用，可治痢疾与泄泻。绿豆既可消暑利尿，又能清热解毒，用于暑热烦渴、疮疡肿毒、痢疾等病的治疗。绿豆与马齿苋相配伍，增强了清热解毒、凉血止痢之功。

【使用注意】本膳方性味寒凉，素体虚寒或脾胃虚寒者慎用。

【附方】

马齿苋包子（《中药大辞典》） 马齿苋适量，切碎调味作馅，制成包子。此方功用同上，唯作用稍弱。

第四节　清脏腑热类

清脏腑热药膳是具有清泻脏腑火热，治疗某一脏腑热邪偏盛而产生火热证的药膳。如心烦失眠，口舌生疮，舌红脉数，或小便热淋涩痛的心与小肠火热证；头痛眩晕，目赤口苦，耳聋耳肿，胸胁疼痛，脉弦数的肝热（火）证等。药膳多由清泻肺胃火热、清心利尿、清热止痢之品组成，药食常用石膏、竹叶、金银花、苦瓜等，药膳方如菊苗粥、天花粉粥等。

菊苗粥

【来源】《遵生八笺》。

【组成】菊花苗 30g，粳米 100g。

【制法用法】

1. 将菊花苗洗净、切碎，备用。

2. 加水适量，放入锅内。

3. 武火煮开，将洗净的粳米和菊花苗放入锅内。

4. 改用文火，煮至米熟烂即成。

5. 温热服用，分 2 次食用。

【功效】疏风清热，平肝明目。

【应用】肝火上炎证。适用于肝火上炎引起的头痛、眩晕、心烦不寐、目赤肿痛、羞明流泪、舌红苔少、脉弦等症。是平肝清热的常用药膳。

【方解】本方以菊花苗为主药，是菊花幼嫩的茎叶，功同菊花，性味甘、苦、微寒，入肺、肝经。有疏风清热、清热明目、解毒消肿的功效。《本草求原》言其："清肝胆热，益肝气，明目去翳……治头风眩晕欲倒，做羹、煮粥亦可。"佐以性味甘平的粳米，使本方不致过分寒凉，以顾护脾胃。本方性质比较平和，可作为肝火上炎、肝火旺盛证的常用药膳。

【使用注意】本药膳性味偏于微苦寒，因此不适合肝肾阴虚引起的头痛、眩晕、目痛等症。

天花粉粥

【来源】《药粥疗法》。

【组成】栝楼根 15～20g（鲜品用 30～60g，天花粉用 10～15g），粳米 100g。

【制法用法】

1. 将栝楼根洗净、切片，放入锅内，加水适量，煎取药汁备用。

2. 粳米洗净，放入锅内，加水适量。

3. 武火煮开后，调入药汁。

4. 改用文火继续煮至米熟烂即成煮粥。

5. 或以粳米加水煮粥，临熟时加入天花粉，再稍煮至粥熟。

6. 每日 1～2 次食用。

【功效】清泄肺胃，生津润燥。

【应用】燥热伤津证。适用于热病伤津后所见口渴、多饮、心烦身热多汗、肺热咳嗽、脉虚数等症。本方可用于小儿夏季热、糖尿病；亦可用于一些感染性疾病，如大叶性肺炎、急性支气管炎，以及牙龈炎等。凡属燥热伤津证的疾病皆可应用。

【方解】本方所主之证为热伤肺胃津液所致，治宜清泻肺胃，生津润燥。天花粉即栝楼之块根，古代以之研粉，故名之。本品味甘酸微苦，性微寒，酸甘可养阴生津，苦寒能清热泻火。此外，天花粉还有润肺止咳的作用。粳米味甘，性平，益胃生津。本方具有清热益胃止渴、生津润燥止咳之功。可用于多种发热疾病、糖尿病、尿崩症口渴与肺热咳嗽、干咳少痰、咽干口渴等的治疗或辅助治疗。

【使用注意】本方性质寒润，适用于燥热伤津证。脾胃虚寒、大便溏薄者当忌用。

【附方】

蒌根汤（《备急千金要方》）　天花粉 20g，生姜 10g，麦门冬 10g，芦根 10g，白茅根 10g。以上 5 味细切，以水煮，取汁饮服。功效清胃肠实热。适用于消渴病。

芦根茶

【来源】《民间验方》。

【组成】芦根30g，鲜萝卜30g，葱白12g，青橄榄6枚。

【制法用法】

1. 将芦根、萝卜、葱白和橄榄分别洗净，切碎。
2. 将上述4味一同放入热水瓶中，冲入沸水适量。
3. 闷盖约15分钟。
4. 代茶饮服。

【功效】清热解毒，利咽润燥。

【应用】热毒壅喉证。适用热毒壅喉所致的咳嗽、咽喉红肿疼痛、咯痰清稀、口干口渴等。

【方解】此方为清热降气化痰、利咽解毒并用，治疗热证咽喉红肿疼痛最为合宜。方中芦根性味甘寒，生津润燥清热；萝卜性味辛甘凉，消食，下气，化痰。两者相须为用，加强清热解毒之效。葱白性味辛温，发表通阳，加之青橄榄清肺利咽生津，对热证之咽喉肿痛所致咳嗽更佳。全方共奏清热解毒、利咽润燥、疏散表邪之效。

【使用注意】本品适用于热毒引起的咽喉肿痛。

【附方】

橄榄芦根茶（《饮食疗法》） 干芦根30g，橄榄6个，以上两味切碎，纳入热水瓶中，冲入沸水适量，代茶饮用。功效为清热解毒，适用于热证所致的咽喉红肿热痛、干燥不适等。

竹茹饮

【来源】《圣济总录》。

【组成】竹茹30g，乌梅6g，甘草3g。

【制法用法】

1. 将竹茹、乌梅、甘草分别洗净。
2. 将上述3味药一同放入锅内，加水适量。
3. 武火烧开，改用文火继续煎煮。
4. 去渣取汁，代茶饮服。

【功效】清胃止呕，生津止渴。

【应用】胆热犯胃证。适用于胆热犯胃引起的胃热呕吐，口苦胸闷，吐酸苦水，或者干呕呃逆，口燥咽干，口渴喜饮，暑热烦渴等症。可用于慢性胃炎、慢性食道炎、急性胆囊炎、胆汁反流性胃炎、急性黄疸型肝炎等病。凡属于胆热犯胃引起的呕吐、胁肋胀痛均可饮用。

【方解】本方所治之证皆由邪热伤胃引起。治宜清泻胃热，降逆止呕，生津止渴。方中竹茹为主，其为淡竹的茎干除去外皮后刮下的中间层，又名淡竹茹，味甘微苦，性质寒凉，入胆、胃二经，因其寒凉，故可清热，苦又能降逆，而甘则可益胃安中。乌梅味酸，生津止渴，是为辅。甘草，一则与乌梅合用，甘酸化阴，生津止渴；二则调和药味，使膳方甘酸适口，患者乐于接受，在方中为佐使之品。三味合用，共奏清胃止呕、生津止渴之功，临床可用于胆热犯胃之呕哕的治疗。此外，亦用于暑病烦渴、热病后期胃阴受损、虚呃不止等症的治疗。

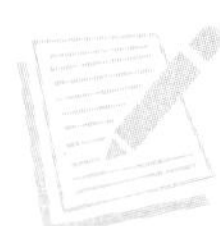

【使用注意】本膳清胃止呕、生津止渴，适用于胃热呕吐、暑热烦渴等症。因性质偏凉，脾

胃虚寒者不宜食用。

【附方】

竹茹醋（《子母秘录》） 由竹茹 150g，香醋 50mL 组成。将竹茹放入砂锅，加水 500mL，煎成 250mL，去渣，过滤，再煎沸，加入食醋，再煎沸约数分钟即可。每日分 2～3 次温热饮用，连服 3～5 日。功效清热化痰，适用于小儿癫痫、高热抽搐。

青头鸭羹

【来源】《太平圣惠方》。

【组成】 青头鸭 1 只，萝卜 250g，冬瓜 250g，葱、食盐适量。

【制法用法】

1. 鸭洗净，去肠杂，萝卜、冬瓜洗净切片，葱切细。
2. 将鸭放入砂锅内，加水适量。
3. 武火煮开后，改用文火，鸭肉煮至半熟。
4. 再放入萝卜、冬瓜，继续煮至鸭熟后加葱丝、盐少许调味。
5. 空腹食肉饮汤或作佐餐食用。

【功效】 清热，利湿，通淋。

【应用】 湿热互结证。适用于腰酸背痛、小便短少、尿频尿急、尿淋沥涩痛、形体消瘦、纳差、失眠、水肿、舌质胖大、舌苔厚腻等症。可用于慢性肾炎、慢性前列腺炎、慢性尿道炎，以及女性常见的阴道炎、盆腔炎、子宫内膜炎等。凡由湿热引起的病证，皆可应用。

【方解】 本方所主之证为膀胱湿热所致。治宜清热利尿，化湿通淋。本方以青头鸭为主料。《本草纲目》说"治水利小便，宜用青头雄鸭"。鸭，味甘、咸，性质微寒，有滋五脏之阴、清虚劳之热、行水、养胃生津的作用，宜于阴虚内热之人的补养与水肿、淋病等病证的治疗。萝卜、冬瓜清热利尿、化湿通淋，亦用于水肿、淋证的治疗，为辅料。全方合用，即具清热化湿、通淋消肿的功效，常用于湿热阻滞膀胱所致小便短少、赤涩疼痛，或湿热壅结引起水肿、小便不利等病症的治疗或辅助治疗。本品味道鲜美，也可以作为日常的佳肴食用。

【使用注意】 本方寒凉，凡脾胃虚寒致腹痛腹泻，或虚寒痛经、月经不调者禁用；外邪未尽者慎用。

茅根赤豆粥

【来源】《肘后备急方》。

【组成】 鲜茅根 100g（或干茅根 50g），赤小豆 50g，粳米 100g。

【制法用法】

1. 将鲜茅根洗净，加水适量，煎煮半小时，去渣取汁，备用。
2. 赤小豆洗净，放入锅内，加水适量，煮至六七成熟。
3. 再将淘净的大米和药汁倒入，继续煮至豆烂米熟即成。
4. 分 1～2 次食用。

【功效】 清热解毒，利水消肿。

【应用】 湿热蕴脾证。适用湿热蕴脾、津液聚积不下等导致的下肢水肿、小便色赤短少等，或伴有舌红苔黄、纳呆食少、腹胀便溏、神疲倦怠乏力等。也可用于其他因湿热引起的病证。

【方解】本方所治之证，为湿热之邪所致，治宜清热、解毒、利湿。方中主药为白茅根，性寒凉而味甚甘，泻降火逆，其效甚捷，有清热生津、利尿通淋之功，且甘寒而多汁液，虽降逆而不苦燥，又止渴生津、清涤肺胃肠间伏热，能疗消谷燥渴又通利小水、泄热结之水肿，皆甘寒通泻之实效。赤小豆为辅，《神农本草经》云其"主下水，排痈肿脓血"，《名医别录》载其"主寒热，热中，消渴，止泄，利小便，呕逆"。二者配伍，可达到清热通淋、利水消肿之效。适用于脾胃湿热导致津液聚积不下的水肿、小便色赤短少、纳呆食少、腹胀便溏及其他疾病治疗。

【使用注意】本药膳适用于脾胃湿热证，其中赤小豆利水作用比较强，阴虚及小便清长者不宜多食。

【附方】

茅根猪肉羹（《肘后备急方》）　生茅根1把，细切，与猪肉100g合做羹，温热服用，每日1～2次。具有清热、利水、消肿之效。此方较上方清热之力略弱。

第五节　清退虚热类

清退虚热药膳是具有清虚热、退骨蒸作用，治疗热病后期，邪热未尽，阴液已伤，热留阴分，或肝肾阴虚所致虚热证的药膳。主要适用于温热病后期邪热未尽，阴液已伤所致的夜热早凉、舌红少苔，或肝肾、肺肾阴液亏损引起的骨蒸潮热、低热不退、盗汗、脉细数，以及久热不退的虚热证。治宜养阴清热。因此，清退虚热药膳多由滋阴透热之品组成，药食常选青蒿、鳖甲、地骨皮等，药膳方如青蒿粥、枸杞叶粥等。

青蒿粥

【来源】《中华药膳宝典》。

【组成】鲜青蒿100g，粳米100g，冰糖适量。

【制法用法】

1. 鲜青蒿洗净，放入锅内，加水适量，煎煮半小时，去渣取汁，备用。
2. 粳米洗净，放入锅内，加水适量煮粥。
3. 待粥熟后，倒入青蒿汁和冰糖搅拌即成。
4. 分1～2次食用。

【功效】清热解暑，清退虚热。

【应用】暑热，阴虚发热证。适用于外感暑热，发热烦渴；或阴虚发热所致的手足心热，烦躁，少寐多梦，盗汗，口干咽燥，夜间发热，甚者不欲近衣，舌质红，或有裂纹，苔少甚至无苔，脉细数等。

【方解】本方中以青蒿为主药，因其味苦、性寒，具有清热解暑、退虚热的功效。《本草新编》言其专解骨蒸劳热，尤能泄暑热之火，泄火热而不耗气血，但必须多用，因其体既轻，而性兼补阴，少用转不得力。又"青蒿之退阴火，退骨中之火也，然不独退骨中之火，即肌肤之火，未尝不共泻之也，故阴虚而又感邪者，最宜用尔"。青蒿适用于阴虚发热之证。粳米与白糖，性味甘平，具有顾护脾胃之功能。全方共奏清暑热、退虚热之功，且清热而不伤正气。适用于暑热或阴虚发热者。

【使用注意】本膳适宜于暑热、阴虚发热的患者。青蒿性味苦寒，因此脾胃虚弱，肠滑泄泻者忌服。

枸杞叶粥

【来源】《太平圣惠方》。

【组成】鲜枸杞叶 100g（干品减半），淡豆豉 20g，粳米 100g。

【制法用法】

1. 先用水煎豆豉，去渣取汁。
2. 粳米洗净，同豉汁一同放入锅内，按常法煮粥。
3. 临熟，下洗净的枸杞叶，稍煮几沸，以植物油、葱、盐等调味即成。
4. 每日 1～2 次食用。

【功效】清退虚热，除烦止渴。

【应用】阴虚内热证。适用于虚劳发热，心烦口渴，睡眠不佳，盗汗，胸中烦闷不舒，舌尖红，脉细数等。也可用于阴虚引起的目赤昏痛，妇女带下，热毒疮肿等症。

【方解】本方所主之证为阴虚内热所致，治宜养阴清热。枸杞叶，俗称“枸杞头”“枸杞芽”，民间多作野菜食用。其味甘微苦、性凉，能退虚热、除烦渴，兼以清热明目养阴；豆豉，李时珍说：“黑豆性平，作豉则温。既经蒸罨，故能升能散。”配以枸杞叶，虽辛温却不燥，虽发散而不烈，且无过汗伤津之弊端，用治阴虚发热最为适宜。粳米补中益气，以资化源。本方甘而不滋腻，寒而不伤胃，养阴清热，标本兼顾，治疗虚劳发热虽药力缓和，若守方食用，也能获效。

【使用注意】本膳方适宜于阴虚内热引起的病证，外感发热者慎用。

【附方】

枸杞叶羹（《太平圣惠方》） 由枸杞叶 100～150g，青蒿叶 30g，葱白 15g，豆豉 20g 组成。先以水 3 大杯，煎豉取汁 1 杯，去豉，下枸杞叶、青蒿叶、葱白，煮做羹，调和食之。每日 2 次。功能为清退虚热，除烦。适用于骨蒸痨热，肩背烦疼，头痛，不下食。

地骨皮饮

【来源】《备急千金要方》。

【组成】地骨皮 15g，麦门冬 6g，小麦 6g。

【制法用法】

1. 将地骨皮、麦门冬和小麦分别洗净。
2. 将上述 3 味原料一同放入锅内，加水适量。
3. 武火烧开，改用文火继续煎煮；至麦熟为度，去渣取汁。
4. 代茶饮。

【功效】养阴，清热，止汗。

【应用】阴虚内热证。适用于阴虚内热、头晕目眩、耳鸣耳聋、五心烦热、烦躁不安、骨蒸潮热、盗汗、消渴、舌燥咽痛等。糖尿病、甲状腺功能亢进、高血压病、慢性支气管炎、肺结核、小儿疳积发热、肺热咳喘咯血，以及围绝经期综合征属阴虚内热证，皆可以本方加减使用。

【方解】本方主治证由阴血亏损，阴不制阳引起，治宜养阴清热。方中地骨皮即植物枸杞的

根皮，味甘性寒，善于清虚热、止盗汗，是治疗阴虚阳亢、潮热盗汗、骨蒸发热的要药；麦门冬养阴生津，清热除烦；小麦益气固表，宁心止汗。三者合用有养阴清热、宁心止汗的作用，临床可用于素体阴虚，热病后期，肺痨阴虚等有低热、盗汗临床表现的治疗。

【使用注意】本膳滋阴清热，适宜于阴虚内热引起的病证，外感发热者慎用。

【附方】

地骨皮粥（《本草纲目》） 地骨皮15g，粳米100g，冰糖适量。将地骨皮洗净，水煎去渣取汁，加粳米煮粥，待熟时调入冰糖，再煮几沸即成，每日1剂，连续3～5天。功用基本同上方，效力稍弱，无止汗的作用。

地骨爆两样

【来源】《圣济总录》。

【组成】地骨皮12g，陈皮、神曲各10g，羊肉、羊肝各150g，豆粉适量，生姜、豆豉、葱、白糖、绍酒、菜油各适量。

【制法用法】

1. 将地骨皮、陈皮、神曲放于锅内，加水适量，煎煮20分钟，去渣，加热浓缩成稠液，备用。

2. 将嫩羊肉洗净，切成丝；羊肝洗净，切丝，用豆粉汁拌匀。

3. 将锅烧热，加入菜油，烧开，将羊肝、羊肉倒入，爆炒至熟，烹入药液、葱、豆豉、食盐、白糖、黄酒，收汁即成。

4. 食用时，加味精少许。分次食用。

【功效】补气阴，退虚热。

【应用】阴虚内热证、气阴两虚证。适用于久病体弱之人所出现的长期低热，烦劳则甚；虚劳羸瘦，少气自汗，倦怠乏力，食少纳呆等症。

【方解】本方所治之证为气阴亏虚，不能升发清阳，阳气不能正常升发敷布，郁于肌肤所致的长期低热，烦劳则甚，并见虚劳羸瘦、神疲倦怠、少气自汗等症。治宜益气养阴，升阳退热。方中以羊肉、羊肝性味甘温，温中补益，机体生化之源得健，正气得充，气血调和，脾胃健运。地骨皮味甘淡、性寒，归肺、肾经，养阴退蒸，清虚热。以消食导滞的神曲和陈皮为辅佐，增强脾胃之运化功能。以生姜、豆豉、葱、绍酒加以调味。主辅相合，补气阴，退虚热。

【使用注意】平素肝阳偏盛，大便秘结者不宜使用。

【附方】

地骨皮炒鸡蛋（《滇南本草》） 地骨皮30g，鸡蛋2个，调味品适量。地骨皮洗净，鸡蛋打碎，一起炒熟即可。原方记载治疗少年妇人白带，本方也可治肺热骨蒸发热，诸经客热。

双母蒸甲鱼

【来源】《妇人大全良方》。

【组成】甲鱼1只，川贝母6g，知母6g，杏仁6g，前胡6g，银柴胡6g。葱、姜、花椒、盐、白糖、黄酒、味精适量。

【制法用法】

1. 甲鱼宰杀，放尽血水，剥去甲壳，弃除内脏，切去脚爪，洗净后切成大块。

2. 将诸药材洗净，切成薄片，放入纱布袋内，扎紧袋口。

3. 将甲鱼块与药袋一起放入蒸碗内，加水适量，再加葱、姜、花椒、食盐、白糖、黄酒等调料后，入蒸笼内蒸 1 小时，取出加味精调味后即可。

4. 分次食用。

【功效】养阴清热，润肺止咳。

【应用】肺阴亏虚证。适用于阴虚内热引起的低热不退，头晕目眩，骨蒸潮热，咳嗽气喘，咽喉燥痛，咳嗽咯痰，舌红无苔，脉细数等症。可用于慢性支气管炎、肺结核、慢性咽喉炎、支气管扩张咯血属阴虚内热者。

【方解】本方所治之证乃肝肾阴虚、燥热伤肺所致，治宜滋阴清热、润肺止咳。本方以甲鱼为主料，又名"鳖""团鱼""元鱼"，营养丰富，滋味甘美，其味咸性寒，味咸故能入肾以滋肝肾之阴，性寒则能清热以退虚劳之热，用治虚性腰痛、阴虚低热、痨瘵骨蒸等症。银柴胡清退虚热；川贝母、知母清肺润燥，止咳化痰；杏仁、前胡宣肺降气，化痰止咳，同为辅药。全方共奏养阴清热、润肺止咳之功，宜于长期低热不退属骨蒸潮热，及咳嗽咯痰或体虚发热等症的治疗。

【使用注意】本膳重在养阴清热，适用于阴虚内热引起的病证，外邪未尽者不宜食用。

莲子荷叶蒸湖鸭

【来源】《常用特色药膳技术指南（第一批）》。

【组成】湖鸭鸭胸 300g，莲子（去心）15g，鲜荷叶 1 张，干香菇 25g。葱、姜、胡椒粉、食盐、白糖、酱油、生粉适量。

【制法用法】

1. 莲子用清水浸泡 20 分钟，去心、蒸熟。

2. 荷叶洗净备用。

3. 鸭胸切成 3cm×3cm 的块，加花雕酒、食盐、味精、胡椒粉、白糖、酱油、生粉、葱、姜腌制入味。

4. 干香菇温水泡发洗净，改刀成块，与腌制好的鸭肉、莲子拌匀，用鲜荷叶包裹封严，入蒸箱蒸 40 分钟，蒸至鸭肉软烂即可。

【功效】清热养阴。

【应用】肺阴亏虚证。适用于夏季中暑，口干、便干者，老人、儿童伴有失眠盗汗、腰膝酸软等阴虚症状者。亚健康或健康人群用作日常食养保健。

【方解】本方中鸭肉甘咸微寒，入脾、胃、肺、肾经，功擅健脾补虚，滋阴养胃，利水消肿。莲子肉性味甘平，入脾、肾经，长于健脾益肾。荷叶清香微苦，性质平和，具"清凉解暑，止渴生津……解除火热"(《本草再新》)之功，并能升发清阳，清利头目。香菇营养丰富，能健脾开胃，且含有多种人体必需的氨基酸、多糖类物质，有抗菌、降血糖、抗癌作用；香菇还含有多种维生素、矿物质，对促进人体新陈代谢，提高机体适应力有很大作用。

【使用注意】素体虚寒、胃部冷痛、腹泻清稀、腹痛腹胀者慎食。

第八章
泻下类

扫一扫，查阅本章数字资源，含PPT、音视频、图片等

泻下类药膳是由能引起腹泻或滑润大肠、促进排便的药物和食物组成，具有通利大便、排除积滞作用。主要适用于大便秘结、胃肠积滞、水肿停饮及实热内结之证。

泻下法有攻下、峻下、润下的区别。其中的峻下法选用的药物大多有毒，且泻下作用峻猛，较少在药膳中使用。采用泻下法，治疗应遵循“其实者，散而泻之”“其下者，引而竭之”等原则，排出肠中积滞粪便，使腑气通畅，气血调和。故泻下类药膳多由泻下导滞、润肠通便之品组成，药食常选火麻仁、番泻叶、郁李仁、蜂蜜、香蕉、芝麻等，常用药膳方如苏子麻仁粥、郁李仁粥、杏仁汤、番泻叶茶等。

本类药膳宜空腹服食。部分药物易伤胃气，应得效即止，不宜过用。服用本类药膳期间不宜食用油腻和不易消化食物，以防重伤胃气。若久病正虚，年老体弱，及妇女月经期、胎前产后，仍应慎用本类药膳。

苏子麻仁粥

【来源】《丹溪心法》。

【组成】紫苏子、麻子仁各 15g，粳米 50g。

【制法用法】

1. 先将紫苏子、麻子仁净洗。
2. 研磨为极细末，加水再研，滤汁去渣，以汁煮粥。
3. 每日 1～2 次。早、晚服用。

【功效】降气润肠，通导大便。

【应用】肠燥津亏证。用于阴血津液亏虚，大肠失于濡润所致的大便燥结难下，头晕目眩，面色白，唇甲无华，心悸，舌淡苔白，脉沉细等，也可用于肺虚肠燥之久咳劳嗽病的调理。亦可适用于病后、老人、孕产妇便秘或习惯性便秘等。

【方解】本方所治之证为津液不足，肠道失于濡润，传导无力所致。治宜润肠通便。方中紫苏子气味辛温，入肺、肝二经，长于降肺气，肺与大肠相表里，肺气肃降有助于腑气通畅。麻子仁气味辛甘平，质润，入大肠、胃、脾三经，具有润滑肠道，缓下通便之功。两药同用，上开肺闭，下润肠燥，尽显配伍之妙，以之为粥，更合调治结合的药膳宗旨。本方可谓是通便药膳粥食的经典方剂。

【使用注意】方中麻子仁虽为甘平之品，但服用不可过量。

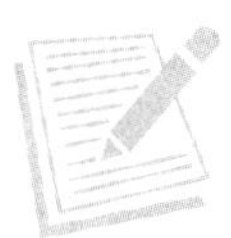

【附方】

1. 松子仁粥（《本草纲目》） 由松子仁 30g，粳米 50g，白糖适量。功效润肠通便，滋阴养液。适用于津枯肠燥便秘。

2. 麻仁粥（《肘后备急方》） 麻子仁 30g，粳米 50g。功效润肠通便，滋养补虚。适用于肠燥津亏便秘。

郁李仁粥

【来源】《医方类聚》引《食医心鉴》。

【组成】郁李仁 30g，粳米 100g。

【制法用法】

1. 将郁李仁浸泡洗净，去皮，微炒后研末。
2. 加水浸泡淘洗，滤过取汁，加入粳米煮粥。
3. 空腹食用。

【功效】润肠通便，利水消肿。

【应用】肠燥水停证。适用于大肠燥涩、水气不利所致的大便干燥秘结，小便不利，腹部胀满，兼有面目浮肿者。亦可用于肝硬化腹水，四肢浮肿的辅助治疗。

【方解】本方所治之证为大肠燥涩，水气不利所致的便秘。方中郁李仁辛、苦、甘，性平，归脾、大肠、小肠经，《本草经疏》谓其“性专降下，善导大肠燥结，利周身水气”。故本膳用于痰饮水湿所致的大小便不利最为适宜。方中加粳米煮粥，可以减少滑肠通便引起的腹部隐痛反应，缓和药效。二味合用具有润肠通便、利水消肿之功。

【使用注意】郁李仁有伤阴之弊，不宜久服。如内服过量可发生中毒；孕妇慎用。

【附方】

郁苡仁粥（《证类本草》） 由郁李仁 90g（捣碎，水研取汁），薏苡仁（捣碎如粟米）150g 组成。功效润肠通便，利水除湿。适用于肠燥水停之心腹胀满，大小便不通，气急喘息等。

蜂蜜决明茶

【来源】《食物本草》。

【组成】生决明子 10～30g，蜂蜜适量。

【制法用法】

1. 将决明子捣碎，加水 200～300mL，煎煮 5 分钟。
2. 冲入蜂蜜，搅匀后当茶饮用。
3. 每日早、晚分服。

【功效】润燥滑肠，泄热通便。

【应用】燥热内结证。适用于热病伤津所致的大便干燥不通，数日不行，兼肝火上炎，目赤肿痛，头痛眩晕，小便短赤，舌红苔黄燥，脉滑数者；亦可用于老人肠燥便秘兼有高血压、高脂血症者。

【方解】本方适用于热病伤津，或老人、产妇津液不足，大肠干燥，无以润滑大便所致的便秘，即所谓“无水舟停”之症，治宜滋润肠燥，通下大便。方中决明子富含油脂而质润，上清肝

火，下润大肠，故能用于肠燥便秘。蜂蜜功善润肠通便，润肺止咳，滋养和中，久服养颜，是天然的营养性润下剂。二药合用，润燥滑肠，泄热通便，且作用平和，副作用较少。

【使用注意】决明子通便，宜生用、打碎入药，煎煮时间不宜过久，否则有效成分破坏，作用降低。所含蒽苷有缓泻作用，大剂量可致剧泻。故应注意用量。

【附方】

决明子萝卜子茶（《食物本草》） 由决明子 15g，萝卜子 10g，蜂蜜适量组成。功效清热润燥，泻下通便，尤其适合食积便秘者。

牛髓膏

【来源】《医方类聚》引《寿域神方》。

【组成】人参、牛髓、杏仁、桃仁、山药各 60g，蜂蜜 240g，核桃仁 90g（去皮，另研）。

【制法用法】

1. 将人参、杏仁、桃仁、山药、核桃肉研为细末备用。

2. 将牛髓放入铁锅内，加热溶化，再加入蜂蜜熬炼，煮沸后去滓滤净，加入诸药末，用匙子不断搅拌，至黄色为度，候冷，瓷器盛之。

3. 每服 5～10g，空腹时细嚼。

【功效】益气补虚，润肠通便。

【应用】体虚肠燥证。适用于肠燥津亏，大便秘结，正气虚损，肺虚咳嗽，五劳七伤等。本膳能促进骨髓的造血功能，对各种类型的贫血均有一定疗效，适宜于中老年人精血亏虚、气津不足、须发早白、牙齿松动、精力衰减者服用。

【方解】本方所治之证，为精气不足，肠道失濡，津液匮乏所致的各种虚损之证。方中人参大补元气，牛髓养精壮骨，据《神农本草经》记载牛髓油“主补中，填骨髓，久服增年”。山药健脾益气；桃仁、杏仁、核桃仁均为植物种仁，脂多而质润，用以润肠通便，加上蜂蜜养正润下，合而成为扶正气、补虚损、润肠枯、通大便之方。

【使用注意】本膳富含动物脂肪和植物脂肪，肠虚肠滑、脾虚气陷而泄泻者忌用。

【附方】

牛髓膏子（《饮膳正要》） 由黄精 150g，地黄膏 90g，天门冬膏 30g，牛骨头内油 60g 组成。功效补髓壮骨，养阴润下，延年益寿。适用于体虚肠燥证之大便难下者。

杏仁汤

【来源】《养老奉亲书》。

【组成】杏仁 10g，火麻仁 10g，板栗 30g，芝麻 15g。

【制法用法】

1. 将杏仁去皮与火麻仁一起砸碎。

2. 板栗炒熟去外壳。

3. 芝麻炒香。

4. 将上述物品放入砂锅中，加水适量，煎煮后去渣取汁。

5. 早、晚各 1 次，饭前温服。

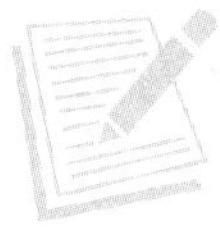

【**功效**】理气宽肠，润燥通便。

【**应用**】气滞便秘病证。适用于肺气上逆所致的腑气不通，胸胁痞满，甚则腹胀腹痛，食少纳呆，大便秘结，欲便不得，苔薄白而腻，脉弦者。或肺燥津亏之干咳劳嗽，无痰或少痰，或痰中带血等；亦可用于中老年日常保健。

【**方解**】本方所治之证为气机郁滞所致的便秘，治宜理气宽肠，润燥通便。方中杏仁润肠通便兼降肺气以助大肠传导。火麻仁润燥滑肠，杏仁偏走气分，火麻仁偏走血分，气血同治，用于肠燥气滞便秘之证。板栗性味甘温，具有益气健脾、厚补胃肠的作用。加之芝麻益肝补血、滋阴润肠。诸药合用，使体虚得补，肠燥得润，腑气得通，共成补虚润下之剂。

【**使用注意**】火麻仁服用不可过量。

【**附方**】

1. 杏苏粥（《本草纲目》） 由杏仁、苏子仁各10g，粳米100g，红糖适量组成。功效润肠通便，降气消痰，止咳平喘。用于肠燥津亏便秘，亦可用于肺虚肠燥之久咳、劳嗽病的调理。

2. 杏酥粥（《齐民要术》） 由杏仁10g，鲜牛乳50mL，粳米100g，白糖适量组成。功效补气健脾，润肠通便。用于气虚便秘。

桃花馄饨

【**来源**】《太平圣惠方》。

【**组成**】鲜毛桃花30g，面粉100g，瘦猪肉100g，葱、姜、食盐、味精、鸡汤各适量。

【**制法用法**】

1. 将瘦猪肉洗净，切碎，和葱、姜剁为肉泥，加食盐、味精调匀为馅。
2. 将面粉与毛桃花加水适量揉为面团，擀成皮。
3. 然后将面皮与馅做成馄饨，入鸡汤中煮熟。

【**功效**】泻下通便，清热利水。

【**应用**】燥热内结证。适用于燥热内结所致的大便燥结，腹中胀痛，以及食积便秘、水肿、小便不利等。亦可用于浮肿而大小便不通，腹胀口干，舌苔腻，脉滑实者。本品能活血通经，妇女月经不调，产后瘀滞腹痛，二便不通，亦可选用。

【**方解**】本方所治之证为大肠传化失司，粪便、饮食、痰水胀塞下焦而成，治宜泻下通便。方中桃花味苦性平，行气活血，泻下通便，可攻逐干便，解除胀塞，有通便、利水双重功效。面粉味甘微温，长于养脾气、厚肠胃，且略通二便，本方用桃花辅助以通二便，并有保护胃肠之功。

【**使用注意**】体弱年高者慎用；孕妇及月经过多者忌服。

【**附方**】

桃花粥（《家塾方》） 由桃花6g，生大黄3g，粳米50g组成。功效泻下通便，清热利水。适用于大便燥结，腹中胀痛，或便溏秽臭者，或肠痈属阳明腑实证者，亦可用于浮肿而大小便不通，腹胀口干，舌苔腻，脉滑实者。

番泻叶茶

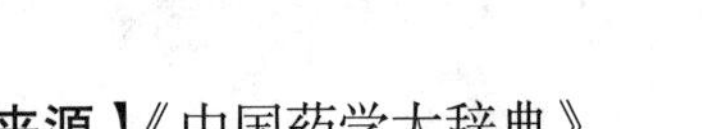

【**来源**】《中国药学大辞典》。

【组成】番泻叶 1.5～10g。

【制法用法】

1. 将番泻叶放入茶杯中，一般以沸水泡 5 分钟后饮用。

2. 缓下，每次 1.5～3g；攻下，5～10g。

【功效】泻下通便，清热导滞。

【应用】胃肠燥热且有积滞证。适用于积滞便秘或习惯性便秘，症见大便干结、口干口臭、面赤身热、小便短赤、心烦、腹部胀满或疼痛等。也可治疗老年便秘、产后便秘。

【方解】本方所主之证因热邪入胃肠，与肠中糟粕相结，实热与积滞结于阳明之腑，气机阻滞，腑气不通而成。治宜攻下通便，清导实热。方中番泻叶具有泻下作用。番泻叶作用较广泛而强烈，用于急性便秘比慢性便秘更适合。

【使用注意】本品小剂量可得软便或轻度泻下，大剂量使用则呈水样泄泻，有时会引起恶心、呕吐、腹痛等副作用，故脾胃虚寒、食少便溏者慎用。妇女月经期、孕妇、哺乳期妇女禁用。

第九章
温里祛寒类

扫一扫，查阅本章数字资源，含PPT、音视频、图片等

凡以温热药物和食物为主组成，具有温里助阳、散寒通脉作用，能治疗里寒证的药膳，谓之温里祛寒类药膳。里寒证的成因，分为寒从外来与寒从内生两个方面。表寒证失治误治，寒邪由表入里；外寒直中三阴，深入脏腑；或者素体阳虚，寒从内生；或服寒凉药太过损伤阳气，均可导致脏腑经络受寒，酿生里寒证。里寒证的治疗，宜以温里祛寒为要。本类药膳根据“寒者热之”“寒淫于内，治以甘热”的原则，根据里寒所伤之处的不同，本类药膳又分为温中祛寒和温经散寒两类。

第一节　温中祛寒类

温中祛寒药膳适用于因素体阳虚、寒自内生引起的虚寒证，或寒邪入侵所致的实寒证，症见腹胀、食少、脘腹冷痛、喜温喜按、畏寒肢冷、大便稀溏、舌淡苔白润、脉沉迟无力等。本类药膳由温中散寒之品组成，药食常选肉桂、干姜、小茴香、砂仁等，药膳方如干姜粥、茴香腰子、砂仁肚条等。

温中祛寒类药膳属温热之品，凡温热实火、阴虚内热、血热妄行、湿热内蕴者均不宜食用，孕妇慎用。应用时当中病即止，不可过服，否则有助热生火、伤阴灼液之弊。

干姜粥

【来源】《寿世青编》。

【组成】干姜1～3g，高良姜3～5g，粳米50～100g。

【制法用法】

1. 将干姜、高良姜洗净后切片，粳米淘净。
2. 用水适量，先煮姜片，去渣取汁，再放粳米于姜汁中，文火煮烂成粥。
3. 调味后早、晚趁温热服，随量食用，尤以秋、冬季节服用为佳。

【功效】温中和胃，祛寒止痛。

【应用】脾胃虚寒证。适用于脾胃虚寒所致的脘腹冷痛，呕吐呃逆，泛吐清水，肠鸣腹泻等。

【方解】本方所治，为脾胃虚寒所致，治宜温中散寒止痛。方中干姜性味辛热，善入脾、胃经，既是调味佐餐之品，又是温中祛寒之药，具有能走能守的特点，能温里散寒、助阳通脉，尤长于祛脾胃之寒，专主温中止痛，降逆止泻。高良姜大辛大热，为纯阳之品，主入脾、胃两经，善于温脾暖胃而祛寒止痛，能除一切沉寒痼冷，疗一切冷物所伤，为中焦寒冷诸症之要药。二姜

相伍温里散寒、止痛止呕的效用更强。粳米性平味甘，功擅补中益气、健脾益胃。方中两姜配伍，即为《太平惠民和剂局方》的二姜汤，其温中之功显著增强，专攻腹中寒气。然而两姜均为辛热之品，燥热之性较剧，且辛辣之味颇重，故配伍粳米煮粥，不仅能以助阳温阳之力逐寒，增强温中止痛之功用；又能以益气健脾之功补中，调和燥热辛辣之性味，达到温中祛寒的目的。对于脾胃虚寒所引起的脘腹冷痛、呕吐清水、肠鸣泻痢等症确有良效。

【使用注意】本方温热性质较强，久病脾胃虚寒之人，宜先从小剂量开始，逐渐增加。凡急性热性病及久病阴虚内热者，不宜食用。

【附方】

1. 干姜花椒粥（《千家食疗妙方》） 由干姜 5 片，高良姜 4g，花椒 3g，粳米 100g，红糖 15g 组成。功效温中散寒止痛。适用于中焦实寒证，症见心腹冷痛、恶心呕吐或呃逆、口吐清水、肠鸣腹泻等。

2. 椒面羹（《饮膳正要》） 川花椒 10g（炒研末），白面 120g，盐、豆豉适量。功效温中散寒止痛，适用于胃寒证。症见胃部、腹部冷痛，喜温喜按，空腹痛甚，得食则缓，劳累或食冷或受凉后疼痛发作或加重，泛吐清水，手足不温，大便溏薄，舌淡苔白，脉沉迟。

良姜炖鸡块

【来源】《饮膳正要》。

【组成】高良姜 6g，草果 6g，陈皮 3g，胡椒 3g，公鸡 1 只（约 800g），葱、食盐等调料适量。

【制法用法】

1. 将高良姜、草果、陈皮、胡椒装入纱布袋内，扎口。

2. 将公鸡宰杀去毛及内脏，洗净切块，剁去头爪，与药袋一起放入砂锅内。

3. 加水适量，武火煮沸，撇去污沫，加入食盐、葱等调料，文火炖 2 小时，最后将药袋拣出装盆即成。

4. 每周 2～3 次，随量饮汤食肉。

【功效】温中散寒，益气补虚。

【应用】脾胃虚寒证。适用于脾胃虚寒导致的脘腹冷气窜痛，呕吐泄泻，反胃食少，体虚瘦弱等；亦可用于风寒湿痹，寒疝疼痛，宫寒不孕，虚寒痛经等证。

【方解】本方所治之证为脾胃虚寒所致，治宜温中散寒、益气补虚。方中高良姜辛热纯阳，功擅温脾暖胃，行气降逆，消除胃肠冷气，止痛止呕，具有健脾胃、止吐泻、散寒力强等特点，本方以其为主。草果性味辛温，入脾、胃经，长于燥湿除寒辟秽，善消宿食化积滞，为治寒湿积滞、腹痛胀满的要药，是以为辅，既助高良姜以增温脾散寒之效，又行消滞泄满止痛之功。陈皮味苦辛而温，气香质燥。具有理气和中消胀、燥湿健脾化痰之功，善治脾胃不和、胀满呕吐之证。胡椒性味辛热，入胃、大肠经，温中散寒，能除胃肠风冷寒邪。二药与高良姜、草果相配，温中散寒、行气健脾、燥湿和中之力大增，专攻中宫寒冷诸症。公鸡性味甘温，入脾、胃经，能温中益气、补精添髓，为血肉有情之滋补佳品，方中用其合诸药助阳散寒以止痛，扶正补虚以达邪，还能缓诸药温辣燥口之性味。全方共奏温中散寒、益气填髓之功。且味美可口，实为温中散寒止痛之良膳。

【使用注意】本方专为脾胃虚寒、寒湿在中而设，汤味微辣香浓，肠胃湿热泄泻、外感发热、

阴虚火旺者不可服食。

茴香腰子

【来源】《证治要诀》。

【组成】猪腰子 1 具，小茴香 6g，卤汁适量。

【制法用法】

1. 小茴香放入热锅内翻炒，待干脆后粉成细末。

2. 将猪腰子撕去皮膜洗净，用尖刀从侧面划一条长约 3cm 的口子，再向里扩展成三角形，后塞入茴香末，并用细绳将开口处缠紧待用。

3. 将锅置中火上，倒入卤汁，调好味，加入猪腰保持微沸，大约煮 30 分钟，即可起锅取出，解开绳子剖成两瓣，再除去腰臊，切片装盘即成。

4. 佐餐食用，每日 1 具猪腰，5～7 日为一疗程。

【功效】温肾壮阳，祛寒止痛。

【应用】肾虚寒凝证。适用于各种疾病出现腰痛属于肾虚寒凝者。亦可用于遗精早泄、盗汗、腰膝冷痛、耳聋耳鸣、小便不利等症的调理。

【方解】本方所治之证为肾虚寒凝、肾府气血阻滞所致，治宜温肾祛寒止痛。方中猪腰子补肾止腰痛，有同类相求之意。小茴香辛温入肾经，能“主膀胱肾间冷气”（《开宝本草》），又能散寒止痛。二品相配，共奏温肾祛寒止痛之功效。

【使用注意】猪腰子宜新鲜，小茴香不可久煮，否则效果不佳。

砂仁肚条

【来源】《大众药膳》。

【组成】砂仁 10g，猪肚 1000g，花椒末 2g，胡椒末 2g，葱、姜、食盐、味精、猪油等调料适量。

【制法用法】

1. 将猪肚洗净，入沸水氽透捞出，刮去内膜。

2. 锅内加入骨头汤、葱、姜、花椒各适量，放入猪肚，煮沸后改文火煮至猪肚熟，撇去浮沫，捞出猪肚晾凉切片。

3. 再用原汤 500mL 煮沸后，放肚片、砂仁、花椒末、胡椒末，及食盐、猪油、味精等各适量调味，沸后用湿淀粉勾芡即成。

4. 早、晚佐餐食用。

【功效】补益脾胃，理气和中。

【应用】脾胃虚弱证。适用于脾胃虚弱所致的食欲不振、食少腹胀、体虚瘦弱及妊娠恶阻等，亦可用于虚劳冷泻、宿食不消、腹中虚痛等症。

【方解】本方所治之证为脾胃虚弱所致，治宜补脾健胃、补虚强身。方中砂仁性味甘温，有行气化湿、温脾止呕、顺气安胎之功，既为温中祛寒、醒脾调胃之良药，又是居家常用调味增香之佳品，本方用以为主。猪肚味甘性温，功能补虚损、健脾胃，专治脾胃亏损、虚劳羸瘦之人，具有“以脏补脏”之妙，历来被公认为调治中焦的食疗佳品。本膳猪肚与砂仁合用，意在补脾行气，复中焦之运化，使气血生化有源。花椒、胡椒性能相近，味辛性温，气味俱厚，功专温中散寒、开胃止痛。二料与砂仁、猪肚相伍，一则助其温中健脾，二则辛散以行气，亦能调味增香，具相成之妙。砂仁、胡椒、姜、葱等，合猪肚健脾益胃，寓治疗作用于改变药膳气味之中，共奏温中健胃、行气止痛、调中导滞之功。

【使用注意】砂仁所含芳香挥发油，容易挥发，故不宜久煮。凡阴虚血燥、火热内炽者不宜食用。

【附方】

1. 白胡椒炖猪肚（《饮食疗法》） 由白胡椒 15g，猪肚 1 具组成。功效温中化湿，行气止痛。适用于寒邪内阻所致之脘腹冷痛、胀闷不舒、不思饮食、呕吐泄泻。

2. 荜茇粥（《太平圣惠方》） 由荜茇 3g，胡椒、干姜、槟榔、桂心各 3g，粟米 100g 组成。功效温中散寒，适用于寒邪内阻所致之腹冷痛、胀满、便溏等症。

六味牛肉脯

【来源】《饮膳正要》。

【组成】牛肉 2500g，胡椒 15g，荜茇 15g，陈皮 6g，草果 6g，砂仁 6g，高良姜 6g，姜汁 100mL，葱汁 20mL，食盐 100g。

【制法用法】

1. 将牛肉剔去筋膜，洗净后入沸水焯至变色，捞出晾冷后切成小条。

2. 将胡椒、荜茇、陈皮、草果、砂仁、高良姜研成粉末，再把姜、葱绞汁拌和药粉，加盐调成糊状。

3. 把切好的牛肉用调成的药糊拌匀后，码入坛内封口腌制 2 日取出，再放入烤炉中焙干烤熟为脯，随意食之。

【功效】温补脾胃，益气补血，强壮筋骨。

【应用】中焦虚寒证。适用于脾胃虚弱，中焦寒盛所致的胃脘冷痛、呕吐溏泄、腹胀痞满、纳呆食少、下利完谷，且伴有畏寒肢冷等症者。

【方解】本方所治之证为中焦虚寒所致，治宜健脾补虚、散寒止痛。方中胡椒、荜茇、高良姜、草果、砂仁、陈皮 6 味既为辛热温中之药，又是芳香调味之品。胡椒味辛性热，入胃、大肠经，有温中下气、消痰解毒的功效；荜茇辛热，善行胃肠气滞，长于除冷积、温中散寒，擅疗胃腑寒痛呕吐，乃“脾肾虚寒之主药”；高良姜辛热入脾胃，温脾土，散胃寒，为治脾胃虚寒、脘腹冷痛之佳品；草果气浓味厚，善除胃肠冷寒，解大肠寒积。4 味药合用具有散寒、理气、开胃、除腥之力。砂仁辛散温通，达脾阳而化谷，不仅能散寒，且功擅醒脾调胃、行气宽中，于脾胃气滞有良效；陈皮辛温，理气健脾，和中消滞，二药合用，不仅能助以上 4 味药形成群队优势以散寒温中，又能醒脾行气、复中阳之运化。牛肉性味甘平，专入脾、胃经，功擅益气血、强筋骨、理虚弱。本膳以辛温之力助阳气以祛寒、血肉之味培阳气以御寒、专攻腹中寒湿之气为配伍特点；而且五味俱全，味美可口，食用方便，老少皆宜，确实是脾胃虚寒患者不可多得的良膳。

【使用注意】本方为辛香温热之品，实热证、阴虚证不可食用，以防助热劫阴。

丁香鸭

【来源】《大众药膳》。

【组成】丁香 5g，肉桂 5g，草豆蔻 5g，鸭子 1 只（约 1000g），葱、姜、食盐、卤汁、冰糖、麻油等调料适量。

【制法用法】

1. 将鸭宰杀清洗干净，放入沸水中汆一下，丁香、肉桂、草豆蔻用水煎 2 次，每次煮 20 分钟，共取汁 3L。

2. 将汤汁、净鸭与葱、姜同放锅中，武火烧沸后转用文火煮至六成熟时捞出晾凉。

3. 再将鸭子放入卤汁锅内，用文火煮肉熟后捞出。

4. 该锅内留卤汁加冰糖，文火烧至糖化，放入鸭子，将鸭子一面滚动，一面用勺浇卤汁至鸭色呈红亮时捞出，再均匀地涂上麻油即成。

5. 早、晚佐餐食用。

【功效】温中和胃，暖肾助阳。

【应用】脾肾虚寒证。适用于脾胃虚寒所致的胃脘冷痛，反胃呕吐，呃逆嗳气，食少腹泻及肾阳虚之阳痿、遗精、下半身冷等。也可用于妇女围绝经期综合征的日常保健。

【方解】本方所治之证为脾肾虚寒所致，治宜温补脾肾。方中丁香性味辛温香烈，上可温中暖脾，下可暖肾助阳；而肉桂辛甘大热，可以散寒止痛，协助丁香温暖脾肾、散寒止痛，并且能够祛除鸭的臊气，增香调味。草豆蔻也是辛香之品，可燥湿健脾、温胃和中。方中 3 药合用，能使脾胃健运、胃气平顺。鸭肉甘咸微寒，入脾、胃、肺、肾经，功擅健脾补虚，滋阴养胃，利水消肿。鸭肉与以上温阳健胃药相伍，可阴阳并调，使阴生阳长，寓“阳得阴助而生化无穷”之意。补益脾胃，散寒止痛，且无滋补腻滞或温燥伤胃之弊。全方有补有行，补而不壅，行而不耗，不失为脾肾虚寒患者强身助阳之佳膳。

【使用注意】本方丁香、肉桂等药辛香温阳，力偏温补，作用较强，用量不宜过大。凡阴虚火旺、急性热病者不宜食用。

羊肉大麦汤

【来源】《饮膳正要》。

【组成】羊肉 300g，草果 5 个，大麦仁 100g，食盐适量。

【制法用法】

1. 将大麦仁用开水淘洗干净，放入砂锅内，加水适量，先用大火烧开，再改用文火煮熟。

2. 羊肉洗净与草果一同放入锅内，加水适量煮熟，然后捞出，切块连汤一起放入煮好的大麦仁粥中，加盐后文火炖熬熟透即可。

3. 早、晚佐餐食用。

【功效】温中下气，健脾养胃。

【应用】脾胃虚寒证。适用于脾胃虚寒所致的腹胀、腹痛、腹泻、怕冷、手足不温、舌淡苔白、脉沉细等。可用于男性性功能减退、慢性前列腺疾病等，可作为中老年男性日常保健之用。

【方解】本方所治为脾胃虚寒证，治宜温中下气，暖脾胃，破冷气，去腹胀。方中大麦仁益气调中消食，具有健脾益气、消胀开胃之功；草果辛温，入脾、胃经，燥湿除寒，祛痰截疟，消

食顺气；羊肉与草果、大麦仁同用可益气补虚，温中暖胃。

【使用注意】羊肉性温热，常吃容易上火。

第二节　温经散寒类

温经散寒药膳是具有温通经脉、驱散寒邪作用，治疗经络有寒证的药膳。适用于寒邪凝滞经络，血行不畅所致的肢体冷痛、肤色紫暗、风寒痹痛、腹痛、疝痛、舌有瘀斑、脉细涩等症。本类药膳多由散寒通脉、温养气血之品组成，药食常选当归、桂枝、羊肉等，药膳方如艾叶生姜煮蛋、附子粥等。

艾叶生姜煮蛋

【来源】《饮食疗法》。

【组成】艾叶 10g，老生姜 15g，鸡蛋 2 个，红糖适量。

【制法用法】

1. 姜用湿过水的纸包裹 3 层，把水挤干，放入热炭灰中煨 10 分钟，取出洗净切片备用。
2. 将艾叶、鸡蛋洗净，与姜片一同放入锅内，加水适量，文火煮至蛋熟后，去壳取蛋。
3. 再放入药汁内煮 10 分钟，加入红糖溶化，饮汁食蛋。

【功效】温经通脉，散寒止痛，暖宫调经。

【应用】下焦虚寒证。适用于下焦虚寒所致的腹中冷痛，月经失调，或行经腹痛，舌淡苔白，脉沉细。月经失调、慢性盆腔炎、行经腹痛、胎漏下血、带下清稀、宫寒不孕等属下焦虚寒者可选用本方。

【方解】本方所治之证为下焦虚寒或宫冷经冷所致，治宜温经通脉，散寒止痛。方中艾叶辛香而温，味苦，入肝、脾、肾三经，善走三阴而逐寒湿，暖气血而温经脉，温中阳而止冷痛，固阴血而止血溢。艾叶尤长于温里和中，祛寒止痛，为妇科经带的常用要药，其对下焦虚寒、腹中冷痛、宫冷经寒诸证，疗效甚佳。姜性温味辛，功能温肺解表、温中止呕，为温胃散寒止呕之要药。姜经煨制后，较生姜则不散，比干姜则不燥，辛散之性减而祛寒之效增，善去脏腑之沉寒，发诸经之寒气，专主温里而治胃部冷痛、泄泻及妇人下焦虚寒诸证。姜与艾叶相伍，温里散寒之功大大增强。鸡蛋补阴益血，补脾和胃，并能缓和艾叶温燥辛辣之性。加红糖以补血活血又能矫味。全方选料精当，功效专一，不失为温里散寒、养血益气的药膳良方。

【使用注意】本方艾叶辛香而苦，性质温燥，用量不宜过大。凡属阴虚血热，或湿热内蕴者不宜食用。

桂浆粥

【来源】《粥谱》。

【组成】肉桂 3g，粳米 50g，红糖适量。

【制法用法】

1. 先将肉桂煎取浓汁去渣。
2. 再用粳米煮粥，待粥煮沸后，调入肉桂汁及红糖，同煮为粥。

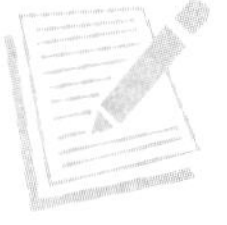

3. 或用肉桂末 1～2g，调入粥内同煮服食。

4. 早、晚温热服食，3～5 天为一疗程。

【功效】补肾暖脾，散寒止痛。

【应用】脾肾阳虚证。适用于肾阳不足而致的畏寒肢冷，腰膝酸软，小便频数清长，男子阳痿，女子痛经宫寒不孕；或脾阳不振而致的脘腹冷痛，饮食减少，大便稀薄，呕吐，肠鸣腹胀。

【方解】本方所治之证为脾肾阳虚、阴寒内盛所致，治宜温阳散寒。方中肉桂辛甘大热，香气浓烈，性体纯阳，峻补命门，能益火消阴、行血中之滞而温经散寒，既为温补肾阳之要药，又是调味之佳品，故为本方之主药，同粳米、红糖煮粥，扶脾胃实中气，益气血调口味，可用治多种疾病。该粥不仅具有补元阳、暖脾胃、止冷痛、通血脉之功效，而且色味俱佳，香甜诱人，不失为温阳祛寒之良膳。

【使用注意】本方属于温热之剂，凡实证、热证、阴虚火旺的病人均不宜食用。另外，肉桂所含桂皮油易于挥发，故不宜久煎久煮。

胶艾炖鸡

【来源】《百病饮食自疗》。

【组成】杜仲、阿胶各 15g，陈艾 10g，鸡 1 只（约 500g），生姜 6g。

【制法用法】

1. 将鸡去毛及内脏洗净。

2. 入陈艾、杜仲于砂锅内与鸡同炖。

3. 将熟时入生姜再炖煮 20 分钟。

4. 每次用汤烊化阿胶 5g 服食，每日 3 次，鸡汤中可入盐调味，鸡肉及汤视食量大小分次服完，隔 1～2 日一料，连用 3～5 料。饮汤食肉。

【功效】散寒止痛，暖宫安胎。

【应用】肾阳虚弱证。适用于肾虚寒凝所致的妊娠腹痛，症见妊娠期间小腹绵绵作痛、按之痛减、面色萎黄、心悸、头目眩晕、舌质淡红、苔薄白、脉细。也可用于女子寒凝痛经、不孕症等。

【方解】本方所治之证为肾阳不足，冲任失于温煦，胞脉虚寒所致。治宜散寒止痛，暖宫安胎。方中阿胶具有补血、滋阴的作用；杜仲善温补肝肾而调冲任，固经安胎，可治疗妇女的腰膝酸软等症；陈艾温经散寒止痛；鸡肉补精填髓以养胎，肾阴足则肾阳化生无穷；生姜有发汗、散寒气、解药毒的功效。诸物合用，具有温经散寒、暖宫安胎之功效。

【使用注意】外感未愈，不宜服用。

白胡椒炖猪肚

【来源】《常用特色药膳技术指南（第一批）》。

【组成】猪肚 500g，白胡椒粒 10g，食盐适量。

【制法用法】

1. 将白胡椒粒在微火中煸炒至香味出。

2. 加水适量，再将猪肚切丝后放入砂锅内，文火炖 1 小时以上，至猪肚丝软烂。

3. 加食盐调味即可。

【功效】温中暖胃，行气止痛。

【应用】脾胃虚寒证。适用于脾胃虚寒证所致的腹胀食少、腹痛而喜温喜按、口淡不渴、四肢发凉、大便溏稀，或四肢浮肿、怕冷喜暖、小便不利或清长等症。

【方解】本方中猪肚味甘性温，功能补虚损、健脾胃，专治脾胃亏损、虚劳羸瘦之人，具有“以脏补脏”之妙，历来被公认为调治中焦的食疗佳品。胡椒味辛、性热，入胃、大肠经，有温中下气、消痰解毒的功效；白胡椒合猪肚健脾益胃，寓治疗作用于改变药膳气味之中，共奏温中健胃、行气止痛、调中导滞之功，使脾胃虚弱、久病虚劳者不期而愈。

【使用注意】本膳为温补之剂，胃火灼盛者慎用。

第十章 祛风湿类

扫一扫，查阅本章数字资源，含PPT、音视频、图片等

凡以祛风湿的药物和食物为主组成，具有祛除风湿、解除痹痛作用，用以治疗风湿痹证的药膳，称为祛风湿类药膳。本类药膳适用于风、寒、湿邪侵袭人体，滞留于肌肉、经络、筋骨等处，阻碍气血，滞塞经络，导致肢体筋骨重着、疼痛、麻木，筋脉拘急，关节伸展不利，活动受限。日久不治则损及肝肾而出现腰膝酸痛、下肢痿弱等症。治宜祛风除湿、散寒止痛。痹证迁延日久，往往导致气血不足或肝肾亏虚，因此治疗上除用祛风湿药食以外，常需与补气血补肝肾药食配合；经络滞塞还多伴有气血不通，则又需配伍活血行气之品。故本药膳的组合，多为补肾壮骨、祛风除湿、辛温散寒、活络行血、行痹止痛等类药物食物相配伍而成。常用药食如当归、川芎、五加皮、海桐皮、木瓜、牛膝、羊肉等。药膳方如五加皮酒、巴戟狗肉、独活壮骨鸡等。

痹证早期，外邪未除，不可妄用滋腻补益之品，应以清淡为原则。为方便服用及增强祛风胜湿的疗效，本类药膳常选用酒剂。由于本类药膳用药多为辛香性燥，酒性又温辛走窜，容易耗伤阴血，故血虚阴亏者慎用，必要时还应配伍滋阴养血之品。

五加皮酒

【来源】《本草纲目》。

【组成】五加皮 60g，当归、牛膝各 60g，糯米 1000g，甜酒曲适量。

【制法用法】

1. 将五加皮洗净，刮去骨，与当归、牛膝一起放入砂锅内同煎 40 分钟。
2. 去渣取汁，再以药汁、米、曲酿酒。
3. 每次服 10～30mL，每日早、晚 2 次服用。

【功效】祛风湿，补肝肾，除痹痛。

【应用】风湿痹证。适用于肝肾两亏，或风寒湿邪乘虚客于腰膝所致之四肢麻木、筋骨酸痛、腰膝无力、老伤复发等。

【方解】本方所主之证，为肝肾两亏，或风寒湿邪乘虚客于腰膝所致，治宜益肝肾、强筋骨、祛风湿、止痹痛。方中五加皮性温，味辛、苦、微甘，《本草纲目》称其“治风湿痿痹，壮筋骨”，功能补肝肾、强筋骨、祛风湿、止痹痛，为除痹起痿之要药。对风湿日久，兼有肝肾两虚者尤为相宜。辅以当归活血补血，温经止痛；牛膝补益肝肾，强壮筋骨，活血通经；糯米甘温，补脾益胃。诸药食相配，补肝肾、强筋骨、祛风湿作用更著。且酿之为酒，则更能通行血脉以止痛，故凡风寒湿痹、拘挛疼痛，或肝肾不足、痿软无力者，均可饮用。

【使用注意】本酒性偏温燥，凡湿热痹证或阴虚火旺者不宜多饮或久服。方中所用五加皮，

宜用南五加，不宜选用北五加，因其虽能祛风湿、止痹痛，但无补益作用，且有毒性，过量或久服，易引起中毒。

【附方】

仙茅加皮酒（《万病回春》） 由仙茅 90g，淫羊藿 120g，南五加皮 90g，醇酒一小坛组成。功能温肾壮阳，祛风散寒。适用于肾阳虚衰证之腰膝筋脉拘急，肌肤麻木，关节不利，阳痿，宫冷不孕。

白花蛇酒

【来源】《本草纲目》。

【组成】白花蛇 1 条，羌活 60g，当归身 60g，天麻 60g，秦艽 60g，五加皮 60g，防风 30g，糯米酒 4L。

【制法用法】

1. 白花蛇以酒洗、润透，去骨刺，取肉。
2. 各药切碎，以绢袋盛之，放入酒坛内。
3. 将酒坛放于大锅内，水煮 1 日，取起埋阴地，7 日取出。
4. 每次饮 1～2 杯（30～60mL）。

【功效】祛风胜湿，通络止痛，强筋壮骨。

【应用】风湿顽痹证。适用于风湿顽痹所致之骨节疼痛，筋脉拘挛；或中风半身不遂，口眼㖞斜，肢体麻木；及年久疥癣，恶疮，风癞等。还用于风湿性关节炎，类风湿性关节炎及其他关节疼痛类疾病的辅助治疗。

【方解】本方所治之证，为风湿入络，痹阻筋脉，气血瘀滞，筋骨肌肤失养所致，治宜祛风湿，通经络，止痹痛，强筋骨。方中白花蛇甘咸而温，性善走窜，内走脏腑，外彻皮毛，能透骨搜风、祛风邪、通经络、定惊搐、止瘙痒，既能用治风湿痹痛、筋脉拘挛，又可用于中风后半身不遂、口眼㖞斜，为搜风通络、胜湿除痹之要药。《本草纲目》云其主治“中风湿痹不仁”，配秦艽、羌活、防风、天麻，以祛风湿、通经络、止痹痛，意在祛邪；又用当归、五加皮，来补肝肾、强筋骨，旨在扶正。综观全方，标本兼治，且治以酒剂，通经络、止疼痛之功更著，祛风湿、强筋骨之用也更强。

【使用注意】治疗期间，“切忌见风、犯欲，及鱼、羊、鹅、面发风之物”。

【附方】

复方白蛇酒（《本草纲目》） 由白花蛇 30g，炙全蝎、当归各 100g，独活、天麻各 60g，赤芍 100g，糯米 2500g，酒曲适量组成。功效祛风湿，通经络，止痹痛。适用于中风偏瘫、口眼㖞斜、风湿痹痛等症。

独活壮骨鸡

【来源】《备急千金要方》。

【组成】独活、杜仲、牛膝、芍药、防风、地黄、秦艽各 6g，细辛 2g，肉桂 1g，茯苓、桑寄生、人参、当归各 10g，川芎、甘草各 3g，当年成年雄鸡 1 只，葱 50g，生姜 20g，大蒜 6 瓣，食盐适量，食用油适量。

【制法用法】

1. 将上述草药粉碎成细粉，加入适量调料拌匀，备用。

2. 将雄鸡宰杀，净毛，去除内脏，洗净，沥干水。

3. 将调拌好的药物和调料装入鸡腹内，腌渍入味30分钟，备用。

4. 在烧热的锅内放入食用油，七成热时，将鸡下油中煎制，待鸡泛黄至熟，捞出沥油，备用。

5. 另起热锅加熟油少许，煸姜、葱，加入清汤，调好味后，将已煎好的鸡下汤内略煮，待汤沸后即可。佐餐食用。

【功效】祛风止痛，补气养血，补肝益肾。

【应用】肝肾亏虚、气血不足之痹证。适用于风、寒、湿三气痹阻日久，肝肾两亏，气血不足所致之腰酸腿痛无力，屈伸不利，面色苍白等。可用于慢性关节炎，坐骨神经痛等属于风湿为患、气血不足者的辅助治疗。

【方解】本方所治之证，为风、寒、湿三气痹着日久，损伤肝肾，气血两虚，筋骨失养所致，治宜祛风湿，止痹痛，益肝肾，补气血。方中以独活、秦艽、防风、细辛祛风散寒胜湿、通络止痛；当归、地黄、白芍养血和血；人参、茯苓、甘草补气健脾，培补正气；杜仲、牛膝、桑寄生补益肝肾，强筋健骨，桑寄生尚能祛风除湿；再加川芎、肉桂温通血脉，并助祛风散寒止痛。鸡为甘温补益之品，用雄鸡更增温补气血之效。诸品相配，使风湿得祛、气血得充、肝肾得补，扶正祛邪，标本同治，则诸症自解。

【使用注意】不可多食久食，以免造成食积、伤及脾胃。

【附方】

川芎茶（《简便单方》） 由川芎3g，茶叶6g组成。功效祛风止痛。适用于风邪上攻之头目昏重、偏正头痛、鼻塞身重、肢体烦痛等症。

威灵仙酒

【来源】《中药大辞典》。

【组成】威灵仙500g，白酒1500mL。

【制法用法】

1. 威灵仙切碎，加入白酒。

2. 锅内隔水炖半小时。

3. 过滤后备用。

4. 每次服10～20mL，每日3～4次。

【功效】祛风除湿，通络止痛。

【应用】风寒湿痹证。用于外感风寒湿邪、风邪偏盛所致之筋骨、肌肉、关节等处疼痛、酸楚、重着、麻木和关节肿大、屈伸不利。可用于骨质增生及风湿性关节炎的辅助治疗。

【方解】本方所主之证，为外感风寒湿邪、风邪偏盛所致，治宜祛风，通络，止痛。方中威灵仙性味辛温，善于行散走窜。《本草经疏》中说："威灵仙，主诸风，而为风药之宣导善走者也。"既可祛风湿，又可通经络，且兼止痹痛，为风湿疼痛、筋脉拘挛、关节屈伸不利之要药。本方制为药酒，其温通走散之力更强。

【使用注意】威灵仙性善走窜，多服易伤正气，体质虚弱者慎用。孕妇亦应慎用。

【附方】

杜仲酒（《外台秘要》引《集验方》） 由杜仲240g，丹参240g，川芎150g，桂心120g，细辛60g，酒8L组成。功效补肾壮骨，活血止痛。适用于肾虚腰痛或猝然腰痛。

海桐皮酒

【来源】《普济方》。

【组成】海桐皮30g，薏苡仁30g，生地黄150g，牛膝15g，川芎15g，羌活15g，地骨皮15g，五加皮15g，甘草15g，白酒3L（一法加杜仲亦可）。

【制法用法】

1. 以上各药制为粗末，用绢袋或纱布袋盛装，袋口扎紧。
2. 置瓶内，注入白酒，将瓶口密封。
3. 每日振摇酒瓶1次，冬季浸14日，夏季浸7日即成。每次饮15～30mL，视酒量而定，佐餐饮，每日2～3次。

【功效】祛风胜湿，宣痹止痛，强筋壮骨。

【应用】风湿痹证。适用于风湿滞留经脉、血行不畅所致之肢体疼痛、腰膝酸软、筋骨痿弱等症。

【方解】本方所治之证，为肝肾不足、风湿滞留经脉、营血不利所致，治宜祛风除湿，活血止痛，滋补肝肾，强筋壮骨。方中海桐皮、羌活、薏苡仁祛风胜湿，宣痹止痛。其中海桐皮性味苦辛而平，善祛风湿；羌活善祛风胜湿；薏苡仁善清热利湿，舒筋除痹。五加皮、牛膝补肝肾，强筋骨，祛风湿，止痹痛，若加杜仲，则补肝肾、强筋骨之功更著。又重用生地黄滋补肝肾阴血，川芎活血祛风，地骨皮退虚热而能坚阴，甘草和中调药。诸药配合，浸酒而用，能助诸药行药势。一能祛风胜湿，通络止痛；二能补肝肾，强筋骨以固根本；三可滋补阴血，使祛风湿而不伤阴血。若坚持饮服，能达祛风湿、止痹痛的效果。

【使用注意】凡血压偏高及妊娠妇女慎用。

雪凤鹿筋汤

【来源】《中国药膳学》。

【组成】干鹿筋200g，雪莲花3g，蘑菇50g，鸡脚200g，火腿25g，味精5g，绍酒10mL，生姜、葱白、食盐各适量。

【制法用法】

1. 将鹿筋用冷水洗净，加入沸水浸泡，水冷再换，反复多次，待鹿筋涨发（夏季3天，冬季6天），若急用时可用油或蒸的方法发涨，然后将涨发的鹿筋除去筋膜，洗净，切成条块待用。
2. 蘑菇洗净切片。
3. 雪莲花淘净泥渣，用纱布袋松装。
4. 鸡脚沸水汆去血水，脱去黄衣及爪尖，拆去大骨，洗净，放入盆内待用。
5. 生姜切片，葱白切节。
6. 锅置火上，鹿筋条下入锅中，加入姜、葱、黄酒及适量清水，将鹿筋煨透，去姜、葱，鹿筋条放入瓷缸内。

7. 再放入鸡脚、雪莲花包，上面再放火腿片、蘑菇片，加入顶汤、黄酒、生姜、葱白，上笼蒸至鹿筋熟软（约 2 小时）后取出。

8. 倒出原汤，汤中加入味精、食盐、胡椒粉，搅拌匀后倒入瓷缸内，再蒸半小时，取出即成。

9. 口服每日 1～3 次，每次 150～200mL。

【功效】补肝肾，强筋骨，祛寒湿，止痹痛。

【应用】寒湿痹证。用于肝肾不足、寒湿侵袭关节经络所致之关节疼痛、腰膝酸软、体倦乏力等症。可用于风湿性关节炎，类风湿性关节炎，强直性脊柱炎，腰椎间盘突出症，颈椎病的辅助治疗。

【方解】本方所治之证，为肝肾不足、寒湿侵袭关节经络所致，治宜补益肝肾，强壮筋骨，祛除寒湿。方中重用鹿筋，乃血肉有情之品，其性味咸温，入肝、肾经，功能补劳续绝、强筋壮骨。雪莲花为藏医常用药，生长在高山冰雪之地，在严寒时仍然开花，味甘，微苦而性温，功能温肾壮阳、通经活血、强壮筋骨，为祛寒湿、止痹痛的珍品。鸡爪则以其筋骨健利，多用于强筋健骨。诸料配伍，以补肝肾、强筋骨、行血脉、驱寒湿为功，系体质虚弱、肝肾不足、寒湿痹痛者之良膳。

【使用注意】本方适用于肝肾不足、寒湿痹痛者。若湿热痹痛者不宜使用。方中雪莲花用量不宜过大，孕妇忌用。天山雪莲花有毒，使用时尤须注意。

胡椒根煲蛇肉

【来源】《饮食疗法》。

【组成】胡椒根 40～60g，蛇肉 250g，生姜、香葱、黄酒、食盐各适量。

【制法用法】

1. 胡椒根洗净，切成段。

2. 蛇肉（切除蛇头）洗净，切段。

3. 两者同放锅内，加葱、姜、黄酒、食盐、清水各适量，烧沸后用文火炖熬至蛇肉熟透。煲汤服食。

【功效】祛风胜湿，舒筋活络。

【应用】风寒湿痹证。适用于风寒湿邪侵袭所致之手足痿弱，屈伸不利。还可用于风湿性关节炎见手足屈伸不利、卒中后遗症见半身不遂的辅助治疗。

【方解】本方所治之证，为风寒湿邪侵袭所致，治宜祛风胜湿，舒筋活络。方中重用蛇肉，白花蛇甘咸而温，专入肝经，祛风通络、治痹痛之功效较乌梢蛇更著。胡椒根是胡椒科植物胡椒的根，性味辛、热，功能温经通络，祛寒除痹。两者配合煲汤饮用，可增强祛风除湿、舒筋通络之功。

【使用注意】本方功在祛除寒湿，凡湿热痹痛、关节红肿热痛者不宜。

第十一章 利水渗湿类

扫一扫，查阅本章数字资源，含PPT、音视频、图片等

凡以利水渗湿类药物和食物为主组成，具有利水、除湿、利尿、消肿、退黄等作用，用于治疗水湿为患的药膳称为利水渗湿类药膳。

本类药膳适用于各种水湿证。水与湿异名同类，水化为湿，湿聚成水，故常水湿并称。水湿多由外感六淫，或内伤饮食及情志，导致脏腑气化功能失常、水液代谢障碍所致。脏腑之中，肺、脾、肾及三焦与水液代谢关系最为密切，肺主通调水道，脾主运化水液，肾主蒸化水液，三焦为水液运行之道路。故肺、脾、肾及三焦功能失常，津液不能正常运行布散，水湿停聚，即可出现多种病证。水湿外溢肌肤可为肿，下注膀胱可为淋，阻滞胆道可为黄疸。本章药膳即主要针对水肿、淋证和黄疸，根据治法与药食作用的不同，分为利水消肿、利水通淋和利湿退黄三类。

湿为阴邪，其性重浊黏腻，往往反复发作，缠绵难愈，若湿与热合，则更是蕴结难解，故临证当渐缓调理，勿求急功。祛湿药膳以清淡为宜，避免油腻过重而黏腻滞邪。水肿者宜少盐膳食，避免加重水湿。若素体阴虚津亏，则应慎用，以防利水更伤阴液。

第一节 利水消肿类

利水消肿药膳是指具有通利小便、消退水肿的作用，用于治疗水湿内停所致的水肿、小便不利的药膳。适用于体内水液停聚，水湿泛溢肌肤，引起的眼睑、头面、四肢、腰背甚至全身浮肿，或伴胸水、腹水等症。本类药膳多由利水消肿之品组成，常用药食如茯苓、薏苡仁、冬瓜、鲤鱼等，药膳方如茯苓粥、茯苓皮饮等。

茯苓粥

【来源】《仁斋直指方》。

【组成】茯苓 15g，粳米 50g。

【制法用法】茯苓磨成细粉，与粳米同煮粥。趁热服食，每日 1～2 次。

【功效】利水渗湿，健脾和胃。

【应用】脾虚湿盛证。适用于脾虚湿盛所致之体倦乏力，食少纳呆，腹胀便溏，肢体浮肿，舌淡胖，苔白腻，脉缓或滑等。

【方解】本方所治之证，为脾气亏虚、失于运化、水湿内生所致，治宜健脾祛湿，利水消肿。方中茯苓味甘、淡，性平，归心、肺、脾、肾经，“行水之功多，益心脾不可缺也”（《本草衍义》），具有利水渗湿、健脾化痰之功。粳米味甘，性平，入脾、胃、肺经，能补中益气、健脾和

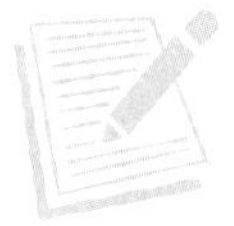

胃、除烦止泻。粳米与茯苓相伍，共奏利水消肿、健脾和胃之功。

【使用注意】本方药力和缓，适宜常服、久服，方可显效。

【附方】

茯苓黄芪粥（《高血压病精品药膳60种》） 由黄芪20g，茯苓30g，粳米100g，白糖10g组成。功效补中益气，利水消肿。适用于脾胃虚弱，水湿内停之颜面或下肢浮肿，小便不利，舌淡苔白，脉濡缓等。

茯苓皮饮

【来源】《经验良方》。

【组成】茯苓皮10g，椒目或花椒6g。

【制法用法】椒目或花椒捣破，与茯苓皮一同放入砂锅，加水400mL，煮取200mL，取汁去渣。代茶饮。

【功效】利水消肿。

【应用】水湿壅盛证。适用于水湿壅盛所致之水肿，症见全身浮肿，肿势较盛，皮色光亮，伴小便不利等。

【方解】本方所治之证为水湿壅盛、泛溢肌肤所致，治宜利水消肿。方中茯苓皮为茯苓菌核的外皮，味甘、淡，性平，入肾、膀胱二经，功专利水消肿，能“行皮肤之水”（《医林纂要》），且行水而不耗气，“主水肿肤胀，开水道，开腠理”（《本草纲目》）。椒目为花椒的种子，味苦，性寒，归肺、肾、膀胱经，功能利水、行水，“泄水消满，《金匮》已椒苈黄丸用之治肠间有水气腹满者，以其泄水而消胀也”（《长沙药解》）。与茯苓皮相伍，增强利水消肿之效。

【使用注意】阴虚火旺者不宜。

薏苡仁粥

【来源】《本草纲目》。

【组成】薏苡仁60g，粳米60g，食盐5g，味精2g，香油3g。

【制法用法】将薏苡仁洗净捣碎，粳米淘洗，同入煲内，加水适量，共煮为粥。粥熟后调入食盐、味精、香油即可。温热食之，日服2次。

【功效】利水渗湿，健脾和胃。

【应用】脾虚湿盛证。用于脾虚湿盛所致之水肿，泄泻，小便不利等。亦可用于湿痹，肺痈，肠痈等的辅助治疗。

【方解】本方所治之证为脾虚不能运化水湿所致，治宜健脾祛湿。方中薏苡仁，性味甘淡，微寒，归脾、胃、肺经，功能利水渗湿，作用较为缓弱，因其性属微寒，故可用于湿热内蕴之证。本品又具健脾之功，且健脾而不碍湿，渗润而不过利，为淡渗清补、药食两用之佳品。《本草新编》称其“最善利水，不至损耗真阴之气，凡湿盛在下身者，最适用之”。粳米味甘，性平，入脾、胃、肺经，能健脾益胃，与薏苡仁合用煮粥，共奏健脾渗湿之功。

【使用注意】本粥为清补健胃之品，效力较缓，食用时间须长，方可奏效。方中薏苡仁具有甘淡下行之性，故孕妇慎用。

冬瓜粥

【来源】《粥谱》。

【组成】冬瓜（带皮）100g，粳米100g，嫩姜丝、葱、食盐、味精、香油适量。

【制法用法】

1. 冬瓜洗净后，削皮（勿丢），去瓤切块。
2. 粳米洗净放入锅内，加入水适量煮粥。
3. 米粥半熟时，将冬瓜、冬瓜皮放入锅内，再加适量水，继续煮至瓜熟米烂汤稠为度，捞出冬瓜皮不食，入适量姜、葱、食盐、味精、香油调味即成。随意服食。

【功效】利水消肿，清热解毒。

【应用】水湿或湿热壅盛证。用于水湿内聚或湿热壅盛所致之水肿胀满，小便不利。还可用于急、慢性肾炎水肿，营养不良性水肿，妊娠水肿，肝硬化腹水，脚气病水肿，肥胖症等的辅助治疗。

【方解】本方所治之证为水湿内聚或湿热壅盛所致，治宜利水消肿、清热止渴。方中冬瓜味甘、淡，性微寒，入肺、大肠、小肠、膀胱经，能"清心火，泻脾火，利湿祛风，消肿止渴，解暑化热"（《本草从新》），为利尿消肿药食两用之佳品，其子、皮、肉、瓤均可入药。《神农本草经》谓冬瓜"令人悦泽好颜色，益气不饥，久服轻身，耐老"。冬瓜与粳米共煮粥，既可利水消肿，又能养胃充饥，可随意服食。

【使用注意】冬瓜以老熟（挂霜）者为佳。煮粥时不宜放盐，以免影响利水消肿效果。水肿病人宜较长时间服食。

赤小豆鲤鱼汤

【来源】《外台秘要》。

【组成】鲤鱼1条（250g左右），赤小豆100g，生姜1片，食盐、味精、黄酒、食用油适量。

【制法用法】

1. 将赤小豆洗净，加水浸泡半小时。
2. 生姜洗净；鲤鱼留鳞去内脏，洗净。
3. 起油锅，煎鲤鱼，加入中等量清水，放入赤小豆、生姜、黄酒少许。
4. 先武火煮沸，改文火焖至赤小豆熟，调入食盐、味精即可。随量食用或佐餐。每周可服食3次。

【功效】利水消肿，祛湿健脾。

【应用】脾虚湿盛证。用于脾气亏虚、水湿泛溢所致之水肿，症见全身浮肿，按之凹陷，面色㿠白，脘腹胀满，纳少便溏，神倦尿少等。还可用于肾炎水肿，肝硬化腹水，心源性水肿，营养不良性水肿，脚气病浮肿，妊娠水肿等的辅助治疗。

【方解】本方所主之证为脾虚气弱、水湿不化、泛溢肌肤所致，治宜健脾益胃、利尿消肿。本汤出自《外台秘要》，原治因气滞不畅、水气泛溢而成的肾水肿。方中赤小豆甘、酸，微寒，能滋津液、利小便、消胀、除肿、退黄、止呕，是祛湿之药膳佳品，《神农本草经》称其"主下水"。《食疗本草》记载赤小豆"和鲤鱼烂煮食之，甚治脚气及大腹水肿"，同时赤小豆还能通乳汁。鲤鱼性平、味甘，具滋补健胃、利水消肿、通乳、清热解毒、止咳下气之功，《本草纲目》

谓其“煮食，下水气，利小便”。两者合用，共奏补脾健胃、利尿消肿、下气通乳之效。

【使用注意】阴虚津亏之人不宜食用。方中鲤鱼为腥膻发物，素体阳亢及疮疡者慎食。

【附方】

鲤鱼汁粥（《本草纲目》） 由鲤鱼1尾（约500g），糯米60g，葱白适量，豆豉适量组成。功效：消水肿，利小便。适用于慢性肾炎水肿、妊娠水肿等。

丝瓜花鲫鱼汤

【来源】《中医饮食疗法》。

【组成】鲫鱼75g，鲜丝瓜花25g，樱桃10g，香菜3g，葱白3g，姜2g，食用油、食盐、味精、黄酒、胡椒粉适量，鸡汤1大碗。

【制法用法】

1. 将鲫鱼刮鳞、去鳃、去内脏，洗净，在鱼身两侧剞花刀，加盐、料酒、胡椒粉、味精腌制片刻。
2. 起锅放食用油，烧至八成熟时，把鱼入油炸，见鱼外皮略硬即捞起沥去油。
3. 把炸好的鱼置砂锅内，加上葱白、姜片、料酒、食盐、鸡汤，用武火煮沸，改文火慢煨，捞去葱白、姜片，再加入味精、丝瓜花、樱桃、香菜，煮沸2分钟，起锅后撒上胡椒粉即成。佐餐食用。

【功效】健脾渗湿，利尿消肿。

【应用】脾虚湿盛证。用于脾气虚弱、水湿内停所致之水肿，症见全身水肿、按之没指、脘腹胀满、纳呆便溏、神疲乏力、小便短少等。

【方解】本方所治之证为脾虚气弱、水湿内停所致，治宜健脾渗湿、利尿消肿。方中鲫鱼性平味甘，入脾、胃、大肠经，具有健脾和胃、利水消肿、通利血脉之功。丝瓜花味甘、微苦，性寒，入肺、肝、胃、大肠经，功善清热解毒。樱桃甘、酸，温，入脾、肾经，能益肾、健脾、祛湿，《食疗本草》云其“补中益气，主水谷痢，止泄精”。香菜辛温，归肺、脾、肝经，能消食开胃。诸味合用，重在恢复脾的运化功能，脾运复健，则水湿自化，水肿自消。

【使用注意】本品温阳之力不足，不宜用于脾阳不足所致之水肿。

郁李仁薏仁粥

【来源】《太平圣惠方》。

【组成】郁李仁10g，薏苡仁30g，粳米50g。

【制法用法】

1. 郁李仁去皮，洗净捣碎，先煮，取汁。
2. 薏苡仁、粳米淘洗干净。
3. 以郁李仁汁同薏苡仁、粳米加适量水同煮，至米烂粥熟为度。
4. 每日1～2次。亦可作为佐餐。

【功效】利水渗湿，通便消肿。

【应用】脾虚湿盛证。用于气机不降、水湿停滞导致的水肿，症见全身浮肿、心腹胀满、气息喘促、小便不利、大便秘结，或有轻度腹水者。

【方解】本方主治气滞水停证。方中郁李仁味辛、苦、甘，性平，入脾、大肠、小肠经，有润燥滑肠、下气、利水之功，《本草纲目》言其“主大腹水肿，面目、四肢浮肿，利小便水道”。郁李仁能通利大、小便，使人体多余的水分，从二便排出。薏苡仁能健脾利水渗湿。二仁与粳米煮粥服食，可以缓和药性。诸药相伍，共奏利水渗湿、通便消肿之效。

【使用注意】阴虚液亏者及孕妇慎服。

鲤鱼冬瓜羹

【来源】《圣济总录》。

【组成】鲤鱼1条（250g），冬瓜1000g，葱白10g。

【制法用法】

1. 冬瓜洗净后，削皮（勿丢），去瓤切块。
2. 将鲤鱼刮鳞、去鳃、去内脏，洗净，加适量水入锅内武火先煮，去骨。
3. 将冬瓜、冬瓜皮、葱白放入锅内，再加适量水，继续煮至瓜熟肉烂汤稠为度。
4. 捞出冬瓜皮、葱白不食。每日2～3次。

【功效】健脾，利水，养胎。

【应用】脾虚湿盛证。适用于妇女怀孕期间水液停聚导致的水肿，症见妊娠期出现下肢浮肿，或全身水肿，按之凹陷，舌苔白或腻。

【方解】本方主治妊娠水肿证。方中鲤鱼性味甘、平，能健脾、利水消肿。冬瓜甘、淡，微寒，入肺、大肠、小肠、膀胱经，有利尿消肿、生津止渴之能，属常用药食两用之品。二者共为汤羹，可奏健脾、利水、养胎之功。

【使用注意】方中冬瓜性偏寒凉，脾胃虚寒易泄泻者慎用。鲤鱼为腥膻发物，素患疮疡者慎食。

第二节　利水通淋类

利水通淋药膳是具有清利下焦湿热、利尿通淋作用，治疗湿热下注所致淋证的药膳。适用于湿热蕴结下焦、膀胱气化不利之淋证，症见小便频数短涩、淋沥刺痛、点滴不尽、小腹拘急，或痛引腰腹等。本类药膳多由利尿通淋之品组成，药食常选滑石、薏苡仁等，药膳方如滑石粥、车前叶粥等。

滑石粥

【来源】《太平圣惠方》。

【组成】滑石20g，粳米50g，白糖适量。

【制法用法】

1. 将滑石磨成细粉，用布包扎紧，放入煲内，加水500mL，中火煎煮30分钟后，弃布包留药液。
2. 粳米洗净入煲，注入滑石药液，加水适量，武火煮沸后文火煮成粥。
3. 粥成调入白糖。

4. 温热食用，每日 2 次。

【功效】清热利湿，利尿通淋。

【应用】膀胱湿热证。用于下焦膀胱湿热，甚或煎熬尿液结为砂石所致之湿热淋或石淋，症见小便短数、灼热刺痛、尿色黄赤、或时夹砂石、少腹拘急、腰痛拒按等。亦可用于暑湿、湿温等病证，症见暑热烦渴、小便短赤等。

【方解】本方主治之证为湿热蕴结下焦所致，治宜清热化湿、利尿通淋。方中滑石味甘、淡，性寒，归胃、膀胱经，功善利水通淋，尤适用于湿热瘀阻或结石阻塞所致者。另具清解暑热之功。《本草纲目》谓其“上能发表，下利水道，为荡热燥湿之剂”。粳米味甘，性平，入中焦健脾胃，煮粥能利小便、止烦渴、养肠胃。粳米与滑石相伍，能健脾理气以祛湿，亦可制约滑石滑利太过而防止损阴伤胃。

【使用注意】滑石为通利之品，孕妇应忌服；脾胃虚寒，滑精及小便量多者，亦不宜服用。

【附方】

滑石粥（《寿亲养老新书》） 由滑石 30g，瞿麦 10g，粳米 30～60g 等组成。功效清热祛湿、利水通淋，适用于湿热淋证之小便淋漓、灼热刺痛等。

车前叶粥

【来源】《圣济总录》。

【组成】鲜车前叶 30g，葱白 15g，淡豆豉 12g，粳米 50g，姜末、食盐、陈醋、味精、香油各适量。

【制法用法】

1. 鲜车前叶及葱白切碎与淡豆豉同入煲中，加水 500mL，煎煮 30 分钟后倒出药液，用两层纱布滤过，药渣弃去。

2. 粳米洗净放入锅中，加入药液及适量水，武火烧沸后改文火慢慢熬煮。

3. 粥成后，调入姜末、食盐、陈醋、味精、香油，即可食用。

【功效】清热泄浊，利尿通淋。

【应用】膀胱湿热证。用于湿热蕴结下焦，膀胱气化失司所致之热淋，症见小便灼热、淋沥涩痛、尿色黄赤浑浊等。亦可用于暑湿泄泻，小便短少等。

【方解】本方所治之证为湿热内蕴所致，治宜清湿热、泄淋浊。本粥选车前叶鲜品为佳。车前叶性寒，味甘，归肾、肝、肺经，能“清胃热，明目，利小便，分利五淋，赤白便浊，止水泻，消水肿，退眼赤”。(《滇南本草》) 淡豆豉，味苦、辛，性平，归肺、胃经，功善解肌发表、宣郁除烦。葱白辛温，入肺、胃经，能发表通阳，与淡豆豉相伍可增强宣肺之功。三者合用宣肺利尿之功尤著，更以粳米滋养和中，宣利而不伤正。

【使用注意】车前草属甘滑通利之品，遗精、遗尿者不宜食用。本粥宜空腹食之。

瓜皮茅根粥

【来源】《中医食疗学》。

【组成】西瓜翠衣 100g，白茅根、赤小豆各 30g，粳米 50g。

【制法用法】

1. 将白茅根煎取汁。

2. 西瓜皮削去外面青皮切小块。

3. 将茅根汁、西瓜皮、赤小豆、粳米同煮成粥。

4. 每日 1～2 次，连服数天。

【功效】清热凉血，利尿通淋。

【应用】膀胱湿热证。适用于湿热下注膀胱，或热伤血络、迫血妄行所致之热淋或血淋，症见小便淋沥涩少，灼热刺痛，尿色黄赤或红赤，甚至如洗肉水样，小腹拘急或疼痛，舌红，苔黄，脉滑数等。亦可用于暑热烦渴，小便短赤等。

【方解】本方所治之证为膀胱湿热，甚或灼伤血络所致，治宜清热凉血、利尿通淋。方中西瓜翠衣性凉，味甘淡，入心、胃、膀胱经，功能利尿解渴、清暑除烦，善治暑热烦渴、小便短少、水肿。白茅根性味甘寒，归肺、胃、膀胱经，凉血，止血，清热，利尿，《滇南本草》云其能“止吐血，衄血，治血淋，利小便”。赤小豆味甘、酸，性微寒，入心、小肠、脾经，功善消胀满、利小便、除热毒、散恶血。诸味合用，增强利尿通淋之功。佐以粳米，既健脾和中，又防其寒凉伤胃。

【使用注意】阴虚而无湿热者及小便清长者忌食。

【附方】

白茅根炖猪肉（《中国传统医学丛书·中医营养食疗学》） 由白茅根 100g，猪肉 150g，油、盐、味精适量组成。功效凉血止血、清热利尿，适用于血淋、热淋、水肿、黄疸、热病烦渴、吐血、衄血等。

青小豆粥

【来源】《食医心鉴》。

【组成】通草 5g，青小豆 50g，小麦 50g，白糖少许。

【制法用法】

1. 将通草洗净，加水适量，煎煮 15 分钟，滤渣留汁。

2. 加入小麦、青小豆、白糖，加水适量，武火烧沸，再用文火煮熟成粥。

3. 每日空腹服食。

【功效】清热祛湿，利尿通淋。

【应用】膀胱湿热证。适用于热淋，症见小便灼热刺痛，淋沥涩少，尿色黄赤，少腹拘急等。可用于尿路感染、急慢性肾炎、前列腺炎等病的辅助治疗。

【方解】本方所治之证为湿热蕴结下焦所致，治宜清热利湿、利尿通淋。方中通草味甘、淡，性微寒，归肺、胃经，功能清热利尿，“通阴窍涩不利，利小便，除水肿，癃闭，五淋”（《医学启源》）。青小豆即绿豆，味甘，性凉，归心、胃经，能清热利尿、解暑解毒。小麦性甘，味凉，归心经，养心除烦，除热止渴，又能合白糖健脾和中，防寒凉伤胃。诸味相伍，共奏清热利尿通淋之功。

【使用注意】气阴两虚，内无湿热及孕妇慎服。

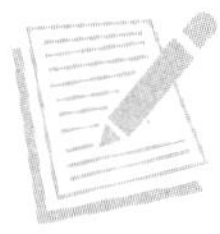

车前子粥

【来源】《食医心鉴》。

【组成】车前子 200g，高粱米 300g。

【制法用法】

1. 将车前子洗净，用纱布包好，与高粱米一同放入锅内，加水烧开，煮至米烂。

2. 去车前子即可，温热食用。

【功效】清热祛湿，利尿通淋。

【应用】膀胱湿热证。用于湿热下注、膀胱滞涩的淋证，症见小腹拘急胀痛，小便不畅，淋沥涩少，灼热刺痛，尿色黄赤等。可用于尿路感染、前列腺炎等病的辅助治疗。

【方解】本方所治之证为湿热蕴结膀胱所致，治宜清利湿热、利尿通淋。方中车前子味甘，性微寒，入肝、肾、肺、小肠经，《日华子本草》说它能“通小便淋涩”，《医学启源》称其“主小便不通，导小肠中热”，故能清热利尿通淋。高粱米，味甘涩，性温，入肺、脾、胃、大肠经，“治霍乱，下痢及湿热小便不利”（《四川中药志》）。二味同用，共奏畅利小便、清热通淋之功。

【使用注意】阴虚及孕妇慎服。

第三节　利湿退黄类

利湿退黄药膳是具有清利湿热、利胆退黄作用，治疗肝胆湿热所致黄疸的药膳。适用于湿热阻滞、胆汁不循常道、外溢肌肤所致的黄疸病证，症见身黄、目黄、小便黄等。本类药膳多由利湿退黄之品组成，药食常选茵陈蒿、栀子、大黄等，药膳方如茵陈粥、栀子仁粥等。

茵陈粥

【来源】《粥谱》。

【组成】茵陈蒿 30～50g，粳米 100g，白糖适量。

【制法用法】

1. 茵陈蒿洗净，入瓦煲加水 200mL，煎至 100mL，去渣。

2. 入粳米，再加水 600mL，煮至粥熟，调味即可。

3. 每日 2 次，微温服，7～10 天为一疗程。

【功效】清热除湿，利胆退黄。

【应用】肝胆湿热证。适用于湿热熏蒸、胆汁外溢所致之黄疸，症见目黄，身黄，小便不利，尿黄如浓茶等。还可用于急性黄疸型肝炎、淤胆型肝炎、胆道阻塞、肝硬化等病的辅助治疗。

【方解】本方所治之证为湿热熏蒸肝胆所致，治宜清肝泄热、利胆退黄。方中茵陈蒿味苦、辛，性微寒，主入脾、胃、肝、胆经，苦泄下降，寒能清热，善清利脾胃、肝胆的湿热，使邪从小便而出，故为治黄疸要药。正如《本草便读》所说：“下通水道，治湿热之黄瘅。”因药性微寒而气清香，并非大苦大寒之品，故不论阳黄、阴黄，均可配伍用之。茵陈蒿配合粳米煮粥，健脾和中，且能佐制茵陈蒿微寒之性。酌加白糖，既能矫味，又可“助脾气，缓肝气”（《本草纲目》），实为肝脾两调之法。

【使用注意】茵陈蒿应取每年三四月之蒿枝，药效尤佳。粥宜稀，不宜稠。

【附方】

1. 蚬肉茵陈汤（《饮食疗法》） 由蚬肉 150g，茵陈 30g 组成。功效：清热解毒，利湿退黄。适用于黄疸湿热并重者。

2. 茵陈桃花汤（《药膳汤羹》） 由茵陈 30g，桃花 3g，粳米 30g 组成。功效：利湿退黄，泻下通便。适用于湿热蕴结中焦，熏蒸肝胆所致之阳黄。可用于辅助治疗急性黄疸型肝炎、急性胆囊炎、胆结石、胆道感染属湿热者。

栀子仁粥

【来源】《太平圣惠方》。

【组成】 栀子仁 100g，粳米 100g，冰糖少许。

【制法用法】

1. 将栀子仁洗净晒干，研成细粉备用。
2. 粳米放入瓦煲内，加水煮粥至八成熟时，取栀子仁粉 10g 调入粥内继续熬煮。
3. 待粥熟，调入冰糖，煮至溶化即成。
4. 每日 2 次温热服食，3 天为一疗程。

【功效】 清热泻火，凉血解毒。

【应用】 肝胆湿热证。适用于肝胆湿热蕴结所致之阳黄，症见身目俱黄、黄色鲜明、发热口渴、口干而苦、小便短赤、大便秘结等。可用于黄疸型肝炎、感冒高热、细菌性痢疾、肾炎水肿等病的辅助治疗。

【方解】 本方所治之证为湿热久郁肝胆所致，治宜清热降火、凉血解毒。方中栀子味苦、性寒，入心、肝、肺、胃、三焦经，功擅泻火除烦、清热利湿、凉血解毒、消肿止痛，尤善清肝胆湿热而退黄疸，“通小便，解五种黄病”（《药性论》）。用栀子与粳米、冰糖做成药粥，既能利胆退黄，又能和中益胃，防栀子过于苦寒伤中，深得《金匮要略》“见肝之病，知肝传脾，当先实脾”之旨，且能矫治苦味，易于服用。

【使用注意】 本粥虽有粳米、冰糖佐制，仍偏于苦寒，不宜久服多食；脾胃虚寒，食少纳呆者不宜服食。

金钱草饮

【来源】《中国传统医学丛书・中医营养食疗学》。

【组成】 金钱草 200g，冰糖少许。

【制法用法】 金钱草洗净，切碎，入药煲，加水 300mL，煎至 100mL，调入冰糖。代茶频饮。

【功效】 清热利尿，利湿退黄。

【应用】 肝胆湿热证。适用于湿热熏蒸之阳黄，还可用于肝胆结石、尿路结石、泌尿系感染等病的辅助治疗。

【方解】 本方所治之证为湿热熏蒸肝胆所致，治宜清利肝胆、利湿退黄。方中金钱草味辛、苦，性微寒，苦能燥湿，寒能清热，入肝、胆二经，能利湿退黄、清热利尿，故常用本品治黄疸。冰糖味甘，性平，归脾、肺经，能补中益气、和胃、止渴、化痰，在此用之，既可矫味，又

可扶正，且性质平和，无留湿、生痰、化热之忧。

【使用注意】神疲乏力、便溏、面色晦暗之阴黄者忌食。

玉米须蚌肉汤

【来源】《中国药膳学》。

【组成】玉米须 50g，蚌肉 120g。

【制法用法】

1. 先将蚌肉放入瓦罐文火煮熟。
2. 再放玉米须一起煮烂。
3. 每次吃蚌肉 30g，喝汤 100mL。

【功效】利尿泄热，清肝利胆。

【应用】肝胆湿热证。适用于湿热蕴结肝胆所致之阳黄。还可用于胆囊炎，胆石症，急、慢性黄疸型肝炎及肾炎水肿、高血压、脚气病等病的辅助治疗。

【方解】本方所治之证为湿热蕴结肝胆所致，治宜清利湿热、平肝退黄。方中玉米须味甘、淡，性平，归膀胱、肝、胆经，功能利尿泄热、利胆退黄，且药性平和，阴黄或阳黄均可用之。蚌肉味甘、咸，性寒，归肝、肾经，功善清热解毒、养肝凉血。两味相伍，共奏清利肝胆、祛湿退黄之功。

【使用注意】脾胃虚寒者慎用。

第十二章
化痰止咳平喘类

扫一扫，查阅本章数字资源，含PPT、音视频、图片等

凡以化痰止咳平喘类药物和食物为主组成，具有化痰止咳、降气平喘等作用，用于治疗咳嗽咯痰、气逆喘哮等病证的药膳称为化痰止咳平喘类药膳。

本类药膳适应于各种咳喘证。咳喘多由外感六淫之邪，或饮食情志内伤，脏腑功能失调，引起肺失宣肃，肺气上逆所致，其病位在肺。然究其病因，则与五脏六腑均有关，土不生金、肝火犯肺、肾水射肺、腑气不降等均可导致咳喘，正如《素问·咳论》所云："五脏六腑皆令人咳，非独肺也。"故临证当详辨外感与内伤，所属之脏腑，审其虚实寒热，随证治之。

痰与咳喘关系密切，痰多易致咳喘，咳喘每多夹痰。痰之产生多责之于肺不能布散津液，脾不能运化精微，肾不能蒸化水液，以致津液凝聚成痰。故治痰当注意调理脏腑功能，以绝生痰之源。化痰类药食与止咳类、平喘类药食各有所长，如痰多咳喘，多配伍同用。化痰有温化寒痰、清化热痰之分，止咳平喘有宣肺、清肺、温肺、敛肺之别，临证当详辨。根据治法与方药作用的不同，本章药膳分为化痰类、止咳类、平喘类 3 种。

第一节　化痰类

化痰类药膳是具有化痰功效，治疗多痰症状的药膳。适用于因痰饮引起的痰多、咳嗽、气喘等病症。亦可用于瘰疬、瘿瘤、癫痫、惊厥等病证。本类药膳多由理气化痰之品组成，药食常选瓜蒌、贝母、冰糖等，药膳方如瓜蒌饼、川贝秋梨膏等。

瓜蒌饼

【来源】《宣明论方》。

【组成】瓜蒌瓤（去子）250g，白砂糖 100g，面粉 1000g。

【制法用法】

1. 把瓜蒌瓤（去子）与白砂糖放入锅内，加水适量，以小火煨熟，拌匀成馅。
2. 面粉发酵成软面团，擀面皮，添加瓜蒌馅，制成面饼，烙熟或蒸熟即可食用。
3. 每日早、晚空腹各食 1 个。

【功效】清热化痰，散结润肠。

【应用】痰热壅肺证。适用于痰热咳喘，症见咳嗽气促、痰多色黄质稠、伴胸胁痞闷、大便不畅等。还可用于胸痹、结胸、肺痈、肠痈及喘息性支气管炎、肺心病哮喘及冠心病等属痰热者的辅助治疗。

【方解】本方所治之证为痰热壅肺所致，治宜清热祛痰止咳。方中瓜蒌味甘、微苦，性寒，入肺、胃、大肠经，功专清肺化痰、宽胸散结、润肠通便，《本草纲目》谓其能“润肺燥，降火，治咳嗽，涤痰结，利咽喉，止消渴，利大肠，消痈肿疮毒”。面粉、白砂糖健脾益胃，可助瓜蒌化痰，又可矫正瓜蒌瓤之异味，使人食之可口。

【使用注意】脾虚便溏、湿痰、寒痰者不宜。

川贝秋梨膏

【来源】《中华临床药膳食疗学》。

【组成】款冬花、百合、麦门冬、川贝母各30g，秋梨1000g，冰糖50g，蜂蜜100g。

【制法用法】

1. 将款冬花、百合、麦门冬、川贝母入煲加水煎成浓汁，去渣留汁。

2. 秋梨洗净，去皮去核榨汁，将梨汁与冰糖一同放入药汁内，文火煎至梨浆浓稠后调入蜂蜜拌匀，再沸时熄火，冷却后装瓶备用。

3. 每次食膏15g，日服2次，温开水冲服。

【功效】养阴润肺，清热化痰，止咳平喘。

【应用】燥热伤肺证。还可用于肺热燥咳，或肺虚久咳，症见咳嗽气短、痰少而黏、难以咯出、咽干等。亦可用于热病伤津所致的烦渴、大便秘结等。

【方解】本方所治之证为燥热伤肺所致，治宜养阴润肺、止咳化痰。方中川贝母味苦、甘，性微寒，归肺、心经，《日华子本草》称其“消痰，润心肺”，能清肺泄热化痰，又味甘质润，能润肺止咳，尤宜于内伤久咳、燥痰、热痰之证。秋梨味甘、微酸，性凉，归肺、胃经，能生津润燥、清热化痰。款冬花、百合、麦门冬等药，皆有润肺、止咳、化痰之功。诸味合用，可增强养阴润肺化痰之效，使肺阴充而燥咳止。再以蜂蜜养脾胃、和营卫，又具培土生金之力。此膏滋而不腻，补而不燥，口感甘甜，为润肺化痰止咳之佳品。

【使用注意】脾胃虚寒、咳唾清稀、腹泻者不宜。

【附方】

秋梨蜜膏（《本草求原》） 由鸭梨1500g，鲜生姜250g，蜂蜜100g组成。功效养阴止咳。适用于肺热咳嗽、痰黄、咽痛等。

青龙白虎汤

【来源】《王氏医案》卷二

【组成】橄榄30g，生芦菔60g。

【制法用法】将橄榄和生芦菔洗净，一同入砂锅，加水适量，水煎取汁，频频饮之。

【功效】清热化痰，消食利咽。

【应用】痰热阻肺证。适用于痰热咳嗽伴有食积者，症见咳嗽、痰多色黄、咽喉肿痛、食少纳呆、嗳腐吞酸、脘腹胀满、大便不畅、舌红、苔黄腻、脉滑等。

【方解】本方所治之证为饮食停滞、痰热阻肺所致，治宜清热化痰、消食化滞。方中橄榄味甘、酸、涩，性平，入肺、胃经，能清热解毒、利咽化痰、生津止渴、健胃消食。生芦菔即鲜萝卜，味辛、甘，性凉，入肺、胃经，有除痰润肺、下气消食、解毒生津之功，为食疗佳品。二者

相伍，正如《王氏医案》所云："橄榄色青，清足厥阴内寄之火风，而靖其上腾之焰；芦菔色白，化手太阴外来之燥热，而肃其下行之气，合而为剂，消经络留滞之痰，解膏粱鱼面之毒，用以代茶，则龙驯虎伏，脏腑清和。"即本方方名之义。

【使用注意】脾胃虚弱，大便稀溏者不宜服用。

柚子炖鸡

【来源】《本草纲目》。

【组成】新鲜柚子1个，新鲜鸡肉500g，姜片、葱白、百合、味精、食盐等适量。

【制法用法】

1. 将柚子剥皮，去筋皮，除核，取肉500g。
2. 将鸡肉洗净切块，焯去血水。
3. 再将柚肉、鸡肉同放入炖盅内，置姜片、葱白、百合于鸡肉周围，调好食盐、味精，加开水适量，炖盅加盖，置于大锅中，用文火炖4小时，取出可食之。
4. 每周2次，连食3周。

【功效】健脾消食，化痰止咳。

【应用】痰浊壅肺证。适用于脾虚食滞，痰浊内生，壅聚于肺所致之咳嗽痰多，食少纳呆，脘闷呕恶，大便时溏，舌苔厚腻，脉濡滑等。

【方解】本方所治之证为脾虚食滞、痰浊壅肺所致，治宜健脾气以消食滞，化痰浊而止咳嗽。方中柚子果肉味甘、酸，性寒，归肺、胃经，能健胃化食、下气消痰、润肺生津。百合甘，微寒，归肺、心经，能养阴润肺止咳、清心安神。二者相伍，共奏润肺消痰止咳之功。鸡肉味甘，性温，归脾、胃经，能温中、益气、补精、填髓。生姜和胃止呕，止咳化痰。葱白辛温通阳。本膳方能健脾胃、理肺气、化痰浊，从而使患者气顺痰除、脾健痰化。

【使用注意】消化力弱者以饮汤为宜。

莱菔子粥

【来源】《老老恒言》。

【组成】莱菔子15g，粳米100g。

【制法用法】

1. 将莱菔子炒熟，磨成细粉。
2. 将粳米洗净，与莱菔子粉一同置锅内，加水适量，置武火上烧沸，用文火熬煮成粥即成。
3. 每日温食。

【功效】降气化痰，消食和胃。

【应用】痰浊壅肺证。适用于食积痰嗽，症见咳嗽痰多、气逆喘满、食欲不振、脘腹胀满、舌苔厚腻、脉滑数等。

【方解】本方所治之证为饮食积滞、痰壅气逆所致，治宜降气化痰、消食和胃。方中莱菔子为十字花科植物萝卜的成熟种子，又名萝卜子，性平，味辛、甘，归肺、脾、胃经，功能消食除胀、降气化痰，朱丹溪言其"治痰，有推墙倒壁之功"。《本草纲目》云："莱菔子之功，长于利气。生能升，熟能降，升则吐风痰，散风寒，发疮疹；降则定痰喘咳嗽，调下痢后重，止内痛，

皆是利气之效。”因其性平和，其气味又不峻，无偏胜之弊，临床常用于治疗饮食停滞、痰壅喘咳之证。佐以粳米健脾养胃，标本兼治。

【使用注意】因其下气作用较强，中气亏虚者慎用。

石菖蒲拌猪心

【来源】《医学正传》。

【组成】猪心半个，石菖蒲10g，陈皮2g，黄酒、食盐、味精、姜片等适量。

【制法用法】

1. 猪心洗净，去内筋膜，挤净血水，切成小块。

2. 石菖蒲、陈皮洗净，同猪心一起放入炖盅内，加开水适量，调好料酒、食盐、味精、姜片等，炖盅加盖，置于大锅中，用文火炖4小时，即可食用。

【功效】涤痰开窍，养心安神。

【应用】痰蒙心窍证。适用于痰浊扰心或痰蒙心窍所致的癫、痫等病证，症见失眠心悸、头晕头重、胸脘满闷，或呕吐痰沫，甚则突然昏倒、喉有痰声等。

【方解】本方所治之证为心之气阴不足、痰浊内扰心神所致，治宜涤痰化湿、开窍宁神。方中石菖蒲辛苦而温，芳香走窜，功善开心窍、祛湿浊、醒神志，能“去湿除风，逐痰消积，开胃宽中”（《本草从新》）。辅以陈皮苦温燥湿，理气化痰；猪心补血养心，安神镇惊，以脏补脏。石菖蒲、陈皮得猪心之补，助心气以开心窍；猪心得石菖蒲、陈皮之消，补心血而不恋邪。全方共奏补心养血、化痰开窍、安神定志之功。

【使用注意】痰浓色黄，发热，或痰火扰心者不宜食用。

【附方】

石菖蒲猪肾粥（《圣济总录》） 由石菖蒲30g，猪肾1个，葱白30g，粳米60g等组成。功效祛痰浊，通耳窍。适用于痰蒙心窍证，因痰湿阻滞、清阳不升所致之耳鸣不止。

昆布海藻煮黄豆

【来源】《本草纲目》。

【组成】昆布30g，海藻30g，黄豆100g。

【制法用法】

1. 黄豆洗净，放入瓦煲内，加清水适量，文火煮至半熟；

2. 再将洗净切碎的昆布、海藻，与黄豆同煮至黄豆熟烂，调入油、盐、味精后即可食用。

【功效】消痰软坚，利水消肿。

【应用】痰浊壅阻证。适用于瘿瘤，瘰疬，脚气浮肿，水肿等。还可用于缺碘引起的地方性甲状腺肿、早期肝硬化等证属痰湿郁结者的辅助治疗。

【方解】本方所治之证为痰浊壅聚所致，治宜清热消痰、软坚散结、利水消肿。方中海藻性味咸寒，“咸能润下，寒能泄热引水，故能消瘿瘤、结核、阴之坚聚，而除浮肿、脚气、留饮、痰气之湿热，使邪气自小便出也”（《本草纲目》）。昆布功效同海藻，二者相须为用。黄豆性甘味平，入脾、胃、大肠经，能宽中导滞、健脾利水、解毒消肿，与昆布、海藻相伍，既能健脾益气强壮体质，又能增强化痰结、消壅聚之功，使坚结易散、痰浊易消。

【使用注意】脾胃虚寒蕴湿者不宜服用；甲亢患者忌食。

萝卜鲫鱼汤

【来源】《随息居饮食谱》。

【组成】萝卜 500g，鲫鱼 300g，食盐适量。

【制法用法】

1. 将萝卜洗净切块。
2. 鲫鱼去鳞、去内脏洗净。
3. 二味入锅内，清水煮，至肉烂汤成，酌加食盐，适量服。

【功效】清化热痰，下气止咳。

【应用】痰热壅肺证。适用于痰热互结引起的咳喘，症见咳嗽、痰多色黄、质稠、舌苔黄腻、脉滑数等。

【方解】本方主治痰热互结所致的热痰证。萝卜古名莱菔根，《本草经疏》云："莱菔根，《本经》下气消谷，去痰癖……宽胸膈，利大小便，化痰消导者，煮熟之用也。"能清热化痰，宽胸下气。鲫鱼益脾和胃，利水除湿，可助萝卜清热化痰之功。二者同用，共奏清热化痰、下气止咳之功。

【使用注意】脾气亏虚者不宜久服多服。中焦寒湿者不宜。

第二节　止咳类

止咳类药膳适用于各种以咳嗽为主症的肺系疾患。本类药膳多用降气止咳之品组成，药食多用蜂蜜、百合、梨等，药膳方如蜜蒸百合、真君粥等。

蜜蒸百合

【来源】《太平圣惠方》。

【组成】百合 100g，蜂蜜 50g。

【制法用法】

1. 将百合洗净后加入蜂蜜搅拌均匀。
2. 将混合后的百合蜂蜜放入容器中，隔水蒸熟即可。随时含服，慢慢吞咽。

【功效】润肺止咳。

【应用】肺阴亏虚证。适用于肺阴虚导致的咳嗽，症见干咳或燥咳，咳而无痰或少痰，胸中烦闷，咽干，唇燥，大便干结，舌尖红，苔少，脉细数等。

【方解】本方所治之证为肺阴不足所致，治宜滋阴润肺、止咳化痰。方中百合味甘，性微寒，入肺、心经，功擅养阴清肺、润燥止咳，《本草纲目拾遗》述为"清痰火，补虚损"。蜂蜜性味甘平，补中，润燥，《本草纲目》云："和营卫，润脏腑，通三焦，调脾胃。"百合与蜂蜜相伍，共奏润肺止咳之功。

【使用注意】痰湿内蕴、中满痞胀及肠滑泄泻者不宜食用。

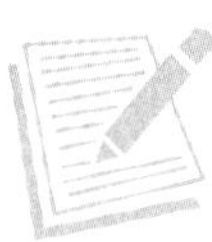

蕺菜炖鲜梨

【来源】《中医食疗学》。

【组成】鱼腥草（蕺菜）50g，鲜梨 250g，白糖适量。

【制法用法】

1. 蕺菜加适量水，煎煮取汁。

2. 将鲜梨洗净，切成块，与白糖一同加入药汁中，小火煮至梨块酥烂即可。

3. 吃梨，饮汁。每日 2 次。

【功效】清肺泄热，化痰止咳。

【应用】痰热壅肺证。适用于痰热咳嗽，症见咳嗽气粗急促，或喉中有痰声，痰多色黄质稠，咯吐不爽，或有热腥味，或吐血痰，面赤身热，舌红苔黄，脉滑数等。

【方解】本方所治之证为痰热互结、壅阻在肺所致，治宜清泄肺热、止咳化痰。方中蕺菜，即鱼腥草，味辛，性微寒，寒能降泄，辛能散结，主入肺经，以清肺见长，能清热解毒、消痈排脓，《本草经疏》谓其“治痰热壅肺，发为肺痈吐脓血之要药”。梨味甘微酸，性凉，入肺、胃经，功能生津润燥、清热化痰。梨与蕺菜相合，共奏清肺化痰止咳之功。

【使用注意】鱼腥草含挥发油，不宜久煎。

真君粥

【来源】《山家清供》。

【组成】杏子 5～10 枚，粳米 50～100g，冰糖适量。

【制法用法】

1. 选用成熟的杏子，洗净后煮烂去核。

2. 另用粳米煮粥，待粥将成时，加入杏子肉、冰糖同煮为粥。

3. 每日 2 次温服，5 天为一疗程。

【功效】清润肺胃，止咳平喘。

【应用】阴虚肺燥证。适用于肺燥阴伤之咳嗽，症见干咳无痰，或痰少而黏，不易咯出，伴咽干口渴，食欲欠佳等。

【方解】本方所治之证为燥热内生、损伤肺胃津液所致，治宜清润肺胃、止咳平喘。方中杏子性温，味酸、甘，入肺、心经，能润肺止咳、生津止渴，与冰糖、粳米同煮粥，可增强甘凉滋润、清养肺胃之力。

【使用注意】痰热咳嗽者不宜食用。

【附方】

山药杏仁粥（《家庭食疗手册》） 由山药 100g，粟米 100g，甜杏仁 20g 组成。功效益气润肺，止咳平喘。适用于咳嗽证属肺气虚或气阴两虚者。

杏仁猪肺粥

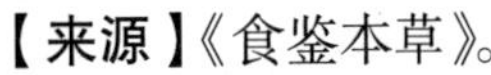

【来源】《食鉴本草》。

【组成】甜杏仁 50g，猪肺 200g，粳米 100g，食用油、食盐、味精适量。

【制法用法】

1. 将猪肺洗净，挤干血水与气泡，切成小块。
2. 将甜杏仁用温水浸泡，搓去外衣，与洗净的粳米共煮至粥半熟。
3. 再将猪肺放入锅中，继续文火煮至粥熟，调食用油、食盐、味精，即可食用。
4. 每日 2 次温食。

【功效】润肺补肺。

【应用】肺阴亏虚证。适用于肺阴亏虚之久咳，症见咳嗽痰少黏白，或痰中带血，口干咽燥，声音嘶哑，神疲乏力，纳呆便秘，舌红少苔，脉细数等。

【方解】本方所治之证为久咳肺虚、气逆不降所致，治宜润肺补肺、降气止咳。方中甜杏仁性味甘、平，入肺、大肠经，《药性论》云其“疗肺气咳嗽，上气喘促”，具有润肺润肠、止咳祛痰之功效，主治虚劳咳喘、肠燥便秘。猪肺性味甘平，入肺经，能补肺润肺止咳，配以粳米健脾益气、培土生金。三者合用，共奏祛痰降气、润肺补肺之功。

【使用注意】饮食宜清淡，忌辛辣及油腻肥甘之物，忌烟、酒。

【附方】

猪肺粥（《证治要诀》） 由猪肺 100g，薏苡仁 50g，粳米 100g 组成。功效清肺补肺，化痰止咳。适用于肺热或肺虚咳嗽痰多，或咯出脓血等病症。

百部生姜汁

【来源】《中华临床药膳食疗学》。

【组成】百部 50g，生姜 50g。

【制法用法】把生姜洗净切块拍扁，与百部同入瓦煲加水煎沸，改文火煎煮 15 分钟，去渣，待晾凉即可饮用。

【功效】疏风散寒，降气止咳。

【应用】风寒袭肺证。适用于风寒外袭、肺气壅塞所致之咳嗽，症见咳嗽，咳声重浊，气急咽痒，咳痰稀薄色白，鼻塞流涕，发热，恶寒，无汗等。还可用于慢性支气管炎反复发作，百日咳证属寒痰者及风寒之邪引起的喘证的辅助治疗。

【方解】本方所治之证为风寒外袭、肺气壅塞所致，治宜疏风散寒、降气止咳。方中百部甘苦微温，入肺经，功善温润肺气、止咳，咳嗽无论新久，均可配伍应用。生姜辛温，能散风寒、化痰饮、和胃气、降冲逆，辅百部增强降气止咳之效。

【使用注意】因百部甚苦，可调入蜂蜜，既可矫其苦味，又可增强其润肺之力。

苏子煎饼

【来源】《养老奉亲书》。

【组成】苏子 30g，白面 150g，生姜汁 30mL，食盐适量。

【制法用法】

1. 将洗净的苏子捣如泥。
2. 与白面、姜汁相合，加水、食盐适量，调匀。
3. 油锅内烙成煎饼。

4. 每日 1 次，空腹食之，20 日为一疗程。

【功效】化痰宣肺止咳。

【应用】痰湿阻肺证。适用于痰湿阻肺而见咳嗽，气喘，痰多，色白而稀等。可用于慢性支气管炎反复发作的体弱患者的辅助治疗。

【方解】本方所治之证为痰湿阻肺所致，治宜化痰宣肺止咳。方中苏子味辛，性温，入肺、大肠经，能降气止咳、化痰平喘，《本草汇》言："苏子，散气甚捷，最能清利上下诸气，定喘痰有功。"生姜辛温，能散风寒，化痰饮，和胃气，降冲逆。和白面为饼，便于常服。诸味同用，能化痰下气止咳。

【使用注意】气虚者慎用，或不可久服。

玉竹瘦肉汤

【来源】《中医食疗学》。

【组成】玉竹 30g，猪瘦肉 150g，食盐、味精各少许。

【制法用法】

1. 先将玉竹洗净切片，用纱布包好。

2. 猪瘦肉洗净切块，放入锅内，加水适量煎煮，熟后去玉竹，加食盐与味精调味即成。

【功效】养阴润肺止咳。

【应用】肺阴亏虚证。适用于肺阴亏虚、肺络失润的燥咳，症见干咳，无痰或少痰，咽干口燥思饮，手足心热，大便干结，小便短赤，舌红苔少或干燥，脉细数等。

【方解】本方所治之证为肺阴虚所致，治宜滋阴清热、润肺止咳。方中玉竹味甘，性平，入肺、胃经。有滋阴润肺，养胃生津的功效，可用于阴虚肺燥的咳嗽、劳嗽。正像《广西中药志》中所说："养阴清肺润燥。治阴虚，多汗，燥咳，肺痿。"猪瘦肉，味甘、咸，性平，入脾、胃、肾经，能补肾养血、滋阴润燥。二者合用，共奏养阴清肺、润燥止咳的功效。

【使用注意】咳嗽属实热或痰热者缓不济急。

百冬灌藕

【来源】《常用特色药膳技术指南（第一批）》。

【组成】生百合 60g，山药 100g，白茯苓 60g，天门冬 60g，鲜藕 400g，牛奶 150mL，大枣 50g，蜂蜜 20g。

【制法用法】

1. 将生百合、山药、天门冬研烂，加蜂蜜再研磨极细，与白茯苓研末后调匀。

2. 红枣煮熟去核做成枣泥，加入茯苓粉混合物，调入牛奶，令稀稠适中，灌入藕孔中，令孔皆满。将藕头堵住藕孔，再用竹签固定结实，上屉蒸熟即可。

3. 煮藕时忌用铁器，以免引起食物发黑。

【功效】健脾化痰，止咳平喘，补肾润肺。

【应用】燥邪犯肺证。适用于秋燥伤肺、肺失宣降所致的口干舌燥，喝水后仍不能缓解，鼻腔干燥，易出血，咽痒咽痛，干咳少痰或痰中带血等。

【方解】本方所治之证为秋季感受燥邪、袭肺伤津、肺失宣降所致，方中百合味甘，性微寒，归肺、心经，功擅养阴清肺、润燥止咳。山药味甘，性平，入脾、肺、肾经，《本草纲目》云其“益肾气，健脾胃，止泻痢，化痰涎，润皮毛”，能健脾益胃、生津润肺、补肾涩精，有培土生金之功，可用于脾虚食少、久泻不止、肺虚喘咳、肾虚遗精、带下、尿频等。白茯苓性味甘、淡、平，归心、肺、脾、肾经，有利水渗湿、健脾化痰的作用，可用于痰饮咳逆、呕吐、脾虚食少、泄泻、心悸不安、失眠健忘、遗精白浊等。天门冬味甘、苦，性寒，入肺、肾、胃经，具有养阴润燥、清肺生津的功效，即《本草纲目》所说：“润燥滋阴，清金降火。”用于肺燥干咳、虚劳咳嗽、津伤口渴、心烦失眠、内热消渴、肠燥便秘等症。藕味甘，性寒，生用能凉血、散瘀，熟用能益血、止泻，还能健脾、开胃。牛奶、大枣、蜂蜜有补血养阴润燥之功。以上诸味合用，共奏养阴生津、培土生金、润肺止咳的功效。

【使用注意】风寒咳嗽、虚寒性出血、脾胃不佳者忌食。

第三节　平喘类

平喘类药膳是具有降利肺气、调补肺肾、平息气喘等功效，用以治疗气喘的药膳。适用于各种以喘促为主症的肺系疾患，症见呼吸困难，甚至张口抬肩，鼻翼扇动，不能平卧等。本类药膳多由降逆平喘之品组成，药食常选苏子、杏仁、白果等，药膳方如杏仁粥、腐皮白果粥等。

杏仁粥

【来源】《食医心镜》。

【组成】杏仁 10g，粳米 50g，食盐或冰糖适量。

【制法用法】

1. 将杏仁去皮尖，放入锅中加水煮至杏仁软烂，去渣留汁。
2. 用药汁煮粳米成粥，调入食盐或冰糖。
3. 温热食，每日 2 次。

【功效】降气化痰，止咳平喘。

【应用】痰浊壅肺证。适用于痰浊壅塞、肺气失降所致之咳嗽气喘，痰多黏腻色白，胸满窒闷，大便偏干等。

【方解】本方所治之证为痰浊壅塞、肺气上逆所致，治宜下气祛痰、止咳平喘。方中杏仁有甜、苦之分。苦杏仁味苦，性温，有小毒，归肺、大肠经，《滇南本草》云其“止咳嗽，消痰润肺，润肠胃，消面粉积，下气，治疳虫”，能祛痰止咳、平喘、润肠，与粳米同煮为粥，于止咳平喘之中又能健脾养胃，既可借米粥增强药力，又可缓其毒性；甜杏仁味甘，性平，无毒，归肺、大肠经，性属滋养，功能润肺止咳。与粳米合煮为粥，可增强润肺补肺之功，对年老体弱、虚劳咳嗽、肠燥便秘者尤为适宜。

【使用注意】苦杏仁有小毒，用量不宜大。使用时以甜杏仁为宜。

【附方】

杏仁粥（《太平圣惠方》） 由杏仁 12 粒，桑白皮 60g，大枣 7 枚，生姜 2 片，牛奶 30mL，粳米 100g 组成。功效止咳平喘。适用于咳嗽、喘息、痰多。

杏仁饼

【来源】《丹溪先生医书纂要》。

【组成】杏仁 10g，柿饼 10 个，青黛 10g。

【制法用法】

1. 将杏仁去皮尖炒黄研为泥状，调入青黛做饼。

2. 另将柿饼破开，包入杏仁泥饼，用湿纸包裹，煨熟。分 2 次于早、晚食之。

【功效】清肝泻火，降逆平喘。

【应用】肝火犯肺证。适用于肝火犯肺、肺气上逆所致之咳喘，症见咳喘阵作，咳引胁痛，痰滞咽喉，量少质黏，面红目赤，口苦咽干，便秘溲赤等。

【方解】本方所治之证为肝火犯肺所致，治宜清肝泻肺、化痰平喘。方中杏仁主入肺经，味苦能降，味辛可宣，降肺气之中兼有宣肺之功。肺之宣降复常，气顺痰消，则咳喘自平。《长沙药解》云："杏仁疏利开通，破壅降逆，善于开痹而止喘。"青黛味咸，性寒，归肝、肺、胃经，《本草求真》云青黛"大泻肝经实火及散肝经火郁"，功能清肝泻火、清热解毒、凉血止血，兼能清肺止咳。柿饼为柿科植物果实柿子的制成品，味甘、平，微温，入心、肺、大肠经，能润肺、止血、健脾、涩肠。三者合制成饼，以青黛清泻肝火，杏仁降气化痰，柿饼润肺健脾，标本兼顾，为清肝、润肺、平喘之佳品。

【使用注意】虚寒喘嗽者不宜食用。

葶苈大枣汤

【来源】《医宗金鉴》。

【组成】葶苈子 10g，大枣 20 枚。

【制法用法】

1. 葶苈子炒黄研末。

2. 大枣加水适量煎煮取 400mL，去枣，加入葶苈子末煮取 200mL。顿服。

【功效】泻肺行水，下气平喘。

【应用】水饮停肺证。适用于水饮停肺、壅滞肺气所致之实喘，症见喘咳气急，喘不得卧，胸胁满闷，身热烦渴，水肿胀满，舌红苔黄，脉洪大滑数等。

【方解】本方所治之证为水饮停肺、壅滞肺气所致，治宜泻肺平喘、下气行水。方中葶苈子味苦、辛，性大寒，《开宝本草》云其"疗肺壅上气咳嗽，定喘促，除胸中痰饮"，功能泻肺水、逐痰饮、平喘咳，特别是饮邪渍肺、肺痈实证用之为宜。佐以大枣，甘缓和中，防葶苈子苦寒败胃。二者同用，祛邪扶正，共奏泻肺平喘之功。

【使用注意】肺虚喘咳、脾虚肿满者不宜服。

人参胡桃汤

【来源】《严氏济生方》。

【组成】人参 6g，核桃仁 30g，大枣 7 枚，生姜 5 片。

【制法用法】

1. 先将人参洗净。
2. 与核桃仁、生姜一同入锅，加水适量煎煮，去渣取汁。
3. 再在药渣中加水煎取药汁。
4. 将两次药汁合并即成。分 2～3 次服用。

【功效】补益肺肾，纳气定喘。

【应用】肺肾两虚证。适用于肺肾两虚、气失摄纳所致之喘证，症见咳嗽喘促，不能平卧，动则喘甚，咳声低弱，短气乏力，脉弱等。

【方解】本方所治之证为肺肾两虚、不能纳气所致，治宜补益肺肾、纳气定喘。方中人参味甘、微苦，性温，归脾、肺经，《滇南本草》云其“治阴阳不足，肺气虚弱”，具有大补元气、补脾益肺之功，为补肺要药，可改善短气喘促、懒言声微等肺气虚衰症状。核桃仁味甘，性温，入肾、肺经，能补肾固精、温肺定喘，善治肾虚喘嗽，《本草纲目》谓其能“补气养血，润燥化痰，益命门，利三焦，温肺润肠”。佐以大枣补脾和胃，益气生津，亦能“润心肺，止嗽”（《日华子本草》）。生姜“益脾胃，散风寒”（《珍珠囊》），“去冷除痰”（《本草拾遗》）。以上四味相伍，共奏补肺益肾、纳气定喘之效。

【使用注意】实证、热证而正气不虚者不宜服。

蛤蚧粥

【来源】《四季饮食疗法》。

【组成】成年蛤蚧 1 只，全党参 30g，糯米 50g，米酒、蜂蜜适量。

【制法用法】

1. 蛤蚧涂上米酒和蜂蜜，置瓦片上炙熟。
2. 全党参洗净，炙干，与蛤蚧共研末，再加适量蜂蜜调匀成饼。
3. 煮糯米稀粥八成熟，加入蛤蚧党参饼搅化，继续煮至粥熟即可食用。
4. 每日早、晚温服，可连服 1 个月。

【功效】补益肺肾，纳气定喘。

【应用】肺肾两虚证。适用于久病肺虚及肾、气失摄纳所致之喘证，症见喘促日久，呼多吸少，气不得续，动则喘甚，面浮肢肿，神疲乏力，食少纳呆，腰腿冷痛，阳痿等。

【方解】本方所治之证，为肺虚失于肃降、肾虚不司摄纳兼中焦气弱所致，治宜补益肺肾、健脾益胃、纳气定喘。方中蛤蚧性平，味咸，入肺、肾经，能峻补肺肾之气而纳气平喘，为治虚喘劳嗽之要药。《海药本草》载其“疗折伤，主肺痿上气，咯血，咳嗽”，《本草纲目》言其“补肺气，益精血，定喘止嗽，疗肺痈，消渴，助阳道”。党参味甘，性平，入脾、肺经，有补中益气、养血生津之功，又能“治肺虚，能益肺气”（《本草纲目拾遗》），与糯米合用，全膳可健脾胃以补中土，益肾气以司摄纳，补肺气以助肃降，共使咳止喘平。

【使用注意】蛤蚧要干爽、全尾、无虫、不张口、无破碎者为好。糯米性黏滞，难于消化，不宜一次食用过多，或以粳米代之也可。风寒咳喘及外有实热者不宜食用。

腐皮白果粥

【来源】《家庭食疗手册》。

【组成】白果 10g，豆腐皮 30g，粳米 50g。

【制法用法】

1. 将白果去壳、去皮、去心洗净。
2. 豆腐皮洗净切碎。
3. 粳米洗净，与白果、豆腐皮一同放入煲内，加水适量，文火煮成粥，调味即可食用。
4. 每日分 2 次空腹食用，连用 2 周。

【功效】敛肺平喘。

【应用】肺虚证。适用于肺虚气失所主所致之喘证，症见咳嗽气喘日久不愈，动则尤甚，咳声低弱，咯痰稀薄，气短乏力，自汗畏风，食少纳呆等。

【方解】本方所治之证为久咳伤肺、肺气不敛所致，治宜补气敛肺、平喘止咳。方中白果为银杏的种子，味甘、苦、涩，性平，有毒，入肺、肾经，功能敛肺气、定喘嗽，兼有化痰之功，《本草便读》述为“上敛肺金除咳逆，下行湿浊化痰涎”。豆腐皮为黄豆制品，性平味甘，有清热润肺、止咳消痰、养胃、解毒等功效，《医林纂要》载其能“清肺热，止咳，消痰”，与粳米共煮粥，不但补益肺胃而不腻滞，而且可减白果之毒，矫其苦涩之味，是治疗虚喘痰嗽之佳品。

【使用注意】白果有毒，生食尤剧，故用不宜过量，食前须煮熟去毒。有实邪者不宜食。

【附方】

白果蒸鸡蛋（《家庭食疗手册》） 由白果 2 个，鲜鸡蛋 1 枚组成。功效益气养胃，消痰止咳。

桑白皮枇杷饮

【来源】《中医食疗学》。

【组成】桑白皮 25g，枇杷叶 15g。

【制法用法】

1. 先将桑白皮洗净，切段，晒干。
2. 枇杷叶刷去毛，洗净，切碎，晒干后蜜炙。
3. 将桑白皮和枇杷叶放入锅内，加水适量煎煮 30 分钟，去渣取汁即成。
4. 每日代茶饮。

【功效】清热泻肺，止咳平喘。

【应用】邪热犯肺证。适用于热邪伏肺、宣降失常所致之咳喘证，症见咳嗽气喘，呼吸气粗，身热面赤，咯痰白黏或黄稠，大便干燥甚或便秘，舌红苔黄，脉数等。

【方解】本方所治之证为邪热壅肺、不能宣降所致，治宜清泻肺热、止咳平喘。方中桑白皮味甘，性寒，入肺、脾经，有泻肺平喘、利水消肿的作用，《滇南本草》称其“止肺热咳嗽”。枇杷叶，味苦，性凉，入肺、胃经，能“止咳嗽，消痰定喘，能断痰丝，化顽痰，散吼喘，止气促”（《滇南本草》），“清肺气，降肺火，止咳化痰”（《本草再新》），有清肺和胃、降气化痰的功效。二味相伍，药力增强，共奏清热化痰、止咳平喘之功。

【使用注意】肺寒证及孕妇慎服。

第十三章 消食解酒类

扫一扫，查阅本章数字资源，含PPT、音视频、图片等

凡以消食解酒类药物和食物为主组成，具有消食健脾、化积导滞或解酒醒醉等作用，用于治疗伤食、食积或饮酒酒醉病证的药膳，统称为消食解酒类药膳。根据本类药膳所治病证的特点，可分为消食化滞、健脾消食和解酒醒醉三类。

消食化滞类和健脾消食类药膳主要适用于饮食不节、暴饮暴食或脾虚饮食难消所致的伤食、食积内停之证。治疗以《素问·至真要大论》“留者攻之”“结者散之”等原则立法，以消除食积、恢复脾胃生理功能为目的，属于“八法”中的“消法”。本类药膳方一方面能消除内停之食积，另一方面又能促进脾胃的运化功能。因此，本类药膳可消除或改善伤食、食积所致的脘腹痞闷、胀满疼痛、嗳气吞酸、纳呆食少、恶心呕吐、大便不调等症状。常用麦芽、山楂、神曲、萝卜等消食导滞，配米、面，或猪肚、羊肚、鸡肫、鸭肫等，以脏补脏，健脾益胃。代表药膳方如山楂麦芽茶、健脾消食蛋羹、六和茶等。

解酒醒醉类药膳适用于饮酒酒醉的病证。酒体湿性热，少饮能行气血，御风寒。若恣饮无度，则伤脾碍胃，湿热中阻，轻者可见身热汗出、眩晕、头痛、腹胀、恶心呕吐、胸痞、食少等表现，重者可中毒死亡。治宜内外分消以解酒积，即发汗利尿以分消湿热，消食健脾以促进脾胃功能的恢复。常用菊花、葛根、葛花等轻清发散，车前子、绿豆、赤小豆等清热利湿，猪苓、茯苓、泽泻、白术等健脾渗湿，橘皮、枳椇子、山楂、乌梅等行气消食。代表药膳方如二葛枳椇子饮、神仙醒酒丹、橘味醒酒羹等。

本类药膳方使用时应注意，用于治疗伤食、食积的药膳方，应因证配伍。如食积而气滞者，宜配橘皮、金橘等理气之品；兼痰夹湿者，宜配陈皮、半夏等燥湿化痰之品。解酒醒醉类药膳作用多缓和，用于酒醉轻症、缓症的治疗或酒后的保健，对酒醉重症或有其他变证者，应以药剂为主，否则难以及病，延误病情，危及生命。

第一节　消食化滞类

消食化滞药膳是指具有促进消化、消导饮食停滞作用，主治食积证的药膳。适用于因暴饮暴食，过食膏粱厚味或生冷刺激之品引起的饮食积滞证，常见胃脘胀满不适，甚则疼痛，嗳腐吞酸，厌食，呕吐酸腐食物等症。本类药膳多由消食化积、行气导滞之品组成，药食常选山楂、麦芽、神曲等，代表药膳方如山楂麦芽茶、甘露茶等。

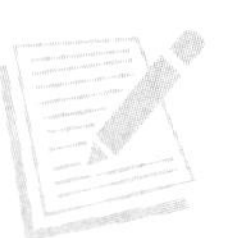

山楂麦芽茶

【来源】《中国药膳学》。

【组成】山楂10g，生麦芽10g。

【制法用法】山楂洗净，切片，与麦芽同置杯中，倒入开水，加盖泡30分钟，代茶饮用。

【功效】消食化滞。

【应用】食积证。用于伤食或大病初愈，胃弱纳差而强食所致的纳呆食少、脘腹胀闷、恶食恶心，或吐或泻等。对肉食、乳食积滞者效果更佳。

【方解】本方所治之证为饮食积滞所致，治宜消食化滞。方中山楂、生麦芽均属消食化滞的药食两用之品。山楂酸甘性温，可消一切食积，尤善消肉食之积；生麦芽甘平，能促进淀粉性食物的消化，多用于米面薯芋类的食积、食滞。两味相须为用，共奏消食、化积、导滞之功。

【使用注意】本方味道酸甜可口，更宜于老年人、儿童饮用。孕妇、哺乳期妇女不宜使用。

【附方】

1. 山楂粥（《粥谱》） 由山楂30g（鲜品加倍），粳米100g，红糖10g组成。

2. 山楂肉干（《大众药膳》） 由山楂100g，猪瘦肉1000g，葱、姜、花椒、料酒、白糖、味精、豆油、香油适量组成。

此二方功用与山楂麦芽茶相似，唯消食之力稍弱。

3. 山楂炖猪肚（《中国药膳学》） 由山楂20g，猪肚500g，料酒15mL，姜10g，葱10g，胡椒粉3g，盐3g组成。此方消食化滞，兼温补脾胃。

甘露茶

【来源】《古今医方集成》。

【组成】炒山楂24g，生谷芽30g，麸炒神曲45g，炒枳壳24g，姜炙川厚朴24g，乌药24g，橘皮120g，陈茶叶90g。

【制法用法】上药干燥，共制粗末，和匀过筛，分袋包装，每袋9g。每日1～2次，每次1袋，开水冲泡，代茶温饮。

【功效】消食开胃，行气导滞。

【应用】食积气滞证。用于饮食积滞，气机受阻之脘腹饱胀疼痛、嗳气、矢气后胀痛减轻、纳呆、厌食等。

【方解】本方所治之证为伤食、饮食积滞、脾胃气机受阻所致，治宜消食健胃、行气导滞。方中神曲性温，味辛甘，辛以行气消食，甘温健脾开胃。谷芽甘温，消食和中，健脾开胃，善消米面薯芋类的食积、食滞。二者与善消肉食之积的山楂相须为用，增强疗效。枳壳、厚朴、乌药辛散温通，除胀止痛；橘皮既行气健胃，又降逆理气，临床常用治食积气滞之食后胃脘饱胀、嗳气矢气频作等症；陈茶叶既消食降气，又能清火。以上各味共奏消食开胃、行气导滞之功。

【附方】

1. 五香槟榔（《六科准绳》） 由槟榔500g，陈皮50g，丁香、白豆蔻、砂仁各25g，食盐50g组成。

2. 槟榔粥（《圣济总录》） 由槟榔10～15g，粳米30～60g组成。

此二方功用同甘露茶，但消食开胃之力稍显不足，行气除胀作用较为突出。

神仙药酒丸

【来源】《清太医院配方》。

【组成】檀香 6g，木香 9g，丁香 6g，砂仁 15g，茜草 60g，红曲 30g。

【制法用法】上药共为细末，炼蜜为丸，每丸 10g 左右，泡白酒 500mL。适量饮用。

【功效】理气导滞，开胃消食。

【应用】食积气滞证。用于饮食积滞，脾胃气机受阻，升降失司之呕吐、呃逆、脘腹冷痛、泄泻等。

【方解】本方所治之证为饮食积滞、脾胃气机升降失司所致，治宜理气导滞、开胃消食。方中檀香气味芳香，辛散温通，善调脾肺，利膈宽胸，有理气调中、散寒止痛之功，适用于寒凝气滞之胸腹疼痛；木香辛行苦泄温通，行脾胃之气，而止痛消食；丁香温中降逆，善治胃寒呕逆。三味相须，理气导滞，散寒止痛。砂仁辛散温通，化湿行气，有止呕止泻之功；茜草、红曲通经活血，有“气病治血”之意，而茜草性寒，又可防诸药温燥太过伤阴损液，红曲既是着色剂，又有消食、健脾温中之作用。诸药炼蜜为丸，用时以酒泡之，理气导滞，开胃消食。该药气味芬芳，酒色由白转红，饮后胸膈脘腹饱胀即刻消失，其乐融融，优哉游哉，故有“神仙”之美誉。

荸荠内金饼

【来源】《中国食疗学》。

【组成】荸荠 600g，鸡内金 25g，天花粉 20g，玫瑰 20g，白糖 150g，菜油、面粉、糯米粉适量。

【制法用法】

1. 将鸡内金制成粉末，加入天花粉、玫瑰、白糖与熟猪油 60g，面粉 10g 拌匀做成饼馅。
2. 荸荠去皮洗净，用刀拍烂、剁成细泥，加入糯米 100g 拌匀上笼蒸熟。
3. 趁热把刚蒸熟的荸荠糯米泥分成汤圆大小，逐个包入饼馅，压成扁圆形，撒上细干淀粉备用。
4. 炒锅置旺火上，倒入菜油，烧至八成热时把包入饼馅的荸荠饼下入油锅内，炸至金黄色，用漏勺捞起入盘，撒上白糖即可。
5. 当点心直接食用。

【功效】开胃消食，清热导滞。

【应用】积滞化热证。用于饮食积滞、郁久化热之胸中烦热口渴、脘腹痞闷、恶心恶食、纳食减少、苔黄腻、脉滑数等。

【方解】本方所治之证为饮食积滞、郁久化热伤津所致，治宜开胃消食、清热导滞。方中鸡内金味甘性平，有化积健胃之功，可用于饮食停滞所致的各种病证；荸荠、天花粉、白糖均有清热止渴的作用，尤其荸荠兼能开胃消食，用治饮食停滞、壅久化热之证最为适宜；米、面健脾和胃，猪油益胃生津，皆为顾护胃气之品；玫瑰温和芳香，具健脾、疏肝、和血之功，善治消化不良、肝胃气痛，并可预防米面、猪油等“膏粱”之味壅中呆胃。诸味合用，有开胃消食导滞，清热生津止渴之效。

【使用注意】荸荠性寒，猪油滑肠，脾胃虚寒泄泻者不宜食用。

神曲丁香茶

【来源】《简易中医疗法》。

【组成】神曲15g，丁香1.5g。

【制法用法】上两味放入茶杯中，沸水冲泡，代茶饮用。

【功效】温中健胃，消食导滞。

【应用】胃寒食滞证。用于胃寒而纳运功能减退，饮食停滞之纳呆食少、胃脘饱胀、呕吐呃逆等。

【方解】本方所治之证为胃中有寒、饮食停滞所致，治宜温中健胃、消食导滞。方中神曲为辣蓼、苍耳、杏仁、青蒿、赤小豆等药食加入面粉或麸皮共6味混合后，经发酵而成的曲剂，又名六神曲，其性温而味甘辛，入脾、胃二经，具理气消食、健脾和胃之功，因此神曲尤其适用于胃寒食滞的治疗。丁香温中降逆，"暖胃，去中寒"（《医林纂要》），现代研究也证实能排除肠内积气、促进胃肠蠕动与胃液分泌，从而有健胃开胃、消胀止痛的作用，可缓解脘腹胀痛、恶心呕吐。二者合用，共奏温中散寒、健胃消食之功。

【使用注意】食积化热者不宜使用。

【附方】

焦饭茶（《食疗药物》） 由焦饭（即锅巴）适量、盐、生菜油、香菜、葱、姜组成。此方功用与上方基本相同，清香可口，老少咸宜。

槟榔橘皮茶

【来源】《肘后备急方》。

【组成】白槟榔1枚，橘皮1g。

【制法用法】

1. 将槟榔煨熟，橘皮用蜂蜜渍过。

2. 将煨熟的槟榔、蜂蜜渍过的橘皮干燥后，研为细末，同置于锅中，加水150mL，煎煮至75mL，滤渣取汁备用。

3. 每日1剂，顿饮，不效可连服。

【功效】理气消积，燥湿和胃。

【应用】食积不化证。用于湿阻气逆、食积不化之脘腹胀满、恶心呕吐、嗳气吞酸、食欲不振等。

【方解】本方所治之证为食积不化、湿阻气逆所致，治宜理气消积、燥湿和胃。槟榔辛散温通苦降，可行气消食导滞，并有缓下作用，配以燥湿行气、降逆止呕的陈皮，共达燥湿行气、消积降逆之功。

【使用注意】脾虚食积者不宜使用。

第二节　健脾消食类

健脾消食药膳是指具有健运脾胃、消食化积作用，治疗脾虚食积证的药膳，适用于脾胃虚弱、运化水谷无力所致之食积证。临床表现为脘腹胀满，食后尤甚，纳少，面色萎黄，少气懒

言，大便稀溏等。本类药膳由健脾养胃、消食化积之品组成，药食常选山药、白术、山楂、麦芽等，药膳方如健脾消食蛋羹、白术猪肚粥等。

健脾消食蛋羹

【来源】《临床验方集锦》。

【组成】山药15g，茯苓15g，莲子15g，山楂20g，麦芽15g，鸡内金30g，槟榔15g，鸡蛋若干枚，食盐、酱油适量。

【制法用法】上述药、食除鸡蛋外共研细末，每次5g，加鸡蛋1枚调匀蒸熟，加适量食盐或酱油调味，直接食用。每日1～2次。

【功效】补脾益气，消食开胃。

【应用】脾胃虚弱，食积内停证。用于脾胃虚弱、食积内停之不思饮食、纳食减少、脘腹饱胀、嗳腐吞酸、大便溏泄、脉虚弱等。尤宜于小儿疳积的治疗。

【方解】本方所治之证为脾胃虚弱、食积内停所致，治宜补脾益气、消食开胃。方中山药、茯苓、莲子，既能补益脾胃，又可除湿止泻；鸡蛋乃血肉有情之品，功可健脾和胃、养血安神、滋阴润燥。四味甘平，益气补中，功在治本。山楂主消乳食、肉食积滞；麦芽主消米面薯芋类积滞；鸡内金健脾胃，消食积，可用于各种饮食停滞病证的治疗；槟榔辛行苦降，既能助上三味消积导滞，又可行气除胀。四药相辅相成，以治病标。诸味合用，消补兼施，脾胃得健，食滞得消，气机调畅，则诸症自愈。

【附方】

1. 健脾莲花蛋糕（《中华食物疗法大全》） 由党参15g，白术15g，山楂10g，生麦芽15g，神曲15g，陈皮12g，枳壳20g，面粉350g，鸡蛋500g，白糖450g组成。此方功用与健脾消食蛋羹方基本相同。

2. 麦芽茶（《四季补品精选》） 由党参30g，白术15g，麦芽90g，适量冰糖组成。补益脾胃，消食导滞。功用与健脾消食蛋羹方相似。

3. 曲米粥（《多能鄙事》） 由神曲15g，粳米60g组成。功效理气消食，健脾和胃。适用于食积不化之脘腹胀满、不思饮食、恶心呕吐及肠鸣泄泻等。尤宜于老人及小儿消化功能低下、饮食不消者食用。“曲米粥治老人脾虚不消化，泄痢不定。”（《多能鄙事》）

白术猪肚粥

【来源】《圣济总录》。

【组成】白术30g，槟榔10g，生姜10g，猪肚1副，粳米100g，葱白3茎（切细），食盐适量。

【制法用法】

1. 将白术、槟榔和生姜装入纱布袋内、扎口。
2. 猪肚洗净，将药袋纳入猪肚中缝口，用水适量煮猪肚令熟，取汁，入米煮粥。
3. 粥熟时入葱白、食盐调味。
4. 空腹食用。

【功效】健脾消食，理气导滞。

【应用】中虚气滞证。用于脾胃虚弱，纳运失调，气机阻滞之脘腹胀满、疼痛，纳呆食少，泄泻便溏等。

【方解】本方所治之证为脾胃虚弱、气机阻滞所致，治宜健脾消食、理气导滞。方中白术味苦甘性温，具补脾、益气、燥湿之功；猪肚味甘性温，以脏补脏，与白术、粳米相伍，则健脾益胃之功大增，共为主药。槟榔味苦辛，性温燥，入胃与大肠经，能消积行气，常用于食积不消之脘腹胀满、疼痛等症的治疗。生姜、葱白皆为辛温之品，辛可行气，温能暖中，与槟榔相须为用，加强了本方行气导滞的作用，共为辅药。全方消补兼施，既可温中益气扶正，又能消食行气导滞。

【使用注意】白术猪肚粥不宜长久食用，一般以3～5天为一疗程。气虚下陷者忌用。

【附方】

1. 芸豆橘红卷（《中国食疗学·养生食疗菜谱》） 由芸豆500g，红枣300g，橘红15g，蜜桂花5g，红糖150g组成。

2. 莲子猪肚（《医学发明》） 由莲子50粒，猪肚1副（300g左右），芝麻油10g，葱2根，生姜、蒜各10g，盐适量，醋10mL组成。

此二方功同白术猪肚粥，但功力稍逊。

3. 消食饼（《丹溪心法》） 由炒山楂120g，炒白术120g，神曲60g，米粉250g组成。功效健脾导滞，增进食欲。尤其适合小儿患者食用。

小儿七星茶

【来源】《家庭医生》。

【组成】薏苡仁15g，甘草4g或灯心草3～5g，山楂10g，生麦芽15g，淡竹叶10g，钩藤10g，蝉蜕4g。

【制法用法】上药共为粗末，水煎。代茶饮用。

【功效】健脾益胃，消食导滞，安神定志。

【应用】伤食、疳积证。用于小儿伤食、疳积之纳差腹胀、吐奶，或呕吐、大便稀溏，或面黄肌瘦、厌食恶食、大便时干时稀等；也可用于多汗易惊、睡卧不安、手足心热等食积化热与热扰心神之证。

【方解】本方所治之证为脾胃虚弱、食积化热所致，治宜健脾益胃、消食导滞、安神定志。方中薏苡仁、甘草健脾益气；山楂、麦芽消食导滞开胃。钩藤入肝、心包二经，清泄肝热，有和缓的息风止痉作用；蝉蜕甘寒，既能疏散肝经风热，又可息风止痉；竹叶清热泻火，除烦利尿；灯心草清心火，利小便，治心烦不寐、小儿夜啼。四味相须，清热宁神，镇惊定志。全方七味健脾益气，消食导滞，安神定志，是婴幼儿防病治病的保健药茶。

益脾饼

【来源】《医学衷中参西录》。

【组成】白术30g，红枣250g，鸡内金15g，干姜6g，面粉500g，食盐适量。

【制法用法】

1. 白术、干姜入纱布袋内，扎紧袋口，入锅，下红枣，加水1L，武火煮沸，改用文火熬1

小时，去药袋。

2. 红枣去核，枣肉捣泥。鸡内金研成细粉，与面粉混匀，倒入枣泥，加面粉及少量食盐，和成面团，将面团再制成薄饼。

3. 平底锅内倒少量菜油，放入面饼烙熟即可。

4. 空腹食用。

【功效】健脾益气，温中散寒，健胃消食。

【应用】脾胃寒湿，食积内停证。用于纳食减少、脘腹冷痛、恶心呕吐、大便溏泄、完谷不化等症。

【方解】本方所治之证为脾胃寒湿、饮食停滞所致，治宜健脾益气、温中散寒、健胃消食。方中白术苦甘性温，入脾、胃二经，甘以补脾益胃，温能散寒除湿，苦以燥湿止泻，用治脾胃虚弱、寒湿内生所致纳呆食少、脘腹饱胀、大便溏泄等症；红枣味甘性温，入脾、胃二经，与白术相须为用，以增强健脾益气之功。鸡内金运脾磨谷，消食化积。干姜温中散寒，健运脾阳，为温暖中焦之主药。诸味相伍，既可健脾益气、温中散寒，又能消食健胃。

【使用注意】本方性热，中焦有热者不宜食用。

【附方】

1. 期颐饼（《医学衷中参西录》） 由芡实、鸡内金、面粉、白糖适量组成。此方功用与上方相近，益脾饼性热，温中散寒作用较强；期颐饼性平，健脾止泻功能较强。

2. 红枣易脾膏（《中国药膳大全》） 由白术 10g，干姜 1g，红枣 30g，鸡内金 10g，面粉 300g，白糖 30g 组成。功效温中健脾，消食化积。适用于慢性腹泻、食欲不振、消化不良等症。

六和茶

【来源】《全国中成药处方集》。

【组成】党参 30g，苍术 45g，甘草 15g，白扁豆 60g，砂仁 15g，藿香 45g，厚朴 30g，木瓜 45g，半夏 60g，赤茯苓 60g，杏仁 45g，茶叶 120g。

【制法用法】以上各味共为粗末，每次 9g，沸水冲泡；或加生姜 3 片，大枣 5 枚煎汤，代茶饮用。

【功效】健脾益胃，理气开郁，消食化痰。

【应用】脾胃虚弱，痰食积滞证。用于脘腹胀满、食欲不振、恶心呕吐、大便溏泄、面色无华、形体消瘦、倦怠乏力、舌淡胖嫩、苔白腻或水滑、脉缓弱或滑等。

【方解】本方所治之证为脾胃虚弱、饮食痰湿积滞所致，治宜健脾益胃、理气开郁、消食化痰。方中党参、甘草及白扁豆益气健脾，白扁豆尚能和中化湿，可治脾虚食少、呕吐泄泻，功在补虚。木瓜、藿香、苍术、半夏皆为化湿祛痰之品，其中苍术、半夏苦温，燥湿化痰之力最强；木瓜和胃化湿；藿香气味芳香，化湿醒脾，善治湿浊中阻所致之呕吐，四者合用重在化湿健脾。砂仁化湿行气，常用于湿阻或气滞所致脾胃不和诸症，能缓解胃肠胀气，减轻脘腹疼痛，止呕止泻，增进食欲；厚朴苦燥辛散，既能燥湿消痰，又可下气除满、消积导滞，为消除胀满之要药，此二者不仅可助苍术、藿香、木瓜、半夏化湿消痰，尚能行气导滞，消积除满；杏仁配厚朴，一上一下，宣降肺气，助大肠传导，以除胀、消积、导滞。赤茯苓、茶叶利湿化痰，尚能清热，为痰、食化热而备，也寓反佐之意。诸药合用，集健脾、益胃、理气、开郁、消食、化痰六效于一方，故名“六和茶”。

第三节 解酒醒醉类

解酒醒醉药膳是指具有解酒作用，治疗醉酒的药膳。适用于饮酒过度或不胜酒力，胃失和降，酒毒上泛清窍所致的醉酒证。临床表现为恶心呕吐、头晕头痛、燥热心烦等。本类药膳多由解酒毒、降胃气、去湿热之品组成，药食常选葛花、青梅、葱白等，药膳方如二葛枳椇子饮、神仙醒酒丹等。

二葛枳椇子饮

【来源】《防醉解酒方》。

【组成】葛根 20g，葛花 10g，枳椇子 15g。

【制法用法】上三味水煎 2 次，取汁 600～800mL，于 2 小时内分 3～5 次饮服。

【功效】发表散邪，清热利湿，生津止渴。

【应用】酒毒冲逆，热灼津伤证。用于酒后头痛头昏、烦渴、恶心呕吐、小便短涩等症。也可用于饮酒过多或不善饮酒引起急性酒精中毒的治疗。

【方解】本方所治之证为饮酒过度、湿热内蕴、热灼津伤所致，治宜发表散邪、清热利湿、生津止渴。葛花甘平，解酒毒，醒脾和胃，为主药，常用于饮酒过度之头痛头昏，或长期饮酒胃肠积热所致恶心呕吐、心烦口渴、小便短涩的治疗。枳椇子解酒毒，利小便，清热除烦，生津止渴，可用于过度饮酒之烦热、小便不利的治疗。葛根发表解肌以解酒毒，尚有清热生津之功，可治饮酒过度、湿热灼津所致的口干口渴、恶心呕吐。三味合用，共奏发表散邪、清热利湿、生津止渴之功。

【附方】

1. 豆豉葱白饮（《太平圣惠方》） 由豆豉 60g，葱白 30g 组成。此方功用与上方基本相同却无生津利尿作用，用于酒醉轻症的治疗。

2. 枳椇子丸（《世医得效方》） 由枳椇子 60g，麝香 3g 组成。空腹盐汤吞下。本方不仅可以有效地解除酒毒，对缓解饮酒后口渴、饮水无度也有良效。

神仙醒酒丹

【来源】《寿世保元》。

【组成】葛花 15g，葛根粉 240g，赤小豆花 60g，绿豆花 60g，白豆蔻 15g，柿霜 120g。

【制法用法】以上各味共为细末，用生藕汁捣和作丸，如弹子大。每用 1 丸，嚼碎吞服。

【功效】解表渗湿，行气醒脾，清热生津。

【应用】湿热阻滞证。用于饮酒过度之头痛头晕、口燥咽干、嗳气吞酸、纳呆食少、恶心呕吐、小便短涩、苔腻脉滑等症。尤以长期酗酒而见以上诸症者最为适宜。

【方解】本方所治之证为饮酒过度、湿热阻滞、升降失职、酒毒上泛、热灼津伤所致，治宜解表渗湿、行气醒脾、清热生津。方中葛花、葛根解肌发表，使酒毒从表而出；赤小豆花、绿豆花清热利尿，使酒毒从小便而出；白豆蔻化湿行气，温中醒脾，以恢复脾胃之功能，升清降浊；柿霜、藕汁清热生津。诸味合用，共奏发表渗湿、行气醒脾、清热生津之功，以用于酒醉之

病症。

【附方】

绿豆甘草饮（《本草纲目》） 由绿豆100g，甘草粉6g组成。本方不仅可以解酒毒，对食物中毒也有良效。

橘味醒酒羹

【来源】《滋补保健药膳食谱》。

【组成】糖水橘子250g，糖水莲子250g，青梅25g，红枣50g，白糖300g，白醋30mL，桂花少许。

【制法用法】

1. 青梅切丁。红枣洗净去核，置小碗中加水蒸熟。
2. 糖水橘子、莲子倒入锅中，再加入青梅、红枣、白糖、白醋、桂花、清水，煮开即成。
3. 频频食用。

【功效】清热利湿，和胃降气，清热生津。

【应用】湿热积聚，胃气上逆证。用于饮酒酒醉之嗳气呕逆、吞酸嘈杂、不思饮食、燥热烦渴等。

【方解】本方所治之证为饮酒过度、湿热积聚、胃气上逆所致，治宜清热利湿、和胃降气、清热生津。方中橘子行气调中，燥湿化痰；莲子、红枣健脾益气祛湿；桂花香味浓烈，有行气散郁的作用；青梅、白糖、白醋生津止渴，皆为民间常用的解酒用品。此羹甜酸可口，清香怡人，酒后频食，能清湿热、解酒毒、降胃气，是解酒和胃之良方。

【附方】

万寿果粥（《常见病食补大全》） 由万寿果15～20g，粳米50g组成。功效健脾胃，助消化，解酒毒，止烦渴。适用于饮酒过度之恶心呕吐、头昏目眩、胃脘痞满、不思饮食、口渴而黏等。

第十四章
理气类

扫一扫，查阅本章数字资源，含PPT、音视频、图片等

凡以理气类药物和食物为主组成，具有行气或降气等作用，用于治疗气滞或气逆病证的药膳，称为理气类药膳。

气病的范围非常广泛，如《素问·举痛论》说“百病生于气也”。归纳起来，主要包括气虚和气机失调两个方面。其中，以气滞、气逆、气虚、气陷等最为常见。气虚、气陷的治法与药膳将在“补益类”药膳中详细介绍，本章主要介绍气滞证与气逆证的治法及药膳。气滞是指由于各种原因所致气机不畅、郁滞不通的病理状态，治宜行气而调之；气逆是指气的上升太过或下降不及的病理状态，又以肺气上逆、胃气上逆和肝气上逆为多，治宜降气以平之。故理气类药膳一般分为行气与降气两类。因此，《素问·至真要大论》中“逸者行之”“结者散之”“高者抑之”及《素问·六元正纪大论》中“木郁达之”等理论，便成为本类药膳的立法依据。理气类药膳以枳实、橘皮、青皮、木香、乌药、砂仁、川楝子、郁金、柿蒂、竹茹、玫瑰花、月季花、生姜、金橘、橙子、柚子、荞麦等药食最为常用，代表药膳方如姜橘饮、柚皮醪糟、五香酒料、薯蓣半夏粥等。

应用本类药膳需注意以下几个方面：气滞与气逆证有虚实之分，本类药膳主治实证，不宜于虚证，勿犯虚虚实实之戒；若气滞、气逆兼气虚者，可于行气、降气药膳中加入补气的药食；若气滞与气逆相兼并见者，治疗时注意辨清其轻重主次，以选用适当的药膳，并斟酌药膳中行气与降气药食的比重；本类药膳多辛温香燥，易伤津耗气，应适可而止，勿过量服食；气滞兼阴亏者及孕妇也应慎用。

第一节　行气类

行气药膳是指具有舒畅气机作用，治疗气滞证的药膳。气滞证以肝气郁滞证和脾胃气滞证多见。肝气郁滞以胸胁胀痛、情志不舒，或月经不调，或痛经等为主要临床表现，治宜疏肝解郁。脾胃气滞以脘腹胀满、嗳气吞酸、大便失常等为主要临床表现，治宜行气和中。本类药膳多由疏肝理气、解郁散结、行气调中之品组成，药食常选橘皮、小茴香、木香、砂仁等，药膳方如姜橘饮、五香酒料等。

姜橘饮

【来源】《家庭食疗手册》。

【组成】生姜 60g，橘皮 30g。

【制法用法】水煎取汁，代茶饭前温饮。

【功效】理气健脾，燥湿化痰，除满消胀。

【应用】脾胃气滞证。用于痰湿阻滞或脾胃虚弱，致使中焦脾胃气滞之胸部满闷、脘腹胀满、不思饮食，或食后腹胀、口淡无味、苔薄或稍腻等。临床对于消化不良、胃肠功能紊乱，或急性胃肠炎、神经性呕吐等有上述诸症者也可用之。

【方解】本方所治之证为痰湿阻滞或脾胃虚弱、中焦气滞所致，治宜理气健脾、燥湿化痰。方中生姜辛温，入肺、脾、胃经，解表散寒，降逆止呕。橘皮苦平，入肺、脾二经，理气健脾，燥湿化痰，《本草拾遗》载陈皮“去气，调中”，《名医别录》也说：“主脾不消谷，气冲胸中，吐逆霍乱，止泻。”两味合用，共奏理气健脾、燥湿化痰、消胀止呕之功。

【附方】

1. 陈皮肉丁（《中国食疗学·养生食疗菜谱》） 由陈皮 25g，猪瘦肉 750g，葱节 25g，姜片 40g，花椒 7g，干辣椒段 50g，食盐、酱油、绍酒、白糖、鲜汤、醪糟汁、麻油适量组成。本方与上方功用基本相同，但辛行温通之力更强。

2. 生姜粥（《饮食疗法》） 由橘皮（切块）10g，生姜 20g（绞汁），粳米 30g 组成。此方功用同姜橘饮。

柚皮醪糟

【来源】《重庆草药》。

【组成】柚子皮（去白）、青木香、川芎各等份，醪糟、红糖各适量。

【制法用法】

1. 将柚子皮、青木香、川芎制成细末。
2. 煮红糖醪糟 1 小碗，兑入药末 3～6g。
3. 趁热食用，每日 2 次。

【功效】理气止痛，疏肝和胃。

【应用】肝胃气滞证。用于肝胃气滞之胸胁及脘腹胀满疼痛、嗳气呃逆、不思饮食等。

【方解】本方所治之证为肝胃气滞所致，治宜理气止痛、疏肝和胃。柚子皮厚，耐贮存，是常年清口爽神的水果。柚子皮能理气宽中，消食化痰，《福建药物志》载其能“破积散气，止咳定喘”，可用于痰食阻滞中焦所致的脘腹满闷、纳呆食少等症。青木香辛行苦泄，入肝、胃二经，能疏肝行气、和中止痛，善治肝胃气滞之胸胁及脘腹胀满疼痛。川芎为血中气药，活血行气止痛。醪糟、红糖既温经散寒和血，又健脾益胃和中。全方共奏行气止痛、疏肝和胃之功。

【附方】

1. 木香饮（《简便单方》） 云木香 2g。温开水磨浓汁，入热酒调服。功效行气止痛。适用于气滞之脘腹胀痛、胁痛、腹泻、里急后重、食少呕吐等。

2. 佛手茶（《民间验方》） 鲜佛手 25g（干品 10g）。功效疏肝解郁、行气止痛，适用于肝郁气滞、肝胃不和之胃脘胀痛等。

3. 佛手酒（《清太医院方》） 干佛手 100g，栀子 10g，五加皮 20g，高良姜 10g，木瓜 10g，当归 15g，肉桂 5g，桂花 10g，陈皮 10g，紫丁香 5g，砂仁 5g，冰糖 500g，白酒 2L。功效疏肝解郁，理气调中。适用于肝郁气滞之胁肋胀痛、胸闷嗳气、腹中冷痛等。

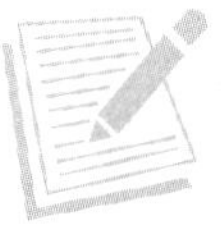

4. 佛手姜汤（《中国药膳》） 由佛手 10g，生姜 6g 组成。功效疏肝解郁，理气止痛。适用于

肝郁气滞之痛经等。

五香酒料

【来源】《清太医院配方》。

【组成】砂仁、丁香、檀香、青皮、薄荷、藿香、甘松、山柰、官桂、大茴香、白芷、甘草、菊花各12g，红曲、木香、细辛各8g，干姜2g，小茴香5g，烧酒1L。

【制法用法】

1. 以上药食以绢袋盛好，入烧酒中浸泡，10日后可用。

2. 每日早、晚各饮1次，每次20～30mL。

【功效】化湿醒脾，散寒止痛，发表散邪。

【应用】本方应用有三：一是脾胃气滞证，二是寒凝肝郁证，三是阴暑证。可用于寒邪凝结、痰饮阻滞、饮食积滞等所致的脾胃气滞之脘腹胀痛、食欲不振等；寒湿凝滞、肝气郁结引起的疝气疼痛；及暑季内有暑湿，而又贪凉感寒所致之呕恶恶食、头身疼痛等。

【方解】本方所治之证有三，病位在脾胃及肝，由寒凝、湿阻、气滞所致，治宜化湿醒脾、散寒止痛、发表散邪。方中砂仁、藿香、红曲行气温中，化湿醒脾，配合甘松、檀香、木香、青皮行脾胃之气，消积化滞，而除胀止痛。可用于湿阻中焦或脾胃气滞所致之脘腹胀痛、食欲不振、呕吐泄泻等症。同时木香、青皮尚具疏肝破气之功，也可治疝气疼痛。干姜、官桂、大茴香、小茴香、丁香、山柰皆为温中散寒理气止痛之品，官桂、大茴香、小茴香尚能暖肝散寒止痛，丁香也可降逆止呕，山柰能加强消食之功，主治寒湿凝滞之脘腹冷痛、疝气疼痛、饮食不消、恶心呕吐等症。细辛、白芷并藿香辛温，解表散寒，可用于外感风寒之头身疼痛、鼻塞流涕等症。薄荷、菊花辛以发散，凉以清热，用以发散表邪，且能入肝经而疏肝解郁，以减轻疝气及胁肋疼痛，并可缓解上药辛温伤阴耗液之弊。薄荷、藿香、甘松、山柰芳香辟秽，兼能化湿和中，可治夏令感受暑湿秽浊之气。酒为辛温之品，既可助细辛、白芷、藿香解表散邪，又与红曲一起温通血脉，取“气病治血”之意。甘草调和诸药。全方共奏化湿醒脾、散寒止痛、发表散邪之功。

【使用注意】忌食生冷、油腻等物。

【附方】

1. 小茴香粥（《寿世青编》）　由小茴香10～15g，粳米30～60g组成。功效暖肝散寒，行气止痛。适用于寒凝肝脉之下腹胀痛、睾丸肿胀偏坠；或寒滞胃脘之食欲减退、恶心呕吐，得温则减，舌淡苔白，脉弦等。

2. 香楝酒（《万病回春》）　由南木香9g，大茴香9g，小茴香9g，川楝肉9g，连须葱白5根，白酒100mL，食盐适量组成。功效疏肝理气，散寒止痛。适用于寒凝肝脉之寒疝腹痛的治疗。

二花调经茶

【来源】《民间验方》。

【组成】月季花9g（鲜品加倍），玫瑰花9g（鲜品加倍），红茶3g。

【制法用法】上三味制粗末，用沸水冲泡10分钟，不拘时温饮，每日1剂。连服数日，在经行前几天服用。

【功效】理气活血，调经止痛。

【应用】气滞血瘀证。用于气滞血瘀之月经后期，量少色黯，有血块，小腹疼痛，兼见精神抑郁或烦躁不安，胸胁及乳房胀痛，纳食减少等。

【方解】本方所治之证为气滞血瘀所致之月经不调或痛经，治宜理气活血、调经止痛。方中月季花、玫瑰花均为血中气药，二者功用相近，有理气活血、调经止痛的作用，是气滞血瘀型月经病的常用之品。如《本草正义》说："玫瑰花，香气最浓，清而不浊，和而不猛，柔肝醒胃，流气活血，宣通窒滞而绝无辛温刚燥之弊，断推气分药之中，最有捷效而最为驯良者，芳香诸品，殆无其匹。"红茶性温，可散寒除湿，含咖啡因，能兴奋神经中枢，使精神兴奋，体力恢复，有利于行气解郁；其茶碱对血管运动中枢也有兴奋作用，能改善血液循环，与行血活血有关。三味合用，共奏理气活血、调经止痛之功。

第二节　降气类

降气药膳是指具有降逆下气作用，治疗胃气上逆证的药膳。胃气上逆以呃逆、恶心、呕吐等为主要临床表现，治宜降逆和胃。本类药膳多由和胃降逆之品组成，药食常选丁香、竹茹、芦根等，代表药膳方如良姜鸡肉炒饭、竹茹芦根茶等。

良姜鸡肉炒饭

【来源】《中国食疗大全》。

【组成】高良姜6g，草果6g，陈皮3g，鸡肉150g，粳米饭150g，葱花、食盐、料酒各适量。

【制法用法】

1. 高良姜、草果、陈皮洗净，加水煎取浓汁50mL，鸡肉切片。

2. 起油锅，放入鸡肉片，加料酒、葱花煸炒片刻，倒入米饭，加食盐、味精及药汁再炒片刻即成。

【功效】散寒止痛，燥湿行气，降逆止呕。

【应用】寒湿中阻证。用于寒湿中阻之脘腹冷痛、胀满、嗳气、呃逆、恶心呕吐等。

【方解】本方所治之证为寒湿中阻所致，治宜散寒止痛、燥湿行气、降逆止呕。方中高良姜辛热，散寒力强，能"除一切沉寒痼冷"（《本草汇言》），治"腹冷气痛"（《药性论》），不仅可散寒止痛，尚有止呕之用，主治胃寒脘腹冷痛、呕吐。草果辛温，燥湿温中，用治寒湿阻滞中焦、脾胃气机逆乱之脘痛腹胀、恶心嗳气、呕吐反胃等。陈皮理气健脾，燥湿化痰，善治寒湿中阻之呕吐、呃逆。鸡肉温中益气。上四味皆为辛散温通之品，且辛香燥烈，同入脾、胃二经，相辅相成，共奏散寒止痛、燥湿理气之功，用之炒饭又具健脾益胃之效。因此，对于体质虚弱，寒湿中阻，脾胃气滞或逆乱的病证尤为适宜。

【使用注意】本方性偏温燥，故胃热或阴虚者不宜使用。

【附方】

1. 良附蛋糕（《中国食疗学·养生食疗菜谱》） 由高良姜6g，香附6g，鸡蛋5枚，葱白50g，熟猪油130g，食盐2g，味精1g，湿淀粉15g组成。

2. 豆蔻馒头（《大众药膳》） 由白豆蔻15g，面粉100g，酵面50g组成。

此二方功用与良姜鸡肉炒饭基本相同，而良附蛋糕因有疏肝行气止痛的香附，故也可用于肝郁气滞、肝胃不和之脘胁疼痛的治疗。

3. 丁香汤（《圣济总录》） 由母丁香3粒（捣碎），陈皮10g组成。功效温中和胃，降逆止吐。本方止吐作用显著。

薯蓣半夏粥

【来源】《医学衷中参西录》。

【组成】山药30g，半夏30g，白糖适量。

【制法用法】

1. 山药制成细末。半夏用温水浸泡，淘洗数次以去矾味，加水煎煮5分钟，取汁250mL。
2. 将半夏汁倒入山药末中拌匀，加清水适量煮3～5分钟，入白糖调味。
3. 每日3次，食用。

【功效】健脾益胃，燥湿化痰，降逆止呕。

【应用】胃气上逆证。用于脾胃虚弱，痰湿壅盛，胃气上逆之恶心呕吐、脘痞纳呆、口淡不渴、舌淡苔腻、脉沉缓或滑等。

【方解】本方所治之证为脾胃虚弱、痰湿壅盛、胃气上逆所致，治宜健脾益胃、燥湿化痰、降逆止呕。薯蓣又名山药，味甘性平，不燥不腻，能补脾、肺、肾三脏之气阴，既是一味补药，又是日常佳蔬，用治肺、脾、肾气虚诸证。半夏辛温，燥湿化痰，降逆止呕，善治脏腑之湿痰及胃气上逆之呕吐。现代研究表明半夏可抑制呕吐中枢。白糖甘寒，清热生津，与兼具养阴作用之山药相配，既可防半夏温燥伤阴，又能矫味。三者合用，共奏健脾益胃、燥湿化痰、降逆止呕之功。

【附方】

生姜和胃茶（民间验方） 由生姜3片，红茶1撮组成。功效温中散寒，降逆止呕。适用于胃寒气逆之呕吐、呃逆等。

竹茹芦根茶

【来源】《备急千金要方》。

【组成】竹茹30g，芦根30g，生姜3片。

【制法用法】上三味水煎，代茶饮用。

【功效】清热益胃，降逆止呃。

【应用】胃气上逆证。用于胃热逆气上冲、中虚胃气失于和降之呃逆。临床对于急性胃肠炎、幽门不全梗阻，及感染性、传染性病症恢复期等之热性呕哕，也可用本方调治。

【方解】本方所治之证为胃热逆气上冲、中虚胃气失于和降所致，治宜清热益胃、降逆止呃。方中竹茹、芦根与生姜均有和胃降逆的作用，都可用于呕吐呃逆的治疗，特别是竹茹、芦根为治疗胃热呕逆的常用药对。竹茹味甘，性微寒，入肺、胃二经，既可清热，又能降逆。芦根甘寒，既可清热生津，又能降逆止呕，用治热病津伤，并胃热呕哕最为适宜。生姜辛温，为“呕家圣药”，主治胃寒呕哕，少量用之，意在专其和胃降逆之功。诸药相配，共具清热益胃、降逆止呕之效。

【附方】

橘茹饮（《医宗金鉴》） 由橘皮 30g，竹茹 30g，柿饼 30g，生姜 3g，白糖适量组成。本方功用与上方基本同，但上方清热作用稍强，此方行气作用较优。

第十五章
理血类

扫一扫，查阅本章数字资源，含PPT、音视频、图片等

凡以活血、止血等理血类药食为主组成，具有活血化瘀、和血止血作用，以预防和治疗血瘀、出血等病证的药膳，统称为理血类药膳。

血是营养人体的重要物质，在正常情况下，周流不息地循行于脉中，灌溉五脏六腑，濡养四肢百骸。病理情况下，由于致病因素的影响，造成血行不畅、瘀血内停，或离经妄行，均可导致各种血证，可用理血类药膳防治。

血瘀证和出血证多病症复杂，既有寒热虚实之分，又有标本缓急轻重之别，故在应用本类药膳时，须分清标本缓急，急则治其标，缓则治其本，或标本同治。当血瘀重证或大量出血时，本类药膳可作为辅助治疗或善后调理措施，治疗还应以药物为主。

血瘀证当活血化瘀，出血证当止血，故理血类药膳主要分为活血化瘀药膳和止血药膳两类。

第一节　活血化瘀类

活血化瘀药膳具有畅通血行、消散瘀血作用，主要适用于血瘀证。血瘀证临床表现以局部疼痛，痛如针刺，固定不移为特点，临床常见于痛经、闭经、瘀积包块、外伤瘀血肿痛、痹证之血行不畅、瘀阻经脉之半身不遂、瘀血内停之胸胁疼痛，以及产后血瘀腹痛、恶露不行等。活血化瘀类药膳方的配伍，应以活血化瘀类药食为主，可适当配以补气、理气之品，因气能行血，瘀久伤正者也可配合补养气血之药食。常用药食有益母草、红花、玫瑰花、当归、丹参、桃花、桃仁等。药膳方有三七蒸鸡、丹参烤里脊、益母草煮鸡蛋、桃花白芷酒、桃仁粥等。活血化瘀类药膳性多破泄，月经量多妇女及孕妇当慎用。

三七蒸鸡

【来源】《延年益寿妙方》。

【组成】母鸡1只（1500g），三七20g，姜、葱、料酒、盐各适量。

【制法用法】

1. 将母鸡宰杀煺毛，剁去头爪，剖腹去内脏，冲洗干净。
2. 三七一半上笼蒸软，切薄片，一半磨成粉。姜切片，葱切大段。
3. 将鸡剁成小块装盆，放入三七片，葱、姜摆于鸡块上，加适量料酒、盐、清水。
4. 上笼蒸2小时左右，出笼后拣去葱姜，拌入味精、三七粉即成。
5. 吃肉喝汤，佐餐时随量食用。

【功效】散瘀定痛，益气养血。

【应用】血瘀证。适用于产后、经期、跌打、胸痹、出血等血瘀证。临床多用于胸痹心痛、跌打损伤、崩漏带下、遗精泄泻、消渴、咯血等。因兼能益气养血，和营养颜，故血虚面色萎黄、年老久病体弱者也可作为强壮之品。

【方解】本方所治之证为瘀血所致，治宜散瘀止血、消肿定痛。方中三七甘苦而温，散瘀止血而不留瘀，对出血兼有瘀滞者更为适宜。鸡肉甘温，入脾、胃经，可温中益气，养血和营，主治虚劳瘦弱诸症。两者配伍，一通一补，作用平和，无峻攻蛮补之弊，善于理血补虚，凡瘀血、出血、血虚等血分之证均可酌情选用。

【使用注意】孕妇忌服。

【附方】

三七酒（《中国中医独特疗法大全》） 由三七、川芎、薏苡仁、海桐皮、生地黄、牛膝、羌活、地骨皮、五加皮各 15g，白酒 2.5L 组成。功效活血止痛，散瘀通络。适用于跌打损伤，瘀血阻滞之瘀血肿痛、关节痹痛等。

牛筋祛瘀汤

【来源】《百病中医药膳疗法》。

【组成】牛蹄筋 100g，当归尾 15g，紫丹参 20g，雪莲花 10g，鸡冠花 10g，香菇 10g，火腿 15g，葱白、生姜、料酒、味精、盐各适量。

【制法用法】

1. 将牛蹄筋温水洗净，用 5L 清水煮沸后，放入食用碱 10g 后加盖再焖 2 分钟。

2. 捞出用热水洗去油污，反复多次，待牛蹄筋发胀后切成段，放入蒸碗中。

3. 将当归、丹参入纱布袋放于周边，将雪莲、鸡冠花点缀四周，香菇、火腿摆其上面，放入生姜、葱白及其他调料，上笼蒸 3 小时左右，待牛蹄筋熟烂后即可出笼。

4. 日常佐餐食用。

【功效】活血化瘀，通络止痛。

【应用】血瘀证。适用于瘀血痹阻、筋脉不通所致之关节屈伸不利、肢体疼痛、筋脉瘛疭之症，也可辅助治疗瘀血阻滞型脉管炎。

【方解】本方所治之证为瘀血阻滞筋脉所致，治宜活血止痛、化瘀通络。方中当归甘温辛，入心、肝、脾经，能养血活血，导血归源，主血分之病。本药膳食取当归尾因“归尾主通，逐瘀自验”（《本草正义》）。丹参味苦微温，入心、肝经，能活血祛瘀，凉血安神，长于破血通经止痛。两味主料相合，以化瘀止痛、养血通脉为主。配料中雪莲花甘苦性温，能散寒，活血通经；鸡冠花凉血止血，敛营。四味相合共奏活血化瘀、养血通脉止痛之功效。加以牛蹄筋补肝强筋，扶助正气，使全方兼具化瘀血、通血脉、止疼痛、补筋脉之功效。

【使用注意】孕妇忌服。

坤草童鸡

【来源】《华夏药膳保健顾问》。

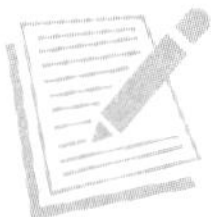

【组成】坤草（益母草）15g，童子鸡 500g，冬菇 15g，火腿 5g，香菜叶 2g，鲜月季花 10 瓣，

绍酒 30mL，白糖 10g，精盐 5g，味精 1g，香油 3g。

【制法用法】

1. 将益母草洗净，置碗内，加绍酒、白糖上屉，用足气蒸 1 小时后取出，纱布过滤，留汁备用。

2. 童子鸡宰杀去毛洗净，剁头爪、除内脏，入沸水烫透。

3. 捞出童子鸡放砂锅内，加鲜汤、冬菇、火腿、绍酒、葱、姜，大火煮开后，加入精盐，小火煨至熟烂。

4. 拣去葱、姜，加味精、益母草汁、香油、香菜叶、鲜月季花瓣即可。

5. 食肉喝汤，随量食用。

【功效】活血化瘀，调经止痛。

【应用】适用于妇女瘀血阻滞之月经不调、痛经、经闭、产后瘀血腹痛、恶露不尽、产后血晕、崩漏下血及跌打瘀痛等。此外，气血不足之闭经、经期错后、不孕者也可服用。

【方解】本方所治之证为瘀血阻滞所致，治宜活血化瘀、调经止痛。方中益母草功擅行血化瘀，另可调经、利水等，为妇科瘀血病证之要药。月季花味甘性温，入肝经，功擅活血调经止痛，配伍益母草，使该方活血化瘀之效力增。但二药均为草木枝叶，通疏有功，而补养乏力，故配以童子鸡，专于妇人阴血不足之体，能生精血、养五脏，一可补气血之虚，二可补益母草、月季花之不及。故全方配伍，药味虽少，然配伍得当，活血无伤血之虞，补血无瘀阻之患，是适合妇人化瘀调经止痛之药膳。

【使用注意】月经病血热证，或痰湿内盛者不宜服食。

丹参烤里脊

【来源】《中国药膳大全》。

【组成】猪里脊肉 300g，丹参（煎水）9g，番茄酱 25g，葱、姜（切末）各 3g，水发兰片、熟胡萝卜（切粒）各 5g，精盐 1.5g，白糖 50g，绍酒 10mL，酱油 25mL，醋 25mL，花椒 10g，豆油 70g。

【制法用法】

1. 将猪里脊肉切块，顺切刀口 1cm 深，拌上酱油，入油锅炸成金黄色，置小盆内。

2. 加丹参水、酱油、花椒水、绍酒、姜、葱、清汤，拌匀，入烤炉，烤熟取出，顶刀切成木梳片，摆于盘内。

3. 锅内放油，入兰片、胡萝卜粒煸炒一下，加清汤、白糖、番茄酱、绍酒、精盐、花椒水，大火煮开，加明油，浇在里脊片上即成。

4. 日常佐餐随量食用，每周 3～5 次。

【功效】活血祛瘀，安神除烦。

【应用】血瘀证。适用于瘀血所致之月经不调、经闭痛经、崩漏带下、心烦不眠、癥瘕积聚、胸腹刺痛、关节肿痛等；也可用于产后瘀血腹痛、乳痈肿痛、疮疡肿毒等，特别是血瘀日久，兼有气血精津亏损者尤为适宜。此外，可辅助治疗高脂血症、动脉硬化、冠心病、心绞痛、中风半身不遂、神经衰弱、肝脾肿大、面部色素沉着等病症。

【方解】本方所治之证为瘀血所致，治宜活血祛瘀、安神除烦。主料丹参，味苦而微温，入心、肝经，专走血分，功能活血祛瘀、除烦安神、凉血消痈，主治胸痹心痛，惊悸不眠、月经不

调、痛经闭经、瘀血腹痛、骨节疼痛、癥瘕积聚、恶疮肿毒等多种病证。辅料猪肉甘咸性平，功善滋阴润燥、和中益气，能补肾液、充胃汁、滋肝阴、润肌肤。番茄甘酸、微寒，可生津止渴，健胃消食。本药膳主辅相伍，性味平和，化瘀不伤正，扶正不敛邪，可用于多种瘀血病证的治疗和日常调理。

【使用注意】孕妇慎用。

【附方】

丹参蜜膏（《中华养生药膳大典》） 由丹参 200g，白蜜 1200mL，水适量组成。功效理气活血、调经止痛，适用于气滞血瘀、冲任不调之月经后期、痛经、月经量少、经闭等。

益母草煮鸡蛋

【来源】《食疗药膳学》。

【组成】益母草 30～60g，鸡蛋 2 个。

【制法用法】

1. 鸡蛋洗净，与益母草加水同煮，熟后剥去蛋壳，入药液中复煮片刻。
2. 吃蛋饮汤。每天 1 剂，连用 5～7 天。

【功效】活血调经，利水消肿，养血益气。

【应用】气滞血瘀证。适用于气血瘀滞所致之月经不调、痛经、经闭、崩漏、产后恶露不下或不止等；也可用于外伤内损有瘀血者，或尿血、肾炎水肿等。疼痛明显者可加入黄酒适量，血虚者加入红糖适量。由于本方药性平和，无峻攻蛮补之弊，故亦可作为妇人产后调补之方，以助子宫修复。

【方解】本方所治之证为气血瘀滞所致，治宜活血理气。方中益母草辛苦寒，入心、肝经，能活血祛瘀、调经利水，是治疗血热、血滞及胎产艰涩之要药，为本方之主料；鸡蛋甘平，入心、肾经，能滋阴润燥，养心安神。两者相伍，化瘀与扶正并举，活血补血，养血调经，利水消肿。

【使用注意】脾胃虚弱者不宜多食，多食令人闷满。

【附方】

益母草汁粥（《太平圣惠方》） 由鲜益母草汁 10mL，鲜生地黄汁 40mL，鲜藕汁 40mL，蜂蜜 10mL，生姜汁 2mL，粳米 100g 组成。功效散瘀调经，滋阴养血。适用于阴虚血热、冲任失调证之月经不调、崩中漏下。病愈即止，不宜久服。

红花当归酒

【来源】《中药制剂汇编》。

【组成】红花 100g，当归 50g，桂皮 50g，赤芍 50g，40% 食用酒精适量。

【制法用法】

1. 将上药干燥粉成粗末，装入纱布袋内。
2. 40% 食用酒精 1L 浸渍 10～15 天，补充一些 40% 食用酒精续浸药渣 3～5 天，滤过，添加食用酒精至 1L，即得。

3. 每日 3～4 次，每次服 10～20mL，亦可外用涂擦跌打扭伤但未破之患处。

【功效】活血祛瘀，温经通络。

【应用】血瘀证。适用于跌打扭伤，或瘀血所致之经闭、腹痛等。本方可内服、外用并行，使药力迅速布达血脉以化瘀止痛，故以方便实用、效专力宏为特点。

【方解】本方所治之证为瘀血阻滞脉络所致，治宜活血化瘀、通络止痛。方中红花辛、温，入心、肝经，能活血通经、祛瘀止痛，为血中之气药。当归甘、辛，温，入心、肝、脾经，能补血和血、调经止痛。两者配合，红花偏于活血止痛，当归偏于养血调经，两者同用主治经闭、癥瘕、产后恶露不下、瘀血作痛、跌打损伤等，共为主料。赤芍酸苦性凉，入肝、脾经，功能化瘀止痛、凉血消肿，与红花均善治外伤瘀血肿痛；桂皮辛甘而热，可补元阳，通血脉，止疼痛。赤芍、桂皮与主料相伍，助其活血止痛之效。酒为百药之长，方用酒剂，取其辛温行散，以通血脉、行药势，增强药力。

【使用注意】本品性偏温热，阴虚火妄者不宜，孕妇慎服。不胜酒力者可将药料加适量黄酒，水煎内服；外用也可水煎熏洗。

【附方】

红花山楂酒（《百病饮食自疗》） 由红花 15g，山楂片 30g，白酒 250mL 组成。功效活血行瘀。适用于瘀血阻滞证之月经量少、色紫黑、有血块、少腹痛而拒按、血块排出后痛减等。

桃花白芷酒

【来源】《家庭药酒》。

【组成】桃花 250g，白芷 30g，白酒 1000mL。

【制法用法】

1. 农历三月初三或清明节前后采摘桃花，特别是生长于东南方向枝条上的花苞及初放不久的花更佳。

2. 将采得的桃花与白芷、白酒同置入容器内，密封浸泡 30 日即可。

3. 每日早、晚各 1 次，每次饮服 15～30mL，同时倒少许酒于掌心中，两手掌对擦，待手掌热后涂擦按摩面部患处。

【功效】活血通络，祛斑润肤。

【应用】血瘀证。适用于瘀血所致之面部晦暗、黑斑、黄褐斑等；也可作为伤风头痛、眩晕等病的辅助治疗。外用可美面色、润肌肤，防治皮肤瘙痒等。

【方解】本方所治之证为瘀血所致，治宜活血通络、润肤祛斑。方中桃花味苦性平，入足阳明、手少阴、足厥阴经，功能活血利水、凉血解毒，为中医美容之要品。白芷辛温无毒，善治阳明一切头面诸疾。桃花与白芷相伍，可活血祛风，解毒消斑。酒剂可助药力，并适于久服，以缓缓图功。

【使用注意】妊娠期、哺乳期妇女及阴虚血热者忌服。

玫瑰露酒

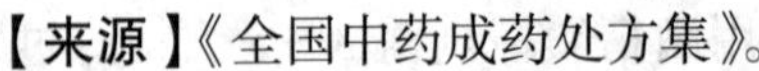

【来源】《全国中药成药处方集》。

【组成】鲜玫瑰花 3500g，冰糖 2000g，白酒 15L。

【制法用法】

1. 采摘将开未开之玫瑰花花蕾。

2. 将花与冰糖同浸酒中，用瓷坛或玻璃瓶储存，不可加热，密封月余即得。

3. 每日 2 次，每次饮服 10～30mL。

【功效】和血散瘀，理气解郁。

【应用】气滞血瘀证。适用于气滞血瘀所致之月经不调、赤白带下、胃脘疼痛、胸痛头痛，也可用于肝胃气痛、损伤瘀痛、新久风痹、乳痈肿毒等。

【方解】本方所治之证为气滞血瘀所致，治宜和血散瘀、理气解郁、疏肝和胃。方中玫瑰花甘辛而温，气味芳香，功能和血、行血、理气、调中活血，浸酒可增加行散活血之功。女子以肝为先天，肝失条达，多有气血郁滞，本方以玫瑰花为主，行气散血，芳香浓郁，色味俱佳，兼能美容养颜，也可作为女性日常美容保健饮品。

【使用注意】阴亏燥热者勿用。女性或不胜酒力者可改为玫瑰花 10g，黄酒 50mL，加水适量煮沸服用。

【附方】

1. 玫瑰茶（《本草纲目拾遗》） 玫瑰花适量。功效理气活血，疏肝和胃。适用于肝郁气滞证之两胁及胃脘胀痛等。

2. 三花减肥茶（《中成药研究》） 由玫瑰花、茉莉花、代代花、川芎、荷叶各等份组成。功效活血理气、化湿消脂，适用于血瘀湿滞之肥胖，可健美、保健、强身。

牛膝复方酒

【来源】《太平圣惠方》。

【组成】牛膝 120g，丹参、生地黄、杜仲、石斛各 60g，白酒 1.5L。

【制法用法】

1. 将上述五味药料共捣碎，装入纱布袋内。

2. 将药袋放入瓷罐中，加入白酒浸泡，密封口，7 天即成，去袋留酒备用。

3. 每次服 30mL，每日 1～2 次。

【功效】活血通络，补肾壮骨。

【应用】血瘀证。适用于血脉瘀滞、肝肾不足所致各种关节不利、筋骨疼痛、肌肉酸痛、肾虚腰痛等，尤长于治疗腰膝关节疼痛、屈伸不利。

【方解】本方所治之证为血脉瘀滞、肝肾不足所致，治宜活血化瘀、滋补肝肾、强筋壮骨。方中牛膝甘苦酸，性平，入肝、肾经，生用主活血化瘀、通络止痛，且性善下行，筋骨痛风在下者最宜；丹参苦而微寒，入心、肝经，功能活血通脉止痛。两味合用，可化瘀和络止痛，主治跌扑损伤等所致瘀血凝滞之筋骨疼痛。杜仲甘微辛，性温，入肝、肾经，可补肝肾、益精气、坚筋骨，主治腰脊酸痛、脚膝行痛，《药品化义》云：“牛膝主下部血分，杜仲主下部气分，相须而用。”生地黄为滋阴养血之上品，《神农本草经》则谓其“主折跌绝筋，伤中，逐血痹，填骨髓，长肌肉”，是古方治疗筋骨痹痛常备之品。石斛既可生津养胃，亦能益精补虚除痹，疗脚膝痛冷痹弱。酒为辛热之品，能御寒气，散湿气，通血脉，行药势。诸味共用，可化瘀血，除寒湿，通经络，补肝肾，益精气，壮筋骨。

【使用注意】牛膝为下行滑利之品，孕妇及梦遗、滑精、腹泻者忌服。

【附方】

1. 牛膝叶粥（《太平圣惠方》） 由牛膝叶 30g，粳米 100g，豉汁适量组成。功效活血除痹，适用于血瘀证之腰膝疼痛。

2. 牛膝煮鹿蹄方（《太平圣惠方》） 由鹿蹄 1 具，牛膝 200g 组成。功效活血祛风除湿，坚筋骨。适用于痹证日久，肝肾不足，瘀血阻滞之四肢挛急疼痛等。

桃仁粥

【来源】《太平圣惠方》。

【组成】桃仁（去皮尖）21 枚，生地黄 30g，桂心（研末）3g，粳米（细研）100g，生姜 3g。

【制法用法】

1. 生地黄、桃仁、生姜三味加米酒 180mL 共研，绞取汁备用。

2. 另以粳米煮粥，再加入上述药汁，更煮令熟，调入桂心末。

3. 每日 1 剂，空腹热食。

【功效】祛寒化瘀止痛。

【应用】寒凝血瘀证。适用于寒凝血瘀所致之攻心腹痛、痛经、产后腹痛、关节痹痛等。临床也可作为冠心病，心绞痛，风湿、类风湿性关节炎，行经腹痛等病的辅助治疗。

【方解】本方所治之证为寒凝血瘀所致，治宜化瘀通经、散寒止痛。方中桃仁苦甘性平，入心、肝、大肠经，功善破血行瘀、润燥滑肠，是治疗血瘀引起的经闭、癥瘕、产后腹痛、胸腹刺痛之专药。生地黄甘苦性凉，《神农本草经》载其能“逐血痹”，《本草经疏》言其善“益阴血”，唐宋之前多用地黄活血通经，治疗寒热积聚、痹阻疼痛诸症。桂心辛热，助阳散寒、通脉止痛。生姜辛温，温散和中。四味配合，重在祛邪，可收化瘀、散寒、止痛之捷效，主要用于瘀血寒凝所致心腹疼痛、痛经、产后腹痛、关节痹痛等症。以粳米煮粥，取其补中益气、健脾和胃之功，意在资生气血之化源，祛邪不损正。

【使用注意】本方总以祛邪为主，不宜长时间服用。血热明显者可去桂心。平素大便稀溏者慎用。

【附方】

桃仁酒（《太平圣惠方》） 由桃仁 500g，清酒 5L 组成。功效活血通脉，益颜色，令人面色光悦。适用于血瘀证之面色晦暗不泽，或作为美容保健之品适量服用。

地龙桃花饼

【来源】《常见病的饮食疗法》。

【组成】干地龙 30g，红花 20g，赤芍 20g，当归 50g，川芎 10g，黄芪 100g，玉米面 400g，小麦面 100g，桃仁、白糖各适量。

【制法用法】

1. 将干地龙以酒浸泡去其气味，然后烘干研为细面。

2. 红花、赤芍、当归、川芎、黄芪等入砂锅加水煎成浓汁，再将地龙粉、玉米面、小麦面、白糖倒入药汁中调匀，做圆饼 20 个。

3. 将桃仁去皮尖略炒，匀布饼上，入烤炉烤熟即可。

4. 每次食用 1～2 个，每日 2 次。

【功效】益气，活血，通络。

【应用】气虚血瘀证。适用于气虚血瘀所致之半身不遂、口眼㖞斜、语言謇涩、口角流涎、肢体痿废等；也可用于小儿麻痹后遗症，以及其他原因引起的偏瘫、截瘫，或肢体痿软等。

【方解】本方所治之证为气虚血瘀所致，治宜益气活血、疏通经络。本方仿王清任《医林改错》之补阳还五汤之意，是以补气类药食与活血化瘀类药食配伍制作而成。方中重用黄芪，黄芪甘温，善于补气，以推动血行。川芎、桃仁均为破血祛瘀之品，川芎之性善散，上行头目，下达血海，中开郁结，为血中之气药。桃仁性善破血，散而不收，泻而无补。红花、当归均能活血行血、和血养血，其中红花偏于化瘀，当归偏于养血。四者配合，活血兼以养血，无破血伤血之弊。赤芍酸苦性凉，能清热凉血化瘀；地龙咸寒，可清热息风通络，两者合用，化瘀通经，以活血生血。玉米面、小麦面主健脾补虚，调中和胃。全方相合，共收补气活血、养血通络之功效。本药膳加工成饼剂，可以减少药物对胃肠道的刺激，且易于制作，食用方便，适合慢性病患者，需长期坚持服用，是治疗气虚血瘀、中风后半身不遂的佳品。

【使用注意】孕妇、月经量多者及出血病证者慎用。

鲫鱼当归散

【来源】《本草纲目》。

【组成】活鲫鱼 1 尾（200g），当归身 10g，乳香、血竭各 3g，黄酒适量。

【制法用法】

1. 鲫鱼去脏留鳞，诸药纳入鱼腹，外用黄泥包裹。

2. 将鱼放入柴火中烧至干黄，去泥研粉即成。

3. 用温黄酒送服，每次 3g，每日 2 次。

【功效】祛瘀生新，补血止血。

【应用】血瘀证。适用于瘀血所致的妇女崩漏，或各种跌打损伤、瘀肿疼痛等。

【方解】本方所治之证为瘀血阻脉，新血不生，血不归经所致；或跌扑闪挫，损伤气血，气血阻涩，血离经脉所致。治宜祛瘀生新，补血止血。方中当归甘辛温润，善于养血补血、活血止痛，为血中之气药，既是妇科调经要药，又是内、外、伤各科血虚血瘀引起出血诸证之常用药。本方用当归身，意在增强补血之功，为本方之君药。乳香辛散温通，内能宣通脏腑，外能透达经络，既活血化瘀，又行气止痛；血竭长于活血化瘀，疗伤止痛，并能止血，为伤科常用药，二药相合为辅。佐以鲫鱼健脾养胃，调补气血以固本。黄泥烧干合制为散，酥香诱人；借黄酒送服，有助于活血化瘀。诸物相配，共奏祛瘀生新、补血止血之效。

【使用注意】孕妇及月经量多者慎用。

鸡血藤膏

【来源】《本草纲目拾遗》。

【组成】鸡血藤 100g，益母草 200g，红糖 200g。

【制法用法】

1. 取鸡血藤、益母草洗净，置锅内加水适量，武火煮沸，文火微沸 30 分钟，过滤取煎液，残渣再煎煮 1 次，过滤，合并滤液。

2. 将滤液煮沸浓缩至约 100mL，入红糖，溶化，再熬制 15 分钟即可。

3. 每次服 10g，日服 2 次，3～5 日为一疗程。

【功效】活血祛瘀，舒筋活络。

【应用】血瘀血虚证。适用于妇女血瘀血虚所致之经闭、经前腹痛、产后腹痛，以及血虚头痛、头晕目眩、肢体酸痛、麻木等；也可用于风湿性关节炎、类风湿性关节炎等属于血瘀血虚者。

【方解】本方所治之证为血滞不行，瘀阻胞络；或血液亏虚，清窍失养，经络失充所致。治宜活血祛瘀，舒筋活络。方中鸡血藤苦泄甘补温通，入肝经血分，可活血补血，舒筋活络，对血瘀兼血虚者最为适宜，为本方主药。益母草功善活血调经，因长于治疗妇女血瘀经产诸疾而有“益母”之名，为辅。佐以红糖加强活血之力并调味。三物合用，气味香甜，口感适宜，共奏活血祛瘀、舒筋活络之效。

【使用注意】脾胃虚弱者不宜多食，多食令人闷满。孕妇慎用。

【附方】

益母草膏滋（《全国中药成药处方集》） 由益母草 500g，红糖 200g 组成。功效活血祛瘀，适用于血瘀所致之妇女闭经、痛经、产后腹痛等。

第二节　止血类

止血药膳具有制止体内外出血作用，主要适用于出血类病证。出血类病证根据病变部位主要有吐血、衄血、咳血、尿血、便血、崩漏、紫癜及跌打损伤出血等。其中血热妄行者，宜凉血止血；瘀滞出血者，宜化瘀止血，适当配以理气之品；气虚不摄、脾不统血者，应益气健脾摄血；阳虚气弱、摄血无力者，宜温阳止血；病久兼有血虚者，应益气养血止血。上述各种出血，均可酌情配合收敛止血类药食。此外，使用止血药膳时，对出血兼有瘀滞者，可适当配伍活血化瘀之品，以防血止留瘀之弊。常用药食有藕汁、阿胶、艾叶、白茅根、花生衣、黑木耳、苎麻根等；药膳方有艾叶炖母鸡、白及肺、苎麻根粥、花生衣红枣汁、还童茶等。

艾叶炖母鸡

【来源】《中华养生药膳大典》。

【组成】艾叶 15g，老母鸡 1 只，米酒 60mL，葱白 2 段，精盐适量。

【制法用法】

1. 将老母鸡宰杀，去毛及内脏，洗净，去头、爪，剁块，入沸水中烫透。

2. 将鸡肉捞出放砂锅内，加入艾叶、米酒和适量清水，煮沸。

3. 加精盐、葱白，用小火煨至熟烂，然后拣去艾叶和葱白即成。

4. 食肉喝汤，佐餐食用，连用 5～7 天。

【功效】益气扶阳，温经散寒，止血安胎。

【应用】气虚血寒（出血）证。适用于气虚血寒所致之出血，特别是月经过多、崩漏、便血等。

【方解】本方所治之证为气虚血寒所致，治宜益气扶阳、温经散寒、止血安胎。方中艾叶苦辛性温，入脾、肝、肾经，功能温经止血、散寒除湿、安胎。葱白辛温，能发散通阳、温散寒凝；米酒温通血脉。两者共助艾叶温中止血之力。母鸡甘温，入脾、胃经，以温中益气、补精填髓，助后天生化之源，补精血之亏损，使标病除而根本固。诸药合用，可益气扶阳，温经散寒，止血安胎。

【使用注意】阴虚血热者慎用。

【附方】

艾叶苡仁粥（《百病中医药膳疗法》） 由薏苡仁 50g，艾叶 6g，鸡蛋 1 枚，粳米 100g 组成。功效温经止血，适用于脾虚有寒之月经量多、崩漏、带下、便血等，也可辅助治疗功能性子宫出血、痛经等。

双耳海螺

【来源】《中国药膳大全》。

【组成】黑木耳 10g，白木耳 6g，净海螺肉 30g，黄瓜 50g，香菜、姜、葱各 10g，绍酒 10mL，素油 50g，盐、上汤各适量。

【制法用法】

1. 将黑、白木耳发好，去蒂及泥沙，撕成瓣；海螺肉洗净，切成片；黄瓜洗净，切片；香菜洗净，切段；葱切花，姜切粒。

2. 将炒锅置中火上，放入素油，将海螺入锅，炒至变色，放入双耳、姜、葱、绍酒、盐、上汤，翻炒至熟，放入香菜即成。

3. 随量佐餐食用，连用 3～5 天。

【功效】清热，止血，明目。

【应用】血热（出血）证。适用于血分热盛所致之吐血、咯血、衄血、尿血、痔疮便血等各种出血，以及视物昏花。

【方解】本方所治之证为血热所致，治宜滋阴清热、凉血止血。方中黑木耳甘平，主入阳明经，能凉血止血，润燥利肠，主治肠风、血痢、血淋、崩漏、痔疮等；白木耳甘淡性平，长于滋阴润肺，养胃生津；海螺肉味甘性冷，专于清热明目；黄瓜清热解毒。相合而用，功善清热解毒，凉血止血，滋阴生津。

【使用注意】平素大便稀溏者不宜久服。

【附方】

木耳花生猪肺汤（《常见慢性病食物疗养法》） 由黑木耳 30g，花生连衣 100g，猪肺 1 具，精盐、黄酒适量组成。功效补肺止血，适用于肺痨咯血等。

白及肺

【来源】《喉科心法》。

【组成】白及片 30～45g，猪肺 1 具，黄酒 50mL，细盐适量。

【制法用法】

1. 将猪肺挑去血筋血膜，剖开洗净，切成小块。

2. 把猪肺小块同白及片一同放入砂锅内，加水煮沸，改用文火炖烂，最后加入黄酒、细盐，煎取浓汤。

3. 每日早、晚各炖热 1 小碗，空腹服食，喝汤吃肺。5～7 天为一疗程。

【功效】补肺止血。

【应用】肺阴虚（咯血）证。适用于肺痨咳嗽、咯血、吐血等。临床常用于肺结核、支气管扩张出血、矽肺、百日咳等疾病的日常调理。

【方解】本方所治之证为肺虚所致，治宜补肺止血。方中白及苦甘性凉，入肺、胃经，具有收敛止血、消肿生肌的功效。由于白及“质极黏腻，性极收涩，味苦气寒，善入肺经”，“能坚敛肺脏，封填破损”（《本草汇言》），故能入肺止血，为治疗肺虚咳血之要药。白及涩中有散，补中有破，虽禀收敛之性，但有苦泄辛散之力，兼具止血与补肺之功效，虚而有热者尤宜，故为主料。但白及一味，补虚之力尚嫌不足，配伍猪肺，以脏补脏，增强其补肺功能，以猪肺善疗肺虚咳嗽、嗽血，两者合用，扶正兼以祛邪，功效专于补肺虚、止嗽血、止咳嗽，是治疗肺痨咳嗽、咯血、吐血的重要药膳。

【使用注意】外感咳血，肺痈初起及肺胃有实热者忌服。

【附方】

1. 白及冰糖燕窝（《家庭食疗手册》） 由白及 15g，燕窝 15g，冰糖少许组成。功效补肺养阴，止嗽止血。适用于阴虚火旺证之咯血，也可用于肺结核、老年性慢性支气管炎、肺气肿、哮喘等。

2. 白及猪脬汤（《梅氏验方新编》） 由白及、凤凰衣、桑螵蛸各适量，猪脬 1 具组成。功效补虚生肌，止血通淋。适用于产后伤脬、小便淋沥、尿血等。

糯米阿胶粥

【来源】《食医心鉴》。

【组成】阿胶 30g，糯米 100g，红糖适量。

【制法用法】

1. 糯米淘洗净，入锅加清水煮至粥将熟。

2. 放入捣碎的阿胶，边煮边搅，稍煮 2～3 沸，加入红糖搅匀即可。

3. 每日分 2 次趁热空腹食下，3 日为一疗程，间断服用。

【功效】滋阴润燥，补血止血。

【应用】血虚燥热（出血）证。适用于血虚燥热所致之虚劳嗽血、肺燥久咳、吐血、衄血、便血、妇女月经不调、崩漏、孕妇胎动不安、胎漏及眩晕、心悸等。临床也用于营养不良性贫血、恶性贫血、血小板减少性紫癜、再生障碍性贫血等疾病的辅助治疗。

【方解】本方所主之证为血虚燥热所致，治宜滋阴润燥、补血止血。方中阿胶甘平无毒，入肺、肝、肾经，功效总以补血滋阴为主，可治疗血虚燥热之一切出血，故为本方主料。辅以糯米补中气，健脾胃；红糖补中缓肝，养血活血。三味相伍，共收滋阴润燥益肺、养血止血安胎之功。

【使用注意】阿胶性黏腻，连续服用易致胸满气闷，故宜间断服食。脾胃虚弱者不宜多用。

旱莲草粳米粥

【来源】《中华养生药膳大典》。

【组成】旱莲草 10g，白茅根 15g，粳米 60g。

【制法用法】

1. 将旱莲草、白茅根加水适量，煎取药汁约 400mL，放碗中沉淀，备用。

2. 再将粳米淘洗干净，放入锅中，倒入药汁中的上清液和适量清水，置武火上煮沸，改用文火煮至米烂粥成即可。

3. 每日分 2 次趁热空腹食下，3 日为一疗程，间断服用。

【功效】凉血止血，滋阴益肾。

【应用】血热（出血）证。适用于阴虚血热所致之各种出血，如吐血、咳血、衄血、尿血、便血及崩漏下血等。

【方解】本方所治之证、为阴虚血热所致，治宜凉血止血、滋阴益肾。方中旱莲草甘酸性凉，入肝、肾经，功能滋阴清热、凉血止血、养血补肾，《本草正义》云其“入肾补阴而生长毛发，又能入血，为凉血止血之品”，故可治疗阴虚血热所致的各种出血证。白茅根性味甘寒，入肺、胃、膀胱经，功善清胃热、生肺津、凉血止血。两者相伍，对肺胃伏热、肾虚有热引起的出血效佳。上两者皆禀阴寒之质，虽善凉血，但不益脾胃，故以粳米煮粥，可健脾和中安胃。

【使用注意】脾胃虚寒者不宜久服。

【附方】

1. 旱莲猪肝汤（《中华养生药膳大典》） 由旱莲草 60g，猪肝 250g，精盐、味精各适量组成。功效滋阴养血止血，适用于肾虚血热证之鼻衄、齿衄。

2. 菊花旱莲草藕粉粥（《中华养生药膳大典》） 由菊花 15g，旱莲草 15g，藕粉 30g，白糖适量组成。功效滋阴平肝、凉血止血，适用于肝火上扰证之鼻衄。

苎麻根粥

【来源】《经验方》。

【组成】苎麻根 10g，怀山药 5g，莲子肉 5g，糯米 50g。

【制法用法】

将以上三味药适当切碎，与糯米共煮为粥。空腹食用，日 2 次。

【功效】补脾益肾，止血安胎。

【应用】血热（出血）证。适用于血分有热所致之月经过多、崩漏下血、赤白带下、血淋、肠风下血，以及功能性子宫出血、习惯性流产等。

【方解】本方所治之证为血分有热所致，治宜清热止血、健脾安胎。本方是以苎麻根为主料，配合怀山药、莲子肉、糯米等配制而成的药膳粥品，具有益肾气、健脾胃、止血安胎之效。方中苎麻根甘寒无毒，入足厥阴经血分及手、足太阴经，功能清热解毒、止血散瘀、安胎，可用于多种血热出血证，是治疗胎漏下血之主药。配料中怀山药、莲子肉均性味甘平，入脾、肾经，长于健脾益肾，与苎麻根配伍能补主料未备之功，增强其补益安胎功能；且山药益精补虚羸、莲子性涩固下焦，使苎麻根专于止胎漏、胎动不安之下血。全方以糯米煮粥，取其补中益气、顾护脾胃之意，扶正而不滞邪，祛邪而不伤正。

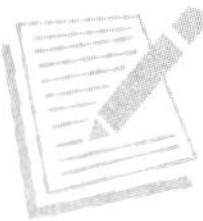

【附方】

1. 砂糖煮苎麻根（《医学正传》） 由苎麻根、砂糖各适量组成。功效泄热凉血，解毒通利。适用于肺热哮喘。

2. 苎麻根酒（《百草镜》） 由苎麻根 30g，酒适量组成。功效清热凉血，止血散瘀。适用于跌扑损伤。

3. 安胎鲤鱼粥（《太平圣惠方》） 由活鲤鱼 1 条（约 500g），苎麻根 20～30g，糯米 50g，葱、姜、油、盐各适量组成。功效止血，安胎，消肿。适用于胎动不安，胎漏下血，妊娠浮肿等。

茅根车前饮

【来源】《中草药新医疗法资料选编》。

【组成】白茅根、车前子（布包）各 50g，白糖 25g。

【制法用法】

将白茅根、车前子和适量水放入砂锅中，水煎 20 分钟，放入白糖即可。代茶频饮。

【功效】凉血止血，利尿通淋。

【应用】血热（出血）证。适用于下焦热盛、灼伤脉络所致之尿血、色鲜红、小便不利、热涩疼痛，也可用于水肿、黄疸等。现亦用于辅助治疗急性传染性肝炎、急性肾炎水肿、乳糜尿、高血压病，以及麻疹火盛等病。

【方解】本方所治之证为热伤血络所致，治宜清热凉血止血、利水消肿。方中白茅根性味甘寒，入肺、胃、膀胱经，功善“清脾胃伏热，生肺津以凉血，为热血妄行，上下诸失血之要药”（《本草求原》）。车前子甘寒滑利，有通利水道、渗泄湿热之功，能使湿热从小便而解。配料白糖甘平，可润心肺之燥热，以助白茅根清热凉血之功；又能利尿，助车前子导热下行。三味相合，具有清热不伤胃、利尿不伤阴、凉血行血而不留瘀的特点。本方具有廉、便、效、验的特点，对湿热下注膀胱之尿血、血淋、尿道灼热疼痛、小便淋沥不畅者最宜。

【使用注意】本方虚寒者不宜。白茅根鲜品加倍，以鲜品为佳。

【附方】

白茅根茶（《家庭保健饮料》） 由白茅根 250g（或鲜品 500g），白糖适量组成。功效凉血止血，清热利尿。适用于血热证之发热，口干烦渴，鼻流鲜血，小便出血或淋痛等。

藕汁鸡冠花糖饮

【来源】《药膳食谱集锦》。

【组成】新鲜鸡冠花 500g，鲜藕汁 500mL，白糖 500g。

【制法用法】

1. 将鸡冠花除去杂质，洗净，入锅中水煎 2 次，滤去药渣，取汁。

2. 将汁液以文火煎，浓缩，将成膏时加入鲜藕汁，继续文火炖至膏状，离火，拌入白糖，吸收煎液中水分使之混合均匀，放阴凉干燥通风处阴干。

3. 把药糖粉碎成颗粒状，装瓶备用。

4. 每次取冲剂 10g，以温水融化，频频饮之，或每日 3 次顿服。

【功效】清热凉血，止血化瘀。

【应用】血热（出血）证。适用于血分有热，迫血妄行所致之各种出血，如痔瘘下血、赤白下痢、吐血、咳血、血淋、妇女崩中等，尤以治疗下焦出血见长。

【方解】本方主治之证、为血热妄行所致，治宜清热止血、凉血行瘀。方中鸡冠花性味甘涩而凉，入肝、肾经，功能凉血止血、收敛止带；藕汁性味甘寒，入心、肺、脾、胃经，善于清热润肺、凉血散瘀，《日华子本草》谓其能“清热除烦，凡呕血、吐血、瘀血、败血，一切血症宜食之”。两味主料相伍，可通上、中、下三焦，清热邪，生津液，凉血止血，行散瘀血，主治血热妄行引起的各种出血，有标本兼顾之功。

【附方】

鸡冠花炖猪肺（《泉州本草》） 由鲜白鸡冠花 15g（干者 6g），猪肺 1 具组成。功效凉血止血，适用于血热证之咳血、吐血等。

花生衣红枣汁

【来源】《家庭食疗手册》。

【组成】花生 60g，干红枣 30g，红糖适量。

【制法用法】

1. 花生米在温水中泡半小时，取皮。

2. 干红枣洗净后温水泡发，与花生衣同放锅内，倒入泡花生米的水，再酌加清水，小火煎半小时，捞出花生衣，加入红糖。

3. 每日 1 剂，分 3 次饮汁并吃枣。

【功效】补气养血，收敛止血。

【应用】气不摄血证。适用于产后、病后气虚不能固摄血液所致之各种出血证。

【方解】本方所主之证为气虚失于固摄所致，治宜补中益气养血止血。方中花生衣，在古方中极少与花生分用，但在民间常作为止血之品。花生衣甘涩性平，归肺、脾、肝经，功善收敛止血，用于内、外各种出血证。干红枣甘温，入脾、胃经，功能健脾益气，调和营卫；红糖甘温，入脾、胃、肝经，功能补中，养血化瘀。两味与花生衣相合，益气以生血，养血兼和血，止血又散瘀，并能缓和花生衣的涩味，是治疗各种血虚和出血性病证的常用药膳。本药膳止血不留瘀，兼具化瘀、生血之效，对血小板减少性紫癜、再生障碍性贫血的出血、血友病、类血友病、先天性遗传性毛细血管扩张出血症等，不仅有止血作用，而且有一定的对因治疗作用。

【使用注意】内热、痰湿者不宜久服。

还童茶

【来源】《中成药研究》。

【组成】槐角 1000g。

【制法用法】

1. 秋季采摘饱满壮实之荚果，洗净常温晾干，烘烤至深黄色，上笼蒸，出锅后再烘干至棕红色，除尽水分。

2. 将槐角轧破，将其内黑色种子脱去，取干燥之果皮碾碎，过筛，分袋装，每袋 10g。

3. 用白开水冲泡饮用，每次 1 袋，每日 2 次。本品可连泡 2 次，颜色以棕红色至浅黄色为宜。

【功效】清热，凉血，止血。

【应用】血热（出血）证。适用于血热所致之肠风下血、痔疮出血、崩漏、血淋、血痢等证；亦常用于预防和治疗动脉硬化、冠心病、高血压、神经衰弱、肝炎、肠炎等疾病。

【方解】本方所治之证为血热所致，治宜清热润燥、凉血止血。方中独用槐角，因其为“苦寒纯阴之药，为凉血要品，故能除一切热，散一切结，清一切火”（《本草经疏》）。又因其入肝、大肠经，是润肝明目、清肠止血之要药。本方在加工过程中除去种子，取其凉血止血，以治疗五痔肠风下血、赤白热泻痢疾见长。

【使用注意】脾胃虚寒、阴虚血热者及孕妇忌服。

【附方】

1. 槐叶茶（《食医心鉴》） 嫩槐叶 500g。功效清热止血。适用于热迫大肠证之便血、痔疮下血等。

2. 槐花散（《滇南本草》） 由槐花、酒各适量组成。功效清热凉血，止血通淋。适用于热伤血络之尿血、小便淋沥涩痛等。

莲花茶

【来源】《云林堂饮食制度集》。

【组成】莲花 6g，绿茶 3g。

【制法用法】

1. 取 7 月含苞未放的莲花大花蕾或初开之花朵，阴干，和茶叶共为细末。

2. 用滤泡纸包装成袋泡茶，或取莲花与茶一起用开水冲泡。

3. 每日 1 剂，代茶饮。

【功效】清心凉血，止血活血。

【应用】血热出血证。适用于血热所致之心烦、咯血、衄血、呕血、月经过多、尿赤、舌红等。

【方解】本方所治之证为血热所致，治宜清心凉血、止血活血。方中莲花苦甘性平，入心、肝二经，有清心凉血、止血活血之用。绿茶苦甘性凉，可清心提神、生津止渴、清热解毒、利尿祛湿。两者共奏清心凉血、止血活血、利尿解毒之功。本方药性平和，服用方便，无不良反应，亦是夏令祛暑生津、女性益色驻颜之日常保健饮品。

土大黄蒸肉饼

【来源】《饮膳正要》。

【组成】土大黄（金不换）45～60g，猪瘦肉 500g，冬菇 200g，淀粉、白糖、食盐、食油、葱、姜、味精、鸡蛋打散适量。

【制法用法】

1. 先将土大黄捣碎，研末；冬菇用温水泡发，洗净。

2. 将猪瘦肉洗净，和冬菇、生姜、葱一起剁烂，放入盆内，再加入土大黄药末、打散的鸡蛋、油、白糖、食盐、味精及淀粉等拌匀，分为 5 份，拍成肉饼。

3. 将肉饼置蒸笼内，放沸水锅上，用武火蒸至熟透即成。

4. 每日食肉饼 1 个，连用 5 天。

【功效】清热凉血，止血化瘀，健脾和胃。

【应用】血热出血证。适用于血热或跌打损伤所致之咯血、吐血等。临床常用于支气管扩张、肺结核等咯血属于血热者。

【方解】本方所治之证为热伤肺络，或跌打外伤、损伤胃络所致，治宜清热凉血、化瘀止血、健脾和胃。方中土大黄辛散苦泄寒凉，可清热凉血、化瘀止血，为主药。配以冬菇健脾益胃和中，有助气血之生化。热在体内易耗气伤阴，故用猪肉、鸡蛋滋阴润燥，兼补气血。四味合用，共奏清热凉血、止血化瘀、健脾和胃之效。蒸制成药饼，佐以白糖、食盐、食油、葱、姜、味精等调味，形色美观，气香味鲜。

【使用注意】本方药性平和，亦可作为血热患者的保健食品。孕妇慎用。

第十六章
安神类

扫一扫，查阅本章数字资源，含PPT、音视频、图片等

凡以滋养安神，或重镇安神药食为主组成，具有安神作用，以预防和治疗神志不安的药膳，统称为安神类药膳。

心神不安可由多种原因引起。常见有情志所伤，肝失条达；或素体虚弱，心脾两虚，致心失所养，神不守舍；或心阴亏虚，虚火上炎，内扰神明；或肾精亏虚，心肾不交；或饮食不节，胃气失和，以致睡卧不安；或肝郁化火，或痰热内扰等。由于病因病机不同，心神不安的临床表现也存在差异，大体而言，可分为虚实两类。虚证多以头目眩晕，心悸怔忡，虚烦不眠，健忘，盗汗，舌淡脉细为主要特征。实证则以躁动不安，惊悸失眠，头重胸闷，目赤口苦，苔黄脉滑为主要特征。

根据食物及药物来源和功用特点不同，安神类药膳方可分为养心安神类和重镇安神类。

第一节　养心安神类

养心安神类药膳适用于偏虚证的心神不安证。此类药膳主要有滋阴养血、补益心肝、交通心肾之功效，适用于忧思太过，耗伤心肝阴血，心神失养或虚火内扰神明所致的心神不安证，其发病较缓，表现为心悸心烦、健忘失眠等症，常用养心安神类药食，配以养血、滋阴之品，并以植物类药物为主，如龙眼肉、大枣、猪心、酸枣仁、柏子仁、百合等，代表方如百合粥、柏子仁粥等。此类药膳食品作用缓和，无毒副作用，可久服。

人参炖乌骨鸡

【来源】《中国食疗大典》。

【组成】乌骨鸡2只，人参100g，猪肘500g，母鸡1只，料酒、食盐、味精、葱、姜及胡椒粉各适量。

【制法用法】

1. 将乌骨鸡宰杀，去毛、爪、头及内脏，腿别入肚内，出水。

2. 将人参用温水洗净；并将猪肘用力刮洗干净，出水；葱切段、姜切片备用。

3. 将大砂锅置旺火上，加足清水，入母鸡、猪肘、葱段、姜片，沸后撇去浮沫改小火慢炖，至母鸡和猪肘五成烂时，再入乌骨鸡和人参同炖，用食盐、料酒、味精、胡椒粉调味，炖至鸡酥烂即可。

4. 作菜肴食用。

【功效】滋阴清热，养心安神。

【应用】阴虚内热证。适用于阴虚内热所致之虚烦少寐、神志不宁、五心烦热、心悸神疲等。

【方解】本方所治之证为阴虚内热所致，治宜养阴清热安神。方中人参味甘微苦，性微温，可大补元气、养阴安神，《神农本草经》记载人参能“补五脏，安精神，止惊悸，除邪气，明目，开心益智”。乌骨鸡味甘性平，有滋补肝肾、退热安神之功效。猪肉味甘咸性平，具有滋阴润燥之功效。三味相伍，可补肝肾、降虚火、除烦热、安神志。

【使用注意】本方略有滋腻，故素有湿热内蕴，或阳气不足者慎用。

龙眼纸包鸡

【来源】《中国药膳》。

【组成】嫩鸡肉400g，龙眼肉20g，胡桃肉100g，鸡蛋2个，火腿20g，淀粉25g，食盐6g，砂糖6g，味精2g，胡荽100g，生姜5g，葱20g，胡椒粉3g，麻油5g，花生油1500g（实耗100g）。

【制法用法】

1. 胡桃肉去皮后入油锅炸熟，切成细粒；龙眼肉切成粒，待用。

2. 鸡肉切片，用盐、味精、胡椒粉调拌腌渍后，再入淀粉加清水调湿后与蛋清调成糊。

3. 取糯米纸摊平，鸡肉片上浆后摆于纸上，加少许胡桃肉、龙眼肉、胡荽、火腿、姜、葱片，然后折成长方形纸包。

4. 炒锅置火上，入花生油，加热至六成熟时，把包好的鸡肉下锅炸熟，捞出装盘即成。作菜肴食用。

【功效】健脾益气，养血安神。

【应用】心脾两虚证。适用于心脾两虚所致之心悸失眠、健忘多梦，或病后体虚、食少乏力、眩晕、面色无华等。

【方解】本方所治之证为心脾两虚所致，治宜养心安神、补中益气。方中龙眼肉甘温，归心、脾经，可“益血安神”（《滇南本草》），补心脾而不滋腻，益气血而不壅滞，是治疗心脾两虚引起的心悸失眠、健忘多梦之良药，《神农本草经》称其“主安志，厌食，久服强魂魄，聪明”。胡桃肉味甘性温，可益血补髓，强筋壮骨；鸡肉、鸡蛋甘温，可补中益气，为补气养血之佳品；为防峻补之壅滞，再配以胡荽，既能调菜肴之味，又能消食以行郁滞之气。本方配料合理，甘温峻补而不滞，既为养心健脾、补益气血之良药，又是餐桌上的佳肴。

【使用注意】本品肥甘，故素体肥满、湿热内蕴者慎用。

百合粥

【来源】《本草纲目》。

【组成】百合30g（或干百合粉20g），糯米50g，冰糖适量。

【制法用法】

1. 将百合剥皮、去须、切碎（或干百合粉20g），糯米洗净。

2. 上两味同入砂锅中，加水适量，煮至米烂汤稠，加入冰糖即成。温热服。

【功效】宁心安神，润肺止咳。

【应用】心肺阴虚证。适用于肺阴虚所致之咳嗽、痰中带血，或热病后期余热未清所致之精神恍惚、心神不安，以及妇女围绝经期综合征等，也可用于中老年人的滋养保健。

【方解】本方所治之证为余热扰心，或阴虚肺燥所致，治宜宁心安神、润肺止咳。方中百合甘微寒，质润，入肺、心二经，具有润肺止咳、清心安神之效，为治疗虚烦不眠、心神不宁、低热不退、久咳久喘之要药。糯米甘温，为本方之主料，可益气补虚、定心神、除烦渴，适用于各种慢性虚证及热病伤津、心悸、烦热等症。二者相伍，共奏润肺养心之功效。

茯苓山药莲米粥

【来源】《中医养生与药膳食疗》。

【组成】茯苓 25g，山药 50g，莲米 25g，猪瘦肉末 50g，粳米 200g。

【制法用法】

将茯苓、山药、莲米、粳米洗净，加水 1500mL，文火煮成稀粥。佐餐食用。

【功效】益气健脾，养心安神。

【应用】心脾两虚证。适用于心脾两虚所致食少纳差、倦怠无力、心神不宁、心悸失眠、眩晕、面色无华等。

【方解】本方所治之证为心脾两虚所致，治宜养心安神、益气健脾。方中茯苓性味甘平，入心、脾、肾经，具养心安神、健脾利湿之功；莲米性味甘平，具有健脾利湿、养心益肾之功；山药性味亦甘平，具有益气养阴、生津止渴、健脾补肺益肾之功。猪瘦肉末性平味甘，有益气、养血、滋阴之功。粳米性平味甘，具有益脾胃、除烦渴、安神之功。五味药食相配伍，健脾益气，养心安神，且补而不滞，是养心健脾、补益气血之良方。

【使用注意】本品味甘，有碍脾胃，故素体肥满，有痰湿内蕴者慎用。

柏子仁粥

【来源】《粥谱》。

【组成】柏子仁 15g，粳米 100g，蜂蜜适量。

【制法用法】

1. 柏子仁去净皮壳、杂质，捣烂，同粳米一起放入锅内，加水适量。

2. 慢火煮至粥稠时，加入蜂蜜，搅拌均匀即可食用。温热服。

【功效】养心安神，润肠通便。

【应用】心血虚证。适用于心血虚所致之虚烦不眠、惊悸怔忡、健忘多梦及习惯性便秘、老年性便秘等。另外，对血虚脱发亦有一定的治疗效果。

【方解】本方所治之证为心血不足所致，治宜养心安神、润肠通便。方中柏子仁味甘性平，入心、肾、大肠经，是治疗心血不足引起的虚烦不眠、多梦健忘、惊悸怔忡等症的常用药，《本草纲目》载柏子仁“安魂定魄，益智宁神”。配用粳米可补中益气，健脾和胃；蜂蜜养脾气，除心烦，润肠通便。三味相合，性平无毒，作用和缓，以养心安神为主，兼具润肠通便之效。

【使用注意】本方有润下、缓泻作用，故便溏或泄泻者忌服。

【附方】

1. 双仁粥（《食疗百味》） 由酸枣仁、柏子仁各 10g，粳米 100g，红枣 5 枚，糖适量组成。

功效补血养心，健脾益气。适用于心脾两虚证见心悸，面色无华，头晕，倦怠等。

2. 养心粥（《食疗百味》） 由人参10g（或党参30g），红枣10枚，麦门冬、茯神各10g，糯米100g，红糖组成。功效益气，养血，安神。适用于气血两虚证之心悸健忘，失眠多梦，面色无华，舌淡，脉细或结代等。

甘麦大枣汤

【来源】《金匮要略》。

【组成】甘草20g，小麦100g，大枣10枚。

【制法用法】

1. 将甘草放入砂锅内，加清水500mL，大火烧开，小火煎至200mL，过滤取汁留用。

2. 将大枣洗净去杂质，与小麦一同入锅加水慢火煮至麦熟，加入甘草汁，再煮沸后即可食用。

3. 空腹温热服。

【功效】养心安神，和中缓急。

【应用】心阴虚证。适用于心阴不足、肝气失和所致之脏躁、心神不宁、精神恍惚、心烦失眠、悲伤欲哭、哈欠频作等。

【方解】本方所治之证为心失所养、神不守舍所致，治宜养心安神。方中主选甘草，甘缓养心以缓急迫；辅以小麦，微寒以养心宁神除烦；大枣甘温，可补脾胃、益气血、安心神、调营卫、和药性。三味相伍，具有甘缓滋补、宁心安神、柔肝缓急之效。

【使用注意】本品略有助湿生热之弊，故伴有湿盛脘腹胀满，以及痰热咳嗽者忌服。

【附方】

小麦红枣粥（《本草纲目》） 由小麦50g，粳米100g，龙眼肉15g，红枣5枚，白糖20g组成。功效养心安神，补中益气。适用于气阴不足见怔忡不安、烦热失眠、自汗盗汗，以及妇女脏躁、泄泻等。

加味甘麦大枣羹

【来源】《常用特色药膳技术指南（第一批）》。

【组成】甘草10g，小麦500g，大枣（去核）60g，百合100g，鸡蛋10个。

【制法用法】

1. 将甘草洗净，煎取汁液备用；小麦洗净，大枣洗净后切成小块，百合洗净后切碎；鸡蛋破壳入碗打匀备用。

2. 将甘草汁煮沸加入小麦、大枣及百合同煮30分钟，倒入鸡蛋液，煮沸摇匀即可。

3. 温热服。

【功效】补气，养血，安神。

【应用】心阴虚证。适用于存在精神疾患的各类人群，表现为烦躁易怒、焦虑、乏力、失眠等。亦可用于亚健康或健康人群的日常食养保健。

【方解】本方所治之证为心脾气血不足、心神失养、神魂不安所致，治宜补气养血安神。方中甘草，甘缓解急，益气补脾；《名医别录》谓小麦能“除热，止燥渴，利小便，养肝气”，具有

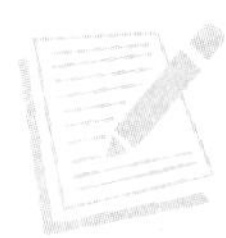

养心安神除烦的功效；大枣、百合益气养血，清心安神；鸡蛋除烦热，补阴血。诸味同用，共奏益气健脾、补血养心、安神定志之功。

【使用注意】体内有湿热之邪，见四肢困倦、口干口苦、大便黏滞不畅者慎用。

猪心枣仁汤

【来源】《四川中药志》。

【组成】猪心 1 具，茯神 15g，酸枣仁 15g，远志 6g。

【制法用法】

1. 将猪心剖开，洗净，置砂锅内，再将洗净打破的酸枣仁及洗净的茯神、远志一起放入锅内，加清水适量。

2. 先用武火烧沸，打去浮沫后，改用文火，炖至猪心熟透即成。

3. 只食猪心及汤。服食时可加精盐少许调味。

【功效】补血养心，益肝宁神。

【应用】心肝血虚证。适用于心肝血虚所致的心悸、怔忡、失眠等症。

【方解】本方所治之证为血虚而心肝失养所致，治宜补养肝血以宁心安神。方中猪心性味甘咸而平，功能补虚养心、安神定惊，为治心血不足之心悸、怔忡、自汗、不眠等症的食疗佳品。酸枣仁性味甘酸平，功能养心阴、益肝血而宁心安神，主要用于心肝血虚引起的失眠、惊悸、怔忡等症。茯神比茯苓更长于安神，善治心悸、失眠等神志病症。远志具有宁心安神之功，兼能交通心肾，尤其适用于心神不宁、失眠心悸而有健忘者。诸药与猪心配伍炖汤服用，使养心阴、益肝血、宁心神的作用进一步加强，确为一首滋养安神作用较好的食疗方剂。

【使用注意】高血压、冠心病、高脂血症等患者应慎用。

【附方】

猪心参归汤《证治要诀》 由猪心 1 具，人参（或党参）、当归各 30g 组成。功效补血益气、养心宁神敛汗，适用于心虚多汗不眠证。

第二节 重镇安神类

重镇安神类药膳适用于实证为主的心神不安证。此类药膳主要有重镇安神、平惊定志之功效，适用于痰热扰心，或外受惊恐、或肝郁化火、内扰心神所致之心神不安证，其发病急，变化快，表现为惊恐不已、喜怒无常、烦躁不宁等症，常用重镇安神类药食，配以清热、化痰之品，并以矿物类药物为主，如磁石、朱砂等，代表方如朱砂煮猪心、磁石粥等。此类药膳多由金石药物组成，具有一定的毒副作用，不宜久服，尤其是含有朱砂的药膳更应慎用。

朱砂煮猪心

【来源】《疾病食疗 900 方》。

【组成】猪心 1 个，朱砂 1g。

【制法用法】

1. 将猪心洗净剖开，朱砂填入心腔内，外用细线捆扎。

2. 将猪心放入足量的清水中熬煮至熟为止，再酌加细盐、小葱等即成。

3. 食猪心，喝汤，2 天内吃完。

【功效】重镇安神，养心镇惊。

【应用】心火亢盛证。适用于心火亢盛所致之心烦失眠、心悸怔忡、神志不宁等。

【方解】本方所治之证为心火偏亢、阴血不足所致，治宜清心泻火、滋养阴血、重镇安神。方中朱砂秉寒、降之性，能制浮游之火，重镇以安心神；猪心为血肉有情之品，味甘性平，可养心补血，安神定惊。两味相伍，一以寒降之性，泻偏盛之阳火，使心火下降；一以血肉之情，补偏衰之阴血，使阴血上承，两药共奏重镇安神之效。

【使用注意】朱砂含硫化汞等有毒之品，故服用本方不宜过量，亦不可久服。孕妇及肝功能不全者忌服。

磁石粥

【来源】《寿亲养老新书》。

【组成】磁石 30g，粳米 100g，姜、大葱适量（或加猪腰，去内膜，洗净切条）。

【制法用法】

1. 将磁石捣碎，于砂锅内先煎 1 小时，滤汁去渣。

2. 砂锅内入粳米（或加猪腰）、生姜、大葱，倒入药汁，同煮为粥。晚餐温服。

【功效】重镇安神。

【应用】心神不安证。适用于心神不安所致之心烦失眠、心慌心悸、头晕头痛等。

【方解】本方所治之证为心神不安所致，治宜镇惊安神。方中磁石潜阳纳气，镇惊安神，是治疗各种心神不宁、心悸失眠之要药。糯米甘温，可益心气、定心神、除烦渴。二者相伍，共奏镇惊安神之功效。

【使用注意】磁石为磁铁矿的矿石，内服后不易消化，故不可多服。脾胃虚弱者慎用。

【附方】

安神茶（《慈禧光绪医方选议》） 由龙齿 9g，石菖蒲 3g 组成。功效镇静安神、清热除烦，适用于热扰心神见身热心烦、心悸怔忡、失眠多梦、头昏目眩等症状。

第十七章

平肝潜阳类

扫一扫，查阅本章数字资源，含PPT、音视频、图片等

凡以平肝潜阳或息风药食为主组成，具有平肝潜阳或平肝息风作用，用于治疗肝阳上亢证或肝风内动证的药膳配方，均属于平肝潜阳类药膳。

本类药膳具有滋阴潜阳、息风止痉、平肝疏郁、通络安神等功效，能抑亢盛之阳，降有余之火，滋肝肾不足之阴。适用于因忧思恼怒过极，或过食肥甘醇酒，或房室劳倦过度，而致肝肾之阴亏于下，肝阳肝火逆于上，甚则内风旋动，气血逆乱上扰之证。临床常见头痛头晕，目胀耳鸣，面红目赤，急躁易怒，失眠多梦，腰膝酸软，心悸健忘，肢体震颤，步履不稳，抽搐痉挛等症。

肝为刚脏，体阴用阳，主疏泄，主藏血。其阴易虚而阳易亢，易形成肝阳上亢，肝火上炎，肝风内动之势。治之当以平肝潜阳息风为大法，以滋养肝肾之阴为基础。常用的原料有天麻、夏枯草、罗布麻、菊花、槐花、绿茶、芹菜、鱼头、猪瘦肉等；主要代表药膳方有天麻鱼头、天麻余鱼片、罗布麻茶、菊花绿茶饮、芹菜肉丝、芹菜红枣汤等。

平肝潜阳类药膳大多属寒凉之性，适于肝火上炎、肝阳上亢者；若因血虚、气虚、痰湿所致的头痛头晕，或脾胃虚寒而见大便溏泄者则不宜食用。

天麻鱼头

【来源】《中国药膳学》。

【组成】天麻25g，川芎10g，茯苓10g，鲜鲤鱼2条（每条重600g以上），酱油25mL，黄酒45mL，食盐15g，白糖5g，味精1g，胡椒粉3g，麻油25g，葱10g，生姜15g，湿淀粉50g。

【制法用法】

1. 将鲜鲤鱼去鳞，剖开腹，挖去内脏，洗净；再从鱼背部剖开，每半边剞为3～4节，每节剞3～5刀（不要剞透），将其分为8份，用8个蒸碗分盛。

2. 另把川芎、茯苓切成大片，放入二泔水中，再加入天麻同泡，共浸泡4～6小时；捞出天麻置米饭上蒸软蒸透，趁热切成薄片，与川芎、茯苓同分为8份，分别夹入各份鱼块中。

3. 放入绍酒、姜、葱，兑上适量清汤，上笼蒸约30分钟后取出；拣去姜、葱，翻扣碗中，再将原汤倒入火勺内，调入酱油、食盐、白糖、味精、胡椒粉、麻油、湿淀粉、清汤等，烧沸，打去浮沫，浇在各份鱼的面上即成。

4. 每周2～3次，佐餐食用。

【功效】平肝息风，滋阴安神，活血止痛。

【应用】肝风内动证。适用于肝风内动所引起的眩晕头痛、肢体麻木、手足震颤等症。肝肾阴虚、肝阳上亢者可用作日常膳食经常食用。对顽固性头痛、体虚烦躁失眠等亦有良好的疗效。

【方解】本方所治之证为肝风上扰所致，治宜平肝息风。方中天麻性平味甘，专入肝经，走肝经气分，凡肝阳上亢、肝火上炎、肝风内动之证，不论寒热虚实，均可选用，为虚风内动、痉挛风痫最为常用的药物，故为主料。川芎辛散温通，入肝行血，为血中气药，功擅通血脉、祛风气、解头风，长于活血定痛，既具辛散之力又能调达肝气，抑其上逆之阳，为临床各科瘀血诸痛常用之要药；茯苓甘淡，其性平和，善益脾气，具下行之性，能渗水湿以开泻州都，开心智而宁心安神，为利水补中安神之要药。二药活血定痛，利水安神，共为臣药。与天麻相伍，平肝息风、止痛定志之功更强。鲤鱼甘平，功擅利水、下气、镇惊。诸味配伍，既能滋精血益肝肾而敛阳息风，又能利小便下逆气而降上亢之阳，共奏平肝息风之效。

【使用注意】本膳宜于肝风内动证的患者，性味平和，无特别禁忌。

天麻氽鱼片

【来源】《常用特色药膳技术指南（第一批）》。

【组成】天麻 15g，鳜鱼 1 条（约 400g），豆苗 50g，鸡蛋 250g，纯牛奶 750g，盐、鸡粉、胡椒粉、生粉、黄酒、葱、姜各适量。

【制法用法】

1. 鳜鱼宰杀好，从背上入刀取下鱼肉，剔下鱼皮后，放水中浸泡洗净血水，片成大薄片，用葱、姜、花雕酒、盐腌渍入味。

2. 鸡蛋去蛋黄留蛋清，加入生粉打成蛋清糊，放入腌好的鱼片抓匀。

3. 天麻清水发透，切成薄片飞水。

4. 锅内放入奶汤烧开后，放入天麻片煮 10 分钟，加盐、鸡粉、胡椒粉调好口味，放入浆好的鱼片，小火炖至鱼肉成熟后，撒入豆苗即可。

【功效】息风定眩。

【应用】肝风内动证。适用于头晕头痛、高血压、中风后遗症及老年痴呆的人群，症见肢体拘挛、手足麻木、腰腿酸痛者。亚健康或健康人群用作日常食养保健。

【使用注意】儿童、孕妇禁用；热痹见关节肿痛如灼、痛处发热、窜痛者禁用；哮喘、咯血者慎用；寒湿盛者慎用。

罗布麻茶

【来源】《新疆中草药手册》。

【组成】罗布麻 3～10g。

【制法用法】

1. 将罗布麻放入瓷杯中，以沸水冲泡，密闭浸泡 5～10 分钟。

2. 不拘时间，代茶频饮，每日数次。

【功效】平抑肝阳，清热利尿。

【应用】肝阳上亢证。适用于肝阳上亢所致之头痛眩晕、脑涨烦躁、失眠、肢体麻木、小便不利等症。本品对于肝阳上亢、肝火上炎证之头痛、头胀、眩晕、心悸、失眠等症有良好的疗效。

【方解】本方所治之证为肝阳上亢所致，治宜平肝潜阳。方中罗布麻性微寒、味甘苦，专入肝、肾两经，既能清泄肝火、育肾阴、潜肝阳，有降而不伤正、泻而不伤阴之特点；又能清湿热、消壅滞、行气化、利小便，有清热祛湿、利尿消肿之功用。

【使用注意】本品作用缓和，服用时间宜长；但脾胃虚寒者，不宜长期服用；罗布麻以泡服为宜，不宜煎煮，以免降低疗效。

菊花绿茶饮

【来源】《药膳食谱集锦》。

【组成】菊花3g，槐花3g，绿茶3g。

【制法用法】

1. 将以上三味放入瓷杯中，用沸水冲泡，密闭浸泡5～10分钟。
2. 频频饮用，每日数次。

【功效】平肝清热，明目止痛。

【应用】肝阳上亢证。适用于肝阳上亢所致之头痛目胀、眩晕耳鸣、心中烦热、口苦易怒、小便短黄等症。对温病初起或疔痈火毒亦有良好作用。

【方解】本方所治之证为肝阳、肝火亢盛所致，治宜平肝清热。方中菊花性微苦味辛甘，入肺、肝、胃经，甘而不腻，苦而不燥，可升可降；升则宣扬疏泄而达于巅顶，清头目、止疼痛，降则收摄虚阳而归于肝肾，抑木气、潜肝阳，故具清肝火、息内风之能；为治疗肝阳上亢、肝火上炎之要药，故本膳以之为主料。槐花味苦微寒，入肝、大肠经，其体轻气薄，性主下行，善清上泄下，以清泻肝经实火、凉血坚阴见长，为泻火凉血之佳品，凉血之要药；与清肝息风明目的菊花配伍，适宜于肝火、肝阳上亢的头晕头痛患者。绿茶性凉味甘苦，上可清头目，中能消食滞，下则利二便。方中三味皆为平肝、清肝、清利头目之佳品，合而用之，既保持茶之风味，且平肝潜阳之力亦强，又便于长期服用，为平肝、清肝之药膳良方。

【使用注意】本品味苦性偏寒，脾胃虚寒，食少腹胀，大便稀溏者慎用。

芹菜肉丝

【来源】《中医饮食疗法》。

【组成】芹菜500g，猪瘦肉100g，食盐5g，酱油5mL，味精5g，麻油30g，葱丝5g，姜丝3g，湿淀粉适量。

【制法用法】

1. 将芹菜剔去叶，削去老根，洗净，切成寸许长的段，放沸水中略焯，捞出用凉水过凉，沥干备用。
2. 猪瘦肉洗净切为细丝，加入少许湿淀粉，酱油、芝麻油拌匀腌制备用。
3. 炒锅置旺火上，注入芝麻油，烧热后放入葱丝、姜丝、肉丝煸炒。
4. 待肉丝炒熟，加入芹菜、食盐、味精，翻炒均匀，出锅即成。
5. 佐餐食用。

【功效】清热平肝，利湿降火，芳香健胃。

【应用】肝火上炎证，肝阳上亢证。适用于肝阳上亢、肝火上炎所致之头晕头痛、目眩耳鸣、心悸失眠、口苦目赤、心烦、肢体麻木、痉挛抽搐、小便不利等症。亦可用于病后体弱，食欲减退，形体消瘦者。

【方解】本方所治之证为肝火上炎、肝阳上亢所致，治宜清热平肝。方中芹菜有水、旱两种，旱芹香气浓烈，平肝清热作用远胜于水芹，故入药多用，又称药芹、香芹，其性凉味甘苦，入肝、胃经，功擅养阴平肝、清利头目、芳香健胃，为主料。猪瘦肉为滋补营养之佳品，入脾、胃、肾经，补肝益血。芹菜、猪瘦肉二者配伍，荤素结合，功用相辅，补而不腻，既能入肝清热息风以治标，又能滋阴润燥养血以治本；且气香味美，清淡不浓，既是营养丰富的可口食物，又有平肝健胃的药用价值，是肝火上炎、肝阳上亢患者适宜的膳食。

【使用注意】芹菜性凉，脾胃虚寒、大便溏薄者则不宜常食。

芹菜红枣汤

【来源】《家庭食疗手册》。

【组成】芹菜 200～500g，红枣 60～120g。

【制法用法】将芹菜全株洗净（不去根叶），切成寸许长的段，与洗净的红枣一同放入锅中，加水适量煮汤。分次饮用。

【功效】平肝清肝，养血宁心。

【应用】肝阳上亢证兼心血虚，或兼气血两虚证。适用于肝阳上亢、心血不足或气血不足所致之头痛头晕、失眠烦躁、惊悸怔忡、乏力、食少等症。对肝阳上亢之头痛头晕而兼气血不足、心神不宁者，亦较为适宜。

【方解】本方所治之证为肝阳上亢、心血不足或气血不足所致，治宜平肝潜阳、补心血、益脾气。方中芹菜性凉味甘苦，气浓芳香，能清肝热、利头目、利小便，是肝阳头痛患者理想的保健食品，故为主料。红枣功善补脾益气，养血安神。红枣与芹菜配伍，温凉相配，甘苦相合，性味平和，不仅能抑上亢之肝阳、清利头目，而且能健脾补心生血、宁心安神；同时增强和中健胃的效果，缓和芹菜的凉性，以免损伤脾胃。故两者相配，既可治病，亦可强身，不仅为治疗阳亢血虚的有效佳配，更具有健身益寿的作用。

【使用注意】无特别禁忌。

第十八章
固涩类

扫一扫，查阅本章数字资源，含PPT、音视频、图片等

凡以固涩药食为主组成，具有收敛固涩作用，用以治疗气、血、精、津液耗散或滑脱不禁之证的药膳，统称为固涩类药膳。

明代张介宾在《景岳全书》中指出："久嗽为喘，气泄于上者，宜固其肺；久遗成淋，精脱于下者，宜固其肾；小水不禁者，宜固其膀胱；大便失禁者，宜固其肠脏；汗泄不止者，宜固其皮毛；血泄不止者，宜固其营卫。"本类药膳适用于因肺、脾、肾亏虚所致的自汗盗汗，喘咳不宁，泻痢脱肛，遗精遗尿，胎动滑胎，失血崩带等滑脱之症。气、血、精、津液是维持生命活动的基本物质，一旦耗散滑脱，轻则有碍健康，重则危及生命。因此，本类药膳根据《素问·至真要大论》"散者收之"的理论立法，属于"十剂"中的涩剂。

根据本类药膳所治病证的不同，可分为固表止汗、固肠止泻、涩精止遗、固崩止带四类。

固涩类药膳多由固涩及补虚药食共同组成，具有补益肝肾、敛肺健脾、固表敛汗、涩精缩尿、祛湿止带、涩肠固脱等作用。旨在补虚固涩，标本兼治，然其作用较为缓和，只宜于气、血、精、津液耗散或滑脱的一般患者，对虚脱重证只是辅助治疗。对表邪未解、热病多汗、泻痢初起、火扰精泄、湿热溺带等证当忌用，否则有"敛邪难出，闭门留寇"之弊。

第一节　固表止汗类

固表止汗类药膳是以补气固表、收敛止汗药食为主组成的药膳。适用于卫表不固之自汗，或阴虚有热之盗汗。常用麻黄根、浮小麦、牡蛎、五味子等固表止汗之药食，或配以黄芪等药益气固表，或配以阿胶、红枣等药滋阴补益。代表方剂有浮小麦饮、麻鸡敛汗汤等。

浮小麦饮

【来源】《卫生宝鉴》。

【组成】浮小麦 15～30g，红枣 10g。

【制法用法】

1. 将浮小麦与红枣洗净放入砂锅内，加水适量，煎汤频饮。
2. 将浮小麦炒香，研为细末，枣汤或米饮送服，每次 2～3g，每日 2～3 次。

【功效】固表止汗，益气养阴。

【应用】卫表不固证、气阴两虚证。用于表虚汗出、气短、心烦、心悸等症。本膳清甜可口，对气虚、阴虚，或气阴两虚所致之多汗，可长期饮用。也可用于误用发汗或发汗过多引起的自汗，以及妇女围绝经期出现的内热不甚的阴虚盗汗。

【方解】本膳主治之汗证为卫气不足、肌表不固，或心阴亏损、心液外泄所致，治宜益气、敛阴、止汗。方中浮小麦味甘性凉，归心经，气味俱薄，轻浮善敛，益心气、敛心液，为本膳主药。气虚自汗者，用之可益气固表，止汗；阴虚盗汗者，用之能除热敛阴、止汗。故凡虚汗之证，不论气虚自汗、阴虚盗汗均可用之。配以健脾益气、养血安神之红枣，更增浮小麦益气固表之效，并能补脾生血助已耗之阴，二味标本兼治以止虚汗。

【使用注意】本膳作用缓和而力轻，味美可口，服食方便，但虚脱重证不宜使用。临床上应与外感而致营卫不和的桂枝汤证相鉴别。

【附方】

大枣小麦汤（《大食代·食疗治百病》） 由大枣30g，浮小麦30g，糯稻根30g组成。功效益气固表、调和营卫，适用于出汗、恶风寒、易感冒、面色白、苔薄白、脉缓弱等症。

麻鸡敛汗汤

【来源】《太平圣惠方》。

【组成】麻黄根30g，牡蛎30g，肉苁蓉30g，母鸡1只（约重1000g），食盐、味精各适量。

【制法用法】

1. 先将鸡宰杀后去毛、内脏、头、足，洗净与麻黄根同放入砂锅中，加水适量，文火煮至鸡烂后，去鸡骨及药渣。
2. 加入洗净后的肉苁蓉、牡蛎再煮至熟，入食盐、味精调味即成。
3. 每周2～3次，食肉喝汤，早、晚佐餐服食。

【功效】补气固表，敛阴止汗。

【应用】卫表不固证、气阴两虚证。用于自汗、盗汗，或病后动辄汗出不止，且易复感及畏风、短气乏力者。

【方解】本方主治之证为气阴不足、卫阳不固所致，治宜益气固表，然而心阴受损、心阳不潜者，法当补虚敛汗潜阳。方中麻黄根味甘、微涩性平，入肺经而能行肌表、实卫气、固腠理、敛毛窍，为固表止汗之要药，自汗、盗汗皆宜。《本草纲目》亦言："麻黄发汗之气，驶不能御，而根节止汗，效如影响，物理之妙，不可测度如此。"本方用为主药。牡蛎味咸性寒，质重沉降，平肝潜阳，收敛固涩，与麻黄根相须为用，止汗之力大增。肉苁蓉甘咸温润，本品味甘能补，甘温助阳，质润滋养，咸以入肾，为补肾阳，益精血之良药。《神农本草经》谓其"主五劳七伤，补中……养五脏，强阴，益精气"。母鸡性味甘温，功擅温中益气、补精添髓，为滋补佳品，与麻黄根、牡蛎相伍，既能固表止汗治其标，又可益气养阴固其本。本膳方收中寓补，补中有收，为气阴不足所致自汗、盗汗之佳膳。

【使用注意】本膳偏于补虚敛汗，有外感表邪者忌用。

第二节 固肠止泻类

固肠止泻药膳是以固肠止泻、温补脾肾的药食为主组成的药膳，适用于脾肾虚弱之泻痢日久、滑脱不禁等病证。常用药食有乌梅、芡实、山药等，药膳方如乌梅粥、八珍糕等。

乌梅粥

【来源】《圣济总录》。

【组成】乌梅 10～15g，粳米 60g，冰糖适量。

【制法用法】

1. 先将乌梅洗净，拍破，入锅煎取浓汁去渣。

2. 再入粳米煮粥，粥熟后加冰糖少许，稍煮即可。

3. 空腹温服，早、晚各 1 次。

【功效】涩肠止泄，敛肺止咳，生津止渴。

【应用】肠虚不固证，肺气不固证。用于泻痢不止、倦怠食少，或久咳不止，咳甚则气喘汗出，以及消渴或暑热汗出、口渴多饮等。

【方解】本方所治之证为脾肺气虚固摄无权所致，治宜涩肠止泻、敛肺止咳。方中乌梅味酸涩平，归肝、脾、肺、大肠经，其性善敛，具有敛肺止咳、涩肠止泻之功。此外本品味酸性平，善生津液，止烦渴，也可用于虚热消渴或暑热汗出，口渴多饮等。粳米甘平，补脾，益五脏，壮气力，止泻痢。冰糖平和，最为滋补，与乌梅同用，涩而兼补，不仅可以增强乌梅敛肺涩肠之用，更有"酸甘化阴"，助乌梅生津止渴之妙。三味合用，既能补脾益肺而治久泻、久痢、久咳，又能生津止渴而治消渴。

【使用注意】凡外感咳嗽、泻痢初起及内有实邪者不宜食用。

【附方】

1. 海参乌梅粥（《中华家庭药膳全书》） 海参 50g，乌梅 10g，大枣 15 个，莲子 30g，小米 100g，姜末、精盐、味精、葱花、黄酒各适量。功效滋养脾胃，适用于气阴两虚型慢性萎缩性胃炎的患者。

2. 姜茶乌梅粥（《中华家庭药膳全书》） 生姜 10g，乌梅 10g，绿茶 10g，粳米 50g，红糖 50g。功效温中散寒止痢，适用于脾胃虚寒、泻痢日久之滑脱不禁者。

八珍糕

【来源】《外科正宗》。

【组成】人参 150g，山药 180g，芡实 180g，茯苓 180g，莲子肉 180g，糯米 1000g，粳米 1000g，白糖 500g，蜂蜜 200g。

【制法用法】

1. 将人参等各药分研为末，糯米、粳米如常法磨制成粉，将粉放入盆内。

2. 蜂蜜、白糖混匀，加水适量煨化，与粉料相拌和匀。

3. 摊铺蒸笼内压紧蒸糕，糕熟切块，火上烘干，放入瓷器收贮。

4. 每日早、晚空腹各食 30g。

【功效】补中益气，收涩止泻。

【应用】脾胃虚弱证。用于病后或年老、小儿体虚之神疲体倦、饮食无味、便溏腹泻等。

【方解】本方所治之证为脾胃虚弱、不能固摄所致，治宜补中涩肠止泻。方中人参甘温，补后天，益五脏，资化源，生气血，固真元，为大补元气之要药。山药甘平和缓，为补脾养胃、益肺益肾、强身健体之佳品。芡实甘平而涩，功善健脾止泻、益肾固精、淡渗除湿、补而不燥，利不伤阴，其"功与山药相似，然山药之补，本有过于芡实，而芡实之涩，更有胜于山药"（《本草求真》）。芡实、山药相合，补中有涩，相辅相成。茯苓甘淡，功能利水渗湿，补中安神，与芡实、山药相伍，既可祛已成之湿，又能健脾以防湿浊再生。莲子肉甘涩，甘可补脾，涩能止泻，既可补益脾气，又能涩肠止泻，补涩兼施。上药与健脾和胃之糯米、粳米相合为糕，全方标本兼治，补中有行，行中有止，温而不燥，补而不滞。作为糕点，亦食亦药，香甜可口，不仅是涩肠止泻、健脾除湿、补肾固精之药膳，更是强身健体、延年益寿之佳品。

【使用注意】本药膳偏甜腻，纳呆、腹胀者不宜食用。

【附方】

清宫八仙糕（《中国食疗大全》） 由党参（或人参）25g，茯苓、白术、薏苡仁、芡实、莲子各200g，粳米粉、糯米粉各1000g组成。功效补气固肾，健脾和中，泽肤美发，乌发延年。本方既能改善脾胃功能、增强体质，又能悦颜泽肤、美发乌发，不寒不热，平和温补，健脾养胃，屡有奇效。

薯蓣鸡子黄粥

【来源】《医学衷中参西录》。

【组成】山药50g，熟鸡蛋黄3枚，食盐少许。

【制法用法】

1. 先将山药捣碎研末，放入盛有凉开水的大碗内调成山药浆。
2. 把山药浆倒入小锅内，用文火一边煮，一边不断用筷子搅拌。
3. 煮熟后，再将熟鸡蛋黄捏碎，调入其中，稍煮二三沸，加食盐少许调味即成。
4. 每日3次，空腹食用。

【功效】补益脾胃，固肠止泻，养血安神。

【应用】脾气虚证。用于脾虚日久，食欲不振，肠滑不固，大便溏薄，或久泻不止等症。

【方解】本方所治之证为脾虚肠滑不固所致，治宜健脾固肠止泻。方中薯蓣即山药，其味甘性平，不燥不腻，功能益气养阴、补脾肺肾，兼具收涩之性，为肺脾肾气阴不足、下元不固常用之药。鸡子黄味甘性平，入心、肾经，长于补气血、安五脏、健脾止泻。两味相配，药力平缓，不温不燥，既可养气阴、安五脏，又能止泻痢。原书载本方"治泄泻很久，而肠滑不固者"。本方不仅有治疗作用，而且营养丰富，易于消化，具有补养作用，是脾虚久泻之人及体虚患者的良好调补之品，可以久服。

【使用注意】本膳作用缓和而力轻，味美可口，服食方便，但虚脱重证不宜使用。临床上应与外感而致营卫不和的桂枝汤证相鉴别。

第三节　涩精止遗类

涩精止遗药膳是以益肾固涩的药食为主组成的药膳，适用于肾虚失藏、精关不固之遗精滑泄；或肾虚不摄、膀胱失约之遗尿、尿频等病症。因阴精的耗散滑脱，每以肾虚失藏为本，故常选用补肾兼收涩作用者，《医方集解》注"金樱、芡实，甘能益精，润能滋阴，涩能止脱"。故多以金樱子、菟丝子、猪小肚、芡实、山茱萸、莲子等为药食。代表方剂有金樱子炖猪小肚、芡实煮老鸭等。

金樱子粥

【来源】《饮食辨录》。

【组成】金樱子 30g，粳米 50g，食盐少许。

【制法用法】

1. 金樱子洗净，放入锅内，加清水适量，用武火烧沸后，转用文火煮 10 分钟，滤去渣，药汁与粳米同煮为粥。

2. 再加食盐少许拌匀调味即成。

3. 每日 1 次，晚上睡前温服。

【功效】固精止遗，涩肠止泻。

【应用】脾肾不足，下元不固证。适用于以滑精遗精、尿频遗尿、女子带下、阴挺、久泻脱肛、神疲乏力、腰膝酸软等表现为主者。

【方解】本方所治之证为肾失封藏、下元不固所致。治宜收敛固涩。方中金樱子性平味酸涩，归肾、膀胱、大肠经。有固精缩尿止带、涩肠止泻之功，为收涩良药。陶弘景谓其“止遗泄”；《滇南本草》用其“治日久下痢，血崩带下，涩精遗泄”;《本草正》用以“止吐血，衄血，收虚汗，敛虚火”;《神农本草经读》指出“酸、涩，无毒，主脾泄下痢，止小便利，涩精气，久服令人耐寒轻身”。金樱子以收涩为主，滋补力不强，但与补中益气的粳米相合煮粥，使脾胃之气愈壮，则收涩之力愈强，于滑脱遗泄诸症疗效更佳。

【使用注意】本方以收涩为主，非滋补之品，不可无故服之。凡见下焦湿热、火邪炽盛，及兼外感者，不宜服食。

【附方】

金樱子酒（《常用养身中药》） 金樱子 150g，何首乌 60g，巴戟天、黄芪各 45g，党参、杜仲、黄精各 30g，菟丝子、枸杞子各 15g，蛤蚧 1 对，米三花酒 2.5L。功效益气生血、补肾固精，适用于气血双亏所致的倦怠无力、遗精、早泄、小便频数而清长和遗尿等症。

金樱子炖猪小肚

【来源】《泉州本草》。

【组成】金樱子 30g，猪小肚 1 个，食盐、味精各适量。

【制法用法】

1. 先将猪小肚去净肥脂，切开，用盐、生粉拌擦，用水冲洗干净，放入锅内用开水煮 15 分钟，取出在冷水中冲洗。

2. 金樱子去净外刺和内瓤，一同放入砂锅内，加清水适量，武火煮沸后，文火炖 3 小时。

3. 再加适量食盐、味精调味即成。

【功效】缩尿涩肠，固精止带，益肾固脱。

【应用】肾气不固证。用于尿频、遗尿、遗精、滑精、带下、腰膝酸软等。

【方解】本方所治之证为肾气不足、失于固摄所致之证，治宜益肾固精、缩尿涩肠。方中金樱子味酸而涩，善敛虚散之气、固滑脱之关，以收涩见长，能固精、缩尿、止带、止泻，为本方主药。猪小肚，即猪膀胱，其味甘咸性平，专入膀胱经，有固涩补肾、缩尿止遗之功。二者相伍，缩尿止遗之功更强，同时兼具固精、止带、止泻之用。而且此膳味美可口，服食方便，宜于久服。

【使用注意】表邪未解及有实邪者不宜食用。另外，食用时要特别注意将猪小肚漂洗干净，否则会有臊味。

芡实煮老鸭

【来源】《大众药膳》。

【组成】芡实 200g，老鸭 1 只（约 1000g），葱、姜、食盐、黄酒、味精等各适量。

【制法用法】

1. 将鸭宰杀后，除去毛及内脏，洗净。芡实洗净，放入鸭腹内。

2. 将鸭子放入砂锅中，加葱、姜、食盐、黄酒及清水适量，武火烧沸后，转用文火煮 2 小时至鸭酥烂。

3. 再加适量味精搅匀即成。每周 1～2 次，佐餐食用。

【功效】健脾固肾，涩精止泻，除湿止带。

【应用】脾肾亏虚，下元不固证。用于久泻久痢、脘闷纳少、肠鸣便溏、遗精、腰膝酸软等。

【方解】本方所治之证为脾肾亏虚、失于固摄所致，治宜补脾益肾、敛精固涩。方中芡实甘涩而平，归脾、肾经，功能益肾固精、健脾除湿、止泻止带，性偏收涩而不敛湿邪，若多用久服，还能“补中，除暴疾，益精气，强志，令耳目聪明，久服轻身不饥，耐老神仙”（《神农本草经》），又是益肾健脾的强身之品，为本方主药。老鸭性味甘咸微寒，功能滋阴养胃、益肾行水、健脾补虚，为滋而不腻、补而不燥的滋补佳品。少佐葱、姜等，既可益胃通阳、散寒除湿，又能调味增香。全方既能健脾胃、祛水湿以止泻痢，又能补肾益精以固下元，而且补中寓敛，涩而不滞，为药膳良方。

【使用注意】本方为补涩之剂，凡湿热为患之遗精白浊、尿频带下、泻痢诸症，不宜食用。

【附方】

1. 芡实粉粥（《本草纲目》） 由芡实粉 30g，核桃肉（打碎）15g，红枣（去核）5～7 枚，糖适量组成。功效健脾补肾，固涩精气。适用于脾肾气虚、精气不固而引起的遗精、滑泄、腰膝无力等。

2. 芡实糕（《随息居饮食谱》） 由鲜芡实 1000g，大米粉 250g，白糖适量组成。功效益肾，健脾，固涩。适用于肾虚遗尿、脾虚泄泻等。

山茱萸粥

【来源】《粥谱》。

【组成】山茱萸 15g，粳米 60g，白糖适量。

【制法用法】将山茱萸洗净去核，与粳米同入砂锅煮粥，待粥将成时，加入白糖稍煮即成。每日 2 次。3～5 天为一疗程。

【功效】补益肝肾，涩精止遗，敛汗固脱。

【应用】肝肾不足证。用于腰膝酸软、头晕耳鸣、阳痿遗精，遗尿、尿频，以及冲任虚损所致的崩漏、月经过多、虚汗不止、带下量多等。

【方解】本方所治之证为肝肾不固所致，治宜补益肝肾、涩精止遗。方中山茱萸酸涩温润，

专入肝、肾经，能收敛元气、振作精神，长于固涩下焦，为肝肾亏虚、下元不固之要药，是补益肝肾、收敛固涩最常用的药物之一。山茱萸温而不燥，补而不峻，不仅可用治遗精、滑精、遗尿、尿频，又能固冲止血、收敛止汗，为主药。粳米和中健脾，与山茱萸相配，可补后天养先天。再入白糖，酸甘化阴，以增山茱萸滋补肝肾之效。如《粥谱》谓："山萸肉粥，温肝，益气，秘精。"肝肾得补，闭藏有司，遗精、滑精、遗尿、尿频、崩带可止；精血上承，骨骼得养，眩晕、耳鸣、腰酸可除。全方配伍得当，酸甜可口，宜于服用。

【使用注意】本方以补涩见长，邪气未尽者忌用。

【附方】

山萸猪腰汤（《饮食本草》） 猪腰子500g，核桃18g，山茱萸8g，盐、姜汁适量。功效补肾固精，温肺定喘，润肠通便。适用于肾虚喘嗽、腰痛脚弱、阳痿遗精、小便频数及石淋等。

第四节 固崩止带类

固崩止带药膳是以收敛固涩、健脾益肾的药食为主组成的药膳，适用于妇女肝肾不足、冲任失固所致的带下淋沥不止或带下过多。常用菟丝子、白果、乌鸡、山药、芡实、莲子肉等固崩止带之药食。代表方剂有白果乌鸡汤、山药芡实粥等。

菟丝子粥

【来源】《粥谱》。

【组成】菟丝子30g，粳米60g，白糖适量。

【制法用法】

1. 将菟丝子洗净后捣碎，加水煎煮去渣取汁。
2. 再用药汁煮粥，待粥将成时，加入白糖稍煮即成。
3. 每日2次。7～10天为一疗程，隔3～5天再继续服用。

【功效】补肾益精，养肝明目，益脾止泻，安胎止带。

【应用】肝肾亏虚证。用于妇人带下过多、胎动不安、滑胎不孕，男子阳痿遗精、早泄不育、膏淋白浊、尿频遗尿、久泻不止，以及腰膝酸软、头晕目眩、视物不清、目昏目暗、耳鸣耳聋等。

【方解】本方所治之证为肝肾亏虚所致，治宜补肾益肝、固精止带。方中菟丝子性平味甘微辛，入肝、肾、脾经，《神农本草经读》注："主续绝伤，补不足，益气力，肥健人……久服，肾水足则目明，肾气壮则身轻。"功擅补肾益精，益脾止泻，养肝明目，固精缩尿，为补肝肾之要药。与粳米相合做粥，可增健脾养胃之效。本方不仅对于肝肾不足、脾胃虚弱所致的上述诸症有治疗作用，而且坚持服用对于中老年人还有强身健体、延年益寿的效果。

【使用注意】本方作用和缓，坚持服用，方可达到预期的效果。

白果乌鸡汤

【来源】《经验方》。

【组成】白果15g，莲子肉15g，薏苡仁15g，白扁豆15g，怀山药15g，胡椒末3g，乌骨鸡

1 只（约 1000g），食盐、绍酒各适量。

【制法用法】

1. 先将乌骨鸡宰杀，去毛及内脏洗净后，剁去鸡爪不用。

2. 然后将各药一并装入鸡腹内，用麻线缝合剖口，将鸡置于砂锅内，加入食盐、绍酒、胡椒末及适量清水，武火烧沸后，转用文火炖 2 小时熟烂即成。

3. 每周 1～2 次，空腹食用。

【功效】补益脾肾，固精止遗，除湿止带。

【应用】脾肾两虚或脾虚湿盛证。用于白带清稀量多，遗精滑泄，腰膝酸软，小便白浊，尿频遗尿，纳少便溏，倦怠乏力等。

【方解】本方所治之证为脾肾两虚不能固摄或脾虚有湿所致，治宜补益脾肾、固精止带。方中白果性平味甘苦涩，有小毒，入肺、肾两经，本品性涩而收，有止带缩尿之功。莲子味甘而涩，入脾、肾、心经，补涩兼施，能益肾健脾，固精止带，涩肠止泻。莲子生用养胃清心，熟食则固肾厚肠，与白果同用则大增其益肾气、固精关、敛肺金之能。薏苡仁甘补淡渗，既利水消肿，又健脾补中，为脾虚湿困、食少泄泻之要药；白扁豆甘香微温，归脾、胃经，功擅补脾和中、化湿降浊，又可渗湿止泻。二药与白果、莲子协同配合，使补脾渗湿、收敛固涩两相促进。山药味甘性平，不燥不腻，能健脾补虚，滋精固肾，治诸虚百损，疗五劳之伤，为肺、脾、肾气阴不足，下元不固所常用，与上 4 味相配共奏补中益气、滋肺补肾、固涩下元之功。对于脾肾亏虚或脾虚有湿之遗精、白浊、遗尿、带下、便溏，以及肺肾两虚之哮喘痰多者，上几味药物配伍已堪称周密，更加健脾益气、补精填髓之乌骨鸡使全方温补而不骤，固涩而不燥，用治遗精白浊及赤白带下、脾虚滑泻等卓有成效。本方病时治病，无病防病，有治疗和预防的双重作用。

【使用注意】本方补虚固涩兼施，凡外邪未清，实邪内停者，均不宜服用。

山药芡实粥

【来源】《寿世保元》。

【组成】山药 50g，芡实 50g，粳米 50g，香油、食盐各适量。

【制法用法】山药去皮切块，芡实打碎。二者同入锅中，加水适量，煮粥，待粥熟后加香油、食盐调味即成。每晚温服。本膳味美可口，服食方便，宜于久服。

【功效】补益脾肾，除湿止带，固精止遗。

【应用】脾肾两虚证或脾虚湿盛证。用于带下清稀、尿频遗尿、形体羸瘦、倦怠乏力、纳少便溏、健忘失眠等。

【方解】本方所治之证为脾肾虚弱、脾虚有湿所致，治宜健脾固肾、收涩止带。方中山药甘平质润，健脾益肾，固精止带，为下元不固所常用，又为日常保健之佳品。芡实益肾固精、健脾止泻、除湿止带，收涩而不敛湿邪，善除湿止带，为治疗带下证之佳品。二药相伍，配以健脾益气之粳米合而为粥，共奏健脾益肾、收敛固涩之功。

【附方】

山药茯苓包子（《儒门事亲》） 由山药粉、茯苓粉各 100g，面粉 200g，白糖 300g 组成。功效健脾益气，利水除湿。适用于带下色白，质黏稠，绵绵不断，精神疲倦，纳少便溏等。

第十九章
补益类

扫一扫，查阅本章数字资源，含PPT、音视频、图片等

凡以补益药食为主组成，具有补益人体气、血、阴、阳等作用，用以治疗虚证及增强体质、振奋功能的药膳，称为补益药膳。

人体由于先天禀赋薄弱，或后天失调，形成虚损。虚损的机理多为机体气、血、阴、阳不足，功能减弱，即中医所说之“虚”。“虚”有气虚、血虚、气血两虚和阴虚、阳虚、阴阳两虚等不同的病理变化与临床表现，补益类药膳也相应分为补气、补血、气血双补和补阴、补阳五类。

在治疗上，当法《素问·三部九候论》“虚则补之”“损者益之”。《素问·阴阳应象大论》提出的“形不足者，温之以气；精不足者，补之以味”便为本类药膳立法的具体阐释。

补益类药膳要注意体质特点。一般温热辛香药食，多可助火散气；寒凉滋腻药食，每易助湿生痰。阳热之体，生姜、大蒜、胡荽、胡椒、荔枝、羊肉、狗肉、黄鳝等温热之品不宜过食；阴寒之体，西瓜、黄瓜、菱角、笋、荸荠、梨、柿子等寒凉之品不可久服。进补药膳还要注意适应时令、环境。春夏之时，不宜大进温补，只宜缓补、清补；冬主闭藏，更适宜进补。

第一节　补气类

补气类药膳适用于气虚证。气虚表现为脏腑组织功能减退，如倦怠无力，少气懒言，面色淡白，食欲不振等。补气重在补脾、肺之气，常用的益气类药食有人参、黄芪、怀山药、莲子、大枣、茯苓、粳米、小麦、鸡内金、动物胃肚、禽畜肉类等，药膳方如黄芪蒸鸡、人参猪肚等。

四君蒸鸭

【来源】《百病饮食自疗》。

【组成】嫩鸭1只，党参30g，白术15g，茯苓20g，调料适量。

【制法用法】

1. 活鸭宰杀，洗净，去除嘴、足，入沸水中滚一遍捞起，把鸭翅盘向背部。

2. 党参、白术、茯苓切片，装入双层纱布袋内，放入鸭腹。

3. 将鸭子置蒸碗内，加入姜、葱、绍酒、鲜汤各适量，用湿绵纸封住碗口，上屉武火蒸约3小时。

4. 去纸并取出鸭腹内药包、葱、姜。加精盐、味精，饮汤食肉。

【功效】益气健脾。

【应用】脾气虚证。适用于脾胃气虚所致的食少便溏、面色萎黄、语声低微、四肢无力、舌

质淡、脉细弱等。常人食用可调节胃肠运动，强身健体，提高抗病能力。还可用于肺炎伴脾胃虚弱和再生障碍性贫血的调理。

【方解】本方所治之证为脾胃气虚、运化无力、生化之源不足所致，治宜益气健脾。方中党参性味甘平，功能补中益气、生津养血，为常用的益气健脾药；白术味甘苦而性温，功能健脾燥湿，既能补脾益气，又能燥湿健脾。茯苓味甘、淡，性平，既能利水渗湿，又能健脾止泻，能补能泻。党参、白术、茯苓均为药性平和，不温不燥，平补之剂，是治疗脾胃气虚证的常用药。鸭子功能健脾补虚，滋阴养胃，利水消肿。中医认为，鸭是水禽类，其性寒凉，适用于内热较重的人食用。对于身体羸瘦，阴虚内热，或低热不退，大便干燥及水肿等症尤为适宜。民间历来视其为滋补妙品。诸料合用，药借食味，食助药性，补而不燥，实为年老体弱、脾胃气虚之人的滋补良方。

【使用注意】脾胃虚寒所致食少便溏、脘腹疼痛者不宜用。

黄芪蒸鸡

【来源】《随园食单》。

【组成】嫩母鸡1只（1000g左右），黄芪30g，食盐1.5g，黄酒15mL，葱、生姜各10g，清汤500mL，胡椒粉2g。

【制法用法】

1. 母鸡宰杀后去毛，剖开去内脏，洗净。
2. 先入沸水锅内焯至鸡皮伸展，再捞出用清水冲洗，沥干待用。
3. 黄芪用清水冲洗干净，趁湿润斜切成2mm厚的长片，塞入鸡腹内。
4. 把鸡放入砂锅内，加入葱、姜、绍酒、清汤、精盐，用湿绵纸封口。
5. 上蒸笼用武火蒸，水沸后蒸1.5～2小时，至鸡肉熟烂。
6. 出笼后去黄芪，再加入胡椒粉调味。
7. 空腹食之。

【功效】益气升阳，健脾补虚。

【应用】脾气虚证。适用于脾气亏虚、清阳下陷所致之食少、倦怠乏力、气虚自汗、易患感冒、气虚眩晕，及中气下陷所引起的久泻、脱肛、子宫下垂等。

【方解】本方所治之证为脾胃气虚、清阳下陷所致，治宜益气升阳、健脾补虚。方中黄芪性味甘微温，功能补气升阳、益卫固表、利水消肿，既善于补气，又长于升阳，无论是脾虚食少、倦怠乏力，还是中气下陷之脱肛、子宫下垂等内脏下垂诸症，黄芪皆适用；其益卫固表力佳，故又常用于虚人感冒等。鸡肉为填髓补精之佳品，以营养丰富、滋味鲜美著称。二者配伍，黄芪得鸡肉之助，因气化于精血，则补气之力更强；鸡肉得黄芪以健脾，则运化力旺，化血生精之功更著，具有相得益彰之妙。本药膳制作简便，疗效确切，为多种虚弱性疾病的佳膳。对于病后体虚、营养不良、贫血、肾炎水肿、内脏下垂等患者，经常食用本膳，具有养生保健、增强体质、预防感冒等作用。

【使用注意】表虚邪盛，气滞湿阻，食积停滞，以及阴虚阳亢者，均不宜用。

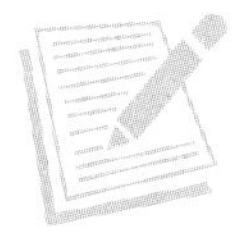

法制猪肚方

【来源】《养老奉亲书》。

【组成】猪肚1具，人参20g，干姜6g，胡椒10g（微炒者佳），糯米30g，葱白、食盐、生姜、黄酒等适量。

【制法用法】

1. 猪肚剖开，洗干净，入沸水锅内焯至表皮伸展，再捞出用清水冲洗，沥干待用。
2. 胡椒、糯米小火微炒，至微黄即可，塞入猪肚内。
3. 葱洗净后切成段，与胡椒、糯米、干姜、精盐等纳入猪肚，缝合，勿令泄气。
4. 把猪肚放入砂锅内，加入生姜、绍酒、清汤，微火煮令烂熟。
5. 空腹食之。

【功效】益气健脾，温中补虚。

【应用】脾阳虚证。适用于脾胃阳虚所致的食欲不振、畏冷便溏、遇冷胃痛等诸症。

【方解】本方所治之证为脾胃虚寒所致，治宜益气健脾、温中补虚。方中人参味甘微苦，性微温，有大补元气、补脾益气功效，为脾气不足、中气亏虚等气虚之证的要药；干姜、胡椒为辛热之品，温中散寒，治寒痰食积，脘腹冷痛，反胃，呕吐清水，泄泻，冷痢。猪肚具有补虚损、健脾胃的功效，适用于脾胃气虚、身体瘦弱者食用。诸料相配，既有益气健脾之力，又具温中散寒之功，对脾胃虚寒的病人有良效。

【使用注意】阴虚有火者，不宜用。

【附方】

猪脾粥（《圣济总录》） 由猪脾、猪肚各1具，粳米100g组成。功效健脾益气，适用于脾胃气虚所致不下食、米谷不化等。

黄精烧鸡

【来源】《家庭药膳》。

【组成】黄精50g，党参25g，怀山药25g，鸡1只（约2000g），生姜、葱各15g，胡椒粉3g，黄酒50mL，味精2g，化猪油70g，肉汤1500mL。

【制法用法】

1. 将鸡宰杀后，去杂毛和内脏，剁去脚爪，入沸水锅中汆透，捞出砍成骨牌块。
2. 将党参洗净切5cm长段，山药洗净切片，生姜洗净拍破，葱洗净切长段。
3. 锅置火上，注入猪油，下姜、葱煸出香味。
4. 放入鸡块、黄精、党参、怀山药、胡椒粉，注入肉汤、料酒，用大火烧开。
5. 打去浮沫，改用小火慢烧3小时。
6. 待鸡肉熟时，拣去姜、葱不用，收汁后入味精调味即成。
7. 空腹食之。

【功效】补脾胃，安五脏，益气阴。

【应用】脾胃气虚证。适用于脾胃虚弱所致之便溏、消瘦、纳少、带下等症。

【方解】本方所治之证为脾胃虚弱、健运失常所致之便溏、消瘦、纳少等症，治宜益气补脾。方中黄精味甘性平，是一味补脾气、益脾阴，而又兼能润肺燥、益肾精的药物，因补性缓和，滋

味甘甜，自古以来，人们一直将其作为滋补佳品，并认为其能够延缓衰老。党参补中益气、生津养血，山药功效与黄精相近，亦有补气益阴的作用，但兼具涩性，微有收敛作用。鸡肉性味甘温，具有温中补脾、益气养血、补肾益精等作用，与黄精、山药、党参配合蒸服，益气补虚之力更强。本膳方亦为年老体弱或病后体虚、形体消瘦、须发早白兼脾胃气虚之人的美味佳肴。

【使用注意】本品性质滋腻，故脾虚湿困、痰湿咳嗽及舌苔厚腻者不宜服用。

【附方】

黄精粥（《饮食辨录》） 由黄精 15g，粳米 100g 组成。先煎黄精，去渣取汁，后入粳米煮粥，候熟，加入适量白糖调匀。空腹食之。功效补中益气，润心肺，强筋骨。适用于脾肺气虚所致倦怠乏力、饮食减少、咳嗽气短、干咳无痰，或肺痨咳血。

黄芪猴头汤

【来源】《中国药膳学》。

【组成】猴头菌 150g，黄芪 30g，嫩母鸡 250g，生姜 15g，葱白 20g，食盐 5g，胡椒粉 3g，黄酒 10mL，小白菜心 100g，清汤 750mL。

【制法用法】

1. 猴头菌经冲洗后放入盆内，用温水泡发，约 30 分钟后捞出，削去底部的木质部分，再洗净切成约 2mm 厚的大片。
2. 发菌用的水用纱布过滤后留存待用。
3. 嫩母鸡宰杀后洗净，切成条块。
4. 黄芪用热湿毛巾揩抹净，切成马耳形薄片。
5. 葱白切为细节，生姜切为丝，小白菜心用清水洗净待用。
6. 锅烧热下入猪油，投进黄芪、生姜、葱白、鸡块，共煸炒后放入食盐、绍酒及发猴头菌的水、少量清汤，用武火烧沸后，改用文火再煮约 1 小时。
7. 下猴头菌再煮半小时，撒入胡椒粉和匀。
8. 先捞出鸡块放置碗底，再捞出猴头菌盖在鸡肉上。
9. 汤中下入小白菜心，略煮片刻，将菜心舀出置碗内，即成。

【功效】益气健脾，补益虚损。

【应用】脾胃气虚证。适用于脾胃虚弱所致食少乏力、气虚自汗、易患感冒者。或用于气血两虚所致眩晕心悸、健忘、面色无华等症。

【方解】本方所治之证为脾胃虚弱，治宜益气健脾、补益虚损。方中黄芪性味甘微温，功善补气升阳、固表止汗，是最常用的补气药之一。猴头菌有很高的营养价值，其入口清香，风味独特，被誉为“山珍之珍”，味甘性平，有利五脏、助消化、补虚损的功效，可用于治疗消化不良、胃溃疡、十二指肠溃疡、慢性胃炎、神经衰弱等病症。鸡肉则能温中益气，填精补髓，为滋补强壮的常用食物。黄芪补气健脾，得猴头菌之和胃健脾，鸡肉之补养气血，小白菜之通利胃肠，则荤素结合，补虚而不滋腻，祛邪而不伤正，是味美效佳的益脾良方。本膳方亦可作为病后体虚易感风寒，或年老体弱之营养不良或贫血、神经衰弱、慢性胃炎、糖尿病等病症之调补佳膳。

【使用注意】胃热气滞而见胃脘胀痛、灼热泛酸者，不宜用本膳。

人参猪肚

【来源】《良药佳馐》。

【组成】人参10g，甜杏仁10g，茯苓15g，红枣12g，陈皮1片，糯米100g，猪肚1具，花椒7粒，姜1块，独头蒜4个，葱1根，调料适量。

【制法用法】

1. 人参洗净，置旺火上煨30分钟，切片溜汤。

2. 红枣酒喷后去核；茯苓洗净；杏仁先用开水浸泡，用冷水搓去皮晾干；陈皮洗净；猪肚两面冲洗干净，刮去白膜，用开水稍稍烫一下。姜、蒜拍破，葱切段，糯米淘洗干净。

3. 把诸药与糯米、花椒、白胡椒同装纱布袋内，扎口，放入猪肚内。

4. 把猪肚放置在一个大盘内，加适量奶油、料酒、盐、姜、葱、蒜，上屉用旺火蒸2小时，至猪肚烂熟时取出。

5. 待稍凉后，取出纱布袋，解开，取出人参、杏仁、红枣，余物取出弃去不用，只剩糯米饭。

6. 把红枣放入小碗内，并将猪肚切成薄片放在红枣上，然后人参再放置在猪肚上。

7. 把盘内原汤与人参汤倒入锅内，待沸，调入味精。饮汤吃猪肚、糯米饭。

8. 每周服1～2次，长期服食效佳。

【功效】益气健脾，滋养补虚。

【应用】脾胃虚弱证。适用于脾胃虚弱所致食欲不振、便溏、气短乏力、头晕眼花及浮肿等诸症。还可用于气血亏虚、血不养心所致的贫血、心悸、产后血晕、各种劳伤、胃病、中气不足、精神萎靡、水肿、肺结核、小儿营养不良、发育迟缓，及大病后或手术后等。

【方解】本方所治之证为脾胃虚弱所致，治宜益气健脾，滋养补虚。方中人参味甘微苦，性微温，有大补元气、补脾益气等功效，为脾气不足、中气亏虚等气虚之证的要药。茯苓利水渗湿，健脾，安神，药性平和，能补能利。红枣补中益气，养血安神，为调补脾胃之常用药。三者合用，为益气健脾的常用配伍。猪肚味甘，性温，功能补虚损、健脾胃，与人参合用，益气健脾作用进一步加强，又配以杏仁降气宽肠，陈皮、花椒、胡椒等辛香之品理气和胃，可使全方补中有行，补而不滞，实为脾胃虚弱之佳膳，也可用于大病、手术后等各种虚弱病症。

【使用注意】本方适用于慢性疾病的恢复与调养，尤其对脾胃虚弱者的调补最为适宜，各种急性病发作期均不宜应用。

山药鸡肫

【来源】《家庭药膳》。

【组成】鸡肫250g，鲜山药100g，青豆30g，生姜、葱各10g，黄酒15mL，食盐2g，酱油5mL，白糖3g，胡椒粉、味精各1g，湿淀粉50g，香油3g，鸡汤50g，菜油500g。

【制法用法】

1. 取新鲜鸡肫洗净，切成薄片；生姜洗净，不去皮，切成姜末；葱洗净，切成葱花；鲜山药洗净，煮熟，切成片。

2. 鸡肫片放碗内，加精盐、料酒、胡椒粉拌匀上味。

3. 再用一碗放入酱油、白糖、味精、鸡汤、湿淀粉，兑勾味汁。

4. 锅烧热，加菜油，待烧至六七成热时，下入肫片滑散，再捞出用漏勺沥去油。

5. 锅内留底油约 50g，下姜末，煸香后入青豆、山药片，翻炒数下，倒入兑好的味汁勾芡翻匀，撒上葱花，淋上香油，起锅装盘即成。

【功效】益气养阴，消食化积。

【应用】气阴两虚证。适用于脾气阴两虚食少所致食后腹胀、满胀不食、呕吐泄泻，或小儿疳积等。

【方解】本方所治之证为气阴两虚、消化不良所致，治宜益气养阴、消食化积。方中山药味甘性平，既能益气，又能养阴，具有补气而不滞、养阴而不腻之特点，因药性平和，故尤适用于小儿气阴两虚消化不良诸症。鸡肫善消食积，具有健脾消食的作用，对于脾胃虚弱、运化失常、水谷不化、食少纳呆者有良效。本膳以消食之品鸡肫与滋补佳品山药相配伍，有相辅相成的作用，使健脾消食之力进一步加强。素体虚弱、病后体虚未复、小儿营养不良等患者兼有气阴两虚、消化不良者均可运用。

人参莲肉汤

【来源】《经验良方》。

【组成】白人参 10g，莲子 15 枚，冰糖 30g。

【制法用法】

1. 将白人参与去心莲子肉放碗内，加水适量浸泡至透，再加入冰糖。

2. 置蒸锅内隔水蒸炖 1 小时左右，人参可连用 3 次，第 3 次可连同人参一起吃完。

3. 早、晚餐服食。

【功效】补气益脾，养心固肾。

【应用】脾肾气虚证。适用于脾虚气弱所致神疲乏力、自汗脉虚、脾虚食少、大便泄泻、心悸失眠、夜寐多梦、遗精、滑精，及妇女崩漏、白带过多等。还可用于气厥虚症患者醒后调养。

【方解】本方所治之证为脾虚气弱所致，治宜补气健脾、养心安神、益肾固精。方中人参大补元气，补脾益肺，安神定志，生津止渴。莲子肉味甘、涩，性平，具有补脾止泻、益肾固精和养心安神的作用，为治疗脾虚久泻、食欲不振、肾虚不固的常用药。冰糖养肺益阴，又具有调味作用。人参、莲子肉、冰糖相配，则甘甜清香，补而不滞，尤宜于年老体虚者。

【使用注意】脾虚气滞或湿阻、食积所致胸闷腹胀、食欲不振、舌苔厚腻的病人，不宜服用；不可同时服食生萝卜及浓茶；大便燥结者不宜服用。

【附方】

莲肉糕（《士材三书》） 由莲肉 125g，粳米 125g，茯苓 60g 组成。功效补中健脾，除湿止泻。适用于脾胃虚弱，消化不良，便溏泄泻等。

人参粥

【来源】《食鉴本草》。

【组成】人参 3g，粳米 100g，冰糖适量。

【制法用法】

1. 将粳米淘净，与人参（切片或打粉）一起放入砂锅内，加水适量，煮至粥熟。

2. 再将化好的冰糖汁加入，拌匀，即可食用。

【功效】补元气，益脾肺，生津安神。

【应用】脾肺气虚证。适用于脾肺气虚所致的短气懒言、神疲乏力、动则气喘、易出虚汗及食欲不振、大便溏薄等；亦可用于年老体弱、不思饮食、全身无力、倦怠欲睡而又久不能入寐，或津伤口渴等。还可用于晚期噎膈的辅助治疗。

【方解】本方所治之证为元气及脾肺之气虚弱所致，治宜大补元气、补益脾肺。方中人参大补元气、补脾益肺，无论对气虚欲脱、短气神疲、脉微欲绝的危重症候，还是脾气虚弱的不思饮食、食少便溏及肺气虚弱的少气懒言、动则喘乏、易出虚汗，或消渴少津、心神不安等一切气虚之证，皆有良好的补气作用。粳米性味甘平，功能补中益气、健脾和胃。冰糖味甘性平，功能补中益气、和胃润肺，又能调味。人参、冰糖相配煮粥食用甘甜不腻，补气而不温燥，制作方便，长期食用，具有养生保健之功，为家庭食疗良方。

【使用注意】

1. 本方作用平和，坚持数日，方可见效。一般以生晒参、西洋参、红参最为常用。习惯认为，生晒参常用于气虚不足之人，西洋参常用于气阴两亏之人，红参常用于阳气虚弱之人。

2. 人参一般只适用于虚证，实证、热证或正气不虚者忌用。否则，“滥用”“蛮补”，可形成“人参滥用综合征”，出现血压升高、失眠、兴奋、食欲减退等副作用。

银鱼粥

【来源】《草木便方》。

【组成】银鱼干 30g，糯米 100g，生姜、猪油、食盐各适量。

【制法用法】

1. 先将银鱼干、糯米、生姜分别洗干净，合煮成粥。

2. 然后再加入少量猪油、食盐。

3. 趁热空腹食之。每日可服 2 次。

【功效】健脾，益肺，补虚。

【应用】脾肺气虚证。适用于脾肺虚弱所致的羸瘦乏力、虚劳咳嗽、肺结核等。

【方解】本方所治之证为脾肺气虚所致，脾虚气弱则食少乏力、消瘦，肺气虚弱则虚劳咳嗽，治宜健脾益肺、补益虚损。方中银鱼味甘性平，肉质细腻，无骨刺，无腥味，经干制后的银鱼所含营养素更高，其中尤以钙的含量最高，功能补虚健脾、益肺，为补益虚损之要药。《医林纂要》谓其“补肺清金，滋阴，补虚劳”。糯米甘温而质柔黏，既可养脾胃，亦能润肺。糯米与银鱼干合煮成粥，共奏补虚健脾、益肺之功，以治脾肺虚弱、虚劳咳嗽之证。加生姜以健胃，可更好地促进消化和吸收。本膳清淡可口，营养丰富，制作简便，无论男女老少，皆可服食。

【使用注意】脾虚湿盛，中满气滞者不宜服。

健胃益气糕

【来源】《华夏药膳保健顾问》。

【组成】山药 200g，莲子肉 200g，茯苓 200g，芡实 200g，陈仓米粉 250g，糯米粉 250g，白砂糖 750g。

【制法用法】

1. 将上述诸药磨成细末，与米粉及白砂糖混合均匀。

2. 加入少量清水和成粉散颗粒，压入模型内，脱块成糕，上笼蒸熟。

3. 空腹酌食。

【功效】健脾止泻。

【应用】脾胃虚弱夹湿证。适用于脾胃虚弱夹湿所致的食少便溏、神疲倦怠及妇女脾虚带下等症。

【方解】本方所治之证为脾胃虚弱而夹湿所致，脾虚湿困、脾失健运则见食少倦怠、便溏泄泻诸症。治宜益气健脾，渗湿止泻。方中山药性味甘平，上能养肺、中能补脾、下能益肾，既能补气，又能养阴，补气而不滞，养阴而不腻，为培补中气最和平之品。莲子肉味甘、涩，性平，功能补脾止泻、益肾固精、养心安神，尤为健脾佳品。茯苓味甘淡，性平，既能健脾渗湿，治疗脾虚湿困所致的泄泻、痰饮，还可补心气、安神志，治心神失养的惊悸失眠。芡实味甘、涩，性平，既能健脾止泻，又能除湿止带，还能益肾固精，因其健脾除湿而又性涩，故对脾虚湿盛的带下疗效尤佳。白糖、陈仓米、糯米合用，功能补中益气，合而为糕，不仅健脾止泻之功较好，而且性质平和，香甜味美，老少皆宜。

【使用注意】本方药性平和，少量或短暂服用，不易见效，应坚持常服，方可获良效。

【附方】

锅焦糕（《周益生家宝方》） 由锅焦1500g，神曲（炒）125g，砂仁62g，山楂（炒）125g，莲子肉300g，粳米（炒）1500g，鸡内金（炒）30g，白糖1500g组成。功效益气健脾、消食和中，适用于脾胃虚弱所致的饮食难消、脘腹胀满、便溏泄泻诸症。诸药配合，酸甜适口，消补结合，实乃老幼皆宜之良方。

板栗烧鸡块

【来源】《常用特色药膳技术指南（第一批）》。

【组成】板栗300g，鸡1只（1200g），白豆蔻20g，枸杞子50g，葱白9g，姜丝9g，淀粉15g，胡椒粉10g，食盐3～5g，黄酒15mL，酱油10mL。

【制法用法】

1. 将洗净的鸡剔除粗骨，剁成长、宽均约3cm的方块。板栗肉洗净。葱切成斜段，姜切片备用。

2. 油倒入锅中烧六成熟时，炸板栗上色，捞出备用。

3. 锅中底油烧热后下葱、姜煸香，倒入鸡块炒干水气，烹黄酒，加入清水、盐、酱油，小火煨至八成熟后，再放入炸过的板栗肉、枸杞子、白豆蔻，煨至鸡块软烂，调入胡椒粉炒匀，勾芡即可。（注：栗子易烂，不可过早放入锅中，以免影响菜品美观）

【功效】健脾补肾。

【应用】适用于脾肾两虚证。症见食欲不振、气短、乏力、腰酸、怕冷者。亚健康或健康人群用作日常食养保健。

【方解】本方适用于脾肾两虚之人。鸡肉甘温，入脾、胃两经，温中益气，补精填髓。板栗甘平，入脾、肾两经，《名医别录》谓其“主益气，厚肠胃，补肾气，令人耐饥”，有益气健脾、补肾强筋之效，常食令人强健。白豆蔻行气理脾；枸杞子补益肝肾。全方配伍，健脾开胃，补肾

益精，增强体质。

【使用注意】食滞胃肠、阴虚火旺者少服或慎服；大便溏泄者慎服；糖尿病患者忌服。

神仙鸭

【来源】《常用特色药膳技术指南（第一批）》。

【组成】人参3g，白果49枚，莲子49枚，大枣49枚，鸭子750g，黄酒10mL，酱油10mL。

【制法用法】

1. 先在鸭皮上用竹签戳些小孔，再将黄酒和酱油调匀，涂在鸭子的表皮和腹内搓匀。

2. 将大枣去核、白果去壳去心、莲子去皮去心后装在碗内，撒入人参粉调匀后填入鸭腹，再将鸭子上笼用武火蒸2.5～3小时，至鸭肉熟烂即成。

【功效】健脾补虚。

【应用】适用于脾胃气虚证，常表现为食少、乏力、腹泻、腹胀等症。亚健康或健康人群用作日常食养保健。

【方解】本方适用于脾胃虚弱，进食后常易腹胀、乏力之症。方中鸭肉甘平，微咸，有补气益阴、补虚羸、治骨蒸劳热作用。人参味甘、微苦，大补元气，治肺胃气虚不足；大枣和人参配伍，增强益气健脾之效；白果、莲子健脾固涩止泻。全方共用，益气健脾，补虚止泻。

【使用注意】风热外感，症见发热、微恶寒、咳嗽、咳黄痰、咽喉疼痛者不宜食。

健脾益气粥

【来源】《常用特色药膳技术指南（第一批）》。

【组成】生黄芪10g，党参10g，茯苓6g，炒白术6g，薏苡仁10g，大米200g，大枣20g。

【制法用法】

1. 先将生黄芪、炒白术装入纱布包内，放入锅中，加3L清水浸泡40分钟备用。

2. 将党参、茯苓蒸软后切成颗粒状备用。

3. 将薏苡仁浸泡回软后，放入锅中煎30分钟备用。

4. 大米、大枣放入浸泡药材包及薏苡仁煮后的大锅中，大火煮开后改为文火熬煮2小时，取出纱布包，加入党参、茯苓即可。

【功效】健脾益气。

【应用】适用于脾气亏虚证的各类人群，常表现为平素痰多、倦怠乏力、食少便溏，每当饮食适当引发，舌苔薄白、脉细缓等症。亚健康或健康人群用作日常食养保健。

【方解】本方适用于脾胃虚弱，见乏力、纳少、面色㿠白之症。方中生黄芪、党参健脾益气，补虚固精；茯苓、薏苡仁利水渗湿健脾；炒白术燥湿健脾；大米、大枣顾护胃气，大枣还可配伍党参、黄芪，增强健脾、温补中焦之效。全方共用，益气健脾，和胃祛湿。

【使用注意】面赤气粗，痰壅肿胀，腹痛拒按，大便干结，小便短赤等一系列以实邪为主要症状的患者禁食；糖尿病患者禁食。

牛肉炖海带

【来源】《常用特色药膳技术指南（第一批）》。

【组成】黄牛肉 1000g，海带 500g，陈皮 2g，草果 1g，小茴香 2g，花椒 2g，八角茴香 6g，肉豆蔻 2g，丁香 0.5g，肉桂 2g，葱 130g，生姜 60g，大蒜 20g，食盐适量。

【制法用法】

1. 先将牛肉切块，冷水下锅，锅开后撇去浮沫，放入陈皮、草果、肉豆蔻、丁香、花椒、肉桂、小茴香、葱、姜、蒜，炖至牛肉软烂。

2. 另起一锅，用炖好的牛肉汤煮已泡发的海带丝，炖好后放入牛肉块，适量食盐调味即可。

【功效】补中益气，滋养脾胃，软坚散结。

【应用】脾气虚证。适用于贫血等脾气亏虚者，表现为头晕、气短、疲乏、心慌等症。身体虚弱或无病时食用，能健身益寿。

【方解】本方适用于脾胃虚弱，气血化生不足，贫血之症。方中牛肉甘温入脾、胃经，补脾胃，益气血，强筋骨，经常食用，令人壮健，安中益气，养脾胃，补益腰脚。牛肉中含大量优质蛋白，脂肪含量较少，能补充微量元素钙、磷、铁。海带消痰软坚，行气化湿，和牛肉配伍，适用于冠心病、动脉硬化等症；陈皮、草果、肉豆蔻、小茴香行气健脾；花椒、八角茴香、肉桂、丁香健脾温里散寒。全方共用，益气养血，强筋骨，益气力。

【使用注意】甲状腺疾病及上火者慎食。

第二节　补血类

补血类药膳适用于血虚。血虚则主要表现为心肝血虚，症见面色萎黄、口唇爪甲苍白、头晕目眩、心悸失眠，以及妇女月经不调等。另外，肝肾同源，肾精充盛，亦能化生营血，故补血法在人体主要侧重于心、肝、脾、肾的调理摄养。常用的补血药食有当归、地黄、首乌、龙眼肉、枸杞子、红枣、阿胶、各种动物类肉、动物肝脏等，药膳方如当归生姜羊肉汤、红杞田七鸡等。

当归生姜羊肉汤

【来源】《金匮要略》。

【组成】当归 20g，生姜 30g，羊肉 500g，食盐、黄酒、葱、胡椒粉等调料适量。

【制法用法】

1. 将羊肉洗净，除去筋膜，切成小块，用开水汆过，沥干备用。

2. 生姜切成薄片，下锅内略炒片刻，再倒入羊肉微炒，铲起。

3. 当归洗净，纱布松松地包住捆扎好，与炒后的生姜羊肉一并放在砂锅里，武火煮沸后，改用文火煲 2～3 小时即可。

4. 服用前可以适当加一点盐和葱、胡椒粉等其他调料，吃肉喝汤。

【功效】温中补血，调经散寒。

【应用】血虚寒凝证。适用于阳虚寒凝所致的腹痛疝气痛、疲倦乏力、恶风畏冷、四肢逆冷、面色苍白；妇女血虚寒凝之月经不调、血虚经少、痛经、经期头痛、寒疝、乳胀、子宫发育不良、胎动不安、习惯性流产，及产后气血虚弱之腹痛、血虚乳少、恶露不止等症。

【方解】本方所治之证为血虚寒凝所致，治宜温中补血、调经散寒。方中当归补血调经、活血化瘀、缓急止痛、润肠通便，其特点是补血不滞血、活血不伤血，为调经补血第一要药。羊肉为血肉有情之品，性温热，暖中补虚、补肾填精、开胃壮力、散寒除湿。当归配羊肉，以增强羊肉补虚温阳之力，使该汤既补血活血，又能止痛。生姜温散，以助羊肉散寒暖胃，又可辟除羊肉之膻味。合而为汤，活血养血，温中补虚，散寒调经止痛。本方是医圣张仲景用来治疗虚寒腹痛之名方，组成简单，效果显著，是一道风味独特的药膳，特别适宜于体质虚寒者日常食用。

【使用注意】

1. 张仲景提出，如寒多者，重用生姜，可达500g；痛多而呕者，加陈皮、白术可作本汤运用参考。

2. 阴虚有热、湿盛中满者不宜用本汤。年老体弱，常发热、咽喉肿痛、口舌溃烂者慎用。

归参炖母鸡

【来源】《乾坤生意》。

【组成】当归身20g，党参10g，母鸡1500g，生姜、葱、黄酒、食盐各适量。

【制法用法】

1. 将母鸡宰杀后，去掉杂毛与内脏，洗净。

2. 再将洗净切片的当归、党参放入鸡腹内，置砂锅中，加入葱、姜、料酒等，掺入适量的清水，武火煮至沸后，改用文火炖至鸡肉熟透即成。

3. 可分餐食肉及汤。

【功效】补血益气，健脾温中。

【应用】气血两虚证。适用于血虚气弱所致的面色萎黄、头晕、心悸、肢体倦乏等。

【方解】本方所治之证为血虚气弱所致，治宜补血益气、健脾温中。方中鸡肉味甘性温，功能益气养血、温中健脾、补肾益精，为滋补佳品，尤宜于妇女产后或年老体弱者。党参既善于补脾益气，又能养血生津，故常用于脾虚气弱、倦怠乏力，及血虚萎黄、头晕、心悸等症。当归功能补血活血，调经止痛，为妇科调经要药，无论血虚或血瘀而致的月经不调、痛经等症，皆为必用之品。鸡肉与诸药合用，共奏补血益气、健脾温中、调经止痛之功。本膳不但气血双补，而且汤鲜味美，为四季进补之佳品。无论对于缺铁性、营养不良性贫血，还是脾胃虚弱、消化吸收功能障碍所致的贫血萎黄，以及血虚气弱之月经延期、量少色淡等症，均可应用。

【使用注意】外邪未除及热性病患者不宜食用。

红杞田七鸡

【来源】《中国药膳学》。

【组成】枸杞子125g，三七10g，肥母鸡1只，猪瘦肉100g，小白菜心250g，面粉150g，黄酒30mL，味精0.5g，胡椒粉5g，生姜10g，葱白30g，食盐10g。

【制法用法】

1. 肥母鸡宰杀后去毛，剖腹去内脏，剁去爪，冲洗干净。

2. 枸杞子拣去杂质，洗净；三七用4g研末备用，6g润软后切成薄片；猪肉洗净剁细；小白菜心清水洗净，用开水烫过，切碎；面粉用水和成包饺子面团；葱洗净，少许切葱花，其余切为

段；生姜洗净，切成大片，碎块捣姜汁备用。

3. 整鸡入沸水中略焯片刻，捞出用凉水冲洗后，沥干水。

4. 将枸杞子、三七片、姜片、葱段塞于鸡腹内。

5. 鸡置锅内，注入清汤，入胡椒粉、绍酒，三七粉撒于鸡脯肉上。

6. 用湿绵纸封紧锅口，上笼旺火蒸约 2 小时。

7. 另将猪肉泥加精盐、胡椒粉、绍酒、姜汁和成饺子馅，再加小白菜拌匀。

8. 面团分作 20 份擀成饺子皮，包 20 个饺子蒸熟。吃饺子与鸡肉。

【功效】补肝肾，益气血。

【应用】肝肾不足，气血两亏证。适用于肝肾不足、气血两亏所致的面色萎黄、心悸、头晕眼花、经血量少及腰膝酸软等症。

【方解】本方所治之证为肝肾不足、气血两亏所致，治宜补益肝肾、益气养血。方中枸杞子性味甘平，能补益肝肾、益精明目为肝肾亏虚之要药。三七性味甘、微苦、温，功能化瘀止血、活血定痛，与人参属同一科属，均为五加科多年生草本植物，亦有较好的滋补强壮作用，枸杞子、三七相配，枸杞子补肝血，因三七之活血则补而不滞，不犯呆补之弊；三七之活血行血，则使瘀血去而新血易生。方中鸡肉、猪瘦肉相配，以滋补气血，使营血不乏生化之源，与三七、枸杞子相伍，以达补肝肾、益精血之功。本方以血肉有情之品益精血而滋化源，以草木有专功者为向导直达病所，相辅相成，共奏补益气血的功效。本膳方性较平和，一般体虚不足、营血亏损者均可以之作为补益良膳。

【使用注意】凡外感表证未愈，身患湿热病证，或其他急性病罹患期间则不宜食用。

群鸽戏蛋

【来源】《养生食疗菜谱》。

【组成】白肉鸽 3 只，鸽蛋 12 个，人参粉 10g，干淀粉 30g，清汤 130mL，湿淀粉 15g，熟猪油 100g，黄酒 15mL，食盐 7g，葱 15g，酱油 15mL，味精 1g，姜块 10g，胡椒粉 0.8g，花椒 12 粒。

【制法用法】

1. 新鲜白鸽去毛及内脏，洗净。

2. 精盐、绍酒、酱油兑成汁，抹于鸽肉内外，将鸽子两腿翻向鸽背盘好。

3. 炒锅置旺火上，下熟猪油烧至七成熟，放入鸽肉，炸约 6 分钟，捞出沥去油，放入蒸碗内，加姜葱、人参粉、清汤等，用湿绵纸封住碗口，置火上蒸至鸽肉骨松翅裂为度。

4. 将鸽蛋蒸熟，用冷水略浸，剥去蛋壳，入干淀粉中滚动，裹上淀粉后入油中炸至色黄起锅。

5. 将蒸好的鸽肉起出摆盘中，下放 2 只，上放 1 只，炸鸽蛋摆于周围。

6. 再将蒸鸽原汤入锅加胡椒粉、味精、湿淀粉勾成芡汁入汤，将汤淋于鸽肉及蛋上即成。

【功效】益气养血，补益肝肾。

【应用】气虚血亏，肝肾不足证。适用于气虚血亏、肝肾不足所致的腰膝酸软、脾胃虚弱、食欲不振、气短乏力等。

【方解】本方所治之证为肝肾不足、脾胃虚弱所致，治宜补益肝肾、益气养血。方中人参大补元气，补脾益肺。鸽及鸽蛋营养价值很高，功能补益气血，滋补肝肾。人参得鸽肉、鸽蛋血肉

有情之品，补气生血之力更强；而鸽肉、鸽蛋得人参补元气之功，化生精血之力更速，确为一首益气补血的良方。对于年老体弱、病后耗损营血未复、慢性消耗性疾病等，症见体虚乏力、食欲不振、形体消瘦、面色萎黄、眩晕耳鸣、失眠健忘等均可应用。

【使用注意】本膳药食均较平稳，一般虚弱病证均可食用，但阴虚甚者不宜用。

阿胶羊肝

【来源】《中医饮食疗法》。

【组成】阿胶15g，鲜羊肝500g，水发银耳3g，青椒片3g，白糖5g，胡椒粉3g，黄酒10mL，酱油3mL，食盐2g，味精5g，香油5g，淀粉l0g，蒜末3g，姜3g，葱5g。

【制法用法】

1. 将阿胶放于碗内，加入白糖和适量清水，上屉蒸化。
2. 羊肝切薄片，放入碗内，加入干淀粉搅拌均匀备用。
3. 另用一小碗，加入精盐、酱油、味精、胡椒粉、淀粉勾兑成汁。
4. 炒锅内放入500g油，烧五成热时，将肝片下入油中，滑开滑透，倒入漏勺内沥去油。
5. 炒锅内留少许底油，放入姜葱炸锅，加入青椒、银耳，烹入绍酒，倒入滑好的肝片、阿胶汁，翻炒几下，再把兑好的芡汁泼入锅内，翻炒均匀，加香油即成。

【功效】补血养肝。

【应用】肝血不足证。适用于肝血不足所致的面色萎黄、头晕耳鸣、目暗昏花、两眼干涩、雀目夜盲等。

【方解】本方所治之证为肝血不足、失于濡养所致，治宜补血养肝。方中阿胶又称驴皮胶，味甘性平，具有补血止血、滋阴润肺的作用，为补血之要药，善治血虚诸症。羊肝味甘苦，性平，功能益血补肝明目。阿胶、羊肝均为血肉有情之品，善补精血以治血虚诸疾，二者合用，功能补养肝血。肝主藏血，得血养则能濡养脏腑机体。本膳亦可作为年老体弱、血虚萎黄、形体消瘦，以及小儿体弱之贫血与妇人血虚之崩漏、月经不调等症的常用膳食。

【使用注意】阿胶性质滋腻，有碍消化。故脾胃虚弱，食欲不振，大便溏薄者忌服。如有外感表证未愈者，亦不宜用。

【附方】

糯米阿胶粥（《食医心鉴》）　由阿胶30g，糯米60g，红糖少许组成。功效养血补虚，止血安胎，适用于血虚引起的妇女月经过少、胎动不安，及虚劳咳嗽、久咳咯血，或吐血、衄血、大便出血。本粥应间断服用，连续服食易致胸满气闷。脾胃虚弱、阳气不足者不宜食用。

菠菜猪肝汤

【来源】《中国药膳学》。

【组成】菠菜30g，猪肝100g，食盐、味精、淀粉、清汤等调料适量。

【制法用法】

1. 将菠菜洗净，在沸水中烫片刻，去掉涩味，切段，将鲜猪肝切成薄片，与食盐、味精、淀粉拌匀。

2. 将清汤（肉汤、鸡汤亦可）烧沸，加入洗净拍破的生姜、切成短节的葱白等，煮几分钟

后，放入拌好的猪肝片及菠菜，至肝片、菠菜煮熟即可。

3. 佐餐常服。

【功效】 补血养肝，润燥滑肠。

【应用】 肝血不足证。适用于肝血不足所致的血虚萎黄、视力减退、大便涩滞、缺铁性贫血等。还可用于肝脓肿术后患者。

【方解】 本方所治之证为血不养肝所致视力减弱，血虚肠燥所致大便涩滞，治宜补血养肝、润燥滑肠。菠菜味甘性凉而质滑，有养血润燥、滑肠通便之功，可用于血虚及血虚肠燥的大便涩滞；猪肝既可养血补肝，以治血虚萎黄，又可补肝明目，治肝血不足的视力减退、雀目夜盲等症。两物合用，对血虚萎黄、肝虚视弱及肠燥大便涩滞之症有治疗效果。亦可用于预防维生素 A 缺乏所致的眼疾，如眼干燥、角膜软化等，确有相当疗效，可作为辅助治疗。

【使用注意】

1. 菠菜质滑而利，善能润燥滑肠，故脾胃虚寒泄泻者不宜用。

2. 菠菜中草酸成分含量较高，肾炎及肾结石患者不宜食用。

【附方】

菠菜粥（《本草纲目》） 由菠菜 250g，粳米 250g，食盐、味精各适量组成。功能养血润燥，适用于血虚肠燥之大便涩滞等。

当归苁蓉猪血羹

【来源】《实用食疗方精选》。

【组成】 当归身 15g，白菜 200g，肉苁蓉 15g，猪血 125g，香油、葱白、食盐、味精各适量。

【制法用法】

1. 将当归身、肉苁蓉洗净，加水适量，煮取药液待用。

2. 白菜撕去筋膜，洗净，放入锅内，将待用的药液加入。

3. 煮至白菜熟时，将煮熟的猪血切成片或条，同葱白、食盐、味精、香油一并加入，混合均匀。

4. 趁热空腹食之。亦可于进餐时服食。

【功效】 补血活血，润肠通便。

【应用】 血虚肠燥证。适用于血虚肠燥所致的大便秘结。

【方解】 本方所治之证为年老体弱、血虚失于濡养、津枯肠燥所致，治宜养血润肠通便。方中当归为补血活血、润肠通便的要药，当归身补血作用较好，对于血虚萎黄、肠燥便秘之证用之甚为适宜。肉苁蓉补肾助阳，润肠通便，对年老体弱或病后肠燥便秘而精亏血虚、肾阳不足者尤为适宜。肉苁蓉虽性温助阳，但温而质润，补阳不燥，药力和缓。白菜能清热滑肠，故用治肠燥便秘的疗效颇好。猪血性味咸平，能利大肠，药食相配，相辅相成，能充分发挥补血养血与润燥通便之功，再加以适量的香油，助其润滑之力，故对于年老体弱、精血亏虚之肠燥便秘，有效验。

【使用注意】 湿盛中满及胃肠虚冷泄泻者不宜使用。

参归猪肝汤

【来源】《四川中药志》。

【组成】猪肝 250g，党参 15g，当归身 15g，酸枣仁 10g，生姜、葱白、黄酒、食盐、味精适量。

【制法用法】

1. 将党参、当归身洗净，切薄片，酸枣仁洗净打碎，加清水适量煮后取汤。

2. 将猪肝切片，与料酒、食盐、味精、淀粉拌匀，放入汤内煮至肝片散开。

3. 加入拍破的生姜、切段的葱白，盛入盆内蒸 15～20 分钟。

4. 食肝片与汤。

【功效】养血补肝，宁心安神。

【应用】心肝血虚证。适用于心肝血虚所致的心悸、失眠、面色萎黄等。

【方解】本方所治之证为心肝血虚所致。肝主藏血，心主神志，心肝血虚则见心悸、失眠、面色萎黄等症，治宜养血补肝、宁心安神。方中党参性味甘平，具有益气生血之功。若疗气血两虚所致心悸失眠、多梦易惊，常与酸枣仁、龙眼肉等配伍。当归具有补血活血之功，亦常用于血虚引起的面色萎黄、头晕、目眩、心悸、健忘等症。酸枣仁功能宁心安神、养肝血，常用于心肝血虚所致的虚烦不眠、多梦易醒、心悸怔忡。猪肝能养血补肝，为治血虚萎黄等症的常用食品。药食合用，共奏养血补肝、养心宁神之效。

【使用注意】高血压、冠心病、高脂血症等患者应慎用。

第三节　气血双补类

气血双补类药膳适用于气血两虚者。气血俱虚的患者，除运用具有补气养血作用的膳食外，尚须注意调理脾胃功能，这样才能收到事半功倍的效果。常用补气养血类药食如人参、黄芪、白术、当归、熟地黄、首乌、山药、阿胶、龙眼肉，及多种动物肉类等。药膳方如十全大补汤、归芪蒸鸡等。

十全大补汤

【来源】《良药佳馐》。

【组成】人参、黄芪、白术、茯苓、熟地黄、白芍各 10g，当归、肉桂各 5g，川芎、甘草各 3g，大枣 12 枚，生姜 20g，墨鱼、肥母鸡、老鸭、净肚、肘子各 250g，排骨 500g，冬笋、蘑菇、花生米、葱各 50g，调料适量。

【制法用法】

1. 将诸药装纱布袋内，扎紧袋口。

2. 墨鱼、鸭肉、鸡肉、猪肚、肘子清水洗净；排骨洗净，剁成小块；姜洗净拍破；冬笋洗净切块；蘑菇洗净去杂质及木质部分。

3. 各配料备好后同放锅中，加水适量。先用武火煮开后改用文火慢煨炖，再加入黄酒、花椒、精盐等调味。

4. 待各种肉均熟烂后捞出，切成细条，再放入汤中，捞出药袋。

5. 煮开后，调入味精即成。食肉饮汤，每次 1 小碗，早、晚各服 1 次。全料服完后，间隔 5 日后另做再服。

【功效】温补气血。

【应用】气血两虚证。适用于气血两虚所致的面色萎黄、头晕目眩、四肢倦怠、气短懒言、心悸怔忡、饮食减少等。

还可用于现代抑制恶性肿瘤的增殖及转移、增强机体免疫力、减轻放疗和化疗副作用，改善肿瘤患者的临床症状。

【方解】本方所治之证为久病失治或病后失调，或失血过多，以致气血两虚所致诸症，治宜温补气血。方中用人参甘温益气，健脾养胃；白术苦温健脾燥湿，以助脾运；茯苓甘淡健脾祛湿；炙甘草甘温益气和中，调和诸药。四药配伍，即为补脾益气的基础方四君子汤。熟地黄甘温味厚，质地柔润，长于滋阴养血；当归补血养肝，和血调经；芍药养血柔肝和营；川芎活血行血，调畅气血，此即为中医补血名方四物汤。两方合用，则为气血双补的八珍汤。再加黄芪益气，肉桂温阳，便为十全大补汤。墨鱼养血滋阴；肥鸡益气养血，温中补脾；老鸭滋阴养胃，利水消肿；肘子、排骨滋阴润燥；冬笋、蘑菇等皆为植物膳料之上品，滋味鲜美，以上诸物均营养价值高，富含各种营养成分，具有滋补精血、强壮身体的作用。本方荤素相和，气血双补，阴阳并调，滋补力强，故对于各种慢性虚损性疾病有较好的滋补作用。适用于体虚贫血，发枯易脱，虚劳咳嗽，遗精阳痿，血压偏低，营养不良，血小板减少性紫癜，胃下垂，脱肛，子宫下垂，白带过多，月经不调等属气血两虚者。手术后及病后服用，有明显的调养作用。无病服用，亦能防病健身，增强抵抗力。

【使用注意】本膳味厚偏于滋腻，故外感未愈、阴虚火旺、湿热偏盛之人不宜服用。

归芪蒸鸡

【来源】《中国药膳学》。

【组成】炙黄芪 100g，当归 20g，嫩母鸡 1 只（1500g），黄酒 30mL，味精 3g，胡椒粉 3g，食盐 3g，葱、姜各适量。

【制法用法】

1. 鸡宰杀后去净毛，剖腹去内脏洗净，剁去爪不用，用开水焯去血水，再于清水中冲洗干净，沥干待用。

2. 当归洗净，块大者顺切几刀；葱洗净剖开，切成寸许长段；姜洗净去皮，切成大片。

3. 把当归、黄芪装于鸡腹内，将鸡置锅内，腹部朝上，闭合剖口；姜、葱布于鸡腹上，注入适量清水，加入食盐、绍酒、胡椒粉，用湿绵纸将锅口封严。

4. 上笼蒸约 2 小时后，取出去封口纸，去姜、葱，加适量味精调味，装盘即成。

【功效】补气生血。

【应用】气血两虚证。适用于气血两虚所致的面色萎黄、神疲乏力、消瘦倦怠、心悸头晕、脉象虚大无力，或妇人产后大失血、崩漏、月经过多者。还可用于血黏度升高气虚血瘀型的治疗和骨折后的康复治疗。

【方解】本方所治之证为劳倦内伤、血虚气弱所致，治宜补气生血。方中黄芪与当归相配，为《内外伤辨惑论》中之当归补血汤。补气之黄芪为补血之当归的 5 倍，气旺则能生血，乃遵“有形之血生于无形之气”之说，方中重用黄芪大补脾肺之气，以资气血生化之源，少用当归以

养血和营。黄芪配当归则阳生阴长，气旺血生，诸症悉除。方中再配以滋养补虚、益精补血的母鸡肉，进一步增强了全方益气生血的作用。本膳滋味鲜美，疗效确实，实为家庭滋补之佳品。对于各种贫血、过敏性紫癜等属血虚气弱者，既有补养作用，又有治疗效果。

【使用注意】湿热内阻，或急性病期间不宜服用。

当归羊肉羹

【来源】《济生方》。

【组成】当归 25g，黄芪 25g，党参 25g，羊肉 500g，葱、姜、黄酒、味精、食盐各适量。

【制法用法】

1. 将羊肉洗净，将当归、黄芪、党参装入纱布袋内，扎好口，一同放入铝锅内，再加生姜、料酒和适量的水。

2. 然后将铝锅置武火上烧沸，再用文火煨炖，直到羊肉烂熟即成。

3. 加入葱、味精、食盐等调料，吃肉喝汤。可早、晚各食 1 次。

【功效】益气养血，温阳补虚。

【应用】气血不足证。适用于病后、产后气血不足所致的脘腹冷痛、血虚宫冷崩漏及各种贫血、气血不足之证。还可用于白细胞减少症。

【方解】本方所治之证为气血不足所致诸虚证，治宜益气养血、温阳补虚。方中羊肉补中益气、温胃助阳，配以当归补血活血，黄芪益气升脾阳，党参补中益气，共成益气养血、温阳补虚之药膳效方，可供各种气血不足之虚证及气血较弱之亚健康者食用。

【使用注意】外感发热、咽喉肿痛、牙痛者不宜食用。忌用铜器煎煮。服膳期间忌食南瓜。

参枣米饭

【来源】《醒园录》。

【组成】党参 15g，糯米 250g，大枣 30g，白糖 50g。

【制法用法】

1. 先将党参、大枣煎取药汁备用。

2. 再将糯米淘净，置瓷碗中加水适量，煮熟，扣于盘中。

3. 将煮好的党参、大枣摆在饭上。

4. 加白糖于药汁内，煎成浓汁，浇在枣饭上即成。空腹食用。

【功效】补中益气，养血宁神。

【应用】脾气虚弱证。适用于脾虚气弱所致的倦怠乏力、食少便溏，以及血虚所致面色萎黄、头晕、心悸、失眠、浮肿等。

【方解】本方所治之证为脾气虚弱、气血生化不足所致，治宜补益脾气、养血宁神。方中党参性味甘平，入脾、肺经，为补中益气、养血生津之佳品，尤为补中益气之要药。大枣补中益气，养血安神，缓和药性。党参与大枣合用，功能补中益气，兼有养血的作用，用治脾气虚弱或气虚血弱等证。糯米具有补脾益气之功，其质黏柔，富于滋养，并可治脾虚泄泻。白糖性味甘平，入脾经，具有润肺生津、补益中气之功。党参、大枣、糯米、白糖合用，共奏益气补脾、养血安神之效。本方香甜可口，为家庭良膳。

【使用注意】本方甘温壅中，且糯米黏滞难化，故脾虚湿困、中气壅滞、脾失健运者不宜服。

【附方】

大枣粥（《圣济总录》） 由大枣 30g，粳米 100g，冰糖适量组成。将大枣、粳米淘净后放入锅内，加水适量，煮至熟烂成粥，加入冰糖，搅拌均匀，空腹食用。功效补中益气，养血安神。适用于脾胃虚弱，中气不足的倦怠无力、食少、泄泻及妇人脏躁等症。又可用于贫血、血小板减少、慢性肝炎所致贫血、过敏性紫癜等病症。

第四节　补阳类

补阳类药膳适用于阳虚体质与病证。阳气虚不能温煦机体，则畏寒肢冷；不能温运气血，则气虚血滞；不能温运脏腑，则脏腑功能减退。常见有腰膝酸痛，四肢不温，痿软无力，阳痿早泄，小便不利或频数，脉沉迟。治当温补肾阳。补阳药食主要有鹿茸、附子、肉桂、杜仲、猪腰、狗鞭、鹿鞭、羊肉等。常用药膳如枸杞羊肾粥、鹿鞭壮阳汤等。

鹿角粥

【来源】《臞仙活人方》。

【组成】鹿角粉 10g，粳米 60g。

【制法用法】

1. 先将粳米掏净，置于锅内加水煮粥。
2. 待米汤数沸后调入鹿角粉，另加食盐少许，同煮为稀粥。
3. 每日分 2 次服。

【功效】补肾阳，益精血，强筋骨。

【应用】肾阳不足证。适用于肾阳不足、精血亏虚之畏寒身冷、腰膝酸痛、阳痿早泄、不育不孕、精神疲乏，小儿发育不良、骨软行迟、囟门不合，妇女崩漏、带下，阴疽内陷，疮疡久溃不敛等。

【方解】本方所治之证为元阳虚衰、精血不足所致，治宜温肾壮阳、补益精血。方中鹿角粉为鹿科动物马鹿已骨化之鹿角，经加工而成，味咸，性温，能补肾阳、益精血、强筋骨，其温肾助阳而不燥烈，补益精血而不滋腻，温补之功虽不及鹿茸之峻，但其性缓和，无动火升阳之弊，为慢性虚损长期服食的佳品。李时珍在《本草纲目》中认为鹿角生用散热行血、消肿辟邪，熟用则益肾补虚、强精活血，故本粥用治阳虚精亏。鹿角粉宜早下久煮；用治疮痈溃疡，宜后下微煮。

【使用注意】本方温热，夏季不适合选用，适合在冬天服食。因其作用比较缓慢，应当小量久服，一般以 10 天为一疗程。凡素体有热，阴虚阳亢，或阳虚而外感发热者，均当忌用。

【附方】

韭菜子粥（《备急千金要方》） 由韭菜子 5～10g，粳米 60g，盐适量组成。功效补益肝肾、壮阳固精，适用于肾阳虚衰、肝肾不足所致的阳痿、遗精、尿频、带下。

枸杞羊肾粥

【来源】《饮膳正要》。

【组成】枸杞叶 250g（或枸杞子 30g），羊肉 60g，羊肾 1 个，粳米 60g，葱白 2 茎，食盐适量。

【制法用法】

1. 将新鲜羊肾剖开，去内筋膜，洗净，细切。
2. 羊肉洗净切碎。
3. 煮枸杞叶取汁，去渣，也可用枸杞叶切碎，备用。
4. 同羊肾、羊肉、粳米、葱白一起煮粥。
5. 待粥成后，入盐少许，稍煮即可。
6. 每日早、晚服用。

【功效】温肾阳，益精血，补气血。

【应用】肾阳亏虚证。适用于肾虚劳损，阳气衰败，腰脊冷痛，脚膝软弱，头晕耳鸣，视物昏花，听力减退，夜尿频多，阳痿等。

【方解】本方所治之证为肾阳虚弱、肾精亏耗、气血不足而成，治宜补肾益精、温养气血。方中羊肾，性味甘温，《名医别录》谓其“补肾气，益精髓”，常用于肾虚劳损、腰脊疼痛、足膝痿弱、耳聋、消渴、阳痿、尿频、遗尿等症。羊肉性味甘温，历代被视为益肾气、强阳道之佳品，功能益肾补虚、温养气血、温中暖下，《备急千金要方》言其“主丈夫五劳七伤”，民间历来有冬令炖服之习俗，以治虚劳畏冷、腰膝酸软、产后虚弱、形羸消瘦、脾胃虚寒等症。枸杞叶是枸杞之嫩茎叶，可蔬可药，气味清香，养肝明目，《食疗本草》谓其“坚筋耐老，除风，补益筋骨，能益人，去虚劳”，《药性论》亦曰其“能补益诸精不足，和羊肉作羹，益人”。三味同时入米熬粥，甘美可口，补虚之功可靠，温而不热，为肾虚食养之要方。如无枸杞叶，可用枸杞子代入。亦可去粳米，炖汤食用。

【使用注意】外感发热，或阴虚内热及痰火壅盛者忌食。

【附方】

苁蓉羊肉粥（《药性论》） 由肉苁蓉 30g，精羊肉 250g，粳米 100g，葱白 2 茎，生姜 3 片，精盐少许组成。肉苁蓉水煎取汁，羊肉洗净细切，粳米淘净，与羊肉同入药汁共煮，烧沸后入盐、生姜、葱花煮为稀粥食用。功效温肾补虚、壮阳暖脾，适用于脾肾阳虚而致面色暗黑、肢冷畏凉等症。夏季不宜服用；大便溏薄，性功能亢进者不宜服用。

白羊肾羹

【来源】《饮膳正要》。

【组成】白羊肾（切作片）2 具，肉苁蓉（酒浸，切）30g，羊脂（切作片）120g，胡椒 6g，陈皮（去白）3g，荜茇 6g，草果 6g，面粉 150g，食盐、生姜、葱各适量。

【制法用法】

1. 面粉制成面片。
2. 羊肾洗净，去臊腺脂膜，切作片。
3. 羊脂洗净，切作片。

4. 余药相合，同入纱布袋。

5. 入锅内，加清水适量，沸后，文火炖熬至羊肾熟透，放入面片及调味品，煮熟，如常做羹食之。

【功效】温肾阳，健筋骨，祛风湿。

【应用】肾阳虚弱证。适用于肾阳虚弱，阳痿不举，腰膝冷痛或风湿日久，累及肝肾，筋骨痿弱。还适用于免疫力低下者。

【方解】本方所治之证为肾阳不足、精血亏虚或脾肾虚寒所致，治宜补益精血、温补脾肾。方中白羊肾性味甘温，《名医别录》谓其"补肾气，益精髓"。肉苁蓉，性味甘温，功能补肾阳、益精血，为"养命门，滋肾气，补精血之要药也"（《本草汇言》），研究发现其有调整内分泌、促进代谢及强身作用，并能提高或调节机体的免疫功能。将白羊肾、羊脂配合肉苁蓉同用，其温肾益精作用更佳。胡椒、陈皮、荜茇、草果味辛性热，不但气味辛香，可除羊肾、羊脂油腻膻气，而且功能温中散寒、行气止痛，对脾肾虚寒、食少腹痛者也颇有效。《圣济总录》"白羊肾羹"中无荜茇、草果、陈皮、羊脂，适用于肾阳不足而无脾胃虚寒者。

【使用注意】本方偏于温燥，有热者忌用。对脾虚便溏者，肉苁蓉用量不宜过大。

羊脊骨粥

【来源】《太平圣惠方》。

【组成】羊连尾脊骨 1 条，肉苁蓉 30g，菟丝子 3g，粳米 60g，葱、姜、食盐、黄酒适量。

【制法用法】

1. 菟丝子酒浸 3 日，晒干，捣末。

2. 肉苁蓉酒浸一宿，刮去粗皮。

3. 将羊脊骨砸碎，用水 2.5L，煎取汁液 1L，入粳米、肉苁蓉煮粥。

4. 粥欲熟时，加入葱末等调料，粥熟，加入菟丝子末、20mL 料酒，搅匀，空腹食之。若作汤佐餐服用也可。

【功效】补肾阳，益精血，强筋骨。

【应用】肾阳虚弱证。适用于虚劳羸瘦，腰膝无力，头目昏暗。

【方解】本方所主之证为脾肾阳虚、肝肾亏损所致，治宜温肾阳、益肝肾、强筋骨。方中羊脊骨性味甘温，功能温肾补虚、强健筋骨，可用于肾阳虚冷、腰膝酸软、体衰羸瘦等症，故《饮膳正要》谓其"益肾明目，补下焦虚冷"，《本草纲目》谓其"补肾虚，通督脉，治腰痛"。肉苁蓉性味甘温，功能补肾助阳、暖腰膝、健筋骨、滋肝肾精血、润肠胃燥结，实为补阳之佳品，如《本草汇言》所说："温而不热，补而不峻，暖而不燥，滑而不泄。"菟丝子辛甘而平，功能补肝肾、益精髓，既补肾阳，又益肾阴，补而不峻，温而不燥，性平质润，为滋补肝肾之良药。尤以肝肾不足而兼精气不固者，更为多用。全方羊脊骨、肉苁蓉、菟丝子同用，入米为粥，甘美养胃，既温阳，又益精，凡虚劳羸瘵症皆宜。若作汤佐餐服用也可。

【使用注意】脾胃虚寒久泻者，应减肉苁蓉；大便燥结者，宜去菟丝子。

巴戟牛膝酒

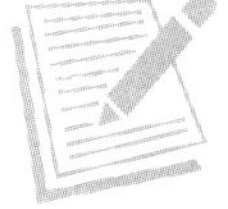

【来源】《备急千金要方》。

【组成】巴戟天 100g，怀牛膝 100g，白酒 1500mL。

【制法用法】

将以上两味药洗净，切碎，置容器中，加入白酒，密封，浸泡 20～30 天后，过滤去渣，即成。每日早、晚各服 15～30mL。

【功效】温肾阳，健筋骨，祛风湿。

【应用】肾阳虚弱证。适用于肾阳虚弱，阳痿不举，腰膝冷痛或风湿日久，累及肝肾，筋骨痿弱。

【方解】本方所治之证为肾阳不足、下元亏虚所致，治宜温补肾阳。方中巴戟天性味辛甘微温，功能补肾阳、强筋骨、祛风湿，其体润而不燥烈，故既能祛风除湿，又能补肾强骨，用于虚羸阳道不举、肾虚精滑、腰痛、脚膝痿软、小便不禁、女子宫冷不孕及风湿痹痛等。怀牛膝功能补肝肾、强筋骨，长于治疗腰膝疼痛、脚膝痿弱，与巴戟天配伍，意在增强补肾阳、健筋骨、祛风湿、除痹痛之功。二药浸于酒中，行气血，增药效，温补之力更著。对于不善饮酒者，也可将二物与羊骨、羊肉等炖服，其温补肝肾之功不减。腰膝冷痛者，可加肉桂、干姜；阳虚痿弱者，宜加肉苁蓉、五加皮。

【使用注意】本方温热，凡热盛阳亢者不宜饮用，夏天勿服或少饮。

补骨脂胡桃煎

【来源】《类证本草》。

【组成】补骨脂 100g，胡桃肉 200g，蜂蜜 100g。

【制法用法】

1. 将补骨脂酒拌，蒸熟，晒干，研末。

2. 胡桃肉捣为泥状。

3. 蜂蜜溶化煮沸，加入胡桃泥、补骨脂粉，和匀。

4. 收贮瓶内，每服 10g，黄酒调服，不善饮者开水调服。每日 2 次。

【功效】温肾阳，强筋骨，定喘嗽。

【应用】肾阳不足证。适用于肾阳不足，阳痿早泄，滑精尿频，腰膝冷痛，久咳虚喘等。

【方解】本方所治之证乃肾阳不足、肾气不固，或肾不纳气、肺气虚寒所致，治宜温肾阳、强筋骨、定喘嗽。方中补骨脂性温味辛，善能补肾助阳，为壮火益土之要药。凡肾虚阳痿、遗精、滑精、腰膝冷痛、虚寒喘嗽等属肾阳不足、下元虚寒者皆宜。胡桃肉性味甘涩而温，既能补肾助阳以益精，又能温肺纳气以定喘；既可用于肾气亏虚之腰痛脚软、尿频遗精等症，又可用于肺肾两虚之久虚嗽喘。方中以补骨脂配胡桃肉同用，既是肺肾同治，又温肾助阳，相须为用。《本草图经》谓“二物合服弥久，则延年益气，悦心明目，补添筋骨”。本方原名“补骨脂煎”，有改为丸剂者，名补骨脂丸，也有称之为“膏剂”者。方中胡桃仁原方去皮为用，若用于肺肾虚喘，也可连皮应用。《医林纂要》曰“胡桃仁连皮则能固能补，去皮则止于能行能润耳”。

【使用注意】痰火咳喘及肺肾阴虚之喘嗽忌用。

雀儿药粥

【来源】《太平圣惠方》。

【组成】雀儿 10 枚（剥去皮毛，剁碎），菟丝子 30g，覆盆子 30g，五味子 30g，枸杞子 30g，粳米 60g，酒 60mL。

【制法用法】

1. 菟丝子酒浸 3 日，晒干，捣为末。
2. 将覆盆子、五味子、枸杞子捣为末。
3. 将雀儿剥去皮毛及内脏，剁碎。
4. 雀肉以酒炒，入水 3 大盏，次入米煮粥，欲熟，下药末，搅转，入五味调匀，更煮熟，空腹食之。

【功效】补肝肾，益精血，壮阳气，暖腰膝。

【应用】肝肾亏虚证。适用于肝肾虚损，阳气衰弱，阳痿，遗精早泄，腰膝酸软，头晕眼花，耳鸣耳聋，尿频遗尿，妇女带下。也可用于老年人阳气不足者。

【方解】本方所主之证为肝肾虚损、阳气衰弱、筋骨不健所致，治宜补肝肾、益精血、壮阳气、健腰膝。方中雀儿乃麻雀，性味甘温，有壮阳益精、暖腰膝、缩小便之功，《养老奉亲书》用治"老人脏腑虚损羸瘦，阳气乏弱"，乃补肝肾、益精血之良药，对老年阳虚羸弱者，尤为适宜。枸杞子、菟丝子性味甘平，柔润而多液，既能补肾以益精，又可养肝以明目。覆盆子、五味子性味酸温，益肾涩精，固摄肾气，尤宜于肾阳不足、肾气不固、肾精亏损者。本药粥集五味滋补肝肾之品于一方，对阳气不足的老年人，有祛病延年之功。麻雀滋味鲜美，因其来源所限，方中之雀肉，可以鹌鹑肉、鸽子肉或鸡肉等代之。本方也可去粳米，炖汤食用，其功效主治相似。

【使用注意】本方功能壮阳，凡阴虚火旺、性功能亢进者不宜服用。

鹿鞭壮阳汤

【来源】《中国药膳学》。

【组成】鹿鞭 2 条，枸杞子 15g，菟丝子 30g，狗肾 100g，山药 50g，巴戟天 10g，猪肘肉 800g，母鸡肉 800g，黄酒 50mL，胡椒粉、花椒、食盐、生姜、葱白各适量。

【制法用法】

1. 鹿鞭发透后刮去粗皮杂质，剖开，再刮净内面的粗皮，洗净，切段。
2. 狗肾用油砂炒烫，用温水浸泡，洗净。
3. 猪肘肉、鸡肉洗净，切块。
4. 山药润软，切块。
5. 枸杞子、菟丝子、巴戟天用纱布袋装，口扎紧。
6. 葱洗净扎结，姜洗净拍破。
7. 锅内放入鹿鞭、姜、葱、绍酒，加清水约 1500mL，用武火煮沸 15 分钟，捞出鹿鞭，原汤不用，如此反复煮 2 次。
8. 砂锅中放入猪肘、鸡块、鹿鞭、狗肾，加清水适量，烧沸后，撇去浮沫，加入黄酒、姜、葱、花椒，移于文火炖 90 分钟左右，取出姜、葱、猪肘，再将山药片、药袋、食盐、胡椒粉、味精放入锅内。
9. 用武火炖至山药熟烂，汤汁浓稠。取汤碗 1 个，先捞出山药铺于碗底，再盛上鸡肉块，最后摆上鹿鞭，倒入汤汁即成，佐餐食用。

【功效】温肾壮阳，补血益精。

【应用】肾阳虚衰证。适用于肾阳衰惫，精血不足，阳痿遗精，早泄，腰酸膝软，畏寒肢冷，小便清长。

【方解】本方所治之证为肾阳虚弱、精血不足所致，治宜温肾壮阳、补益精血。方中鹿鞭为雄性马鹿的阴茎及睾丸，性味甘咸而温，功能补肾阳、益精血，本方乃取其壮阳强身之功，用以峻补肾阳。狗肾即狗鞭，为犬科动物雄性家狗带睾丸的阴茎，功能温肾壮阳、补益精髓，《本草从新》谓其"补虚寒，助阳事"，于方中助鹿鞭以补阳气、益精髓。善补阳者，必于阴中求阳，养阴能滋阳气之化源，故配以猪肘肉、肥母鸡等血肉有情之品以益精补血、滋补肝肾。又唯恐力有不专，故伍以温肾阳、强筋骨的巴戟天，补肝肾、益精血之菟丝子、枸杞子，直入肝、肾之经以益阴助阳。本药膳以温肾壮阳、益精补血、强身健体的药食合用，配伍严谨，营养丰富，为健身壮阳、益阴助阳之重剂，对于肾阳虚弱、精血不足所致的各种病证，鲜有不效者。

【使用注意】本膳功偏温补，凡阴虚火旺、虚热虚烦、潮热盗汗、心烦口干者，不宜服用。

杜仲腰花

【来源】《华夏药膳保健顾问》。

【组成】杜仲12g，猪肾250g，黄酒25mL，葱50g，味精1g，酱油40mL，醋2mL，干淀粉20g，大蒜10g，生姜10g，食盐5g，白砂糖3g，花椒1g，食用油100g。

【制法用法】

1. 杜仲以水300mL熬成浓汁，去杜仲。
2. 再加淀粉、黄酒、味精、酱油、白砂糖拌兑成芡糊，分成2份待用。
3. 猪腰子剖为两片，刮去筋膜，切成腰花，用芡汁调拌。
4. 生姜去皮，切片；葱洗净切成节，待用。
5. 炒锅烧熟，入油，烧至八成热，放入花椒烧香，再投入腰花、葱、姜、蒜，快速炒散，沿锅倾入芡汁与醋，翻炒均匀，起锅装盘即成，趁热佐餐食用。

【功效】补肾益精，健骨强体。

【应用】肾精亏虚证。适用于肾虚腰痛膝软，阳痿遗精，耳鸣眩晕，夜尿频多。还可用于肾炎、高血压、性功能低下者的膳食调理、辅助治疗。无病常食，具有强身健骨的滋养作用。

【方解】本方所治之证为肾虚所致，治宜补肾精、强筋骨。本方以杜仲、猪肾为主。猪肾具有补肾气、助膀胱等功能，常用于治疗肾虚腰痛、骨软脚弱、遗精盗汗等症，《名医别录》称其"和理肾气，通利膀胱"。杜仲甘温，入肝、肾经，能补肝肾、壮筋骨，《本草再新》认为其"充筋力，强阳道"。用猪肾益精滋血助阳，杜仲入肾经壮阳气，二者相伍，可阴阳并调，而以滋化阳气偏重，故全方为助阳健身为主之药膳方。

【使用注意】本膳作为佐餐，对于肾阳虽虚，而尚不甚严重者具有调养作用。阳虚较重者，则本方力有未逮，但若长服则可缓以收功，仍具有较好功效。阴虚火旺者非本方所宜。

虫草炖鲜胎盘

【来源】《实用食疗方精选》。

【组成】鲜胎盘1具，白果仁45g（在医生指导下使用），冬虫夏草10g，麻黄9g（在医生指导下使用），生姜9g。

【制法用法】

1. 新鲜胎盘割开血管，洗净。

2. 冬虫夏草温水洗净；银杏去壳，放入锅内，沸水煮熟，捞出，去皮膜，切两头，去心，焯去苦水；麻黄洗净，切碎，纱囊装好；生姜洗净，去皮、拍破。

3. 同放入砂锅内，加水适量，炖至胎盘熟烂，取出盛麻黄的纱袋，加入适量的食盐即可。

4. 每日早晨食用，5～7天为一疗程。

【功效】补益肺肾，定喘消痰，兼散寒宣肺。

【应用】肺肾虚寒证。适用于咳喘日久，痰多胸闷，呼多吸少，动则气喘尤甚，汗出，腰酸肢冷，小便频多等症。

【方解】本方所主之证为肺气虚、肾阳衰，兼有寒邪所致，治宜补益肺肾、定喘消痰、散寒宣肺。方中胎盘，又名紫河车，为补精血、益阳气之上品，有良好的益气养血、温肾补精之效。凡身体虚弱，羸瘦乏力，肺虚喘咳，劳嗽咯血，及肾阳不足，精血亏损等证，皆宜食用。冬虫夏草性味甘温，能益肾补肺、化痰止血，用于肾阳不足、身体衰弱，及久咳虚喘、劳嗽咯血，疗效可靠。本品既能补肾固本，又能补肺实卫，与胎盘或鸡、鸭、牛、羊肉炖服效果尤佳。白果仁味甘、苦、涩，性平，有敛肺消痰平喘等作用，对喘嗽痰多之证颇有疗效。麻黄辛散温通，善开肺气，散风寒而止咳平喘。白果与麻黄敛散相伍，既可增强定喘之效，又能宣散寒邪。方中诸药配伍，共奏补肺气、温肾阳、定喘嗽、消痰涎之功。

【使用注意】本方不宜用于痰热壅肺的实喘，方中白果大量食用或生食均易引起中毒，务必注意剂量适宜。咳嗽痰稠，咯吐不利者慎用。

第五节　补阴类

补阴类药膳适用于阴虚体质及病证。阴虚主要表现为精、津、阴液不足而致的枯燥、虚热、虚火等证，如形体羸瘦、口燥咽干、心烦少眠、骨蒸盗汗、两颧潮红、五心烦热等。常用药食如生地黄、沙参、麦门冬、枸杞子、龟甲、鳖甲、龟肉、海参、鸭肉等，药膳方如清蒸人参元鱼、生地黄鸡等。

清蒸人参元鱼

【来源】《滋补保健药膳食谱》。

【组成】活元鱼1只（约750g），人参3g，鸡翅250g，火腿、姜各10g，食用油、冬笋、香菇、葱各15g，黄酒15mL，清汤750mL，调料适量。

【制法用法】

1. 人参洗净，切斜片，用白酒浸泡，制成人参白酒液约6mL，拣出人参片备用。

2. 元鱼宰杀后去壳及内脏，洗净，剔下裙边备用，元鱼肉剁成4～6块。

3. 沸水锅内加少量葱、姜及黄酒，放入元鱼块烫去腥味，捞出用清水冲洗干净，沥干水。

4. 火腿、冬笋切片；香菇洗净，斜切成两半，与冬笋用沸水焯一下；葱切段，姜洗净拍破。

5. 将火腿片、香菇片、冬笋片分别铺于蒸碗底部，平铺一层元鱼肉放在中央，元鱼裙边排于周围，再放上剩余的火腿、冬笋、香菇、鸡翅及葱、姜、蒜、黄酒、黄盐、清汤、人参白酒液，上屉武火蒸1.5小时，至肉熟烂时取出。

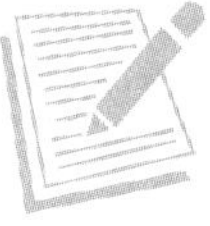

6. 将汤倒入另一锅内并拣去葱、姜、蒜，元鱼肉翻扣于大汤碗中。再将原汤锅置火上加味精、姜水、黄酒、食盐，调好味，烧沸，打去浮沫，滤去渣，再淋入少许明油，浇入元鱼肉碗内，人参片撒于其面上即成。单食或佐餐均可。

【功效】益气养阴，补虚强身。

【应用】气阴不足证。用于年老体弱、病后体虚，热病后阴津未复，肺结核、消渴之气阴不足所致的气短神疲、口燥咽干、不思饮食、潮热自汗、腰酸腿软、脉细虚数等。还可用于癌症及化疗后白细胞减少，或各种慢性消耗性疾病的药膳调理、辅助治疗。常人食用可强身健体，提高抗病能力。

【方解】本方所治之证为气阴两亏所致，治宜益气养阴。方中元鱼，即甲鱼，性味甘平，入肝经，能滋阴凉血。《随息居饮食谱》谓："甲鱼滋肝肾之阴，清虚劳之热。"本膳取其血肉之体滋阴补血。人参大补元气，生津止渴，《本草纲目》谓其"治男妇一切虚证"，配元鱼能气阴两补，增强滋阴益气作用。诸料相配，既有滋阴养血之力，又具补气养阴之效，且营养丰富，故对阴液不足的虚弱病人有良效。若气虚阴亏较甚者，可以养阴益气，清火生津的西洋参代人参，其清润之功尤佳。

【使用注意】本膳宜于气阴两虚、津液亏少的虚弱患者。若阴虚火旺、阴虚阳亢者，本方力有未及，不甚相宜。湿热内盛、阳虚内寒之体慎用。

益寿鸽蛋汤

【来源】《四川中药志》。

【组成】枸杞子 10g，龙眼肉 10g，制黄精 10g，鸽蛋 4 枚，冰糖 30g。

【制法用法】

1. 枸杞子洗净，龙眼肉、制黄精分别洗净，切碎，冰糖打碎待用。
2. 锅中注入清水约 750mL，加入上三味药物同煮。
3. 待煮沸 15 分钟后，再将鸽蛋打入锅内，冰糖碎块同时下锅，煮至蛋熟即成。
4. 每日服 1 剂，连服 7 日。

【功效】滋补肝肾，益阴养血。

【应用】肝肾阴虚证。适用于肝肾阴虚的腰膝软弱、面黄羸瘦、头目眩晕、耳鸣眼花、燥咳少痰、虚热烦躁、心悸怔忡。

【方解】本方所治之证为肝肾阴亏、精血不足所致，治宜滋补肝肾、益阴养血。方中枸杞子甘平，入肝、肾经，善滋阴补血、益精明目，用于眼目昏花、眩晕耳鸣、腰酸膝软等症。黄精甘平，入脾、肺、肾经，有补脾益肺、养阴润燥的作用。古以黄精为益寿延年的佳品，如李时珍引《神仙芝草经》云："黄精宽中益气，使五脏调和，肌肉充盛，骨髓坚强，其力倍增，多年不老，颜色鲜明，发白更黑，齿落更生。"在益精气、补阴血方面具有较好作用，常用于体虚乏力、心悸气短、肺燥干咳、消渴等症。龙眼肉功擅益心脾、补气血，用于心悸、健忘、贫血等症。三药相配，能大补五脏之阴，润燥生津。鸽蛋为蛋中上品，能补虚强身。再以冰糖甘甜清润辅之，使全方具有滋补肝肾、益阴补血、生津润肺的良好作用，故可用于肝肾阴虚、肺虚燥咳等。

【使用注意】阴虚内热而见骨蒸烦热、潮热盗汗之阴虚重者，本方力有不及。湿热壅盛者不宜服用。

生地黄鸡

【来源】《肘后备急方》。

【组成】生地黄 250g，乌雌鸡 1 只，饴糖 150g。

【制法用法】

1. 鸡宰杀去净毛，洗净治如食法，去内脏备用。
2. 将生地黄洗净，切片，入饴糖，调拌后塞入鸡腹内。
3. 将鸡腹部朝下置于锅内，于旺火上上笼蒸 2～3 小时，待其熟烂后，食肉，饮汁。

【功效】滋补肝肾，补益心脾。

【应用】肝肾阴虚证。适用于肝肾阴虚所致潮热盗汗，以及心脾不足所致心中虚悸、虚烦失眠、健忘怔忡。还可用于阴虚之体的积劳虚损、病后产后的患者。

【方解】本方所治之证为肝肾阴虚、心脾不足所致，治宜滋肝肾阴血、益心脾之气。方中重用生地黄，甘寒入肾，专能滋阴凉血，膳中意在以生地黄滋阴为主而大补肝肾之阴液，更以血肉之体的乌雌鸡滋补精血，与诸药配伍，既能以其鲜美可口而益脾胃，更以补精血而助滋肝肾之阴。故本膳配伍的药食能相辅相成，大滋阴精，益养气血，对属阴虚之体的积劳虚损，或病后产后患者，是一首味效俱佳的膳方。

【使用注意】凡肝肾阴虚、心脾精血亏损者均可食用，但脾气素弱、入食不化、大便溏薄者，因本膳偏于滋腻，不甚相宜。外感未愈，湿盛之体，或湿热病中不宜本膳，恐致恋邪益湿，原方并曰“勿啖盐”。

秋梨膏

【来源】《医学从众录》。

【组成】秋梨 3200g，麦门冬 32g，款冬花 24g，百合 32g，贝母 32g，冰糖 640g。

【制法用法】

1. 梨切碎，榨取汁，梨渣加清水再煎煮 1 次，过滤取汁，二汁合并备用。
2. 麦门冬、款冬花、百合、贝母加 10 倍量的水煮沸 1 小时，滤出药液，再加 6 倍量的水煮沸 30 分钟，滤出药汁，二液混合。
3. 将药液兑入梨汁，文火浓缩至稀流膏时，加入捣碎之冰糖末，搅拌令溶，再煮片刻。
4. 每服 10～15mL，每日 2 次，温开水冲服。

【功效】养阴生津，润肺止咳。

【应用】肺阴亏虚证。适用于阴虚肺热，咳嗽无痰，或痰少黏稠，甚则胸闷喘促，口干咽燥，心烦音哑等症。

【方解】本方所治之证为肺热伤津耗液所致，治宜养阴生津、润肺止咳。方中秋梨质润而多汁，性味甘、微酸而凉，功能生津润燥、清肺化痰，可生食，也可蒸煮、榨汁或熬膏食用。麦门冬、百合均为清润之品，功擅滋燥泽枯、养阴生津，对燥热伤肺、津枯阴耗者，可配伍应用。川贝母性凉而有甘味，止咳化痰，兼能润肺，肺虚久咳，痰少咽燥者甚宜。款冬花功能润肺下气、化痰止嗽，其药性虽温，但润而不燥。以上诸物与润肺止咳化痰的冰糖，炼膏服用，尤宜于阴虚肺燥之证。

【使用注意】梨性寒凉，凡脾胃虚寒、大便溏泄及肺寒咳嗽者不宜使用。且不宜与蟹同食，

否则易伤脾胃而致呕吐、腹痛、腹泻。

【附方】

润肺膏（《医方类聚》引《十药神书》） 由羊肺1具，干柿霜30g，真酥30g，杏仁（研碎）30g，绿豆粉30g，白蜜60g组成。先将羊肺洗净，再将五味药用水解薄打搅，令黏稠得所，灌入肺中，白水煮熟，如常服食。功效养肺益气、养阴润燥，适用于肺阴亏损、肺气虚弱的久咳肺燥、肺痿及虚劳咳嗽。

怀药芝麻糊

【来源】《中国药膳》。

【组成】怀山药15g，黑芝麻120g，粳米60g，鲜牛乳200mL，冰糖120g，玫瑰糖6g。

【制法用法】

1. 粳米淘净，水泡约1小时，捞出沥干，文火炒香。
2. 山药洗净，切成小颗粒。
3. 黑芝麻洗净沥干，炒香。
4. 上三物同入盆中，加入牛乳、清水调匀，磨细，滤去细茸，取浆液待用。
5. 另取锅加入清水、冰糖，烧沸溶化，用纱布滤净，糖汁放入锅内再次烧沸后，将粳米、山药、芝麻浆慢慢倒入锅内，不断搅动，加玫瑰糖搅拌成糊状，熟后起锅。
6. 早、晚各服1小碗。

【功效】滋补肝肾。

【应用】肝肾阴虚证。适用于肝肾阴虚，病后体弱，大便燥结，须发早白等。若长期服食，可强健身体，有延缓衰老，延年益寿之功。

【方解】本方所治之证为肝肾不足、病后体虚所致，治宜滋补肝肾。方中怀山药为健脾补肾益肺的亦食亦药之品，性味甘、平，养阴益气，对脾胃虚弱、消化不良、形体瘦削者，既能补脾气，又能养胃阴；对肺气、肺阴不足，咳喘少气，或虚劳咳嗽乏力者，既能补肺气，又能益肺阴，且又入肾而益肾阴，故为补脾、肺、肾三脏之佳品。方中重用之黑芝麻性味平和，补肝益肾，滋润五脏，其所含脂肪大部分为不饱和脂肪酸，对老年人有重要意义。与怀山药配伍同用，对肝肾阴虚、病后体弱，及中老年肝肾不足、大便燥结、须发早白者，尤为适宜。

【使用注意】方中芝麻重用，但芝麻多油脂，易滑肠，脾弱便溏者当慎用。

【附方】

珠玉二宝粥（《医学衷中参西录》） 由生山药60g，生薏苡仁60g，柿霜24g组成。将山药、薏苡仁捣成粗粒，加水煮至烂熟，再将柿霜调入，搅匀即可服食。可当主食食用。功能养肺益脾，止咳化痰。适用于脾肺阴亏，食欲不振，阴虚燥咳或虚劳咳嗽。

龟肉炖虫草

【来源】《四川中药志》。

【组成】龟肉250g，冬虫夏草30g，沙参90g，葱、食盐、食用油、味精各适量。

【制法用法】

1. 将龟宰杀，去头、足，除去内脏，洗净，放入瓦罐内。

2. 把冬虫夏草、沙参洗净后放入龟肉罐中，加水适量。

3. 先用武火煮沸，然后以文火慢煮至龟肉熟透，加入食用油、食盐、葱、味精调味。饮汤吃肉。

【功效】补肾益肺，滋阴养血。

【应用】肺肾阴虚证。适用于肺肾两虚的久咳、咯血、骨蒸潮热、头晕耳鸣、腰膝酸软，盗汗遗精，或肺痨咯血等。

【方解】本方所治之证乃肺肾阴虚所致，治宜补益肺肾、滋阴养血。方中龟肉性味甘咸而平，能益阴补血，有治骨蒸痨热、吐血衄血、肠风血痔、阴虚血热之功能。凡阴虚骨蒸、咳嗽痰血及久疟等属于阴虚者，可选用之。沙参，即北沙参，性味甘而微寒，功能养阴润肺、养胃生津，善补五脏之阴，尤专补肺阴，宜用于老年人久咳而有阴虚肺热及热病后期，燥热伤阴，肺阴、胃阴不足者。冬虫夏草既养肺阴，又补肾阳，为平补阴阳之品，虽然性味甘温，却甚和缓，对肺肾两虚的喘咳气急、久咳不愈，或痨嗽痰中带血者皆宜。方中以乌龟肉与冬虫夏草、沙参文火炖用，补肾益肺，滋阴养血功用更著。

【使用注意】本方功能滋补阴血，凡肝肾虚寒、食少便溏，外感、痰湿咳嗽者不宜服用。

鳖鱼补肾汤

【来源】《补药和补品》。

【组成】鳖鱼 1 只，枸杞子 30g，怀山药 30g，女贞子 15g，熟地黄 15g。

【制法用法】将鳖鱼去肠杂及头、爪，洗净，与诸药共煮至肉熟，弃药调味。食肉饮汤。

【功效】滋补肝肾。

【应用】肝肾阴虚证。适用于肝肾阴虚所致的腰膝酸痛、遗精、头晕眼花等。

【方解】本方所治之证乃肝肾阴虚所致，治宜滋补肝肾之阴。方中鳖鱼与滋补肝肾中药同用。鳖鱼鱼肉鲜美，营养丰富，为著名的滋补水产品，性平味甘，有滋阴、凉血、益肾、健骨等功效。枸杞子性味甘平而质润，善滋补肝肾之阴；怀山药性味甘平，既补肾精，又益肺脾；熟地黄甘温滋润，入肝肾而补阴血，为治肝肾阴虚之要药，且能填精益髓；女贞子味甘性凉，善补肝肾之阴，为清补之品。枸杞子、怀山药平补肝肾，熟地黄甘温，女贞子清补，诸药相合，与滋阴凉血的鳖肉煮汤食用，功擅滋补肝肾，凡慢性久病见肝肾阴虚、腰膝酸软，或年老体虚见阴虚症状者均宜。

【使用注意】本药膳功专养阴，滋腻黏滞，凡脾胃虚寒、便溏食少者忌服用。

【附方】

鳖鱼滋肾汤（《四川中药志》）　由鳖鱼 1 只（300g 以上者），枸杞子 30g，熟地黄 15g 组成。将鳖鱼放沸水锅中烫死，剁去头爪，揭去鳖甲，掏去内脏，洗净，切成小方块，放入铝锅内；再放入洗净的枸杞子、熟地黄，加水适量，武火烧开，改用文火炖熬至鳖肉熟透即成。如常食用，可佐餐，可单食。功能滋阴补肾，适用于肝肾阴虚所致腰膝酸软、头晕眼花等症。

滋养胃阴粥

【来源】《常用特色药膳技术指南（第一批）》。

【组成】太子参 6g，石斛 10g，麦门冬 6g，生地黄 10g，陈皮 3g，枸杞子 20g，大米 200g。

【制法用法】

1. 将太子参、麦门冬、枸杞子洗净，水泡透备用。

2. 将生地黄、石斛、陈皮装入纱布包内放入锅中，加入 3L 清水，浸泡 40 分钟。

3. 大米、太子参、麦门冬放入锅中，大火煮开后改文火熬煮，在大米煮至七成熟时放入枸杞子，熬煮 2 小时，取出纱布包即可食用。

【功效】滋养胃阴

【应用】适用于胃阴亏虚证的各类人群，常表现为胃痛隐作、灼热不适、嘈杂似饥、食少口干、大便干燥、舌红少津、脉细数。亚健康或健康人群用作日常食养保健。

【方解】本方所主为胃阴亏虚、胃失和降、虚热内扰之证，治宜滋阴润燥。方中太子参味甘、微苦，性平，归脾、肺经，有益气健脾、生津润肺之功效。石斛又名万丈须，《本草纲目》中评价石斛“强阴益精，厚肠胃，补内绝不足，平胃气，长肌肉，益智除惊，轻身延年”；民间称其为“救命仙草”。麦门冬甘、微苦，微寒，具有润肺清心、泄热生津、化痰止呕、治嗽行水之功效。生地黄性味甘、苦而凉，有治阴虚发热、消渴、吐血、衄血、血崩、月经不调、胎动不安、阴伤便秘之功效。陈皮味苦、辛，性温，用于脘腹胀满、食少吐泻、咳嗽痰多，有理气健脾、燥湿化痰之功效。枸杞子性味甘、平，用于肝肾阴虚证，本品质润，平补肝肾，有滋补强壮作用，凡肝肾阴虚诸证均可应用。

【使用注意】头身困重、口淡不渴、痰多质稠、大便溏泄、小便不利等一系列湿浊内盛症状者禁食；糖尿病患者禁食。

银杞明目汤

【来源】《常用特色药膳技术指南（第一批）》。

【组成】银耳 15g，枸杞子 15g，茉莉花 24 朵，鸡肝 100g，水豆粉 3g，黄酒 3mL，姜汁 3g，食盐 3g。

【制法用法】

1. 将鸡肝洗净，切成薄片焯水备用；银耳洗净，撕成小片，用清水浸泡焯水备用；茉莉花择去花蒂，洗净，淡盐水浸泡 15 分钟备用；枸杞子洗净待用。

2. 将锅置于火上，放入清汤，加入黄酒、姜汁、食盐，随即下银耳、鸡肝、枸杞子烧沸，撇去浮沫，待鸡肝刚熟，装入碗内，将茉莉花撒入碗中即可。

3. 早、晚佐餐食用。

【功效】补肝益肾，滋阴明目。

【应用】适用于阴血亏虚所致的视物模糊、两眼昏花等症。亚健康或健康人群用作日常食养保健。

【方解】本方所主为肝肾阴虚所致视疲劳或老视之证，常表现为：①视疲劳：久视近物后，出现视物模糊、眼胀痛、干涩，兼见头晕目眩、耳鸣、腰其酸软；②老视：出现阅读等近距离工作困难，视物模糊，一般开始发生在 40～50 岁者。治宜补肝益肾，滋阴明目。方中银耳味甘、淡，性平，无毒，既有补脾开胃的功效，又有益气清肠、滋阴润肺的作用。银耳富有天然植物性胶质，外加其具有滋阴的作用，是可以长期服用的良好润肤食品。枸杞子性味甘、平，质润，平补肝肾，有滋补强壮作用，凡肝肾阴虚诸证均可应用，有滋补肝肾，益精明目之功效。茉莉花味辛、甘，性温，用于下痢腹痛、目赤红肿、疮毒，有理气、开郁、辟秽、和中之功效。

【使用注意】肝火旺盛者慎食；风寒咳嗽及湿热酿痰致咳者，外邪实热、脾虚有湿及泄泻者禁食。

第六节　气阴双补类

气阴双补类药膳适用于气阴两虚体质和病证。气阴两虚常见于热性病过程中，热在气分，汗出不彻，久而伤及气阴，或热盛耗伤津液，气随液脱，或温热病后期及内伤杂病，真阴亏损，元气大伤，也可见于某些慢性消耗性疾病，主要表现为气阴两虚的见症，如口渴、气短乏力、自汗、动则加重、口干舌燥、多饮多尿、五心烦热、大便秘结、腰膝酸软、舌淡或红暗、或边有齿痕、苔薄白少津、或少苔、脉细弱等。常用药食如黄精、西洋参等，药膳方如生脉饮等。

生脉饮

【来源】《备急千金要方》。

【组成】人参 10g，麦门冬 15g，五味子 10g。

【制法用法】水煎，取汁，不拘时温服。

【功效】益气生津，敛阴止汗。

【应用】气阴两伤证。适用于温热、暑热之气阴两伤所致的体倦乏力、气短懒言、汗多神疲、咽干口渴、舌干红少苔、脉虚数，或久咳伤肺、气阴两虚之气弱、口渴自汗等。

【方解】本方所治之证为气阴两伤所致，治宜益气养阴生津。方中人参性味甘温，益气生津，为大补人身元气的第一要药。麦门冬味甘性寒，具有养阴清热、润肺生津之功。两药相配，则益气养阴之功益彰。五味子性味酸温，功能敛肺止汗、生津止渴。三药合用，一补一清一敛，共奏益气养阴、生津止渴、敛阴止汗之功。使气复津生，汗止阴存，脉得气充，则可复生，故名“生脉”。至于久咳肺虚、气阴两伤证，取其益气养阴、润肺止咳，以求本图治，使气阴恢复、肺润津生，诸证悉除。

【使用注意】外邪未解，或暑病热盛，气阴未伤者，不宜用本方。

第二十章
养生保健类

扫一扫，查阅本章数字资源，含PPT、音视频、图片等

养生保健类药膳，是指具有扶正固本、增强体质、防治疾病、养颜美容、聪耳明目、调养精气、健脑益智、延年益寿等作用，并可使生理或心理健康得到增强和维护的药膳。中医经典著作《黄帝内经》载“五谷为养，五果为助，五畜为益，五蔬为充，气味合而服之，以补精益气”，即为药膳补益之道。唐朝著名医学大家孙思邈认为“凡欲治疗先以食疗，既食疗不愈，后乃用药尔”，充分指出药膳不仅是一门历史悠久的饮食文化，更是一种有益健康、防病强体的自然疗法，而且也是养生保健最具特色的内容之一。

根据不同体质人群的健康要求，养生保健药膳可分为健美减肥、美发乌发、润肤美颜、延年益寿、明目增视、聪耳助听、益智健脑、增力耐劳 8 类。

第一节　健美减肥类

健美减肥药膳是具有保持形体优美、减轻或消除肥胖功效的药膳。肥胖主要由水湿内生、痰饮停聚、脾肾阳虚所致，故本类药膳多以利水化湿、健脾消食、补气助阳等药食为主组成。常用药食有薏苡仁、茯苓、泽泻、山楂等，药膳方如荷叶减肥茶、茯苓豆腐等。

荷叶减肥茶

【来源】《华夏药膳保健顾问》。

【组成】荷叶 60g，生山楂 10g，生薏苡仁 10g，橘皮 5g。

【制法用法】

1. 将鲜嫩荷叶洗净晒干，研为细末。
2. 其余各药亦晒干研为细末，混合均匀。
3. 以上药末放入开水瓶，冲入沸水，加塞，泡约 30 分钟后即可饮用。
4. 以此代茶，日用 1 剂，水饮完后可再加开水浸泡。连服 3～4 个月。

【功效】理气行水，消食导滞，降脂减肥。

【应用】脾虚湿盛（肥胖）证。适用于脾虚湿盛所致纳呆、体倦怠动、舌苔厚腻、单纯性肥胖、高脂血症等。

【方解】本方所主为脾运失健、痰气交阻所致的脂肪堆积、形体肥胖之证，治宜健脾消食、升清降浊、降脂减肥。方中荷叶味苦、涩，性平，入肝、脾、胃经，有利水湿、升清阳、清热解暑等作用。薏苡仁长于健脾利湿，为脾虚湿停者常用之药，可与荷叶共奏健脾利湿、降脂减肥之功。山楂味酸甘，是消食化积、散瘀行滞的良药。橘皮具有理气健脾、燥湿化痰的作用。根据上述组方原理，本膳不仅能用于单纯性肥胖、高脂血症，还可以作为糖尿病、脂肪肝、胆石症等病症患者的日常保健品。

【使用注意】本药膳方多寒凉之药，故肥胖患者见有阴虚征象者不宜食用，恐利水更伤阴津；若阳虚较重，则本方温阳乏力，亦不宜用。另须注意荷叶畏桐油、茯苓、白银。

茯苓豆腐

【来源】《家庭中医食疗法》。

【组成】茯苓粉 30g，松子仁 40g，豆腐 500g，胡萝卜、菜豌豆、香菇、玉米、蛋清、食盐、黄酒、原汤、淀粉各适量。

【制法用法】

1. 豆腐用干净棉纱布包好，压上重物以沥除水。
2. 干香菇用水发透，洗净，除去柄上木质物，大者撕成两半。
3. 菜豌豆去筋，洗净，切作两段。
4. 胡萝卜洗净切菱形薄片；蛋清打入容器，用起泡器搅起泡沫。
5. 将豆腐与茯苓粉拌和均匀，用盐、酒调味，加蛋清混合均匀，上面再放香菇、胡萝卜、菜豌豆、松仁、玉米粒，入蒸笼用武火煮 8 分钟，再将原汤 200g 倒入锅内，用盐、酒、胡椒调味，以少量淀粉勾芡，淋在豆腐上即成。
6. 佐餐食用。

【功效】健脾化湿，消食减肥。

【应用】脾虚湿盛（肥胖）证。适用于脾虚所致肥胖、脘腹胀满、食欲不振、二便不畅、浮肿、舌苔腻、脉细滑等。亦可用于糖尿病。

【方解】该方以茯苓、松子仁、豆腐为主组成。其中茯苓味甘淡，性平，入心、脾、肺经，功能健脾和中、淡渗利湿，常用于治疗痰饮停聚、水湿潴留所致的小便不畅、浮肿、食欲不振、消化不良等症。豆腐甘凉，能益气和中、生津润燥、清热解毒，是高营养、高矿物质、低脂肪的减肥食品，所含丰富的蛋白质可以增强体质和增加饱腹感，适合于单纯性肥胖者食用。豆腐制品如豆腐干、油豆腐、豆腐皮中的蛋白质含量更高于豆腐，且都是减肥最佳食品。以三物为主配伍，起减肥降脂之效。茯苓得豆腐，能健中气而复脾之运化；松子仁配茯苓，则宽肠胃而促大便下行，脾胃健运水湿得化，故能减肥消脂。

【使用注意】本药膳方偏于寒凉，故阳虚肥胖者不宜服用。

参芪鸡丝冬瓜汤

【来源】《中华临床药膳食疗学》。

【组成】鸡脯肉 200g，党参 6g，黄芪 6g，冬瓜 200g，黄酒、食盐、味精各适量。

【制法用法】

1. 先将鸡脯肉洗净，切成丝。
2. 冬瓜削去皮，洗净切片。
3. 党参、黄芪用清水洗净。

4. 砂锅置火上，放入鸡肉丝、党参、黄芪，加水500mL，小火炖至八成熟，再氽入冬瓜片，加精盐、黄酒、味精，仍用小火慢炖，待冬瓜炖至熟烂即成。

5. 单食或佐餐用。

【功效】健脾补气，轻身减肥。

【应用】脾虚气弱证。适用于脾虚气弱型肥胖，症见体倦怠动、嗜睡易疲、食少便溏，或见头面浮肿、四肢虚胖、脉细等。

【方解】方中党参、黄芪为健脾益气之要药。《本草正义》谓党参“补脾养胃，润肺生津，健运中气，本与人参不甚相远。其尤可贵者，则健脾运而不燥，滋胃阴而不湿，润肺而不犯寒凉，养血而不偏滋腻，鼓舞清阳，振动中气，而无刚燥之弊”；黄芪补气升清，走表而利水湿，《本草正义》谓其“补益中土，温养脾胃，凡中气不振，脾土虚弱，清气下陷者最宜”，现代药理研究显示黄芪中含有糖类、黏液质、胆碱、甜菜碱、叶酸、多种氨基酸等物质，有显著的强心利尿作用。党参、黄芪相配，力能健中补脾，运化水湿而减肥。鸡脯肉能补益气血，补脾和胃，与党参、黄芪相合，则补力益彰。冬瓜甘淡而凉，长于利水消痰、清热解毒，常用于水肿、胀满、脚气、喘咳等病症，与健脾补气药食相伍，既能利湿而助脾，又能祛水而减肥。诸药配伍，有平补中焦、益气除湿之效，故可用于气虚肥胖之证。

【使用注意】本膳力缓效平，应较长时间服用方有佳效。本膳减肥原理在于益气健脾，对于脾气尚健，食欲较好，或阳虚湿盛之肥胖患者不甚适宜。

麻辣羊肉炒葱头

【来源】《中华临床药膳食疗学》。

【组成】瘦羊肉200g，葱头100g，生姜10g，食用油50g，川椒、辣椒各适量，食盐、味精、黄酒、醋各少许。

【制法用法】

1. 先将瘦羊肉洗净，切成肉丝。

2. 生姜洗净，刮去皮，切成姜丝。

3. 葱头洗净，切片。以上配料加工好备用。

4. 将炒锅置火上，放入素油烧热，投入适量川椒、辣椒（因人耐辣口味而定用量），炸焦后捞出。

5. 再在锅中放入羊肉丝、姜丝、葱头煸炒，加入精盐、味精、黄酒、醋等调味，熟透后收汁，出锅即成。

6. 佐餐食用。

【功效】温阳化湿，利水减肥。

【应用】阳虚水停（肥胖）证。适用于阳虚水停所致肥胖，症见畏寒肢冷、怠动嗜卧、尿清便溏、肢腹虚浮等。

【方解】方中主料羊肉味甘性温，能助元阳、补精血、疗肺虚、益劳损，是一种滋补强壮药食，功能益气养血、温中补虚，用于虚劳羸瘦、虚冷腹痛、中虚反胃等症，在本膳中起温阳减肥作用。葱头辛温，能温通经脉，通阳宣肺，祛风达表。生姜、川椒、辣椒辛热，与羊肉、洋葱共用，更能温阳散寒，除湿化水，减肥降脂。

【使用注意】本膳为热性食品，阴虚火旺者不宜。

茯苓饼子

【来源】《儒门事亲》。

【组成】白茯苓 120g，精白面 60g，黄蜡适量。

【制法用法】

将茯苓粉碎成极细末，与白面混合均匀，加水调成稀糊状，以黄蜡代油，制成煎饼，当主食食用。每周食用 1～2 次。

【功效】健脾抑胃，减食减肥。

【应用】胃强脾弱证。适用于胃强脾弱所致的单纯性肥胖、多食难化、体倦怠动、脉细等。

【方解】方中重用茯苓，其味甘淡、性平，具有健脾和胃、宁心安神、渗湿利水之功用，因其药性缓和，可益心脾、利水湿，补而不峻，利而不猛，既可扶正，又可祛邪，在本方中起健脾助运、运转水湿脂肪的作用。所用黄蜡，颇有创意，制饼本应油煎，此膳以蜡代油，不含任何营养素，食后反而有饱腹感，有抑制食欲作用。此方原为古人“辟谷绝食”之用，盖黄蜡有饱腹作用。白面合茯苓，可维持人体必需养分，不食而不致缺乏营养。三味配合，实为精思妙想，有健脾消食、抑胃减肥作用。

【使用注意】本方原为“辟谷”而设，食后可致食欲降低，凡营养不良、贫血、脾虚食欲不振、神经性厌食等禁用。食用本膳后食欲下降，可任其自然，但必须防治胃肠空虚，原书嘱常用少许芝麻汤、米汤等，“小润肠胃，无令涸竭”。有饥饿感时再进正常饮食。老年人脱肛和小便多者不宜服食。

【附方】

茯苓粥（《圣济总录》） 由白茯苓（研末）20g，粳米 100g 组成。粳米淘净煮粥，将熟即下茯苓末。空腹食之。功能健脾益胃，利水消肿。适用于单纯性肥胖，老年性浮肿，脾虚泄泻，小便不利，水肿等。

鲤鱼汤

【来源】《备急千金要方》。

【组成】鲤鱼 1 条（重 500g），白术 15g，生姜、白芍、当归各 9g，茯苓 12g。

【制法用法】

1. 鲤鱼去鳞片、肚肠，洗净，备用。

2. 将后五味切成黄豆大小碎块，加水熬取汁，去药渣，以药汁煮鱼，鱼熟后加入调味品。

3. 食鱼喝汤，每日分 3～5 次服完。

【功效】健脾养血，利水减肥。

【应用】脾虚痰盛（肥胖）证。适用于妇人肝脾两虚，血虚水气不化所致痰湿型肥胖，症见小便不利、头晕、四肢浮肿等。

【方解】方中鲤鱼下气利水，当归养肝血以营经，白芍敛阴以柔肝，白术健脾以制湿，茯苓健脾利水。熬鱼汁以煮药，使肝血充，肝气调和；脾气化，水湿得运。肝脾气调，小便通利，痰湿水气自小便而去，则浮肿肥胖得消。

【使用注意】历代医家对本方的运用范围均有扩展，近年来用于减肥，适用于肝脾不足、水气不化的痰湿型肥胖患者。食物相克，《本草纲目》曰：“小豆不可与鲤鱼同食，麦酱和鲤鱼食生

口疮。”

【附方】

1. 鲤鱼汤（《饮膳正要》） 由大鲤鱼 1 条，赤小豆 50g，陈皮 6g（去白），小椒 6g，草果 6g 组成。入五味调和匀，煮熟，空腹食之。功能醒脾燥湿，利水消肿。适用于肥胖属脾虚而寒湿明显者，以及水肿、寒湿黄疸。

2. 鲤鱼汤（《古今医统大全》） 由鲤鱼 1 条（去肠肚鳞片），赤茯苓、猪苓、泽泻、杏仁、紫苏各 30g 组成。先用水煮鱼取汁，去鱼，入药煮汤。食前温服 1 盏，鱼亦食之。功能利水渗湿，宣肺化水。适用于肥胖见有浮肿、喘急、小便涩、大便难者。

3. 乌鲤鱼汤（《世医得效方》） 由乌鲤鱼 1 条，赤小豆、桑白皮、白术、陈皮各 30g，葱白 5 根组成。用水 3 碗同煮，不可入盐。先吃鱼，后服药。功能行气消肿，适用于肥胖而四肢浮肿明显者。

健美茶

【来源】《家庭药茶》。

【组成】普洱茶、乌龙茶、莱菔子、茯苓。

【制法用法】有市售成药。每次 1 小袋，放入茶杯中用开水冲泡，2～3 分钟后即可饮用。每日饮用 2 袋。

【功效】利水化痰，祛脂减肥。

【应用】痰浊壅盛（膏脂型肥胖）证。适用于痰浊壅盛所致的胃脘痞闷、肥胖、头昏、舌苔厚腻等。

【方解】本方中普洱、乌龙等茶均是消脂减肥之佳品，《茶经》等书记载“茶能清热止渴，下气除痰，醒睡，消食解腻，清头目，利小便。热饮宜人。久饮损人，去人脂，令人瘦”。茶消脂减肥、醒神利尿功效早已被人们所认识，《本草纲目拾遗》中就有“普洱茶味苦性刻，解油腻牛羊毒……刮肠通泄”的记载，其中就提到了普洱茶解油腻、减肥的功效。现代临床试验证明，云南普洱茶对减少类脂化合物、胆固醇含量有良好效果。配伍莱菔子、茯苓，则增加了健脾消食功效，减肥疗效更著。

【使用注意】不宜过多饮用，不宜冷饮，不宜空腹饮用。失眠患者忌用。食物相克，不宜与韭菜同食。

谷芽山楂粥

【来源】《食疗烹苑》。

【组成】山楂 50g，酸梅 20g，谷芽 50g，麦芽 50g，冰糖适量。

【制法用法】加入清水 8 碗煮 45 分钟，加入冰糖溶化即可。

【功效】健胃消食，消积导滞。

【应用】胃气虚证。适用于胃虚所致的纳呆、脘腹胀满、口渴、大便不畅等。

【方解】谷芽山楂粥消暑开胃，消积导滞，减脂降脂。方中山楂味酸甘，微温，入脾、胃、肝经。具有消滞开胃、助消化的功效，最宜食积不化者服用，在夏天饮用还可开胃消滞、止渴生津、增进食欲。临床研究证实，山楂能显著降低血清胆固醇及甘油三酯的含量，有效防治动脉粥样硬化。酸梅具有敛肺止咳、生津止渴、涩肠止泻、开胃消滞的功效，对于肺虚久咳、津少口渴、不思饮食者尤为适宜。麦芽，甘，平，归脾、胃经，能行气消食，健脾开胃。本膳方适用于中央型肥胖（俗称“啤酒肚”），这类人食量多，但消化功能较弱，以致食物残渣充斥肠胃之间食积不化。

【使用注意】适宜脾胃虚弱积食的肥胖体质。

双瓜菜窝头

【来源】《减肥瘦身药膳食疗》。

【组成】冬瓜 300g，红薯 200g，玉米粉 100g，食盐 5g，葱 10g，姜 10g。

【制法用法】

1. 冬瓜去皮后斩成细末。
2. 红薯斩成细泥，加葱、姜、盐、玉米粉调匀。
3. 将菜窝头捏好后，上笼用旺火蒸 20 分钟即成。

【功效】清热生津，利水减肥。

【应用】气津两虚（肥胖）证。适用于气津两虚所致的肥胖、口渴欲饮、大便不畅、脉细数等。

【方解】红薯中含有多种人体需要的营养物质，含热量非常低，可起到减肥作用。红薯含有一种类似雌性激素的物质，对保护人体皮肤、延缓衰老有一定的作用；还含有较多食物性纤维素，在肠中可吸收大量的水分，能促进排泄并预防便秘。另外，红薯是碱性食物，可调节米面及肉类食品的生理酸性，防止肥胖症、高血脂等病的发生。冬瓜是一种药食兼用的蔬菜，具有润肺生津、化痰止渴、利尿消肿、清热祛暑、解毒排脓的功效。以上诸料合用共奏清热生津、消肿止渴、宽中、润肤、减肥之功效。

【使用注意】大便溏泄者忌用。

清爽茶

【来源】《减肥瘦身药膳食疗》。

【组成】干荷叶 3g（鲜品 10g），生山楂 5g，普洱茶 2g。

【制法用法】

1. 将荷叶洗净，切成细丝；生山楂洗净切丝备用。
2. 将荷叶丝、生山楂丝、普洱茶放入茶壶中，少量沸水冲入，摇晃数次迅速倒掉沸水。以洗茶。
3. 将 90℃～100℃沸水冲入壶中，盖上盖子，浸泡 10 分钟后即可饮用。待茶水将尽，再冲入沸水浸泡续饮。

【功效】清热，活血，降浊，消脂。

【应用】脾气虚证。适用于气虚脾失健运，以食少、腹胀、大便溏薄、神疲、肢体倦怠、舌淡脉弱等为常见症的证候。

【方解】方中荷叶味苦、涩，性平，入肝、脾、胃经，有利水湿、升清阳、清热解暑等作用。山楂能显著降低血清胆固醇及甘油三酯的含量，有效防治动脉粥样硬化。酸梅具有敛肺止咳、生

津止渴、涩肠止泻、开胃消滞的功效，对于肺虚久咳、津少口渴、不思饮食者尤为适宜。普洱茶解油腻，有减肥的功效。

【使用注意】脾胃虚而无积滞者，便溏者不宜饮用，孕妇慎用。

第二节　美发乌发类

美发乌发药膳是具有保持和促使头发黑密亮泽、防止头发折损脱落等功效的药膳。本类药膳由滋养肝肾、培补精血的药食为主组成，常用药食有何首乌、黑芝麻、黑豆等，药膳方如蟠桃果、玉柱杖粥等。

蟠桃果

【来源】《景岳全书》。

【组成】猪腰2只，芡实60g，莲子肉（去心）60g，大枣肉30g，熟地黄30g，胡桃肉60g，大茴香10g。

【制法用法】

1. 将猪腰洗净，去筋膜。
2. 大茴香为粗末，掺入猪腰内。
3. 猪腰与莲子、芡实、枣肉、熟地黄、胡桃肉同入锅。
4. 加水，用大火煮开，改为文火炖，至猪腰烂熟为止。加盐及其他调味品食。
5. 饮汤，1日内服完。连用7日。

【功效】补脾滋肾，美颜乌发。

【应用】脾肾亏虚证。适用于脾肾亏虚所致的精气不足、须发早白、腰酸腿软、男子遗精、女子带下等。

【方解】方中以猪腰、莲子肉、胡桃肉等药食为主料。其中核桃仁自古以来就是美容佳品，《开宝本草》谓其“令人肥健，润肌，黑须发”，唐代医家孟诜认为“常服令人能食，骨肉细腻光滑，须发黑泽，血脉通润”。用猪腰是取“以脏补脏”之意，两味合用，可使皮肤润泽细腻光滑、富有弹性，对头发早白、干枯不荣者则有乌发、润发作用。芡实具有滋补强壮、补中益气、固肾涩精、补脾止泻、益肾止渴、助气培元之功能。莲子具有清心醒脾，补脾止泻，养心安神明目，健脾补胃，止泻固精，益肾涩精止带，滋补元气之功效。莲子肉、芡实、大枣均为健脾之品，有滋养后天之本、益气健脾补血作用。以上诸药合用，有强肾健脾之效，从根本上消除毛发和肌肤失荣。坚持服用，有乌发美容之效。

【使用注意】本药膳方适于脾肾亏虚的体质。中满痞胀及大便燥结者，忌服。不能与牛奶同服，否则加重便秘。

【附方】

猪肾核桃（《中华临床药膳食疗学》） 由猪肾1对，杜仲30g，沙苑蒺藜15g，核桃肉30g组成。上药和猪肾加水，煮至猪肾熟烂，蘸细盐食猪肾及核桃肉。功能滋阴补肾，适用于肾虚脱发或须发早白，以及肾虚不固的遗精盗汗等。

玉柱杖粥

【来源】《医便》。

【组成】槐子 10g，五加皮 10g，枸杞子 10g，破故纸 10g，怀熟地 10g，胡桃肉 20g，燕麦片 100g。

【制法用法】

1. 将槐子、破故纸、胡桃肉炒香，研末。
2. 将五加皮、熟地黄加水煎煮，去滓，留取药液。
3. 再用药液和枸杞子、麦片共熬粥，粥成后，撒入槐子、破故纸、胡桃肉末。
4. 随量食用。食用时可加入适量白糖调味。

【功效】填精益肾，乌须黑发，延年益寿。

【应用】肾阴亏虚证。适用于肾阴亏虚所致的毛发枯焦，脱发落发，皮肤干燥，大便干结，脉细等。

【方解】本方原名“玉柱杖”，剂型为蜜丸。本膳在原方基础上减去没食子、沉香、大茴香，并以燕麦片加工成粥。不仅保留了原方功效，且味香爽口。方中熟地黄、枸杞子、胡桃肉、破故纸均为滋补肝肾之品，久食能养益精血。槐子又名槐角，《抱朴子》谓其“主补脑，久服令人发不白而长生”。由于槐子含蛋白质和胶质，服后有饱腹感，且有足够营养维持生理活动，故又是瘦身减肥通便的佳品。熟地黄味甘，微温，归肝、肾经，有滋阴补血、益精填髓的功效，用于肝肾阴虚、腰膝酸软、骨蒸潮热、盗汗遗精、内热消渴、血虚萎黄、心悸怔忡、月经不调、崩漏下血、眩晕、耳鸣、须发早白等。燕麦一味，古人已经发现其“久食甚宜人，头发不白，补虚劳，壮血脉，益颜色，实五脏，止泄，令人肥白滑肌”，更是乌须黑发、降脂减肥的必用之品。以上诸药合在一起共奏填精益肾、乌须黑发、延年益寿之效。

【使用注意】本药膳方阳虚体质者禁服。

【附方】

菟丝子粥（《药粥疗法》）　由菟丝子 30～60g（新鲜者可用 60～120g），粳米 100g，白糖适量组成。将菟丝子捣碎，加水煎取汁，去滓后入米煮粥，粥将成时加入白糖。早、晚 2 次服食。7～10 天为一疗程。功能补肾益精，乌发明目，适用于肝肾不足所致的须发早白、腰膝酸痛、小便频数。

七宝美髯蛋

【来源】《本草纲目》卷十八引《积善堂经验方》。

【组成】白茯苓 60g，怀牛膝 30g，当归 30g，枸杞子 30g，菟丝子 30g，补骨脂 40g，生鸡蛋 10 个，大茴香 6g，肉桂 6g，茶叶 3g，葱、生姜、食盐、白糖、酱油各适量。

【制法用法】

1. 将上述诸料一齐放入砂锅内，加适量水。
2. 用武火煮沸，再改用小火慢煮 10 分钟，取出鸡蛋，剥去蛋壳，再放回汤内用小火煮 20 分钟即可。每日食 2～3 个鸡蛋。
3. 鸡蛋食完后，含药的卤水可重复使用 3～4 次，每次加入鸡蛋 10 个同煮。但卤水须冷藏防腐，每次煮蛋须稍加调味品。

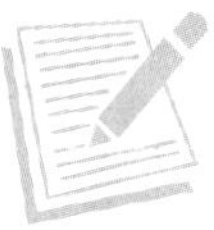

【功效】益肝肾，乌须发，壮筋骨。

【应用】肝肾不足证。适用于肝肾不足所致的白发、脱发、不育、腰膝酸软等。

【方解】本膳来源于著名乌发方剂“七宝美髯丹”，采用民间制作茶叶蛋的方式而改制成药膳，使治病方剂变成美味可口的膳食。茯苓交通心肾，牛膝强筋骨而益下焦，当归辛温以养血，枸杞子甘寒而滋补肾水，菟丝子益三阴而强精气，补骨脂助命门之火，以上七味合用共奏补肾养肝、乌须黑发之功。加上鸡蛋本身的补益作用，则本膳作用更加明显。

【使用注意】原方中含有制何首乌，何首乌补肾气而涩精气是传统乌发泽发药物，但现代药理研究发现其对肝脏有明显的损害，因此将其删掉。服用本方应注意大便溏泄及有湿痰者不宜。①《何首乌传》谓“忌猪肉、血、无鳞鱼”；②《开宝本草》谓“忌铁”；③《宝庆本草折衷》谓“恶萝卜”；④《本草纲目》谓“忌葱、蒜”。

花生大枣炖猪蹄

【来源】《中华临床药膳食疗学》。

【组成】猪蹄1000g，花生米（带红衣）100g，大枣40枚，黄酒、酱油、白糖、葱、生姜、味精、花椒、大茴香、食盐各适量。

【制法用法】

1. 猪蹄刮去毛，洗净，剖开砍成段块。
2. 花生米、大枣洗净；葱切段，姜切片备用。
3. 用砂锅先将猪蹄煮至四成熟后捞出，用酱油搽涂均匀，放入植物油内炸成黄棕色，再放入洗净之砂锅内，注入清水，放入花生米、枣及其他作料。
4. 在旺火上烧开后，改用文火炖至熟烂。
5. 分4顿佐餐食用，连服10～15日。

【功效】补益气血，养发生发。

【应用】气血亏虚证。适用于气血亏虚所致的毛发枯黄，容易脱落，稀少而早白者，并伴有面色不华、心悸气短、自汗乏力等。

【方解】本膳方以猪蹄、花生、大枣为主料。猪蹄能和血脉，润肌肤，益气通经，以其善补气血、通血脉、润肌肤而用于毛发枯黄失荣者。花生性味甘、微苦而平，具有养血和血、和胃润肺，及润肠通便作用，适用于营养不良、脾胃失调、咳嗽痰喘、便秘等。大枣为益气健脾的常用药。故本方以花生、大枣两味健脾和胃、益气补中，配伍猪蹄，共奏益脾胃、生气血、滋肾精的作用。精血充盛，则毛发渐生渐黑，故可治发枯发脱之证。此外，本药膳还可用于妇人产后气血虚弱引起的乳汁不下。

【使用注意】阳虚痰湿内盛体质者禁服。

煮料豆

【来源】《增补内经拾遗方论》。

【组成】枸杞子24g，生地黄、熟地黄、当归、炒杜仲、牛膝各12g，菊花、甘草、川芎、陈皮、白术、白芍、牡丹皮各3g，黄芪6g，盐18g，黑豆500g。

【制法用法】

1. 上药同黑豆煮透，去药，将黑豆晒干。

2. 当消闲零食食用。每天 30～50g。

【功效】乌须黑发，固齿明目。

【应用】精血不足证。适用于精血不足所致的白发，头晕心悸，面色、口唇、爪甲淡白等。

【方解】方中枸杞子、牛膝能滋补肝肾而益精血，杜仲补肝肾、壮腰膝、强筋骨、安胎。生地黄、熟地黄、当归、川芎、白芍为四物汤基本成分，伍以牡丹皮，能养血补血；黄芪益气以资气血之源。菊花乃轻清之品善疏风清热，盐入肾经能引领诸药入肾。诸药合用，共成补肝肾、益精血之方。黑豆为本膳主料，“黑豆乃肾之谷”，黑色属水，所以肾虚之人食用可以补肾养血。黑豆皮为黑色，含有花青素，是很好的抗氧化剂来源，能清除体内自由基，尤其是在胃的酸性环境下抗氧化效果好，养颜美容，增加肠胃蠕动。以上诸药合用，使肝肾精血足，毛发得其所养，起到乌须黑发之效。

【使用注意】阳虚体质者禁服。原方中含有制何首乌，因此考虑其对肝脏有损害，删掉。

【附方】

二仙丹（《古今医统大全》） 由何首乌、川牛膝各 150g，黑豆 500g 组成。三味同煮熟，加少许盐，至黑豆煮熟后去何首乌、牛膝。食豆。功能黑鬓发，适用于肾虚所致的须发早白。

瓜子芝麻糊

【来源】《千金翼方》。

【组成】甜瓜子、白芷、当归、川芎、炙甘草各 60g，松子仁 30g，糯米 150g，黑芝麻 500g。

【制法用法】

1. 先用白芷、当归、川芎、炙甘草煎煮取汁。

2. 再用药液浸泡糯米、甜瓜子、松子仁，晒干，再浸，直至药液用完。

3. 再将糯米、瓜子、松子仁和芝麻一起炒香，研为细粉。

4. 每服 30g，用沸水冲成糊食用，每日 2 次。

【功效】活血补血，养发润肤。

【应用】气血两虚证。适用于气血两虚所致的头发早白、稀少等。亦可防衰抗老。

【方解】本膳来源于《千金翼方》“瓜子散”。原方为散剂，方中无糯米、芝麻。经加工制成药膳，防治白发作用明显增强。方中甜瓜子性甘寒，具有活血散瘀、清肺润肠的功效；松子仁润燥滑肠，两味合用能润肠解毒。当归、川芎活血养血，血充则毛发自润；白芷味香色白，为古老的美容中药之一，对美白祛斑有显著的作用，并可改善微循环，促进皮肤的新陈代谢，延缓皮肤衰老。黑芝麻具有补肝肾、润五脏、益气力、长肌肉、填脑髓的作用，以上诸药合用，活血补血，养发润肤，对美发生发有很好的疗效。

【使用注意】本药膳方有通利大便作用，故脾虚便溏者慎用。

第三节　润肤养颜类

润肤养颜药膳是具有保护、滋润皮肤，改善面部气色作用的药膳。本类药膳主要由滋补阴血、养益精气、化痰祛瘀等药食组成。常用药食有当归、白芍、熟地黄、黄精等，药膳方如玫瑰

五花糕、小龙团圆汤等。

玫瑰五花糕

【来源】《赵炳南临床经验集》。

【组成】 干玫瑰花25g，红花、鸡冠花、凌霄花、野菊花各15g，大米粉、糯米粉各250g，白糖100g。

【制法用法】

1. 将玫瑰花、红花、鸡冠花、凌霄花、野菊花诸干花揉碎备用。
2. 大米粉与糯米粉拌匀，糖用水溶开。
3. 再拌入诸花，迅速搅拌，徐徐加糖开水，使粉均匀受潮，并泛出半透明色，成糕粉。
4. 糕粉湿度以手捏一把成团，放开一揉则散开为度。糕粉筛后放入糕模内，用武火蒸12～15分钟。
5. 当点心吃，每次30～50g，每日1次。

【功效】 行气解郁，凉血活血，疏风解毒，润肤养颜。

【应用】 肝气郁结证。适用于肝气郁结所致的情志不舒、胸中郁闷、面上雀斑、黄褐斑、脉弦等。

【方解】 本膳原名凉血五花散，治疗红斑性皮肤病初期，偏于上半身者。因对颜面皮肤有很好的保健治疗作用，故加上食料，制成米糕食用，使之更加易于服用。方中玫瑰花，《食物本草》称其“主利肺脾、益肝胆、辟邪恶之气，食之芳香甘美，令人神爽”，为方中主料。凌霄花、红花、鸡冠花活血化瘀，野菊花清热解毒；大米粉、糯米粉补益中气。以上诸药合用，则能活血解毒，消瘀积，洁颜面，久服则精神气爽。又因花乃轻清之品易上扬头面，故用于面部及身体上部皮肤疾患更为相宜。

【使用注意】 本膳行气活血作用较强，故气虚、血虚、经期、孕期、哺乳期等患者忌用。

小龙团圆汤

【来源】《中国传统性医学》。

【组成】 活甲鱼1只（约250g），活泥鳅5～6条。

【制法用法】

1. 泥鳅放入清水中，滴入少量菜油，使泥鳅吐出肚内泥沙，水浑即换。
2. 再滴油，至水清为止。甲鱼去硬壳，取肉。
3. 砂锅内加足水，滴入适量植物油，放入活泥鳅和鳖肉，加盖，用小火慢煮。
4. 待泥鳅死后加入少许生姜片、龙眼肉，煮至半熟时滴入少量米酒及少许醋、盐，再慢火煮熬3小时以上，至色白似乳汁时撤火。
5. 趁热连汤服食。1日之内连汤带肉分2次趁热食完，连用10天。

【功效】 滋阴补肾，润肤养颜。

【应用】 肾阴虚证。适用于肾阴虚所致的皮肤粗糙、腰膝酸软、脉细等。亦适用于日常皮肤美容保健。

【方解】 方中泥鳅、甲鱼都是属阴的动物，生活于水底泥中。甲鱼肉味鲜美、营养丰富，有

清热养阴、平肝息风、软坚散结的效果。泥鳅性味甘平，《医学入门》中称它能“补中、止泄”，用之美容养颜，亦是取其滋阴润肤之意。

【使用注意】本药膳方脾胃虚寒者不宜服用。

红颜酒

【来源】《万病回春》。

【组成】核桃仁、小红枣各 60g，甜杏仁、酥油各 30g，白蜜 80g，黄酒 1500mL。

【制法用法】

1. 先将核桃仁、红枣捣碎；杏仁去皮尖，煮四五沸，晒干并捣碎，后以蜂蜜、酥油溶开入酒中。

2. 随后将 3 味药入酒内，浸 7 天后开取。

3. 每日早、晚空腹饮用，每服 10～20mL。

【功效】滋补肺肾，补益脾胃，滑润肌肤，悦泽容颜。

【应用】脾肾两虚证。适用于脾肾两虚所致的面色憔悴、未老先衰、皮肤粗糙等。

【方解】方中核桃，味甘，性平温，李时珍在《本草纲目》中记载“能使人健壮，润肌，黑须发，通润血脉，骨肉细腻，补气养血”。红枣味甘性温，归脾、胃经，有补中益气、养血安神、缓和药性的功能。杏仁作为零食，可以达到控制体重的效果，最近的科学研究还表明，甜杏仁能促进皮肤微循环，使皮肤红润光泽，具有美容的功效。淡盐水可以稀释黏稠的血液，且润肠胃通大便；蜂蜜水有助于美容养颜，并补充各种微量元素。酥油性味甘，微寒，有补五脏、益气血之功效，主治肺痿咳喘，止吐血，止消渴，缩小便及泽肌肤。以上诸药合用，则有养颜美容之效。

【使用注意】阴虚火旺者忌服。

【附方】

樱桃酒（《滇南本草》） 由鲜樱桃 500g，米酒 1L 组成。将樱桃洗净，浸于酒中，密封 10 天即成。每服 20～50mL，每日 2 次。功能大补元气，滋润皮肤。适用于皮肤不润。

沙苑甲鱼

【来源】《中华临床药膳食疗学》。

【组成】活甲鱼 1 只（约 750g），沙苑蒺藜 15g，熟地黄 10g，生姜 15g，葱 10g，黄酒 30mL，食盐 2g，酱油 10mL，胡椒 1g，肉汤 500mL，味精 1g。

【制法用法】

1. 活甲鱼斩头，沥净血水，在沸水中烫约 3 分钟，取出用刀刮去背部及裙边黑膜，再刮去脚上白衣，剁去爪和尾，剖开腹腔，取出内脏不用，洗净甲鱼肉备用。

2. 生姜切片，葱切成小段；沙苑蒺藜、熟地黄用纱布包好。锅内放清水，放入甲鱼，煮沸后，再用文火炖约半小时，捞出放温水内剔去背壳和腹甲，洗净，切成 3cm×3cm 的肉块。

3. 再将甲鱼块装入蒸钵内，注入肉汤，再加姜片、葱段、料酒、精盐、酱油、胡椒粉和药包，用湿绵纸封严钵口，上蒸笼，置旺火上蒸 2 小时取出。

4. 拣去药包、姜片、葱，放入味精调味即成。佐餐食用。

【功效】滋养肝肾，补益精血，强腰固精，美容润肤。

【应用】肝肾虚损证。适用于肝肾虚损所致的年老体衰、容颜憔悴、早衰体弱、脉细等。

【方解】方中主料甲鱼，味咸平，性寒，为血肉有情之品，长于补养精血。沙苑蒺藜入肝、肾之经，补肝益肾、明目固精，治肝肾不足、腰膝酸痛、目昏、遗精早泄、小便频数、遗尿、尿血、带下，具有延缓衰老、减缓皮肤老化、抗肿瘤等药理作用，还有轻身健体、润肤美颜功效。熟地黄味甘微温质润，既补血滋阴，又能补精益髓，可用于血虚萎黄、眩晕、心悸失眠、月经不调、崩漏等症，亦可用于肾阴不足的骨蒸潮热、盗汗、遗精、消渴等症。以上诸药合用，共奏补养肝肾精血、滋润皮肤、美容泽颜之功。

【使用注意】本药膳方若阳虚有寒，或痰湿素盛等，则不宜用。

真珠拌平菇

【来源】《家庭中医食疗法》。

【组成】真珍珠粉 4g，红花 2g，平菇 200g，豆腐 200g，芝麻、白糖、酱油、食盐、黄酒各适量。

【制法用法】

1. 红花置细漏勺内，用清水冲洗干净，沥干水。

2. 平菇去柄，洗净，撕成条丝，放入容器内加酱油、白糖、绍酒浸拌入味。

3. 豆腐用洁净纱布包好，压上重物，挤压干水分备用。豆腐放容器内拌碎，加入芝麻粉、白糖、酱油拌和。

4. 再将已备好之平菇加入，充分拌匀，装于盘内，撒上珍珠粉和红花即成。进食时再调拌均匀。佐餐食用。

【功效】养血活血，滋润肌肤，泽丽容颜，祛斑美容。

【应用】气血虚弱证。适用于气血虚弱所致的面色淡白无华、黄褐斑、蝴蝶斑等皮肤色素病症。对粉刺类皮疹亦有作用。

【方解】珍珠自古以来是名贵中药材、美容佳品，具有泄热潜阳、安神定惊、磨翳明目之功，涂面能令人皮肤润泽、颜色姣好。红花具有活血通经、去瘀止痛的功效，以其养血活血、通行面部血脉，与珍珠之润肤泽颜功效相配合，相辅相成。平菇含有的多种维生素及矿物质，具有改善人体新陈代谢、增强体质、调节自主神经功能等作用。以上诸药膳配料合用，共奏养血活血、滋润肌肤、泽丽容颜、祛斑美容之效。

【使用注意】本药膳方偏清凉，故脾胃虚寒体质者禁服。

苡仁茯苓粥

【来源】《家庭中医食疗法》。

【组成】薏苡仁 200g，茯苓 10g，粳米 200g，鸡脯肉 100g，干香菇 4 个。

【制法用法】

1. 将薏苡仁用热水浸泡 1 夜，次日捞出沥干水。

2. 香菇泡发，去除木质部分，洗净，切成丁；鸡脯肉去皮洗净，入锅煮 30～40 分钟后，捞出切为肉丁。

3. 粳米洗淘干净，茯苓研粉，备用。

4. 薏苡仁用7倍清水在武火上煮沸后，移于文火慢煮，至能用手捏烂为度。粳米用5倍的清水煮1小时。

5. 然后将两粥合在一起，加入香菇、鸡肉丁、茯苓粉再煮，至煮稠为止。服食时可酌加调料。

【功效】健脾利湿，润肤美容。

【应用】脾胃虚弱证。适用于脾胃虚弱所致的皮肤浮肿、面色暗淡、面部扁平疣等。

【方解】方中薏苡仁味甘性凉，能上清肺热，下渗脾湿，是健脾利湿的良药，用于扁平疣、浮肿等具有良好作用。茯苓甘平，为健脾利湿之常用药物，又能宁心安神，与薏苡仁合用，可加强健脾利湿功效，促进疣斑的消除。香菇营养丰富，能健脾开胃，且含有多种人体必需的氨基酸、多糖类物质，有抗菌、降血糖、抗癌作用；香菇还含有多种维生素、矿物质，对促进人体新陈代谢，提高机体适应力有很大作用。粳米健脾和胃，益气补中。鸡脯肉蛋白质含量较高，且易被人体吸收并利用，有增强体力、强壮身体的作用，所含对人体生长发育有重要作用的磷脂类，是中国人膳食结构中脂肪和磷脂的重要来源之一；同时鸡肉有益五脏、补虚损、补虚健胃、强筋壮骨、活血通络、调月经、止白带等作用。全方组合，既有健脾利湿、退斑消疣的功效，又有和胃益气、滋养精血的作用。

【使用注意】若肾阳虚弱所致的面色黧黑，或阴虚火旺所致的面部红斑疹，或面部扁平疣而见阴虚较重的患者，均不宜服用本膳。

胡椒海参汤

【来源】《中华临床药膳食疗学》。

【组成】水发海参750g，鸡汤750mL，香菜20g，酱油、食盐、味精、胡椒粉、香油各少许，黄酒15g，葱20g，姜末6g，食用油25g。

【制法用法】

1. 将已发好的海参放入清水中，轻轻刮去腹内黑膜，洗净，用刀将海参片裁成大抹刀片，放入沸水锅中氽透，捞出沥干水分。

2. 葱洗净切碎，生姜洗净切成末，香菜洗净切为寸段。

3. 猪油放锅中，上火烧热，入葱段、胡椒粉稍加煸炒，再放入料酒，加入鸡汤、精盐、酱油、味精和毛姜水。

4. 然后把海参片放入汤内，煮沸后撇去浮沫，调好口味，淋入香油，盛入大汤碗内，撒上葱花和香菜即成。

5. 佐餐食用。

【功效】补肾益精，养血和血，润燥美颜。

【应用】肝肾亏损证。适用于肝肾亏损，精血不足所致的皮肤干燥、皱纹过多、弹性减弱等。

【方解】方中海参有人称之为“海人参”，因补益作用类似人参而得名，其味甘咸而性温，入肝、肾、肺、脾等经，有滋补肝肾、强精壮阳的作用。凡有久虚成痨、精血耗损，症见眩晕耳鸣、腰酸乏力、梦遗滑精、小便频数的患者，都可将海参作为滋补食疗之品。鸡汤营养丰富，含有蛋白质、不饱和脂肪酸、微量元素，具有补气养血作用。两料相配，能益气血、补肾肝，精血充足，则能滋荣皮肤，润泽容颜。本膳鲜香适口，经常食用能延缓皮肤衰老，保持皮肤弹性。

【使用注意】肾气不足，阳虚内寒所致的面色黧黑者不宜食用。

【附方】

海参粥（《老老恒言》） 由水发海参50g，糯米100g组成。将海参煮烂，细切，与米同煮粥，加调味品食用。功能滋肾补阴，益精养血。适用于肝肾阴亏，皮肤枯燥，弹性减弱等。

黄精煨肘

【来源】《中华临床药膳食疗学》。

【组成】猪肘500g，黄精10g，桑椹10g，玉竹10g，调料适量。

【制法用法】

1. 先将黄精、桑椹、玉竹包于纱袋内备用。

2. 猪肘洗净，入沸水内焯去血水捞出，与纱袋内药物同煮，加入调料，武火烧沸，去浮沫，文火煨至汁浓、肘子熟烂时，取出纱布药包。

3. 将肘、汤、大枣同时装入碗内即成。

4. 佐餐食用。

【功效】滋阴润燥，健肤养血。

【应用】津气不足证。适用于津气不足所致的肌肤不荣、血虚生风者，症见皮肤干燥粗涩、瘙痒、易生褐斑等。

【方解】方中猪肘味甘咸，性平，功能滋阴养血、润燥嫩肤，所含胶质蛋白有增加皮肤弹性、延缓皮肤老化的作用；黄精性味甘平，以根茎入药，具有补气养阴、健脾、润肺、益肾功能，用于治疗脾胃虚弱、体倦乏力、口干食少、肺虚燥咳、精血不足、内热消渴等症；桑椹既可入食，又可入药，为滋补强壮、养心益智佳果，具有补血滋阴、生津止渴、润肠燥等功效，主治阴血不足而致的头晕目眩、耳鸣心悸、烦躁失眠、腰膝酸软、须发早白、消渴口干，延缓衰老，美容养颜，降低血脂，防癌；玉竹甘平，滋阴润燥，养益肌肤。诸药共用，共奏滋阴养血、润肤养颜之效。

【使用注意】脾胃虚弱，食不消化者，不宜食用。

【附方】

1. 茯苓乳猪（《中国传统性医学》） 由茯苓200g，乳猪1只组成。煎煮茯苓取汁，将药汁加肉桂、茴香、川椒及其他调料烹煮，制成卤汁，熏烤乳猪前、熏烤时反复涂抹卤汁，尽量使卤汁渗入皮肉之内。按常法食用。功能健脾养血，健美皮肤。适用于血虚脾弱，皮肤早衰。

2. 黄精煨肘（《保健药膳》） 由猪肘750g，黄精9g，党参9g，冰糖120g，大枣20枚组成。制法同上。功能补益气血，健身延年。适用于脾胃虚弱，病后体虚等。

清蒸哈士蟆

【来源】《中华临床药膳食疗学》。

【组成】干哈士蟆油15g，火腿10g，鸡汤1500mL，白糖50g，食盐、味精、黄酒各适量。

【制法用法】

1. 将哈士蟆油用温水泡发3小时，使其涨发，挑出黑筋，洗净。

2. 将火腿蒸熟，切成1～2cm长的薄片。

3. 将泡发好的哈士蟆油放入钵里，加满鸡汤，下料酒、盐，上笼蒸1.5小时。

4. 最后放味精、白糖，把火腿片撒在上面，即可食用。

5. 单食或佐餐。

【功效】滋阴润肺，补肾固精，养颜美容。

【应用】肝肾不足，元气亏损证。适用于肝肾不足、元气亏损所致的衰老憔悴、面色枯槁、四肢软弱、消瘦乏力等。亦可作为产后体虚及年老体弱者的滋补保健调养品。

【方解】方中哈士蟆油是东北特产林蛙雌蛙怀卵成熟期的输卵管，含有丰富的氨基酸、维生素和多种复合多肽等生物活性因子，尤其富含雌二醇、睾酮、黄体酮3种性激素，所含氨基酸超过东北野参的十几倍。哈士蟆油经充分溶涨后释放出的胶原蛋白质、氨基酸和核醇等物质，可促进人体特别是皮肤组织的新陈代谢，保持肌肤光洁、细腻，保持肌体的年轻态、健康态。其含有丰富的胶原蛋白，与人体皮肤有较好的亲和力，极易被皮肤吸收，对防止手足皴裂、保湿、晒后修复、除皱、止痒、淡化色斑、头发护理及促进伤口愈合都有较好的功效。因此有补肾益精、润肺养阴、益寿延年和延缓老化作用，集药用、滋补和美容于一体，是理想的滋补强壮剂。

【使用注意】阳虚体质者禁服。

燕窝粥

【来源】《本草纲目拾遗》。

【组成】燕窝10g，糯米100g，冰糖10g。

【制法用法】

1. 先将燕窝放入开水中闷泡，水冷后换入清水。

2. 摘去绒毛和污物，洗净，盛入碗中，加清水100mL，上笼蒸30分钟，致燕窝完全涨发。

3. 再将糯米浸泡24小时，洗净入锅，煮沸，待米粒煮开时加入燕窝、冰糖，文火煮熬至熟烂，即可食用。

4. 每日1次，连服7～10天。

【功效】润肺补脾，养阴润燥，延年驻颜。

【应用】元气虚损证。适用于元气虚损、痨瘵所致的面色不华、颜容憔悴、咳嗽痰喘、咯血吐血等。

【方解】燕窝味甘、性平，功效养阴润燥，益气补中，其补益作用极佳，凡久病体虚、羸瘦乏力、气怯食少者，都可把它作为滋补品。《本草求真》谓其“入肺生气，入肾滋水，入胃补中。俾其补不致燥，润不致滞，而为药中至平至美之味者也”;《食物宜忌》言其“壮阳益气、和中开胃、添精补髓、润肺、止久泻、消痰涎”;《本草纲目拾遗》中称其“味甘淡平，大养肺阴，化痰止嗽，补而能清，为调理虚损劳瘵之圣药”。燕窝富含维生素B_1、维生素B_2、烟酸及淀粉等，营养丰富，为温补强壮食品，具有补中益气、健脾养胃、止虚汗之功效，对食欲不佳、腹胀腹泻有一定缓解作用。加以冰糖，制成燕窝粥，即成为营养价值极高的滋补药膳。

【使用注意】肺胃虚寒、湿痰停滞及有表邪者忌用。

枸杞子酒

【来源】《延年方》。

【组成】枸杞子200g，60度白酒500mL。

【制法用法】

1. 将枸杞子用清水洗净，剪碎放入细口瓶中，加白酒约350mL，瓶口密封，每日振摇1次，浸泡1周以后即可供饮用。

2. 每日晚餐或临睡前饮用10～20mL。瓶中酒可边饮边加（约共加150mL），枸杞子可拌糖食用。

【功效】养阴补血，长肌肉，益颜色。

【应用】气阴两虚证。适用于气阴两虚所致的面白无华、腰膝酸软等。亦可适用于日常养颜美容。

【方解】本膳能补肝肾，益精血，故可作为养颜膳方。方中主料为枸杞子，其味甘，其性平，入肝、肾、肺经，具有补肝肾、益精气、长肌肉、改善面色、明目安神、祛风治虚、延年益寿、坚筋骨之功效，常与熟地黄、菊花、山药、山茱萸等药同用。制成酒剂，能通达经络，增助药力。本方历千年而不衰，可知其功效确切。

【使用注意】本药膳方对外邪实热，脾虚有湿及泄泻者忌服。

【附方】

1. 枸杞子酒（《医心方》）卷十三引《极要方》又名“神仙枸杞子酒” 枸杞子150g，生地黄250g，大麻子200g，浸酒服。功效明目驻颜，轻身不老，坚筋骨，耐寒暑。用于虚羸，黄瘦，面色黧黑及面部黑色斑点。

2. 熙春酒（《随息居饮食谱》） 枸杞子200g，龙眼肉、女贞子、熟地黄、淫羊藿、绿豆各100g，浸泡于2500mL白酒中。每天早、晚各饮用30mL。有美毛发，泽肌肤作用。

第四节　延年益寿类

延年益寿药膳是具有延缓衰老、提高生存质量、延长寿命作用的药膳。精气衰弱，阴阳失衡，脏腑不和是导致疾病的基础，也是人体衰老的根本原因。因此本类药膳以补养五脏、平衡阴阳、调和气血为主的药食组成。常用药食有人参、黄芪、山药、熟地黄等，药膳方如八宝饭、补虚正气粥等。

八宝饭

【来源】《方氏脉症正宗》。

【组成】芡实、山药、莲子、茯苓、党参、白术、薏苡仁、白扁豆各6g，糯米150g，冰糖适量。

【制法用法】

1. 先将党参、白术、茯苓煎煮取汁。

2. 糯米淘洗干净，将芡实、山药、莲子、薏苡仁、白扁豆打成粗末，与糯米混合。

3. 加入党参、白术、茯苓煎液和冰糖上笼蒸熟。亦可直接加水煮熟。当主食食用。

【功效】益气健脾，养生延年。

【应用】脾虚体弱证。适用于脾虚体弱所致的食少便溏，倦怠乏力等。

【方解】本方所治之证为脾气虚所致，治宜加强脾胃吸收运化功能，脾后天得健，生化有源，气血自能充盈，而得长生。本方所主为脾虚体弱之人，膳中所用药食均为平补脾胃之物。党参、白术、茯苓为益气健脾祖方“四君子汤”的基本组成，能调补脾胃；山药平补三焦；芡实、莲子健脾涩精；白扁豆、薏苡仁健脾渗湿；糯米润养脾阴。诸药制成饭食，共成补脾益气之方。食之日久，可望脾胃健运，气血生化有源，形神得养，天年颐和。

【使用注意】阴虚津枯者不宜久服。本膳亦可制成其他剂型，如《中华临床药膳食疗学》“长寿粉”，即本膳研为细末，沸水冲成糊状服用。此外，还可以熬粥食用。八宝饭是广泛流行于民间的健康膳食，有多种不同配方。但若偏甜偏腻，则胃弱腹胀者不宜。

补虚正气粥

【来源】《圣济总录》。

【组成】炙黄芪 30g，人参 3g，粳米 100g，白糖适量。

【制法用法】

1. 将炙黄芪、人参切成薄片，用冷水浸泡半小时后，放入砂锅煎沸，改用小火炖成浓汁，取汁后，再加水煎取二汁，去滓。

2. 将两次煎药液合并，分 2 份，于每日早、晚同粳米加水适量煮粥。粥成后，入白糖少许，稍煮即可。

3. 每日服 1 剂，3～5 天为一疗程，间隔 2～3 天后再服。人参亦可研末，调入黄芪粥中煎煮服食。

【功效】健脾益气，和胃补虚。

【应用】脾胃虚弱证。适用于脾胃虚弱所致的心慌气短，体虚自汗，慢性泄泻，脾虚久痢，食欲不振，气虚浮肿等。

【方解】本膳是健脾补气、加强中焦之方，原名“补虚正气粥饮”，治疗“诸痢疾、水泄霍乱，并泄血后，困顿不识人”。方中黄芪味甘、微温，可补气升阳，益卫固表。人参味甘性平，可大补元气，用于一切气血、津液不足之证。将黄芪、人参合用，同粳米煮粥，加强了两者的补气强壮作用。且粳米亦有补脾胃、养气血的作用，熬煮为粥，不仅补气壮力，更能和胃养气，有助于虚损之证的恢复。脏腑皆弱者，求之于中，补益中焦，恢复和加强脾胃功能，是抗衰延年之关键。

【使用注意】服用本膳期间，忌食萝卜、茶叶；热证、实证者忌服。

九仙王道糕

【来源】《万病回春》。

【组成】莲子 12g，炒麦芽、炒白扁豆、芡实各 6g，炒山药、茯苓、薏苡仁各 12g，柿霜 3g，白糖 60g，粳米 100～150g。

【制法用法】

1. 以上药食共为细末，和匀，蒸制成米糕。

2. 酌量服食，连服数周。

【功效】健脾和胃，益气补虚。

【应用】元气不足，脾胃虚衰证。适用于年老之人元气不足，脾胃虚衰所致的虚劳瘦弱，腹胀泄泻等。

【方解】本膳中麦芽、白扁豆健脾养胃，相助磨化，能使米谷肉蔬得以消化；莲子、芡实、山药脾肾两补，补气涩精，能使精气内藏以养神；茯苓、薏苡仁健脾渗湿，通利水道，能使湿浊外出以除邪。加以柿霜润肺以利气，粳米养胃以生津。诸药药性平和，不温不燥。盖年高之人，肾气已亏，全赖脾胃运化以维持脏腑运动，脾胃健运，则气血有源，生化有序，能得长生。本膳实为补充根本之方，对老人最为适宜，故以“王道”名之。

【附方】

1. 八仙长寿糕（《医学集成·补遗》） 由黄芪、人参、茯苓、山药、莲子、芡实、薏苡仁、白扁豆各30g，糯米500g组成。以上炒黄、磨细，加白糖150g，打成糕。随意食用。功效补养脾胃，益寿延年。

2. 阳春白雪糕（《寿世保元》） 由茯苓、山药、芡实、莲子各120g，陈仓米250g，糯米375g，白糖750g组成。前五味研为细末，与糯米同入布袋，盛放笼内蒸极熟，取出放容器内，入白糖同搅均匀，用木印制成饼子，晒干收贮。大人、小儿任意取食。功效健脾养胃，安神定志。

地仙煎

【来源】《饮膳正要》。

【组成】山药500g，杏仁180g，生牛奶子360g。

【制法用法】

1. 将杏仁用清水浸泡，去皮、尖，研成细粉。
2. 加入山药、生牛奶子，一起拌绞取汁，入砂罐内，加入清水，密封后，文火煮24小时。
3. 每日早晨空腹服1汤匙。

【功效】健脾益肺，清热化痰。

【应用】脾肺两虚证。适用于脾肺两虚所致的乏力腹胀，不欲饮食，晨起痰多，时有咳嗽，腰膝疼痛等症。

【方解】本膳健脾益肺，清热化痰，在补养肺、脾的基础上注重清除痰热，祛邪扶正，达到祛病延年的目的。脾为生痰之源，肺为贮痰之器，本膳尤其适合目前痰湿体质、痰热偏盛，伴有慢性疲劳者，不仅能改善症状，更能祛病延年。膳中山药具有健脾补肺、益胃补肾、固肾益精、聪耳明目、助五脏、强筋骨、益志安神、延年益寿的功效；在重用山药基础上，注意清除痰热，采用杏仁、生牛奶子清热化痰，宣肺止咳，清补兼施，通涩并用，使补而不滞，涩而不秘。

【使用注意】服用本膳期间忌食猪肝、维生素C。

生地黄鸡

【来源】《饮膳正要》。

【组成】生地黄250g，乌鸡1只，饴糖200g。

【制法用法】

1. 先将鸡去毛剖开鸡腹，除去内脏，洗净备用。
2. 细切生地黄，与饴糖相合调匀，放入鸡腹中，缝合切口。
3. 将鸡装入盆中，切口朝上，放蒸锅内蒸熟。

4. 空腹食肉后饮汁。

【功效】益肾滋阴，填精补髓。

【应用】肾精亏虚证。适用于肾精亏虚而引起的腰背疼痛，骨髓虚损，不能久立，身重气乏，盗汗少食，心悸气短，面色少华，唇燥咽干，双目干涩等。

【方解】本膳中生地黄性味甘寒，滋阴清热，凉血补血，主治热病烦渴，内热消渴，骨蒸劳热，温病发斑，血热所致吐血，崩漏，尿血，便血，血虚萎黄，眩晕心悸，血少经闭等。乌鸡性味甘平，补气养血。中老年人可作为保健药膳食用，特别适合肾精亏虚的骨质疏松患者服用。

【使用注意】痰湿较重者，或久患滑泄便溏者，不宜服用本膳。

珍珠鹿茸

【来源】《中医饮食疗法》。

【组成】鹿茸2g，鸡肉100g，肥猪肉50g，油菜100g，熟火腿15g，鸡蛋清50g，料酒10mL，味精2.5g，食盐10g，鸡汤500mL。

【制法用法】

1. 将鹿茸研为细末，火腿切为薄片。

2. 油菜洗净，切成小片，用开水烫片刻，放凉水中过凉备用。

3. 鸡肉与肥猪肉均剁成肉泥，加入鸡蛋清、料酒、味精、食盐、鸡汤，调搅均匀，再加入鹿茸粉拌搅和匀。

4. 锅内放入鸡汤，置火上烧开后，用小勺将拌好的鹿茸肉泥做小团块徐徐下入沸汤内，煮成珍珠球状。

5. 再放入火腿片、油菜、味精、食盐、料酒，汤开后打去浮沫，略淋数滴香油出锅即成。

6. 佐餐食用。

【功效】调养五脏，益髓生精，补气养血，滋补强壮，延年益寿。

【应用】气血不足证。适用于脏腑功能衰退，气血不足的虚劳所致的形体消瘦，腰膝酸软，面色萎黄或产后缺乳等。

【方解】本膳中主料为鹿茸，其味甘而咸，性温，咸能入肾，以生精髓，壮元阳，补督脉，强筋骨，能治疗元气不足，畏寒乏力，四肢痿软，小儿发育不良、五迟五软等病证。该药有峻补元阳、增进体力、强健筋骨的功效，自古以来都被认为是血肉有情峻补之品。鸡肉、鸡蛋清含丰富的蛋白质、脂肪及其他营养成分，能益五脏，补虚损，健脾胃，强筋骨，是补虚益寿的良好食料，与鹿茸配伍，能增强功效。故本膳既有鹿茸生精壮阳，又有鸡肉、蛋、猪肉等补充大量营养物质，以生气血精髓，故能补虚强体，延年益寿。本膳加工精细，肉香汤鲜，是滋补而适口的佳品。亦可用于病后体弱，康复调养。中老年人可作为保健药膳食用。

【使用注意】阴虚火旺，五心烦热，夜热盗汗者不宜服用本膳。

长生固本酒

【来源】《寿世保元》。

【组成】枸杞子、天门冬、五味子、麦门冬、山药、人参、生地黄、熟地黄各60g，白酒3L。

【制法用法】

1. 分别将人参、山药、生地黄、熟地黄切片，枸杞子、五味子拣净杂质，天门冬、麦门冬切分两半，全部药物用绢袋盛，扎紧袋口。

2. 将酒倒入净坛中，放入药袋，酒坛口用湿绵纸封固加盖。

3. 再将酒坛置于锅中，隔水加热蒸约 1 小时，取出酒坛，候冷，埋于土中以除火毒，3～5 日后破土取出，开封，去掉药袋，再用细纱布过滤 1 遍，贮入净瓶中，静置 7 日即可饮用。

4. 每日早、晚各 1 次，每次饮服视酒量大小，一般 50～100mL。

【功效】养心安神，乌发延年。

【应用】气阴两虚证。适用于气阴两虚所致的腰腿酸软，神疲体倦，四肢无力，唇燥口干，心悸健忘，失眠多梦，头晕目眩，须发早白等。

【方解】本方所主为脾气亏虚、阴液干涸所致的虚损不足，治宜益气养阴、补肾健脾、固本延年。本膳中人参大补元气，山药补脾益气，五味子安神养心，枸杞子平补肝肾，亦能助脾益气，四味相合，能补元气，益中气，有助气血生化。天门冬、麦门冬、生地黄、熟地黄、枸杞子等能补肝肾，益精血，大补肾中元阴。与诸补气之品配伍，即成气阴两补之方，有补元气、生气血、滋肝肾、助元阴的作用。诸药制酒，酒助药势，使先天之本得滋，后天之本得调，脏腑安和而气机调和，身体健康。中老年人常服，可以达到益寿延年的目的。

【使用注意】凡证属阴盛阳衰，痰湿较重者，或久患滑泄便溏者，不宜服用。

延年草

【来源】《养老奉亲书》。

【组成】青橘皮 120g，甘草 60g，小茴香 30g，食盐 75g。

【制法用法】

1. 先将甘草研细末；食盐炒过，加水溶解成浓食盐水。

2. 再洗浸青橘皮，去苦水，微焙。将青橘皮、甘草、小茴香、食盐水混合拌匀，密闭 10 小时，每小时摇晃 1 次。

3. 然后慢火炒干，不得有炒焦气，去甘草、小茴香不用。服食青橘皮，每日服 1～2 片。老人小儿皆可服，尤宜老人，清晨食后嚼数片，有养生之效。如伤生冷及果实蔬菜之类，即嚼数片，气通即无恙。

【功效】健脾和胃，通腑行滞。

【应用】脾胃不足证。适用于脾胃不足所致的腹胀、胃寒等。

【方解】本膳以青橘皮、甘草、小茴香、食盐四味制成。青橘皮辛苦而温，功能理气健脾，燥湿化痰，开胃消食，善治食滞、气滞胃脘引起的心腹气痛、胀满、食欲不振、呕吐泄泻，以及咳嗽痰多等症，以其理气消食而不伤正，最宜老人食用。甘草补脾胃，润心肺，清火解毒，调和诸药；与食盐相合，共成顺气进食强壮之品，对于老人腹胀少食者，可收和胃祛病、益寿延年之效。原膳中本无茴香，清代《奇效良方》加入此药，使青橘皮口感变好，故本膳加之。

【使用注意】阴虚火旺者慎用本膳。

第五节 明目增视类

明目增视药膳是具有保护眼睛、增强视力作用的药膳。眼睛的视物功能与脏腑，尤其是肝的精气盛衰及功能活动状态密切相关。因此本类药膳主要由滋补精血、养肝益肾、清肝明目功能的药食为主组成。常用药食有菊花、桑叶、枸杞子等，药膳方如人参枸杞酒、杞实粥等。

人参枸杞酒

【来源】《家庭药膳》。

【组成】人参20g，枸杞子350g，熟地黄100g，冰糖400g，白酒10L。

【制法用法】

1. 将人参、枸杞子、熟地黄装入布袋，扎口备用。

2. 冰糖放入锅中，用适量水加热溶化至沸，炼至色黄时，趁热用纱布过滤去渣备用。

3. 白酒装入酒坛内，将装有人参、枸杞子、熟地黄的布袋放入酒中，加盖密闭浸泡10～15天，每日搅拌1次，泡至药味尽淡，取出药袋，用细布滤除沉淀。

4. 加入冰糖搅匀，再静置过滤，澄明即成。

5. 根据酒量，每次饮10～30mL。

【功效】柔肝养阴，明目增视，养血乌发，强壮腰膝。

【应用】肝肾阴虚证。适用于肝肾阴虚所致的头昏眼花，视物不明，目生翳障。无病常饮，亦有强身益寿之效。

【方解】本方所主为气血不足、肝阴亏损所致的体虚目昏、视力减退诸症，治宜补气养血、柔肝养阴、明目增视。本膳中人参大补元气，熟地黄滋阴补血，枸杞子养肝明目，白酒温通血脉，冰糖调味。诸药合用，则补血益阴之力更强，可使肝血得充，肝窍得养，是肝虚目视不明及养生保健的有益饮品。亦可用于贫血、营养不良、神经衰弱等。无病者饮用，亦有强身益寿之功。

【使用注意】本品为酒精之剂，少用则养血和血，多饮则伤肝损目。

杞实粥

【来源】《眼科秘诀》。

【组成】芡实21g，枸杞子9g，粳米75g。

【制法用法】

1. 上3味，各自用滚开水泡透，去水，放置1夜。

2. 次日早晨用砂锅先将水烧滚，下芡实煮四五沸，次下枸杞子煮三四沸，又下粳米，共煮至浓烂香甜。

3. 煮粥的水一次加足，中途勿添冷水。粥成后空腹食之，以养胃气。或研为细末，滚水冲泡服用亦可。

【功效】聪耳明目，延年益寿。

【应用】脾肾两虚证。适用于脾肾两虚所致的老人视力减退，眼目昏花。

【方解】本膳中芡实以益肾固精为主，兼补脾益肾；枸杞子以养血明目为主，功兼滋补肾肝。本膳肝肾双补，加以粳米熬粥，又能补益脾胃。《眼科秘诀》称服用本膳后“四十日皮肤润泽，一百日步履壮健，一年筋骨牢固”，属保健膳食，但从药物组成和收载书目看，终是养肝护目之品。年高之人，最宜常服。

猪肝羹

【来源】《太平圣惠方》。

【组成】猪肝 100g，葱白 15g，鸡蛋 2 枚，豆豉 5g，食盐、酱油、料酒、淀粉各适量。

【制法用法】

1. 将猪肝切成小片，加食盐、酱油、料酒、淀粉，抓匀。

2. 鸡蛋打，备用。葱白切碎，先以水煮豆豉至烂，下入猪肝、葱白，临熟时将鸡蛋倒入。

3. 佐餐食之。

【功效】补养肝血，护睛明目。

【应用】肝血两虚证。适用于肝血两虚所致的老人视物昏花，两目干涩或青年近视。

【方解】本膳中猪肝、鸡蛋，均是血肉有情之物，营养丰富，能补益人体精血，其中猪肝能以脏补脏，滋养肝血；葱白温通阳气；豆豉含有丰富卵磷脂，对视神经有营养作用。诸食料合用，共同发挥补益肝脏、明亮眼目之功效，不仅对老人视力减退有效，即使是儿童、青年，也有很好的保护视力作用。

【附方】

玄参炖猪肝（《济急仙方》） 由玄参 15g，猪肝 500g，食用油、生姜、葱、酱油、黄酒、豆粉各适量组成。将猪肝洗净，与玄参同置锅内，加水适量煮 1 小时，取出猪肝切成薄片备用。另将葱、生姜加食用油稍炒，放入猪肝片中，再将酱油、白糖、料酒少量，兑加煮玄参、猪肝之原汤少许，收汁，勾入豆粉，使汁液透明，倒入猪肝片中，拌匀即成。佐餐食用。功能滋阴养血，补肝明目，适用于肝血不足所致的两目干涩、昏花夜盲等。

决明子鸡肝

【来源】《医级》。

【组成】决明子 10g，鲜鸡肝 200g，黄瓜 10g，胡萝卜 10g，鲜汤 20mL，食用油 500g，食盐、白酒、料酒、香油、淀粉、味精、大蒜末各适量。

【制法用法】

1. 先将决明子焙干，研成细末，再将鸡肝洗净切片，放于碗内，加入食盐、香油少许，腌渍 3 分钟，然后加一半淀粉拌和均匀。

2. 黄瓜、胡萝卜洗净切片。

3. 炒锅内注食用油烧至六七成热时，把鸡肝片放入油内炸片刻，捞出用漏勺沥干油，锅内留少许油，放入胡萝卜、黄瓜、葱、生姜、料酒、白糖、食盐、味精、决明子末，用鲜汤、淀粉调芡入锅，再将鸡肝片倒入锅内，翻炒均匀，加大蒜末、香油，出锅装盘即成。

4. 佐餐食用。

【功效】清肝明目，补肾健脾。

【应用】 肝血亏虚证。适用于肝血亏虚所致的目翳昏花，雀目夜盲，风热目赤肿痛，青盲内障，肠燥便秘等。还可用于高血压病属肝阳上亢者的膳食调理、辅助治疗。

【方解】 本膳据《医级》“鸡肝散”改造而成。原方仅决明子、鸡肝两味，为制成药膳，本膳加入黄瓜、胡萝卜及各式作料，使原方在功能得以保持的基础上，色、香、味俱佳。膳方所主，为肝肾不足所致的眼目功能衰减，治宜滋补肝血、凉肝明目。膳中决明子甘苦而寒，入肝、胆经，长于清肝明目，常用治肝胆郁热而致的目赤涩痛、羞明多泪，为眼科常用药；鸡肝甘温，入肝、肾经而生精补血，补肝明目；胡萝卜能入脾肺而养肝明目，健脾消食；黄瓜甘寒，能清热生津，祛风利水。决明子得黄瓜以生津养阴，能清肝经风热而兼以滋阴；鸡肝得胡萝卜相伍，能增强生精化血之力而养肝血以明目。四料相配，肝经风热得清，则阴血不致妄耗；肝肾精血得补，则阴血充而虚风自灭。全方荤素相配，有相辅相成之妙，为目疾良膳。

【使用注意】 实热火气上攻所致的目疾不宜食用。

【附方】

菊楂决明饮（《吃什么我做主》） 由菊花10g，山楂片15g，决明子15g组成。先将决明子打碎，与菊花、山楂片共放锅中，水煎代茶饮。功能活血化瘀、降脂明目，对于眼底动脉硬化病引起视力减退等症状改善有益。

归圆杞菊酒

【来源】《摄生秘剖》。

【组成】 当归身（酒洗）30g，龙眼肉240g，枸杞子120g，甘菊花30g，白酒3500mL，烧酒1500mL。

【制法用法】

1. 诸药用绢袋盛之，悬于坛中。

2. 再入二酒，封固，贮藏1月余即可饮用。不拘时随意饮之。

【功效】 补肾滋精，益肝补血，养心安神。

【应用】 精血不足证。适用于精血不足所致的目暗不明，头昏头痛，面色萎黄，心悸失眠，腰膝酸软。

【方解】 本膳又名“养生主”“养生酒”。膳中当归甘辛温，入肝、心、脾诸经，能补血和血，养肝调经。《本草经百种录》称当归“辛香而润，香则入脾，润则补血，故能透入中焦营分之气”，为血家必用之圣药，故古今皆谓当归为补肝血之圣药。龙眼肉甘温入心、脾，养血益脾，大补气血，适用于体虚老弱、气血不足者，与当归相配，以加强补血养肝的作用。枸杞子甘平、入肝、肾，滋补肝肾，益精明目，多用于肝肾不足所致头晕目疾。甘菊花甘苦微寒，善疏风除热，养肝明目，与枸杞相配伍，滋补肝肾而益肝肾之体；疏风散热，而散肝经之邪，两相配合，补肝明目之力益强。白酒则活血行气，推导药力。如原书所谓：“当归，补血奇珍；圆眼，养生佳果；枸杞子扶弱，谓之仙人杖；甘菊花益寿；酒浆之甘，厚肠胃而润肌肤，烧酒之辛，行药势而通血脉。且其配合，性纯和、味甘美，诚养生之主也。”故全方以补养肝肾为主，佐以疏风散邪，治疗肝肾精血不足而致的目暗不明等症。

【使用注意】 本酒益肝肾、补精血，用于精亏血虚之证，若为阳气不足所致的上述各症，或患湿热、痰饮等疾，则不宜服用。

竹叶粥方

【来源】《养老奉亲书》。

【组成】鲜竹叶 50 片，生石膏 45g，白糖 15g，粳米 75g。

【制法用法】

1. 取 600mL 水，放入竹叶、生石膏熬煮，剩 400mL 时用过滤网将生石膏和渣滓滤除。

2. 将过滤水澄清后，加入粳米熬煮，至烂熟后加入白糖食之。

【功效】清热明目。

【应用】风热上犯证。适用于风热上犯所致的头目赤痛，口干舌燥，烦热咽燥等症。

【方解】肝开窍于目，肝木自实则病眼，邪害空窍。本膳中竹叶、生石膏为张仲景《伤寒论》中竹叶石膏汤之二味君药，取其清透气分之热、除烦止渴之效。《雷公炮制药性解》中记载："竹叶入心、肺经，味淡甘，主新旧风邪之烦热，解虚烦，治消渴；生石膏入肺、胃经，味辛甘，主出汗解肌，生津止渴。"此二味分入心、肺二经，心为肝之子，实则泻其子，则母气得顺；佐金平木，清泻肺气以制肝，而使肝气得平，最终达到清肝明目之目的。加粳米、白糖熬粥又可温脾健胃，补益脾气，防止竹叶、生石膏过寒伤胃，寓清于补之中。春季肝气萌动，素日肝盛目赤者最宜服食。

【附方】

栀子仁粥方（《养老奉亲书》） 栀子 15g，粳米 300g。栀子研末，分为 4 份。每服用 75g 粳米煮粥，临熟时下栀子末 1 份，搅拌均匀食之。主治老人发热，眼赤涩痛。

羊肝丸

【来源】《医方考》。

【组成】白羊肝 1 具（去膜），黄连 40g。

【制法用法】

1. 羊肝除筋膜，切薄。

2. 取干燥瓦盆，铺肝于盆中，置于炭火上烘焙至脂汁尽。

3. 黄连于钵中捻成细末，与羊肝一起研令极细，制为黄豆大小的丸剂。食后服用 20 丸，暖浆水送下。

【功效】清肝泻心，明目退翳。

【应用】肝火旺盛证。适用于肝火旺盛所致的眼目昏暗，羞明泪出，隐涩难开，翳障青盲，胬肉攀睛等症。

【方解】本膳中羊肝味甘苦性凉，入肝经，功效养肝明目。《食疗本草》中记载："羊肝，性冷。治肝风虚热，目赤暗痛，热病后失明者。"又取其为气血之属，同类相从，用于补肝，不失冲和。膳中黄连味苦，性寒无毒，入心经，主心火炎，目疾暴发，惊悸烦躁。《医方考》中谓之："功以泻心，能泻心则子食气于母，则肝弗实，双目莹明。"此二味心肝同治，同时黄连苦以坚脾，以暖浆水送服，在其清肝泻心之余不失固护脾胃。

【使用注意】忌猪肉、冷水，高脂血症、高尿酸血症患者忌食。

九月肉片

【来源】《家庭药膳》。

【组成】菊花瓣（鲜）100g，石斛 20g，猪瘦肉 300g，鸡蛋 3 个，鸡汤 300mL，葱、生姜各 15g，淀粉 10g，芝麻油 50g，食用油 500g，食盐 3g，白糖 3g，料酒 20mL，胡椒粉 2g。

【制法用法】

1. 将猪瘦肉去皮、筋后切成薄片；菊花瓣用清水轻轻洗净，用凉水漂上；石斛煎煮取汁；生姜、葱洗净后都切成指甲片；鸡蛋去黄留清。

2. 猪肉片用鸡蛋清、食盐、料酒、味精、胡椒粉、淀粉调匀浆好，再用食盐、白糖、鸡汤、胡椒粉、淀粉、芝麻油兑成汁，与石斛汁拌匀备用。

3. 炒锅置武火上烧热，放入食用油，待油五成热时投入猪瘦肉片，滑撒后倒入漏勺沥油，锅接着上火，放进底油，待油温五成热时，入生姜、葱稍炒，即倒入肉片，烹入料酒炝锅，随之把兑好的汁搅匀倒入锅内，先翻炒几下，把菊花瓣接着倒入锅内，翻炒均匀即可。

4. 佐餐食用。

【功效】清热滋阴，明目祛风，平肝养血。

【应用】适用于肝风内动所致的头昏头痛、眼花干涩等症。身体虚弱无病者常食，能健身益寿，美人肤色。中老年人最为适宜。还可用于高血压、冠心病的膳食调理、辅助治疗。

【使用注意】脾胃虚寒者慎食，阳虚或头痛恶寒者禁食。

养肝明目汤

【来源】《实用食疗方精选》。

【组成】枸杞子 30g，蒺藜子 12g，女贞子 12g，车前子 15g，菟丝子 15g，白菊花 15g，猪肝 90g。

【制法用法】

1. 将以上各药分别洗净、干燥、研为粗末，混合均匀，装入瓶中备用。

2. 每用取药末 15g 煎取汤液，猪肝切为薄片，煮汤服或蒸服。

3. 服时加盐少许调味。佐餐食或食后服均可。

【功效】补益肝肾，清热明目。

【应用】肝肾不足证。适用于肝肾不足，视物昏暗之证。

【方解】本方所治之证为肝肾阴虚，以致肝热上扰所致，治宜补养肝肾、清热明目。方中枸杞子性味甘平，功能滋补肝肾、益精明目，用于肝肾不足、精血不能上济于目的眼目昏花、视力减退。枸杞子单用即有一定疗效，如与其他清肝明目或养肝明目药同用，则起效更为明显。菟丝子味甘、辛而性平，有补养肝肾、平补阴阳、益精养血明目的作用，为治疗肝肾不足、精血枯竭、目暗不明的常用药。女贞子性味甘、苦而凉，功能补养肝肾、清热明目，对肝肾阴虚有热的视物昏花、视力减弱有较好疗效，常与枸杞子、菟丝子等补肝肾药配伍应用，滋肝养肾，清热明目。车前子味甘而性寒，有清热明目之功，与补养肝肾的枸杞子、菟丝子和清热明目的菊花同用，以治阴虚肝热之目暗不明。蒺藜又名刺蒺藜、白蒺藜，味苦辛而性平，有祛风明目之效，适用于风热目赤多泪、头目疼痛等症。白菊花辛、甘、苦而微寒，善疏风清热，又能平肝明目，对肝肾阴虚的眼暗昏花，可与枸杞子、菟丝子配伍。猪肝营养丰富，有补肝养血明目作用，用于血

虚体弱或视力不足及夜盲目暗等。若无猪肝，其他动物肝脏如羊肝、鸡肝也可应用。以上诸药与猪肝配伍，相得益彰，对肝肾阴虚或兼有肝热上扰的视物昏暗、迎风流泪等，均有一定疗效。

【使用注意】服食本药膳者，宜少食辛辣刺激、肥腻油甘之品，并忌烟、酒。

【附方】

菟丝子煎蛋（《太平圣惠方》） 菟丝子 10g 研粉调鸡蛋 1 个煎食。功能补肝明目，治疗肝血不足，视物模糊。

第六节　聪耳助听类

聪耳助听药膳是具有缓解或消除耳鸣耳聋，以改善或恢复听力为功效的药膳。听力与五脏精气盛衰及功能活动状态有关，而与肝、肾、胆关系最为密切。聪耳助听涉及扶正与祛邪两方面，其药膳多以补益肝肾、养血填精及疏风清热、清肝泻火、利气通窍之药食为主组成。常用药食有磁石、石菖蒲、猪肾等，药膳方如龟鹿二仙汤、溜炒黄花猪腰等。

龟鹿二仙汤

【来源】《兰台轨范》。

【组成】乌龟 1 只（约 500g），鹿茸 6g，人参 6g，枸杞子 6g，调料适量。

【制法用法】

1. 鹿茸、人参、枸杞子洗净备用；乌龟用开水烫，去龟壳、肠脏，洗净。
2. 将全部食材放入炖盅内，加开水适量，加盖，文火炖 3 小时，加调味料适量即成。
3. 饮汤食肉，每日 2 次。

【功效】滋阴填精，益气壮阳。

【应用】肾精亏虚证。适用于肾精不足，腰膝酸软，形体消瘦，耳鸣如蝉，静时尤甚，听力渐降，两目昏花，发脱齿摇，梦泄遗精，久不孕育等诸虚百损之证。

【方解】本方所治之证为真元虚损、精血不足、耳窍失养所致，治宜补肾填精、滋耳复聪。方中鹿角纯阳，善通督脉，补命门，补精气以养阳；乌龟滋阴补血，止血健骨。二味为血肉有情之品，能补益阴阳以生气血，共为君药。辅以人参大补元气，与鹿、龟二者相伍，既可补气生精以助滋阴壮阳之功，又能补后天脾胃以资气血生化之源；枸杞子培补肝肾，滋养阴血，助君药滋补肝肾精血，同为臣药。四药合用，阴阳气血并补，先后天兼顾，药简力宏，共成填精补髓、益气壮阳之功。

【使用注意】慎食辛辣寒凉生冷之物，外感未愈者不宜用。

熘炒黄花猪腰

【来源】《家庭药膳》。

【组成】猪腰 500g，黄花菜 50g，生姜、葱、大蒜、食用油、食盐、白糖、芡粉各适量。

【制法用法】

1. 将猪腰切开，剔去筋膜臊腺，洗净，切成腰花块。
2. 黄花菜水泡发，撕成小条。

3. 炒锅中置植物油烧热，先放入葱、生姜、大蒜等作料煸炒，再爆炒猪腰，至其变色熟透时，加黄花菜、食盐、白糖煸炒，再入芡粉，汤汁明透起锅。顿食或分顿食用，也可佐餐服食。

【功效】补肾益损，固精养血。

【应用】肾虚证。适用于肾虚所致的耳鸣耳聋，头晕乏力。

【方解】本方所主为肾气不足、阴血虚少所致的耳鸣，以及其他生殖机能减退证候，治宜补益阴血。本膳中以猪腰、黄花菜为主料。猪腰味咸，性平，补肾养阴，《日华子本草》称其能"补水脏，治耳聋"。黄花菜味甘性平，功效养血平肝，利尿消肿，但民间以其治疗肾虚耳鸣、腰痛、产后乳汁不下，有很好疗效。两味合用，治疗肾虚所致的耳聋耳鸣效果更加突出。亦可用于男子阳痿，产妇乳少，产后身痛等肾精亏损者。

【使用注意】本膳性偏渗利，肾气虚寒、小便过多者不宜食；尿酸高者慎食。

法制黑豆

【来源】《景岳全书》。

【组成】黑豆 500g，山茱萸 10g，茯苓 10g，当归 10g，桑椹 10g，熟地黄 10g，补骨脂 10g，菟丝子 10g，旱莲草 10g，五味子 10g，枸杞子 10g，地骨皮 10g，黑芝麻 10g，食盐 100g。

【制法用法】

1. 黑豆用温水泡 30 分钟备用。

2. 将以上中药装入纱布袋内，扎紧，放入锅内，加水适量，煎煮，每小时取煎液 1 次，放入另一盆中，再加水煎煮，如此共煎液 4 次，合并煎液，放入锅内。

3. 将黑豆倒入盛有煎液的锅内，放入食盐，先以武火烧沸药液，再用文火煎熬，至药液干涸停火。

4. 将黑豆曝晒至干，装入瓮罐（或瓶）中贮藏备用。随量嚼食。

【功效】补肾固精，壮骨聪耳。

【应用】肾精不足证。适用于肾精不足所致的耳鸣耳聋，身体瘦弱，须发早白，腰膝酸痛，尿频遗精，筋骨无力等症。

【方解】膳中以黑豆为主料。黑豆性味甘平、无毒，有活血补血、补虚乌发的功能。《本草纲目拾遗》言其"服之能益精补髓，壮力润肌，发白后黑，久则转老为少，终其身无病"。膳中山茱萸、桑椹、熟地黄、旱莲草、五味子、枸杞子、黑芝麻等滋阴之品中加入补骨脂、菟丝子等养阳之物，取得"阴得阳助而源泉不断"之效。

【使用注意】阴虚内热证明显者，或兼有外感症状者，或证属阳热者慎食。

鱼鳔汤

【来源】《中华临床药膳食疗学》。

【组成】鱼鳔 25g，枸杞子、女贞子、黄精各 25g，调料适量。

【制法用法】

1. 将鱼鳔、枸杞子、女贞子、黄精等诸味洗净，与水共煮汤，煮沸后，改用文火煎熬 20 分钟，加调料即成。

2. 药渣加水再煎。内服，每日 2～3 次。

【功效】滋肝补肾，聪耳助听。

【应用】肝肾不足证。适用于肝肾不足所致的耳鸣耳聋、头晕眼花、腰腿酸软等症。

【方解】本方所主，为肝肾阴虚所致的各种耳疾，听力下降，甚则耳聋，治宜补益肝肾。本膳中以鱼鳔为主料。鱼鳔亦名鱼肚，味甘，性平，补肾益精，含高黏性的胶体蛋白和黏多糖，滋补性很强；枸杞子、女贞子、黄精皆为滋补阴精之味。诸料合用，不仅适用于肾虚耳疾，又可作为肾阴虚损诸症之保健膳食。

【使用注意】本膳偏于滋腻，脾虚少食者不宜食之。阳虚、痰湿等所致的耳疾，忌食本膳。

黄酒炖鸡公

【来源】《古今医统大全》。

【组成】嫩公鸡 1 只（约 500g），黄酒 500～1000mL，花椒、食盐、食用油各适量。

【制法用法】

1. 将嫩公鸡宰杀去毛及内脏，洗净切大块，焯毕。

2. 热油，将鸡块入油锅略炸至表面熟色时，入黄酒，量盖住鸡肉即可，煮至肉烂熟，入花椒、食盐适量，文火煮 10 分钟起锅。

3. 顿食或分顿食用。

【功效】补肾助阳，通脉聪耳。

【应用】肾阳虚证。适用于肾阳虚所致的耳鸣耳聋，小便频数，精少精冷。

【方解】本膳中以公鸡、黄酒为主料。公鸡，味甘平，性微温，《饮膳正要》称其能“补虚、温中”。黄酒甘温，温中益气，有补气养颜的作用，《食疗本草》称酒能“行百药”“通脉、养脾气”。两味合用，补而不滞，通行上下，不仅适用于肾虚耳鸣，还可作为脾阳虚损诸症之保健膳食。

【使用注意】感冒发热、咳嗽者及阴虚火旺者忌食；有热性病者慎食。

鹿肉粥

【来源】《景岳全书》。

【组成】鹿鞭 5g，鲜鹿肉 30g，鹿角胶 5g，肉苁蓉 20g，菟丝子 10g，山药 15g，橘皮 3g，楮实子 10g，川椒 1.5g，小茴香 1.5g，食盐 3g，粳米 150g。

【制法用法】

1. 将鹿鞭用温水发透，刮去粗皮杂质，洗净，细切。

2. 鹿肉剁成肉糜；鹿角胶用黄酒蒸化；楮实子煎煮取汁。

3. 肉苁蓉用酒浸 1 宿，刮去皱皮切细。

4. 其余药物按常法制成细末。粳米淘净，与鹿鞭、鹿肉同煮稀稠，半熟时加入肉苁蓉、菟丝子、山药末，将熟时加入鹿角胶汁和楮实子汁，稍煮，再加入橘皮末、川椒末、小茴香末、食盐等调味。再稍煮即成。

5. 佐餐食用，连服数日。

【功效】补益元阳，滋补精血，聪耳助听。

【应用】精血不足证。适用于老年体衰精血不足所致的耳鸣耳聋，头晕目眩，腰膝无力，形寒肢冷，小溲余沥等。

【方解】本膳取材于《景岳全书》全鹿丸方，系从该方选取精华，加以药膳工艺设计而成。膳中鹿肉、鹿鞭、鹿角胶，味甘咸而性温，均是中医所谓“血肉有情之品”，功效补肾、壮阳、益精，配伍肉苁蓉、菟丝子、山药、楮实子等植物补肾药，则补益肝肾之力更足。用以熬粥食用，适合年高之人养生之用。据原书论全鹿丸功效云：“此药能补诸虚百损，五劳七伤，功效不尽述。人制一料服之，可以延寿一纪。”改制药膳，虽然药力趋缓，但经常服食，亦可作为年老体弱肾虚之耳鸣耳聋、阳痿，女子宫冷等性功能减退患者的保健药膳。

【使用注意】阴虚火旺所致的耳聋耳鸣禁用本膳。肥胖痰多之人，内蕴湿热者，忌服，否则有引发痈疽之弊。患有感染性疾病、发热、风寒感冒患者不宜服。服药期间忌生冷食物。孕妇忌服。

磁石酒

【来源】《圣济总录》。

【组成】磁石 30g，木通、石菖蒲各 15g，白酒 500mL。

【制法用法】

1. 将磁石打碎，石菖蒲用米泔浸一二日。
2. 与木通一起装入纱布袋中，用酒浸，冬季浸 7 日，夏季浸 3 日。
3. 每次饮 30～50mL，每日 2 次。

【功效】平肝清热，祛痰通窍。

【应用】肝胆湿热证。适用于肝胆湿热所致的耳聋耳鸣，如风水之声。

【方解】本膳中磁石益肾平肝潜阳；木通利水通淋，使湿热自小便而出；石菖蒲祛痰利湿，能开通闭塞之神窍；白酒活血通络，以助药力。诸药合用，清除肝胆湿热，通窍聪耳，故可用于耳聋耳鸣证属肝经湿热者。

【使用注意】肝肾阴虚之耳聋耳鸣不宜饮用。因饮服不易消化，故不可多服，脾胃虚弱者慎用。

【附方】

蔓荆酒（《普济方》） 由蔓荆子（微炒）100g，白酒 500mL 组成。将蔓荆子浸入酒中，冬季浸 7 日，暑夏浸 3 日，去滓。饮用时根据酒量，每次 20～40mL。功能清利头目，疏通耳窍，适用于耳聋。

第七节　益智健脑类

益智健脑药膳是具有改善大脑功能，提高智力功能的药膳。智力的产生与保持，与各脏腑的功能有关，而主宰在心、脑，并以精血为物质基础。故本类药膳主要由补肾填精、养心健脾、开通心窍的药食组成。常用药食有人参、茯神、百合、山药、益智仁等，药膳方如琼玉膏、水芝汤等。

琼玉膏

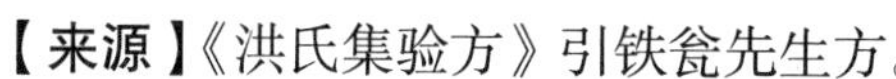

【来源】《洪氏集验方》引铁瓮先生方。

【组成】人参 60g，茯苓 200g，白蜜 500g，生地黄 800g。

【制法用法】

1. 将人参、茯苓制成粗粉，生地黄绞汁与白蜜、生地黄汁一起搅拌均匀，装入瓷制容器内，封口。

2. 再用大锅盛净水，将瓷器放入，隔水煮熬，先用武火，再用文火，煮 72 小时，取出。

3. 再重新密封容器口，放冷水中浸过，勿使冷水渗入，浸 1 天后再入原锅内炖煮 1 天 1 夜，即可服用。

4. 每次服 10mL，每天早、晚各服 1 次。

【功效】健脾补肺，滋肾填精，益髓健脑。

【应用】气阴精髓不足证。适用于气阴精髓不足所致的心悸，疲倦乏力，记忆力低下，注意力不集中等。

【方解】本方所主为气阴虚衰所致的智力衰减，治宜滋养气阴、填补精髓。元气之出入盈虚，责之肺、脾、肾三脏，故以益脾、滋肾、补肺为调养大法。本膳以生地黄为主料，补肾阴以生水，水盛则精血生，心火自息。人参补益肺气，肺为气之大主，得人参可以鼓舞生发之元气。虚则补其母，故用茯苓健脾，以培万物之本。白蜜为百花之精，味甘归脾，性润悦肺。全方皆温良和厚之品，是著名的补益方剂，对智力有很好的促进作用。《古今名医方论》引郭机之论本膳“珍赛琼瑶，故有琼玉之名”。尤其适用于身体虚弱或久病之后的智力减退者。

【使用注意】阳虚畏寒，痰湿过盛者不宜多食本膳。

水芝汤

【来源】《医方类聚》引《居家必用》。

【组成】莲子 60g，甘草 12g。

【制法用法】

1. 莲子不去皮，不去心，炒香，碾成细粉。

2. 甘草炒后也制成细粉。

3. 再将莲子粉与甘草粉混匀。每次服用 12g，加少许食盐，滚开水冲服。

【功效】养心宁神，益髓健脑，补虚助气。

【应用】心肾不交证。适用于心肾不交所致的心烦，失眠，健忘等。

【方解】本膳为调养心神，助益智力而设。膳中莲子，功善补脾止泻，益肾固精，养心安神。《神农本草经》称其“补中养神，益气力”;《本草纲目》论其功效为“交心肾，厚肠胃，固精气，强筋骨，补虚损，利耳目，除寒湿”。在本膳中，不去皮，不去心，因此又有清心泄热之效，与甘草配伍，益气之中寓泄热安神之效。《遵生八笺》指出，读书人勤奋过度，废寝忘食，夜间常常会精神疲乏，不欲饮食，此时可饮服 1 小碗水芝汤，有补虚益智的效果。该方简单而实用，是各个年龄阶层的养生佳品。

【附方】

芡实粥（《太平圣惠方》） 由芡实 30～60g，粳米 30g 组成，煮粥食之。功效益精气，强志意，聪利耳目。因芡实是健脾固涩药，故脾虚者更为适宜。

山莲葡萄粥

【来源】《中华药粥谱》。

【组成】生山药 50g，莲子 50g，葡萄干 50g，白糖适量。

【制法用法】

1. 将前 3 味洗净，然后同放入开水锅里熬成粥，加白糖食之。

2. 每日早、晚温热服食。

【功效】健脾益气，养心益智。

【应用】心脾两虚证。适用于心脾两虚所致的形体瘦弱，烦躁失眠，口燥咽干，身疲乏力，遗精盗汗，记忆力减退等。

【方解】本膳中山药性味甘平，能益气养阴，滋补脾、肺、肾诸脏，《日华子本草》谓其“主泄精，健忘”，《本草正义》则称其“能健脾补虚，滋肾固精，治诸虚百损，疗五劳七伤”。莲子味甘而涩，性平，可补脾止泻、益肾固精、养心安神，《神农本草经》谓其“补中，养神，益气力”，《本草拾遗》称其“令发黑，不老”。葡萄干为滋补类果品，味甘而涩，性平，功能益气强志，养心除烦。三者合食可补益心脾，对久病体衰、心神失养者甚宜。

金髓煎

【来源】《寿亲养老新书》。

【组成】枸杞子不拘多少，米酒适量。

【制法用法】

1. 枸杞子取红熟者，去嫩蒂子，拣令洁净，以米酒浸泡，用蜡纸封闭瓮口紧密，无令透气。

2. 浸 15 日左右，过滤，取枸杞子于新竹器内盛贮，再放入砂盆中研烂，然后以细布滤过，去滓不用。

3. 将浸药之酒和滤过的药汁混合搅匀，砂锅内慢火熬成膏，切须不住手搅，恐粘锅底。膏成后用净瓶器盛，盖紧口。

4. 每服 20～30mL，早、晚各 1 次。

【功效】填精补髓。

【应用】肝肾不足证。适用于老年人肝肾不足所致的心智衰减，体力不支等。

【方解】本膳所主为肝肾不足所致的心力、体力不足诸症，治宜填精补髓、养肝益肾。膳中仅用枸杞子一味，用酒浸法熬制成煎膏服用。枸杞子味甘性平，功效滋肾补肝、养血明目、生津止渴，《本草经疏》称其“润而滋补，兼能退热，而专于补肾、润肺、生津、益气，为肝肾真阴不足、劳乏内热补益之要药。老年人阴虚者十之七八，故服食家为益精明目之上品”。《遵生八笺》名为“金水煎”，并称“久服发白变黑，返老还童”。方虽单一，效则多端，兼有轻身壮气、聪耳明目、延年益寿之效，是老年人养生益智的常食之物。

【使用注意】脾虚有湿及泄泻者忌服。

玫瑰花烤羊心

【来源】《饮膳正要》。

【组成】羊心1个，鲜玫瑰花70g（干品15g），食盐30g。

【制法用法】

1. 将玫瑰花洗净，放小锅中，加清水少许，放入食盐，煮10分钟，待冷备用。

2. 羊心洗净，切小块，用竹签串好，蘸玫瑰盐水反复在火上烤炙至熟（稍嫩，勿烤焦）即可。

3. 随量热食或佐餐。

【功效】养心安神，行气开郁。

【应用】心血虚证。适用于心血亏虚所致的惊悸失眠，郁闷不乐，记忆力减退，两胁时痛，头痛目暗，神疲食少，胃脘不适，妇女月经不调等。

【方解】本方所主为肝气郁滞、血虚不足而心失所养所致，治宜养心和血、散郁醒神。本膳原名“炙羊心”，功效补心，疏肝，醒神。膳中羊心味甘而温，补心气，滋心阴，安神志，以脏补脏而入心；玫瑰花甘微苦温，理气解郁，和血散瘀，芳香醒神，可使精气升运于诸神窍；食盐咸寒调味。三味合用，既味美可口，又能散郁调气，合为养心安神之膳。以上共烤炙食用，以补心养肝，具行气开郁之效而奏安神之功。

【使用注意】心火盛或肝郁化火者不宜食用。高血压患者去食盐，或减至小量。

神仙富贵饼

【来源】《遵生八笺》。

【组成】炒白术、石菖蒲各250g，山药1000g，米粉、白糖各适量。

【制法用法】

1. 白术、石菖蒲用米泔水浸泡1天，切片，加石灰1小块同煮熟，以减去苦味，去石灰不用。

2. 然后加入山药共研为末，再加米粉适量和少量水，做成饼，蒸熟食之。服食时可佐以白糖。

【功效】健脾化痰，开窍益智。

【应用】痰湿阻窍证。适用于痰湿阻窍所致的记忆力减退，心神不安，悲忧不乐，头昏头晕，口中黏腻，痰多腹胀，胃纳不佳，恶心胸闷，神情恍惚，或耳中轰响，或呵欠连天等。

【方解】本方所主为痰湿壅阻、心窍蒙蔽所致的健忘、情志不安诸症，治宜健脾祛湿、化痰开窍。本膳中用白术健脾补气，燥湿化痰。石菖蒲则为治心神要药，《神农本草经》称其“开心孔，补五脏，通九窍，明耳目，出音声。久服轻身，不忘，不迷惑，延年”，可知益智之功在其他药物之上。山药平补肺、脾、肾三脏，对智力活动也有很好的促进作用，如《神农本草经》曰“主伤中，补虚，除寒热邪气，补中益气力，长肌肉，久服耳目聪明”。诸药合用，制成米糕，调治两宜，老年人、儿童皆可食用。

【附方】

菖蒲酒（《寿亲养老新书》） 由石菖蒲1000g，生白术1000g，白酒5L组成。功效补髓益智，益气活血，适用于记忆力低下，乏力。

第八节　增力耐劳类

增力耐劳药膳是以补肝肾、健脾胃的药食为主，用于增力强筋、壮骨耐劳的药膳。本类药膳常用药食有黄芪、人参、白芍、羊肉等，药膳方如芪蒸鹌鹑、猪肚方等。

芪蒸鹌鹑

【来源】《食疗本草》。

【组成】鹌鹑 2 只，黄芪、生姜、葱各 10g，清汤 100mL，胡椒粉、食盐各适量。

【制法用法】

1. 将鹌鹑宰杀，去毛、内脏和爪，洗净，入沸水中汆 1 分钟捞出待用。

2. 黄芪切薄片和生姜片、葱一起装入鹌鹑腹内，放入蒸碗，注入清汤，用湿绵纸封口，上笼蒸约 30 分钟，出笼揭去绵纸，出原汁，加食盐、胡椒粉等调好味，再将鹌鹑扣入碗内，灌入原汁即成。

3. 饮汤，食肉，隔日 1 次。

【功效】益气健脾。

【应用】脾气虚证。适用于脾虚气弱所致的消瘦无力，泄泻，营养不良等。也适于老年人、产妇及体弱者食用。

【方解】本膳中以鹌鹑为主料，味甘、性平，有补中益气、清利湿热的作用。《本草纲目》中说："肉能补五脏，益中续气，实筋骨，耐寒暑，消结热。""肉和小豆、生姜煮食，止泻痢、酥煮食，令人下焦肥。"临床可用于治疗身体虚弱、神经衰弱、消化不良、咳嗽哮喘等病症，其食用价值被视为"动物人参"。黄芪健脾益气，利水消肿，敛汗固脱。两者并用，加强健脾益气、增力耐劳的作用。

【使用注意】《嘉祐本草》记载："不可和菌子食之，令人发痔。"慎与蘑菇同食。

【附方】

酥香鹌鹑（《吃什么我做主》） 由鹌鹑 6 只，芝麻 25g，蛋清 2 个，酱油 10mL，食盐 2g，白糖 6g，料酒 20mL，花椒粉 0.5g，葱、生姜各 10g，淀粉 10g，香油 20g 组成。先把鹌鹑除去内脏、头、爪，洗净，每只切成 4 块，用葱、生姜、白糖、酱油、料酒、食盐拌匀，腌渍约 20 分钟，使肉入味。再将蛋清、淀粉调成糊，把腌好的鹌鹑块取出，放在蛋糊内浆一浆。之后把芝麻下锅炒香取出，撒在每块浆好的鹌鹑肉上。锅内放入油，待油温达六七成热时，放入鹌鹑炸成金黄色时，倒入漏勺内。最后用原锅放入香油、花椒粉、炸好的鹌鹑块，翻两翻取出，装盘即成。功效增气力，壮筋骨。老年人和体虚者尤为适宜。

猪肚方

【来源】《寿亲养老新书》。

【组成】猪肚 1 具，人参 3g，干姜 3g，花椒 3g，葱白 7 茎，糯米 250g。

【制法用法】

1. 将人参、干姜、花椒制成粗粉，葱白和糯米捣烂，混匀。

2. 放入猪肚内，封口。用水 5L，微火炖烂熟，空腹温食。

【功效】补气助力，健脾和胃。

【应用】脾胃虚弱证。适用于老年脾胃虚弱所致的虚羸乏力，精神萎靡，头晕昏沉，行动迟缓等。

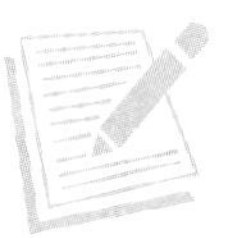

【方解】本膳以猪肚为主料，具有治虚劳羸弱、泄泻、下痢、消渴、小便频数、小儿疳积的作用。《日华子本草》谓猪肚"补虚损，杀劳虫，止痢""酿黄糯米蒸捣为丸，甚治劳气，并小儿疳蛔黄瘦病"。其中配合干姜、花椒、葱白，辛开温胃，且除猪肚本身之膻腥味。人参大补元气且健脾益肺、安神益智，一方面补虚助力，另一方面合猪肚大补脾气，对脾胃虚弱有力挽狂澜之效。

【使用注意】实证、热证而正气不虚者忌服；服用本药膳忌用藜芦、五灵脂、皂荚；不与萝卜同食。

田七白芍蒸鸡

【来源】《中华临床药膳食疗学》。

【组成】三七 20g，白芍 30g，肥母鸡 1500g，黄酒 50mL，生姜 20g，葱 50g，味精、食盐各适量。

【制法用法】

1. 将鸡处置干净，剁成核桃大块，分 10 份装入蒸碗内。
2. 取三七半量打粉备用，另一半蒸软后切成薄片。
3. 三七片、葱姜片分为 10 份摆入各碗面上，加入白芍水煎液、黄酒、食盐，上笼蒸约 2 小时，出笼后取原汁装入勺内，加三七粉煮沸约 2 分钟，调入味精，分装 10 碗即成。

【功效】养血补虚，填补壮骨。

【应用】气血不足证。适用于气血不足所致的体虚气弱及产妇。

【方解】本方所主为气血两虚筋骨痿弱之证，治宜补气养血、壮骨强筋。本膳中三七甘温微苦，是传统的活血止痛药，多用于外伤出血、跌打损伤等血分病症，民间则认为其有补益功能，能强壮筋骨。现代药理研究发现，三七所含皂苷与人参作用相似，本膳即取其补益功能。白芍酸甘微寒，能养血柔肝，舒缓筋脉。两味合用，一强骨，一柔筋，可使筋骨强健。鸡肉温中益气，合之辅料，能温补散寒、调畅气血。对气血不足而筋骨痿软者，有补益作用。

【使用注意】因三七有活血化瘀作用，故孕妇慎用。本膳性偏温，阴虚火旺，虚热口干者忌用。

牛骨膏

【来源】《济众新编》。

【组成】黄犍牛骨（带骨髓者）500～1000g，怀牛膝 20g，黄酒 150mL，生姜、葱、食盐各适量。

【制法用法】

1. 大锅中加足水，放入牛骨、牛膝熬煮，煮沸后加黄酒 150mL，煎至水耗去半，过滤，去牛骨、牛膝不用，放入容器中，待其凝固。凝后去除表面浮油，只取清汤。
2. 然后上火熬化，煮沸后用小火煮 30 分钟，入生姜、葱、食盐少许。
3. 随量饮用，或佐餐饮用。

【功效】滋补肝肾，强壮筋骨，益髓填精。

【应用】肝肾不足证。适用于肝肾不足所致的腰膝酸软，或用于筋骨损伤者的辅助治疗。

【方解】本膳中以带髓牛骨为主料，据《食物本草》记载，牛骨髓"味甘性温，主安五脏，

平三焦，温骨髓，补中，续绝伤，益气”，本膳用之，亦是以骨补骨、以髓填髓之意。辅以怀牛膝，入肝、肾二经，有滋补肝肾、强筋健骨之功，又善下行，长于治疗下半身的腰膝、筋骨酸痛，是治疗肝肾不足、腰膝酸软的要药。两味熬制成浓膏，有强壮精力的功效。体力劳动者常服，可增强体力。可用作体力劳动者的饮料，既可解渴，又能强壮筋骨。

肉桂肥鸽

【来源】《中国传统性医学》。

【组成】肉桂 3g，肥鸽 1 只。

【制法用法】

1. 将鸽子去毛及内脏。
2. 与肉桂一起加入清水，置大汤碗内，加盖，隔水炖熟，去肉桂滓。
3. 饮汤，食鸽肉，隔日 1 次。

【功效】补益肝肾，强筋壮骨。

【应用】肝肾不足证。适用于脑力劳动者肝肾不足所致的少气乏力等症。

【方解】本方所主为肝肾不足而致的体力衰减，治宜补肝肾、强筋骨。本膳以鸽肉为主料，味甘咸，性平，有补肝肾、补精血的作用，《食物本草》谓其“无毒，调精益气，解一切药毒，食之益人”。临床治疗可用于体虚、消渴、妇人血虚闭经；由于其脂肪少，味鲜美，故多用于食补。肉桂温肾化气，有化精气为气力的作用。两者合用，可加强补益肝肾、强壮筋骨的功效。除了用于增进体力外，还可用于性欲低下、男子少精死精等。

【使用注意】古书记载，鸽肉能消解药力，故生病治疗用药期间不宜服食。不宜与猪肉同食。

虫草炖老鸭

【来源】《本草纲目拾遗》。

【组成】冬虫夏草 5 根，老雄鸭 1 只，葱、黄酒、生姜、胡椒、食盐、酱油各适量。

【制法用法】

1. 鸭子去肚杂洗净，将鸭头劈开。
2. 纳冬虫夏草于中，仍以线扎好，加调味品如常煮烂食之。

【功效】补虚损，益肺肾，止咳喘。

【应用】肺肾亏虚证。适用于肺肾亏虚所致的病后虚损，身体羸弱，腰膝酸痛，阳痿遗精，以及久咳虚喘、劳嗽痰血等。

【方解】本方所治之证乃久病精血亏虚，或肾阳不足、肺阴耗损所致，治宜补肾助阳、补肺益精。方中冬虫夏草是一味名贵的滋补药品，性味甘温，秘精益气、专补命门，用治肾虚阳痿、腰膝酸痛等症，《本草纲目拾遗》谓其“入房中药用”，功能保肺气、补肾精，且可化痰止血，如《本草从新》曰：“甘平保肺益肾，止血化痰，已劳嗽。”故为治疗肺肾阴虚、久咳虚喘、劳嗽痰血的要药。老雄鸭温阳补虚，《本经逢原》曰：“男子阳气不振者，食之最宜。”与冬虫夏草炖服，味道鲜美，补肾助阳，养肺益精加强，对肺肾不足之虚喘劳嗽者宜。若肺肾阴虚者，宜用性味甘平、有滋阴作用的白鸭肉。

【使用注意】外感表邪咳喘不宜使用。

主要参考书目

1.何清湖，潘远根．中医药膳学．第 2 版．北京：中国中医药出版社，2015

2.汪碧涛．中医食疗药膳技术．北京：化学工业出版社，2014

3.黄芝蓉，王平南．家常食物功能手册．北京：中国中医药出版社，2009

4.谭兴贵，谭楣，邓沂．中国食物药用大典．西安：西安交通大学出版社，2013

5.冷方南．中华临床药膳食疗学．北京：人民卫生出版社，2000

6.马继兴．中医药膳学．北京：人民卫生出版社，2009

7.周俭．中医营养学．北京：中国中医药出版社，2012

8.李秀美，李学喜，周金生．中国药膳精选．北京：人民军医出版社，2009

9.施杞．中国食疗大全．上海：上海科学技术出版社，2002

10.孟仲法．中华现代临床药膳食疗手册．上海：上海科学普及出版社，2003

11.刘煜．中国饮食保健学．北京：中国轻工业出版社，2001

12.国家药典委员会．中华人民共和国药典（2020 版）．北京：中国医药科技出版社，2020

13.钟赣生．中药学．第 4 版．北京：中国中医药出版社，2016

14.李灿东．中医诊断学．第 4 版．北京：中国中医药出版社，2016

15.王建．中医药学概论．第 8 版．北京：人民卫生出版社，2016

16.李冀，连建伟．方剂学．第 4 版．北京：中国中医药出版社，2016

17.刘志勇，游卫平，简晖．药膳食疗学．北京：中国中医药出版社，2017

18.王者悦．中国药膳大辞典．北京：中医古籍出版社，2017

19.中国民族医药学会．常用特色药膳技术指南（第一批）．北京：中国中医药出版社，2015

全国中医药行业高等教育“十四五”规划教材
全国高等中医药院校规划教材（第十一版）

教材目录（第一批）

注：凡标☆号者为“核心示范教材”。

（一）中医学类专业

序号	书　名	主　编		主编所在单位	
1	中国医学史	郭宏伟	徐江雁	黑龙江中医药大学	河南中医药大学
2	医古文	王育林	李亚军	北京中医药大学	陕西中医药大学
3	大学语文	黄作阵		北京中医药大学	
4	中医基础理论☆	郑洪新	杨　柱	辽宁中医药大学	贵州中医药大学
5	中医诊断学☆	李灿东	方朝义	福建中医药大学	河北中医学院
6	中药学☆	钟赣生	杨柏灿	北京中医药大学	上海中医药大学
7	方剂学☆	李　冀	左铮云	黑龙江中医药大学	江西中医药大学
8	内经选读☆	翟双庆	黎敬波	北京中医药大学	广州中医药大学
9	伤寒论选读☆	王庆国	周春祥	北京中医药大学	南京中医药大学
10	金匮要略☆	范永升	姜德友	浙江中医药大学	黑龙江中医药大学
11	温病学☆	谷晓红	马　健	北京中医药大学	南京中医药大学
12	中医内科学☆	吴勉华	石　岩	南京中医药大学	辽宁中医药大学
13	中医外科学☆	陈红风		上海中医药大学	
14	中医妇科学☆	冯晓玲	张婷婷	黑龙江中医药大学	上海中医药大学
15	中医儿科学☆	赵　霞	李新民	南京中医药大学	天津中医药大学
16	中医骨伤科学☆	黄桂成	王拥军	南京中医药大学	上海中医药大学
17	中医眼科学	彭清华		湖南中医药大学	
18	中医耳鼻咽喉科学	刘　蓬		广州中医药大学	
19	中医急诊学☆	刘清泉	方邦江	首都医科大学	上海中医药大学
20	中医各家学说☆	尚　力	戴　铭	上海中医药大学	广西中医药大学
21	针灸学☆	梁繁荣	王　华	成都中医药大学	湖北中医药大学
22	推拿学☆	房　敏	王金贵	上海中医药大学	天津中医药大学
23	中医养生学	马烈光	章德林	成都中医药大学	江西中医药大学
24	中医药膳学	谢梦洲	朱天民	湖南中医药大学	成都中医药大学
25	中医食疗学	施洪飞	方　泓	南京中医药大学	上海中医药大学
26	中医气功学	章文春	魏玉龙	江西中医药大学	北京中医药大学
27	细胞生物学	赵宗江	高碧珍	北京中医药大学	福建中医药大学

序号	书　名	主　编		主编所在单位	
28	人体解剖学	邵水金		上海中医药大学	
29	组织学与胚胎学	周忠光	汪　涛	黑龙江中医药大学	天津中医药大学
30	生物化学	唐炳华		北京中医药大学	
31	生理学	赵铁建	朱大诚	广西中医药大学	江西中医药大学
32	病理学	刘春英	高维娟	辽宁中医药大学	河北中医学院
33	免疫学基础与病原生物学	袁嘉丽	刘永琦	云南中医药大学	甘肃中医药大学
34	预防医学	史周华		山东中医药大学	
35	药理学	张硕峰	方晓艳	北京中医药大学	河南中医药大学
36	诊断学	詹华奎		成都中医药大学	
37	医学影像学	侯　键	许茂盛	成都中医药大学	浙江中医药大学
38	内科学	潘　涛	戴爱国	南京中医药大学	湖南中医药大学
39	外科学	谢建兴		广州中医药大学	
40	中西医文献检索	林丹红	孙　玲	福建中医药大学	湖北中医药大学
41	中医疫病学	张伯礼	吕文亮	天津中医药大学	湖北中医药大学
42	中医文化学	张其成	臧守虎	北京中医药大学	山东中医药大学

（二）针灸推拿学专业

序号	书　名	主　编		主编所在单位	
43	局部解剖学	姜国华	李义凯	黑龙江中医药大学	南方医科大学
44	经络腧穴学☆	沈雪勇	刘存志	上海中医药大学	北京中医药大学
45	刺法灸法学☆	王富春	岳增辉	长春中医药大学	湖南中医药大学
46	针灸治疗学☆	高树中	冀来喜	山东中医药大学	山西中医药大学
47	各家针灸学说	高希言	王　威	河南中医药大学	辽宁中医药大学
48	针灸医籍选读	常小荣	张建斌	湖南中医药大学	南京中医药大学
49	实验针灸学	郭　义		天津中医药大学	
50	推拿手法学☆	周运峰		河南中医药大学	
51	推拿功法学☆	吕立江		浙江中医药大学	
52	推拿治疗学☆	井夫杰	杨永刚	山东中医药大学	长春中医药大学
53	小儿推拿学	刘明军	邰先桃	长春中医药大学	云南中医药大学

（三）中西医临床医学专业

序号	书　名	主　编		主编所在单位	
54	中外医学史	王振国	徐建云	山东中医药大学	南京中医药大学
55	中西医结合内科学	陈志强	杨文明	河北中医学院	安徽中医药大学
56	中西医结合外科学	何清湖		湖南中医药大学	
57	中西医结合妇产科学	杜惠兰		河北中医学院	
58	中西医结合儿科学	王雪峰	郑　健	辽宁中医药大学	福建中医药大学
59	中西医结合骨伤科学	詹红生	刘　军	上海中医药大学	广州中医药大学
60	中西医结合眼科学	段俊国	毕宏生	成都中医药大学	山东中医药大学
61	中西医结合耳鼻咽喉科学	张勤修	陈文勇	成都中医药大学	广州中医药大学
62	中西医结合口腔科学	谭　劲		湖南中医药大学	

（四）中药学类专业

序号	书　名	主　编	主编所在单位	
63	中医学基础	陈　晶　程海波	黑龙江中医药大学	南京中医药大学
64	高等数学	李秀昌　邵建华	长春中医药大学	上海中医药大学
65	中医药统计学	何　雁	江西中医药大学	
66	物理学	章新友　侯俊玲	江西中医药大学	北京中医药大学
67	无机化学	杨怀霞　吴培云	河南中医药大学	安徽中医药大学
68	有机化学	林　辉	广州中医药大学	
69	分析化学（上）（化学分析）	张　凌	江西中医药大学	
70	分析化学（下）（仪器分析）	王淑美	广东药科大学	
71	物理化学	刘　雄　王颖莉	甘肃中医药大学	山西中医药大学
72	临床中药学☆	周祯祥　唐德才	湖北中医药大学	南京中医药大学
73	方剂学	贾　波　许二平	成都中医药大学	河南中医药大学
74	中药药剂学☆	杨　明	江西中医药大学	
75	中药鉴定学☆	康廷国　闫永红	辽宁中医药大学	北京中医药大学
76	中药药理学☆	彭　成	成都中医药大学	
77	中药拉丁语	李　峰　马　琳	山东中医药大学	天津中医药大学
78	药用植物学☆	刘春生　谷　巍	北京中医药大学	南京中医药大学
79	中药炮制学☆	钟凌云	江西中医药大学	
80	中药分析学☆	梁生旺　张　彤	广东药科大学	上海中医药大学
81	中药化学☆	匡海学　冯卫生	黑龙江中医药大学	河南中医药大学
82	中药制药工程原理与设备	周长征	山东中医药大学	
83	药事管理学☆	刘红宁	江西中医药大学	
84	本草典籍选读	彭代银　陈仁寿	安徽中医药大学	南京中医药大学
85	中药制药分离工程	朱卫丰	江西中医药大学	
86	中药制药设备与车间设计	李　正	天津中医药大学	
87	药用植物栽培学	张永清	山东中医药大学	
88	中药资源学	马云桐	成都中医药大学	
89	中药产品与开发	孟宪生	辽宁中医药大学	
90	中药加工与炮制学	王秋红	广东药科大学	
91	人体形态学	武煜明　游言文	云南中医药大学	河南中医药大学
92	生理学基础	于远望	陕西中医药大学	
93	病理学基础	王　谦	北京中医药大学	

（五）护理学专业

序号	书　名	主　编	主编所在单位	
94	中医护理学基础	徐桂华　胡　慧	南京中医药大学	湖北中医药大学
95	护理学导论	穆　欣　马小琴	黑龙江中医药大学	浙江中医药大学
96	护理学基础	杨巧菊	河南中医药大学	
97	护理专业英语	刘红霞　刘　娅	北京中医药大学	湖北中医药大学
98	护理美学	余雨枫	成都中医药大学	
99	健康评估	阚丽君　张玉芳	黑龙江中医药大学	山东中医药大学

序号	书　名	主　编		主编所在单位	
100	护理心理学	郝玉芳		北京中医药大学	
101	护理伦理学	崔瑞兰		山东中医药大学	
102	内科护理学	陈　燕	孙志岭	湖南中医药大学	南京中医药大学
103	外科护理学	陆静波	蔡恩丽	上海中医药大学	云南中医药大学
104	妇产科护理学	冯　进	王丽芹	湖南中医药大学	黑龙江中医药大学
105	儿科护理学	肖洪玲	陈偶英	安徽中医药大学	湖南中医药大学
106	五官科护理学	喻京生		湖南中医药大学	
107	老年护理学	王　燕	高　静	天津中医药大学	成都中医药大学
108	急救护理学	吕　静	卢根娣	长春中医药大学	上海中医药大学
109	康复护理学	陈锦秀	汤继芹	福建中医药大学	山东中医药大学
110	社区护理学	沈翠珍	王诗源	浙江中医药大学	山东中医药大学
111	中医临床护理学	裘秀月	刘建军	浙江中医药大学	江西中医药大学
112	护理管理学	全小明	柏亚妹	广州中医药大学	南京中医药大学
113	医学营养学	聂　宏	李艳玲	黑龙江中医药大学	天津中医药大学

（六）公共课

序号	书　名	主　编		主编所在单位	
114	中医学概论	储全根	胡志希	安徽中医药大学	湖南中医药大学
115	传统体育	吴志坤	邵玉萍	上海中医药大学	湖北中医药大学
116	科研思路与方法	刘　涛	商洪才	南京中医药大学	北京中医药大学

（七）中医骨伤科学专业

序号	书　名	主　编		主编所在单位	
117	中医骨伤科学基础	李　楠	李　刚	福建中医药大学	山东中医药大学
118	骨伤解剖学	侯德才	姜国华	辽宁中医药大学	黑龙江中医药大学
119	骨伤影像学	栾金红	郭会利	黑龙江中医药大学	河南中医药大学洛阳平乐正骨学院
120	中医正骨学	冷向阳	马　勇	长春中医药大学	南京中医药大学
121	中医筋伤学	周红海	于　栋	广西中医药大学	北京中医药大学
122	中医骨病学	徐展望	郑福增	山东中医药大学	河南中医药大学
123	创伤急救学	毕荣修	李无阴	山东中医药大学	河南中医药大学洛阳平乐正骨学院
124	骨伤手术学	童培建	曾意荣	浙江中医药大学	广州中医药大学

（八）中医养生学专业

序号	书　名	主　编		主编所在单位	
125	中医养生文献学	蒋力生	王　平	江西中医药大学	湖北中医药大学
126	中医治未病学概论	陈涤平		南京中医药大学	